Fasziendistorsionsmodell

Ein medizinisches Konzept - Praxiswissen kompakt

Original German title:
Markus Nagel, Fasziendistorsionsmodell
© 2016 Karl F. Haug Verlag in Georg Thieme Verlag KG, Stuttgart, Germany
Illustrator: Holger Vanselow, Stuttgart
Photos: Thomas Möller, Ludwigsburg;
Abb. 16.9 u. 16.10, 16.26 u. 16.27, 16.36 u. 16.37:
Marjorie Kasten, Maine, USA
Cover photo: Thomas Möller, Ludwigsburg;
Holger Vanselow, Stuttgart

重要な注意事項

あらゆる科学と同様、医学は絶えず進歩しています。医学の知見、特に治療法や薬物療法に関する知見は、研究と臨床により広がっています。本書で述べる用量や使用法は、本書の完成時の医学的知見に適合していることを著者・編集者・出版社が仔細に確認しており、読者に信頼していただけるものです。

ただし、用量や使用法の情報は、出版社が保証するものではありません。薬を使用する場合は、添付文書を注意深く調べ、必要があれば専門家に相談し助言を受け、そこで推奨された処方や注意された禁忌と、本書の内容に相違がないかを確認してください。特に広く使われていない薬や新薬については、このような確認が重要です。用量や使用法については使用者の責任となります。

本書では登録商標マーク（Ⓡ）を特に明示していませんが、これは商標が保護されていないということではありません。

本書は細部まで著作権が保護されています。著作権法の定める範囲を超えた本書の利用は、出版社の同意がない限り、禁止されており違法です。特に、複写、翻訳、マイクロフィルム化、電子機器によるデータの取込み・加工などが該当します。

※"FDM"、"ファッシャルディストーションモデル"という用語は、Stephen Typaldos D.O.と田中啓介FDM.O.の登録商標です。これらの商標とFDMの専門用語の使用は禁止されています。

※本書では、日本では認められていない治療内容（陰部の施術など）も含まれています。ドイツでの一例として、参考程度に捉えてお読みくださいますようお願い申し上げます。
概要箇所を以下に上げ、本文へは赤で注意書きを記しております。
p228 17.1.1トリガーバンド、p231 17.1.2 HTP/骨盤底のHTP、p232 17.1.3 コンテニアムディストーション、p234 17.1.7 医学的診断/恥骨結合炎と尾骨痛、p238 17.2.2 HTP/鼠径部のHTP、p250 18.1.5 医学的診断/内転筋挫傷
上記以外で、少しでも迷いが生じましたら、各自でお調べいただきまして適切なご判断をお願い申し上げます。

筋膜
ディストーションモデル

その医学的コンセプト—
実践の知識をコンパクトに

著者
マルカス・ナーゲル, MSc
Markus Nagel

監修
田中 啓介, FDM.O.

翻訳
吉水 淳子

日本語版監修序文

　2005年の春、私の師、そしてファッシャルディストーションモデル（FDM）の創始者、スティーブン・ティパルドス，D.O.が突然この世を去りました。その時点でFDMの講師であったギヨーク・ハーラー，MD.と私は、墓前に集い、志半ばで他界した恩師の遺志を継ぎ、FDMの普及を生涯の道とすることを誓いました。

　マルカス・ナーゲル氏がFDMを初めて目の当たりにし、感銘を受け、その生涯を費やすこととなったきっかけは、2005年にギヨーク・ハーラー，MD.によってハンブルグで開催されたFDMセミナーでした。過去のあらゆる手法では思いもつかなかったFDMの概念と手法に魅了された彼の、FDM習得に対する熱意は目を見張るものでした。それは彼の住むドイツだけにとどまらず、ヨーロッパ各地、アメリカ、そして日本にまで、習得の場を広げ、2011年、2013年、2014年、そして2015年にも日本で行われた私のFDMセミナーや催しに参加しています。更に、2015年から三度にわたり私をドイツに招き、セミナーを開催しています。また彼のFDMに対する熱意は、個人の技術習得のみにとどまらず、我々と共にFDMの普及に携わることとなりました。2013年から4年間、ヨーロピアン・FDM・アソシエーションの副代表を務め、2017年には、FDM国際連合を設立した、第7回FDM国際学会を、ドイツで主催しました。

マルカス・ナーゲル氏のこの本をめくれば、彼の経てきたFDMの軌跡を感じることができます。非常に多くのFDMの手法、過去に国際学会等で発表された理論、さらに幅広い疾患に対するアプローチなど、彼の費やしたFDM習得の努力と臨床経験が色濃く覗えるからです。また膨大な量のFDMのテクニックを簡潔に、解り易く一冊の本にまとめることは、彼の深い理解をもってのみ成し得ることです。習得の難しさ、要点、そして各技術のコツなど、彼の経験が織り込まれており、これからFDMを習得する人から既に実践している臨床家に至るまで、非常に役立つ参考書となるでしょう。またFDMは、患部を直接操作する手技療法です。机上で得た知識での興味本位の実践は危険を伴います。そのような行為を抑止する上でも、詳細に描写されているからこそ実践の困難さが分かるこの本は、意味ある存在となるでしょう。

　今回、マルカス・ナーゲル氏のこの素晴らしい本の監修を務めることを非常に誇りに思います。この本が革新的治療法であるFDMの普及の礎になることを期待しております。

FDM国際連合　代表　田中 啓介, FDM.O.

著者による序文と謝辞

　医療の目的は、健康と治癒である。古来、人は、なぜ病気になり、どのようにして健康を回復するかを探求してきた。すなわち、自分の健康状態と身体を絶えず観察し、脆弱さゆえに生じる苦痛に向き合ってきた。人は自らの生物学的な不完全さに直面すると、不安になり、絶えず次のように自問するようになる。なぜ症状があるのか、なぜ病気になったのか、なぜ病気になるのか？

　筆者の場合は少々異なる。長らく、人間の身体を理解するため、様々な医学的なモデルやアプローチを研究してきたが、幾度も限界にぶつかり、最新の科学的知見によっても答えられない問いが生じた。これらの問いを抱えながら、安易な答えに対し批判的な視点をもつことで、筆者の思考は発展した。そして、病気に対する不安を内包した医学から距離を置き、人間の身体の潜在能力（ポテンシャル）に目を向けるようになった。

　筆者はその過程で多くの人物や書物から影響を受けた。その中で特別な役割を果たしたのが、20世紀末に筋膜ディストーションモデル（FDM）を考案したスティーブン・ティパルドスD.O.だった。FDMは、筆者が抱えていた多くの問いに答えてくれた。というのも、FDMは、他のモデルや学説に依拠せず、一から始めるからである。すなわち、あらゆる医学的知識が失われたとすればどうするかと問い、出発点に立ち戻り、思考と行動を新たに構築しようとする。医学の本分、すなわち症状の科学的解明ではなく、個々の人間に直に触れ助けようとする。この新しいモデルを追求すると、眼前に道が明確に見えてくる。FDMは、物事を新たな光で見るメガネのようなものであり、視界が広がり、思考が明晰になり、行動に秩序が生じる。筆者は、FDMに出会い、探していた場所にようやくたどりついたと感じている。

　FDMは、一見、職人的イメージがある。すなわち、FDMでは、患者による説明と感覚を重視し、医師や療法士はいわば職人のようにその任務（治療）を果たす。ティパルドスが記述した治療法（現在のティパルドス法）には、多くの問題への対処法、すなわち症状の軽減とその維持のためにどうすればよいかが見事にまとめられている。これこそ医学が担うべき役割である。医学は、確率や知見を追求するのではなく、個人の生活の質を改善するためのものである。医学は、何よりまず実践の中で生まれる。FDMにより、筆者は、多くの症状が理解可能となり、なすべき治療が明確になった。すなわち、明確な目的に向かって患者本位の治療を行うのである。FDMの治療は、ポジティブな人間観を前提とし、病気よりも健康を前面に出し、患者個人の可能性や潜在能力（ポテンシャル）を重視する。

　FDMは、正統医学においても認知されつつある。それだけに、専門的文献が不足していることは残念である。本書は、FDMの基礎について述べるものであるが、FDMの新たな展開についても言及する。その際、FDMのコンセプトを見逃してはならない。FDMに関する最大の誤解があるとすれば、

FDMを筋膜の治療テクニックの1つとして理解するものである。したがって、本書は、実践の知識に加えて、その背景にある医学的コンセプトの解説に多くを割いた。このコンセプトを通じて、FDMの治療行為は理解可能となり、意味を持つ。また、本書は、様々な読者や関心に答えようとするものでもある。

知識と経験は、眼前の問題に深く分け入るのに役立ってこそ意味がある。人間は一つ一つの経験により形成される。筆者は、経験を積むにあたり、多くの人々に支えられ影響を受けた。筆者を導き、現在も導いてくれる人々に感謝を述べたい。彼らがいてくれたおかげで、私は本書を生み出すことができた。

スティーブン・ティパルドス（残念ながら生前の彼に会うことはできなかった）に加え、ギヨーク・ハーラーからも、FDMの道を歩む上で決定的な影響を受けた。彼が与えてくれた新しいメガネにより、物事の見方が一変し、自由を感じられるようになった。また、深い絆でつながっているマジョリー・カーステンにも感謝する。ティパルドスの傍らで活動していた彼女を通じて、私もティパルドスを身近に感じることができる。また、田中啓介の業績にも特に敬意を表する。彼の優れたテクニックの能力は、治療法（セラピー）としてのFDMを着実に豊かにしている。その他にも、ここに名前を挙げないが、多くの仲間がFDMの発展に寄与しており、本書を生み出すのを助けてくれた。彼らにも感謝したい。

医学とオステオパシーの道を歩む上でも、多くの人々を知り、彼らに助けられ影響を受けた。その一部をここに記させていただく。トルステン・リームは、共に医学的コンセプトについて議論し、大いに示唆を与えてくれた。ペーター・ゾマーフェルトは、その深い哲学的思考により、彼に追いつくべく筆者を奮起させてくれた（彼の知識には到底及ばない）。また、解剖学と発生学の先駆者であるヤープ・ファン・デル・ヴァルや、他の追随を許さない精力的な仕方で科学的知見を発表し、筋膜というテーマをドイツ語圏に知らしめたロバート・シュライプに学ぶことは多かった。

人間の生は、必ず社会や家族といった環境の中で営まれている。したがって、人間は自分ひとりで生きているのではないというのが筆者の個人的な信念である。確かに、個としての人間は影響力のある重要な存在であるが、さらに重要なのは人間が成長し生活する環境である。筆者は、家族の支えがなければ、ここまで成長することはできなかっただろう。特に、学生時代からその後も支え続けてくれた母オルトルート・ナーゲルには感謝している。

最後に、妻アネッテにも感謝を奉げたい。彼女は、常に筆者を支え、筆者を空想的な考えから現実に引き戻す一方、対話や議論の良きパートナーとなってくれた。この数年、彼女と熱心に議論し、筆者の思考は大きな影響を受けた。

マルカス・ナーゲル

目次

日本語版監修序文 iv
著者による序文と謝辞 vi

第1部　基礎

1　序論 ▶ 2

1.1	FDMの治療的アプローチ 2	1.2	本書の構成 4

2　FDMのモデルの特徴 ▶ 6

2.1	新しい医学モデルの誕生 6	2.6.5	治癒のメカニズムは明らかではない 12
2.2	筋膜ディストーション 7	2.6.6	価値があるとみなしたものだけを研究する ... 14
2.3	FDMの3本柱 8	2.7	医学モデルの要件 14
2.4	FDMのモデルの特徴 8	2.7.1	もっともらしさ 15
2.5	オーソパシー 対 FDM 9	2.7.2	正しさ 15
2.6	医学モデルにおける行動 10	2.8	新しいモデルと行動 16
2.6.1	医学は自然科学ではなく実学である 10	2.8.1	正統医学の診断の再評価 17
2.6.2	ランダム化比較試験の方法的限界 10	2.8.2	自己調整力への信頼 17
2.6.3	統計学は確実性ではなく確率を示す 11	2.8.3	患者に新たな治療の展望を開く 17
2.6.4	過程に因果関係や意味があると想定する ... 11		

3　FDMの誕生 ▶ 18

3.1	スティーブン・ティパルドス―生涯と業績 ... 18	3.2.1	ボディランゲージから治療へ 21
3.1.1	生前(1957-2006) 18	3.2.2	診断なしの直感的な治療 22
3.1.2	没後―組織の結成、世界的な広がり 20	3.2.3	原因としての筋膜の歪み 22
3.2	筋膜ディストーションの発見 21	3.2.4	1つのモデルへの融合 23

4　FDMの3本柱 ▶ 25

4.1	序論 25	4.3.5	運動は患者が決定する 54
4.2	筋膜 25	4.4	患者本位 55
4.2.1	筋膜研究の歴史 26	4.4.1	患者は自分の問題を知っており、伝えることもできる ... 55
4.2.2	ティパルドスによる筋膜の理解 32	4.4.2	患者が治療の目標を決定する 56
4.2.3	筋膜研究の現状 44	4.4.3	患者が筋膜ディストーションを治療するかどうかを決定する ... 57
4.2.4	まとめと展望 49	4.4.4	患者は自分の身体に責任を有する 57
4.3	運動 51	4.4.5	FDMの治療家も患者である 58
4.3.1	人体にとっての運動の重要性 51	4.5	まとめ：FDMのモデルの特徴 59
4.3.2	長期の固定や不活動がもたらす結果 51		
4.3.3	正統医学でも始まる再考 51		
4.3.4	FDMから見た運動の意義 52		

第2部　筋膜ディストーション

5　序論 ▶ 62

5.1	診断の原則	62	5.2.2	手全体による治療	66
5.1.1	ボディランゲージ	62	5.2.3	非徒手治療	67
5.1.2	既往歴	63	5.2.4	患者への説明と副作用	68
5.1.3	診察	63	5.2.5	禁忌	68
5.2	治療の原則	64	5.3	筋膜ディストーションの一覧	69
5.2.1	母指による治療	64			

6　トリガーバンド ▶ 71

6.1	基礎	71	6.2.1	ボディランゲージ	76
6.1.1	トリガーバンドとは	71	6.2.2	既往歴	76
6.1.2	発生	71	6.2.3	診察	77
6.1.3	解剖学的な位置	72	6.3	治療	77
6.1.4	治癒	73	6.3.1	トリガーバンド・テクニック	77
6.2	診断	76	6.3.2	治療成果の向上	80

7　ヘルニアトリガーポイント ▶ 82

7.1	基礎	82	7.2.1	ボディランゲージ	83
7.1.1	ヘルニアトリガーポイントとは	82	7.2.2	既往歴	83
7.1.2	発生	82	7.2.3	診察	83
7.1.3	解剖学的な位置	82	7.3	治療	84
7.1.4	種類	83	7.3.1	HTPテクニック	84
7.1.5	治癒	83	7.3.2	限定的成果	85
7.2	診断	83	7.3.3	代替法	85

8　コンテニアムディストーション ▶ 86

8.1	基礎	86	8.2.2	既往歴	89
8.1.1	コンテニアムディストーションとは	86	8.2.3	診察	89
8.1.2	基本前提としてのコンテニアム理論	86	8.3	治療	89
8.1.3	発生	88	8.3.1	コンテニアム・テクニック	90
8.1.4	治癒	88	8.3.2	スラスト・テクニック	90
8.2	診断	89	8.3.3	治療上の注意点	91
8.2.1	ボディランゲージ	89	8.3.4	薬物療法とその他の治療	92

9　フォールディングディストーション ▶ 93

9.1	基礎	93	9.2.2	既往歴	97
9.1.1	フォールディング筋膜の原理	93	9.2.3	診察	97
9.1.2	発生と種類	94	9.3	治療	98
9.1.3	解剖学的な位置	95	9.3.1	アンフォールディング・テクニック	98
9.1.4	治癒	96	9.3.2	リフォールディング・テクニック	99
9.2	診断	96	9.3.3	骨間膜や筋間中隔の治療	99
9.2.1	ボディランゲージ	96	9.3.4	患者による自己治療	99

10 シリンダーディストーション ▶ 100

- 10.1 基礎 100
  - 10.1.1 原理 100
  - 10.1.2 発生と経過 101
  - 10.1.3 解剖学的な位置 102
- 10.2 診断 103
  - 10.2.1 ボディランゲージ 103
  - 10.2.2 既往歴 103
  - 10.2.3 診察 103
  - 10.2.4 経過の特徴 104
- 10.3 治療 105
  - 10.3.1 はじめに 105
  - 10.3.2 徒手治療 105
  - 10.3.3 非徒手治療 109

11 テクトニックフィクセーション ▶ 113

- 11.1 基礎 113
  - 11.1.1 円滑性筋膜の原理 113
  - 11.1.2 発生 114
- 11.2 診断 114
  - 11.2.1 ボディランゲージ 114
  - 11.2.2 既往歴 114
  - 11.2.3 診察 114
- 11.3 治療 114
  - 11.3.1 はじめに：硬直性が意味すること 114
  - 11.3.2 治療の原則 115
  - 11.3.3 治療テクニック 115

第3部　身体の部位別の症状の治療

12 序論 ▶ 120

13 頭部 ▶ 121

- 13.1 頭痛 121
  - 13.1.1 トリガーバンド 122
  - 13.1.2 HTP 123
  - 13.1.3 コンテニュームディストーション 124
  - 13.1.4 フォールディングディストーション 124
  - 13.1.5 シリンダーディストーション 124
  - 13.1.6 医学的診断 125
- 13.2 顎および顔面の痛み 125
  - 13.2.1 トリガーバンド 125
  - 13.2.2 コンテニュームディストーション 127
  - 13.2.3 フォールディングディストーション 127
  - 13.2.4 シリンダーディストーション 128
  - 13.2.5 医学的診断 129
- 13.3 耳の症状 129
  - 13.3.1 トリガーバンド 130
  - 13.3.2 コンテニュームディストーション 130
  - 13.3.3 テクトニックフィクセーション 130
  - 13.3.4 医学的診断 131

14 項部と肩 ▶ 133

- 14.1 項部と頸部 133
  - 14.1.1 トリガーバンド 134
  - 14.1.2 HTP 136
  - 14.1.3 コンテニュームディストーション 137
  - 14.1.4 フォールディングディストーション 138
  - 14.1.5 シリンダーディストーション 139
  - 14.1.6 テクトニックフィクセーション 139
  - 14.1.7 医学的診断 141
- 14.2 肩 141
  - 14.2.1 トリガーバンド 144
  - 14.2.2 HTP 146
  - 14.2.3 コンテニュームディストーション 147
  - 14.2.4 フォールディングディストーション 147
  - 14.2.5 シリンダーディストーション 150
  - 14.2.6 テクトニックフィクセーション 151
  - 14.2.7 医学的診断 156

15 上肢 ▶ 159

15.1 上腕 **159**
15.1.1 トリガーバンド 160
15.1.2 HTP 160
15.1.3 コンティニアムディストーション 160
15.1.4 フォールディングディストーション ... 160
15.1.5 シリンダーディストーション 165
15.2 肘 **166**
15.2.1 トリガーバンド 167
15.2.2 コンティニアムディストーション 168
15.2.3 フォールディングディストーション ... 169
15.2.4 シリンダーディストーション 172
15.2.5 テクトニックフィクセーション 172
15.2.6 医学的診断 172
15.3 前腕 **173**
15.3.1 トリガーバンド 174
15.3.2 コンティニアムディストーション 174
15.3.3 フォールディングディストーション ... 175
15.3.4 シリンダーディストーション 177
15.3.5 医学的診断 177
15.4 手関節 **179**
15.4.1 トリガーバンド 180
15.4.2 コンティニアムディストーション 180
15.4.3 フォールディングディストーション ... 180
15.4.4 シリンダーディストーション 181
15.4.5 テクトニックフィクセーション 182
15.4.6 医学的診断 182
15.5 手と指 **183**
15.5.1 トリガーバンド 184
15.5.2 コンティニアムディストーション 186
15.5.3 フォールディングディストーション ... 186
15.5.4 シリンダーディストーション 188
15.5.5 テクトニックフィクセーション 188
15.5.6 医学的診断 189

16 体幹 ▶ 191

16.1 中背部と胸郭 **191**
16.1.1 トリガーバンド 193
16.1.2 HTP 194
16.1.3 コンティニアムディストーション 194
16.1.4 フォールディングディストーション ... 194
16.1.5 シリンダーディストーション 202
16.1.6 テクトニックフィクセーション 203
16.1.7 医学的診断 206
16.2 下背部 **207**
16.2.1 トリガーバンド 209
16.2.2 HTP 210
16.2.3 コンティニアムディストーション 211
16.2.4 フォールディングディストーション ... 211
16.2.5 シリンダーディストーション 216
16.2.6 テクトニックフィクセーション 217
16.2.7 医学的診断 219
16.3 腹部 **222**
16.3.1 トリガーバンド 224
16.3.2 HTP 224
16.3.3 シリンダーディストーション 225
16.3.4 テクトニックフィクセーション 225
16.3.5 医学的診断 225

17 骨盤と股関節 ▶ 227

17.1 骨盤 **227**
17.1.1 トリガーバンド 228
17.1.2 HTP 231
17.1.3 コンティニアムディストーション 232
17.1.4 フォールディングディストーション ... 232
17.1.5 シリンダーディストーション 233
17.1.6 テクトニックフィクセーション 233
17.1.7 医学的診断 234
17.2 股関節 **236**
17.2.1 トリガーバンド 237
17.2.2 HTP 238
17.2.3 コンティニアムディストーション 239
17.2.4 フォールディングディストーション ... 239
17.2.5 シリンダーディストーション 240
17.2.6 テクトニックフィクセーション 241
17.2.7 医学的診断 243

18 下肢 ▶ 245

18.1 大腿 **245**
18.1.1 トリガーバンド 245

- 18.1.2 HTP 247
- 18.1.3 フォールディングディストーション 247
- 18.1.4 シリンダーディストーション 249
- 18.1.5 医学的診断 250
- **18.2 膝** **251**
- 18.2.1 トリガーバンド 253
- 18.2.2 コンテニアムディストーション 254
- 18.2.3 フォールディングディストーション 255
- 18.2.4 シリンダーディストーション 259
- 18.2.5 テクトニックフィクセーション 259
- 18.2.6 医学的診断 259
- **18.3 下腿** **264**
- 18.3.1 トリガーバンド 264
- 18.3.2 コンテニアムディストーション 265
- 18.3.3 フォールディングディストーション 266
- 18.3.4 シリンダーディストーション 268
- 18.3.5 医学的診断 269
- **18.4 足首** **271**
- 18.4.1 トリガーバンド 272
- 18.4.2 コンテニアムディストーション 272
- 18.4.3 フォールディングディストーション 274
- 18.4.4 シリンダーディストーション 275
- 18.4.5 医学的診断 276
- **18.5 足と足趾** **277**
- 18.5.1 トリガーバンド 278
- 18.5.2 コンテニアムディストーション 279
- 18.5.3 フォールディングディストーション 280
- 18.5.4 シリンダーディストーション 281
- 18.5.5 テクトニックフィクセーション 281
- 18.5.6 医学的診断 281

第4部 展望

19 FDMは何に分類されるのか ▶ 284

- 19.1 序論：なぜ様々な医学概念が存在するのか？ 284
- 19.2 医学概念の構成要素 284
- 19.3 医学概念としてのFDM 286
- 19.3.1 病気の概念 286
- 19.3.2 治療家と患者の関係 286
- 19.3.3 治療家の行動指針 286
- 19.4 医学概念としてのオステオパシー 286
- 19.4.1 病気の概念 286
- 19.4.2 オステオパスと患者の関係 287
- 19.4.3 オステオパスの行動指針 287
- 19.5 FDMとオステオパシー：相違点と共通点 289
- 19.6 健康とは何か 291
- 19.6.1 適応および修復システムとしての筋膜 291
- 19.6.2 健康とは何か：マイキルヒ・モデルと健康生成論 291

20 FDMの将来 ▶ 293

第5部 付録

21 略語 ▶ 296

22 参考文献 ▶ 297

索引 312

第1部

基礎

1 序論 ... 2
2 FDMのモデルの特徴 ... 6
3 FDMの誕生 ... 18
4 FDMの3本柱 ... 25

1　序論

「生きた何ものかを認識して記述しようと思うものが、まず精気を度外視しようとする。それでその手に残るのは、きれぎれの部分で、悲しいことに、統一する精神の靭帯がそこに無いのだ」

(J.W. ゲーテ『ファウスト』より)

正統医学の治療が急性症状や慢性症状を抱える多くの人々を十分に助けることができないのはなぜなのか？　こう問うたのが、アメリカの医師でありオステオパスであったスティーブン・ティパルドス D.O.（1957-2006）である。この状況にフラストレーションを感じていたティパルドスは、患者の身ぶり（ボディランゲージ）を仔細に観察し、ものの見方を新たにし、そこから痛みや運動制限を治療する有効な方法を生み出した。それが、現在の筋膜ディストーションモデル（FDM）である。

ティパルドスは、1991年9月に第1および第2の筋膜ディストーションを認識し、1992年3月にこれを初めて公表した。それから約25年が経ち、FDMは世界の多くの国に広まり、多くの療法士や医師に知られ、日常の診療で成果をあげている。しかし患者レベルでは広く知られるには至っていない。

1.1　FDMの治療的アプローチ

FDMの治療は、臨床でしばしば驚くほどの成果をあげている。筆者も日々の診療でこれを経験している。例えば、足首捻挫後もトレーニングを休止せず競技を続けることができたアスリートや、十字靭帯損傷後に体育の授業を半年休むよう指示されたが休まずにすんだ男子学生、片頭痛が消失した状態を長く維持している女子学生などがいる。これらは筆者が実際に治療した例である。このような驚くべき治療成果をしばしば見ていると、なぜFDMは広く知られていないのかと疑問を感じる。

現在、筋膜の研究がブームとなっている。毎月のように、筋膜に関する新たな知見（筋膜系が身体において果たす機能や、痛覚や体性感覚にとっての重要性など）が発表されている。また、筋膜の様々な治療法（ロルフィング、筋膜ストレッチなど）も人気を集めている。それにも関わらず、FDMがメディアに取り上げられることは少ない。FDMに注目する療法士もいるが、筋膜テクニックの1つとして認識するにすぎない（後述する通り、これはFDMの核心を見誤っている）。

なぜFDMはその治療成果にも関わらず知られていないのか？　分かりにくい名前のせいなのか？あるいはFDMの治療家の数が少ないからなのか？確かに、多くのさまざまな治療法がある中で、その全てを熟知し、良し悪しを判断するのは困難である。まして、患者は、治療法の概念まで理解する余裕はなく、症状があれば、FDMの治療家よりも、総合医や整形外科医、理学療法やオステオパシーの診療所などを受診するのが普通である。

FDMに懐疑的な医師がいるが、それは、FDMが彼らが学んできた治療の枠組みを覆すものだからであろう。すなわち、FDMは、医師ではなく患者こそが身体のエキスパートであり、治療成果を判断する主体であり、さらに診断の鍵を握っているとする。とはいえ、FDMにおいても、通常の医療と同様、まず患者は症状を治療者に訴える。患者は、何が問題か分からず、治療者が症状の原因とその解決を示してくれることを期待する。また、患者はエキスパートであり治療上の選択をおこなう能力を有すると見なすことにはリスクも伴う。例えば、腫瘍や重篤な内臓疾患など具体的な原因が存在する場合、これらを見つけず（FDMでは原因を想定するだけであるため）、効果のない治療を行ったり、やさしく保護的な手技ではなく強い力の手技を用い、負の影響を与えることも起こりうる。

おそらく、FDMという名前に含まれる「モデル」という概念も、FDMに懐疑的になる原因の一つだろう。例えば、膝が痛む患者であれば、整形外科を受診すれば画像診断で下肢の「実際」の状態を説

明してもらえるのに、なぜモデル思考（どんなものかは分からぬが）を想定して治療するなどというFDMの治療家に診てもらわなければならないのかと考えるだろう。FDMの中心をなすもの（常に回帰すべき原点）は幾つかあるが、その一つが「モデル」という概念である。この「モデル」は、FDMの基本的前提が簡潔に言い表されている。すなわち、症状は結合組織（**筋膜**）の歪み（**ディストーション**）により生じ、歪みを戻せば直ちに消失し、患者は正常に動けるようになる。これが、**モデル**に含まれるFDMの基本的前提である。

補記

熟考や知識の体系化は、書物を著すのには必要であるが、患者と治療家が触れ合う臨床ではそれほど重要ではない。FDMほど、患者の状態を尊重し、患者との直接的コミュニケーションを重視し、理論的知識への依拠の少ない治療法はない。FDMの治療家は、その治療の大部分を、理論的知識として提示されるものに依拠してではなく、患者それぞれの状態に即して行う。これは、FDMが常に回帰すべき原点である。

ただし、FDMのモデルに含まれる基本的前提は、具体的な治療を実践する際、さらに広い意味を持つ。医学は実学（実践の学）であり（2章を参照）、治療者と患者が直接に触れあう。FDMは、患者を治療の中心に置き、患者が身体のエキスパートであり、症状の重さを判定するとする。他方、治療者は、患者の身ぶり（ボディランゲージ）や説明に注意を向け、そこから具体的にどのように治療するかを引き出す（**患者本位**。4.4章を参照）。その際、先述した通り、歪んだ筋膜が症状の原因であるという前提に立つ（**筋膜**。4.2章を参照）。筋膜の歪みを正すと、これに伴って患部（上下肢など）の生理的機能が回復する。これにより症状が再発しない状態が作られる。この段階になると、患者自身も、運動を通じて、生理的機能の回復に必要な情報を身体に提供し、身体を支えることを求められる（**運動**。4.3章を参照）。これら3つ（患者本位、筋膜、運動。「FDMの3本柱」として後述する）が組み合わされて医学概念（実践の学としての医学）としてのFDMが成立する。

以上のようにFDMの基本的前提は広い意味をもつ。このことを理解すれば、なぜモデルという概念が重要であるかが分かる。モデルという概念は、FDMが筋膜テクニックの一つにとどまらぬことを示すものである。FDMは、治療テクニックの一つや徒手療法の一つではない。FDMは、筋膜ディストーション（とその表れである具体的症状）を治療するだけのものではなく、医学という広い文脈の中で理解すべきものである。この場合の医学とは実践的行為である。**医学は自然科学ではなく**、知識を応用した実践的行為であり、様々な前提やモデルに基づいて行われる。医学における行為は、意識的または無意識的に何らかの前提やモデルを根拠としている。FDMの場合は、筋膜、運動、患者本位という3本柱がそろうことで初めて成立する（さらに言えばFDMは独立した医学概念である。これについては第4部で述べる）。

モデルという概念の重要性は、正統医学や整形外科学がモデル思考を前提としていることからも明らかである。例えば、これらにおいては、画像検査が診断の要であり、正常所見からの逸脱である異常は（何らかの疾患に伴う）病理と見なされる。また、解剖学では、人体を見る際、予期したものだけを見るように訓練され、そのように見る。だが、そこから解放され、一切の先入見なしにそこにあるものを観察すれば、どうなるか？　これについて、ティパルドスは、次のように自問自答している[106] p.5。

「解剖学の見方を一新すれば、われわれの思考は変わる。そして地平が開ける」

新たな思考による解剖学とこれに基づく実践的行為。これらがFDMの思考の前提となっている。そして、本書を読まれる方々にも、このような思考の開放性を持つことが期待される。

とはいえ、実践との関連を見失ってはならない。FDMの強みは、実践との近さにあるからである。実際、FDMは実行しやすいモデルでもある。そして、FDMというモデルの中で行動すると、なすべき治療の一つ一つの手順が明晰になる。これも、FDMが他の医学概念に優る点である。

以上に述べたことから、本書では次の目標を設定することにする。一つは、FDMの理論的背景の解説である。その際、中心となるのは、モデル（第1部）と医学概念（第4部）という2つの概念である。さらに、興味深いテーマ、すなわちティパルドス自身がどのようにしてモデルを生み出したのか、その際どのような目標を設定していたのか、当時の研究からどのようなアイデアを得たのかについても検討する。ただし、本書は何より実践を重視するものであり、ティパルドスが考案した治療テクニックについて詳細な情報を提供するとともに、ティパルドスの古典的なテクニックが2006年の彼の死後どのように発展し、臨床でどのような成果をあげ、新たに何が付け加えられているかについても述べる。

ℹ 補記

本書では、ティパルドス自身の言説をたびたび引用する。その際、彼の著書の第4版である『FDM 筋膜ディストーションモデルの臨床的および理論的応用 医学と外科学の実践において』（FDM: Clinical and Theoretical Application of the Fascial Distortion Model. Within the Practice of Medicine and Surgery）[114]から引用する。2011年にドイツ語版[115]が出版されたが、誤訳が多く、特に一部のテクニックの記述は原書（英語版）と内容的に異なり、結果的にティパルドスの意図が伝わらない部分がある。したがって、読むのであれば、英語版を推奨する。

1.2 本書の構成

本書は、上に設定した目標を達成すべく、次のように構成されている。すなわち、**第1部**では主にFDMのモデルの特徴（2章）について述べる。また、FDMの誕生（3章）、FDMの3本柱（4章）について述べる。続いて、本書の主要部、すなわち**第2部**では筋膜ディストーションについて、**第3部**では身体の部位別の治療について述べる。最後の**第4部**では、医学概念という上位概念を取り上げ、FDMが何に分類されるのかを考察する。その際、医学概念としてのFDMはオステオパシーとどのような関係にあるのか（オステオパシーの一部をなすのか、あるいは独立した概念なのか）、さらに正統医学との相違点や共通点についても検討する。

FDMの分類に関して言えば、FDMは様々な治療法に対し中立であり、特定の治療法として決めつけることはできない（臨床では徒手療法として行われるのが一般的であるが）。ティパルドスはその著書で、筋膜ディストーションを治療するための選択肢として、外科的治療や薬物療法（ステロイドなど）についても言及している。自身の経験から、これらが一定の作用を筋膜に与えることが分かっており、理論的には筋膜ディストーション（例えばコンテニアムディストーション）の治療に役立ちうるとしている。とはいえ、ドイツでは、「ティパルドス法」（Typaldos-Methode）といえば、専ら徒手で行うものとされている。

最後に、本書の執筆にあたり、筆者は次の3点に留意した。

第一に、筆者はFDMを実践する中で、多くの患者で大きな治療成果が生じるのをしばしば目にしてきた。同時に、期待した成果を得られない患者もいた。これらの経験を踏まえ、筆者は、FDMは正統医学のある種の治療法より明らかに優れているという認識を深めている。このため、筆者はFDMをひいき目で見ているかもしれない。しかし、本書では、読者がFDMについて自分で判断を下せるよう、できるだけ公平な記述に努めたい。

第二に、本書では、歴史的背景についても記述する

（筋膜研究の歴史、A.T.スティルの筋膜概念の受容など）。その際、驚くべき意外な発見や知見も提示される。すなわち、現在通説化しているが原典にあたると否定せざるをえない説もある（自己治癒や全体性などのオステオパシーの概念はスティルが考案したというものや、筋膜研究はごく最近始まったばかりであるなど）。先に、解剖学で人体を見る際、既存の知識で先入見を形成し予期したものだけを見ると述べたが（これはティパルドスが述べている）、これは解剖学に限らず、歴史を見る場合にもあてはまる。よく知られている物事を見直し、新たな側面を発見するには、通念からの解放が必要である。ただし、理論に重点を移し、その詳細を検討することは本書の射程を越えている（一面的な見方に変化をもたらす上で重要なことではあるが）。したがって、本書では、従来の通念に反する知見を紹介するが、それは新たな思考を開き地平を広げる上で重要なものに限る。参照文献や核心となる問題点を提示するので、関心のある読者は自分でさらに研究されたい。

第三に、本書は、様々な治療法や医学モデルを並べ、それらの強みと弱みを比較することに重点を置くものではない。医学モデルにはそれぞれの特徴がある。人間もこれと同様であり、患者はそれぞれ症状が異なるだけでなく、医師や療法士との良好な関係についてのイメージも異なり、自分が受ける治療に期待するものも異なる。また何をもって治療の成功と定義するかも異なる。

医学モデルは、真空の中に存在するものではなく、人間のイメージとともに発展するものである。医学は実学であり、人間（医師、療法士、患者）による影響や、人間のものの見方から切り離すことはできない（正統医学ではプラセボ対照二重盲検試験などにより切り離しを試みているが）。FDMは、どんな医学モデルであれ、その根底には特定の前提に基づくモデル思考が存することを指摘する。本書は、FDMの根底にある原理について述べるが、それは、FDMの科学的解明や根拠づけのためではなく、FDMが理解されるために述べるのである。

理解は、当人にしかできないことであり、誰かが代わりに理解することはできない。FDMについては、それぞれの人間（治療家、患者）がFDMを理解し、自分に合うかどうかの判断を委ねられている。これはFDMの開放性であり、FDMが他の医学モデルにも信頼を置いていることの表れであり、FDMの大きな強みでもある。

2　FDMのモデルの特徴

　筆者は2005年に初めてFDMについて聞き（そ れはウィーンの麻酔科医で救急医のギョーク・ハー ラー博士がハンブルクのある会議で行った講義にお いてであった）、その理念に惹きつけられると同時に 困惑した。そこで、スティーブン・ティパルドスから直 接学びたいと考え、彼のセミナーが開催されている かを調べた。当時既にハーラー博士がドイツで多く のセミナーを開催していた。しかし筆者の計画は実 現しなかった。2006年の春、ティパルドスの死亡を インターネットで知り、彼を直接知っていたわけでも ないのに、不思議なほど気持ちが落ち込んだ。この 時、その後数年間に起きる出来事を想像もしていな かったが、自分がFDMを学びこれを続けていくであ ろうことを感じていた。

　その後しばらくして、ブレーメンで行われたハー ラー博士のセミナーに初めて参加した。筆者はこの 時のことをよく思い出す。博士は、セミナーで数人の 患者を治療するのが常だった。患者は、セミナーに 招かれて参加しており、博士が事前に会ったことのな い人々だった。その1人に、重度のバイク事故により 2本の杖で歩く状態になり、主治医の整形外科医か ら複数の膝靭帯が断裂していると診断され、手術の 日程も決まっていた男性がいた。博士が手で治療す ると、男性は痛みがなくなり杖なしで歩けるようになっ た。筆者は、もしこの時の治療を録画せず、その後 の数週間も治療成果が維持されていると男性から報 告を受けなければ（手術は中止したと聞いた）、これら を夢の中の話と考えたことだろう（録画したものと男 性からのメールは現在も保存している）。この時、筆 者は、このセミナーにより自分の今後の人生の歩み が変わると思った。

　とはいえ、FDMとはいったい何なのか？ セミ ナーの参加者らに加えて、FDMの治療に携わる 医師や療法士までもが同様の体験を熱く語るのはな ぜなのか？

　おそらく、FDMへのアプローチは、まず3つの概 念を通じて始まる。すなわち、**筋膜**、**ディストーショ ン**（歪み）、**モデル**である。前二者は理解できるとし て、「モデル」については解説が必要だろう。FDM は治療テクニックではなく、モデルである。すなわ ち、治療法やテクニックの一つにとどまらず、より広く 包括的なものである。では、FDMのモデルは厳密 にどのようなものであり、臨床で行う具体的な治療 にとってどれほどの重要性を持つのか？

2.1　新しい医学モデルの誕生

　ティパルドスがいかにしてモデルを作り上げたのか を理解するため、FDMが誕生した当時の状況に 遡ってみる。1991年9月、ティパルドスはユバシティ の診療所で救急医として働いていた。彼は、専門教 育を受けたオステオパスであり、治療で使えるリソー ス（知識や手段）を豊富に持っていた。それにも関 わらず、人間（患者）を助けるには、自分の持っている ものでは不十分であると感じていた。

　ティパルドスは、この頃の状況を回想し、最新の医 学を行うことについて考察している[106] p.2。

> 「われわれ医師は最新の医学を行っているが、その ことの意味を見誤らないよう注意しなければならな い。われわれは、前の世代の医師より多くの医学 的知識を有する。だからといって、われわれは現実 （reality）を知り、彼らはそれを知らなかったという ことにはならない。われわれ人間は、現実を正確 に知ることはできない。現実は、巨大かつ複雑であ り、矛盾を含み、われわれを圧倒するからである」

　今日、われわれは、豊富な知識と手段を手にしてい る。しかし、これにより根本的事実を隠すことはで きない。すなわち、われわれは確かに前の世代より 多くの医学的知識を有するが、われわれが認識する ことがそのまま現実ではない。現実は、複雑な総体 であり、矛盾を含み、われわれを圧倒するがゆえに、 いつか正確に認識し操作できるようになることはな

い。また、われわれの医学的知識は、前の世代より優れているどころか、むしろ（前の世代も含め）他者が思考したものの中から、知識という形で継承すべき重要と判断されたもの、いわば濾過されて残ったものである。さらにいえば、これら継承された知識は、個人の医学的経験に基づくものである[106] p.2。

「医学的知識は、個人の経験に基づいている。すなわち、教えられたこと、他の人々が信じていること、記録されていることなどがその基礎となっている」

われわれは人間（患者）を助けるための知識と手段を有するが、それらは必ずしも満足できるものではない。例えば、ティパルドスは、筋骨格系損傷の通常の治療（固定や保護。しばしば数週間にわたり行われる）に満足せず、次のように思考をめぐらせている[106] p.2。

「不穏な考えを承知の上で敢えて問う。一切の医学的知識が失われたらどうするか？　どうやって一から作り直すか？　そのために何をするか？」

ティパルドスがおこなった思考実験に従って、世界や既存の知識が打ち砕かれたとしよう。まずゼロから出発しなければならない。そのうちに、様々な小さなつながりを注意深く認識するようになる。そこから様々な結論を導出し、定式化する。そうして世界についての小さなモデルが作られる。このモデルは、予見を通じて世界を新たに言い表し、これらを定式化したものである。モデルは、まず作業仮説として作られ、その後検証される[106]。

「医学が常日頃おこなっていることを疑ってみよう。自分がもつ世界観を打ち砕き、そこから結論を引き出し、検証するのである。これは、本質的には、世界のモデルを作ることである。世界のモデルは、世界について予見しうる小さな洞察の集まりであり、これらが知識として通用するようになる」

さらにティパルドスは次のように結論づけている[106] p.2。

「実の所、これが、今日われわれがおこなっていることである。われわれは医学モデルを扱っているのであり、現実を相手にしているのではない」

実際、FDMだけがモデルなのではない。正統医学や整形外科学もモデルであり、さらにオステオパシー、ホメオパシー、伝統中国医学などもモデルである。これらはいずれも、その根底に世界についてのモデルを有する。また、病気や健康について特有の見方をし、事物間に様々な相関関係を想定する。特に、医学では、事物間の因果関係が重要である。因果関係は、自然に備わる特性ではなく、われわれが思考の中で想定するものである。因果関係による思考は、西洋人に血肉化されており、日常的に意識されない。医学において因果関係による思考が実践されている場面は2つある。1つは診断であり、ここでは病気の原因が探される（探し当てられた原因は治療される）。もう1つは治療であり、ここでは治療が病気の改善の原因とされる。整形外科学では、画像検査で撮影した骨、関節、筋肉などで正常からの逸脱を特定し、この病理が症状の原因であると推定する。これが整形外科学のモデル思考である。

古いモデルが満足できるものでなくなる時、新しいモデルが生まれる。このような状況では、古い思考パターンを捨て、新しいモデルを徹底的に検証する覚悟が必要である。オステオパシーの創始者であるA.T.スティルも、同様の状況に陥り、当時一般に行われていた治療法を離れ、新しい治療の原理を生み出すに至ったと考えられる。

ティパルドスの場合、人体の解剖学、厳密には解剖学で見ているものを出発点として、新しいモデルを生み出した[106] p.5。

「解剖学で人体を見る際、何を見ているのか？　予期されたものだけである。解剖学の見方を一新すれば、われわれの思考は変わる。そして地平が開ける」

2.2　筋膜ディストーション

ティパルドスが実行したのは、解剖学、そして（これ

まで検証されてこなかった）相関関係を改めて考察することである。これらを徹底的に再考した結果、患者が抱える症状や病気のほぼ全ては、筋膜の歪み（ディストーション）により引き起こされると考えるに至った。

ティパルドスの考察は、次の2点に集約される。

第一に、彼の所にやってきた患者らが症状を説明する際、幾つかの類似点があった。すなわち、（皮膚上に）線を引く、押しへこませる、組織をもみさするなどである。ティパルドスは、これらのボディランゲージを体系化した。そして、患者が訴える症状と治療結果を矛盾なく整合させるものとして、筋膜の歪みという概念に行き着いた。

第二に、症状の原因は筋膜にあるとした。すなわち、筋膜（多くはバンド状の筋膜）が歪むと症状を引き起こし、歪みを正すとほとんどの症状は直ぐに消失すると考えた。

筋膜が歪むと症状を引き起こすとティパルドスが考えるに至った経緯については推測するしかない。文献的知識（特に大学時代に得たオステオパシーの知識）が基礎となったことは確かであるが（3.1.1章と4.2.2章で詳述）、おそらく消去法もあったと思われる。すなわち、生理学的特性や人体における位置を考慮した結果、筋膜以外の構造が除外されたと考えられる。また、個人的な資質、すなわち創造的で柔軟な思考や、批判に屈せず自分の見解を発展させる粘り強さも大きく寄与しただろう（これらはハーラー博士が講義で伝えてくれたことである）。

2.3　FDMの3本柱

FDMは筋膜の歪みが症状を生じさせると考えるものとして理解されている。しかし、これはFDMの理解として不十分である。FDMの治療は、患者と直接に相互作用して行われるからである。すなわち、患者は自らの身体のエキスパートであり、患者だけが症状の重さや痛みの軽減を判定しうるとされる。そして、患者の身ぶり（ボディランゲージ）や説明から治療を導出する。また、患者は、治療後に痛みの軽減や消失した状態を維持するため、自分の役割を果たす責任があるとされる。患者は、定期的に運動を行い、身体の自己治癒力を支え、身体各部の生理的機能を維持する必要がある。

FDMにとって**欠かせないもの**は、次の3本柱である。すなわち

1. 筋膜（のディストーション）。これが症状の原因とされる
2. 運動。これは治療成果を長く維持するため必要である
3. 患者本位

これらがそろわなければ、FDMは単なる筋膜テクニックの一つにすぎない。FDMが筋膜テクニックであるなら、診断を下したり治療的アプローチを考案することはない。

これに対し、FDMにとって**欠いてもよいもの**は、筋膜研究である。近年、筋膜研究が盛んに行われているが、ティパルドスが生きていたとすれば、これらがなくても自分のモデルをさらに発展させていただろう。筋膜研究は興味深く、役に立つこともあるが、FDMの治療家はこれらと関係なくその治療を行う。

2.4　FDMのモデルの特徴

FDMのモデルの特徴を述べた言説には、正しいものと誤ったものがある。両者を区別する必要がある。

- **正しい言説の例**　症状を抱えた患者が受診し、痛みのある部位に指で線を引けば、その患者はトリガーバンドを有するといえる。FDMのモデルを用いると、トリガーバンドという病理がこの患者の症状の原因であり、トリガーバンドを治療すれば症状が解消すると推定することができる。

- **誤った言説の例**　バンド状の筋膜の変形（トリガーバンド）により自動的に症状が生じる。トリガーバンドはいわば必然的に症状を伴う。このような言い方は誤りである。確かに、トリガーバンドは、筋膜の歪みのない状態からの逸脱であるが、必然的に症状を引き起こすわけではない。FDMでは、筋膜ディストーションと症状の間に相関関係があるとは言わない。トリガーバ

ンド（筋膜ディストーションの一つ。診断上の分類）と症状（患者のボディランゲージにより示される）が関連を有するのは、治療においてのみである。すなわち、治療家が治療を行う上で必要であるがゆえに、両者を関連づけるにすぎない。

🛈 補記
症状がなければ、トリガーバンドが存在すると診断することはできない（既存の様々な診断テクニックを用いても不可能である）。したがって、トリガーバンドは純粋に思考上のシナリオの中に存在するものであり、臨床において現出することはない。

このような次第であるから、実際の治療において、トリガーバンドが解剖学的病理として実在するか、また将来的に診断画像で証明されるようになるかは重要ではない（フランスの手を専門に治療する外科医ガムバートは手の筋膜を内視鏡で撮影しているが）。トリガーバンドは、患者の治療という具体的状況においてのみ存在する。治療において最優先すべきは、患者の症状であり、トリガーバンドという病理の存在ではない。

以上のことから、なぜFDMにおいて**患者**が重要な役割を果たすのかも分かる。FDMでは、先入見の少ない患者の身ぶり（ボディランゲージ）や説明ほど価値が高い。患者がFDMの知識を有し、例えば自分の症状はおそらく肩―乳様突起トリガーポイントによるものだと伝えても、このような情報は治療家にとって役に立たない。たとえこの見立てが正しくても、治療家はそこから具体的な治療方針を引き出せないからである。すなわち、痛みが最も強い部位はどこか、基本的にいつ発生するのか、日常生活でどれほど負担が生じているかを知ることができないからである。したがって、FDMの診断は、正統医学の診断を代替するものではない。むしろ、FDMは、正統医学と全く異なる枠組みを形成し、これにより診断（と治療）を行うのである。

FDMは全人的に患者を見る。FDMは解剖学的病理ばかりに注目し治療するという批判が時々なされるが、これは正しくない。FDMでは、全人としての個人（患者）が重要な役割を果たす。実際、筆者は、治療後に患者から、これほど治療家に受容され尊重されていると感じたのは初めてであるとしばしば言われる。

🛈 補記
患者は経験上、症状は精神的なものでどうしようもないといった説明をする医師よりも、（多少の痛みを伴っても）効果のある治療の方が助けになることが分かっている。FDMは、筋膜ディストーションの由来（原因）の説明に時間を割かず、痛みに苦しむ患者の治療に専心する。

FDMは、患者とその症状を治療の中心に置くものである。これは、正統医学のモデル（症状に診断（病名）をあてがい、特定の治療手順を引き出す）とは異なる。すなわち、FDMは、症状をそこから治療の方法を導出すべきものとして解釈し、治療成果の判断を患者に委ねる。

2.5　オーソパシー対FDM

ティパルドスは、当初、自分が考案した新しい医学モデルの適用範囲を筋骨格系症状に限っていた。しかし、その後、隔膜に広げ、最終的に心臓疾患にも適用するようになった。ティパルドスは、著書の第3版で、自分のモデルを「オーソパシー」（orthopathy）と呼んだ。これは、オーソペディクス（整形外科学）の「オーソ」と、オステオパシーの「パシー」を合わせた合成語である。

🛈 補記
ティパルドスは、オーソパシーについて、1822年にアイザック・ジェニングス博士が考案したオーソパシーとは無関係であるとしている[113] p.239。

ティパルドスは、オーソパシーという名前により、整形外科学（正統医学）が扱う筋骨格系症状を、オステオパシー医学で解釈し治療する試みを表現しようとした。しかし、その後の第4版で、その名前を変更した。その理由は、自分のモデルは、整形外科的症状（筋骨格系症状）だけでなく、他の症状を

も説明し治療しうると認識したからである。それ以降は、専ら「筋膜ディストーションモデル」（Fascial Distortion Model）という名前を用いた。これにより、そのモデルが意味する範囲は広がった。新たな視点に立ち、神経学的疾患や心臓疾患にも適用されるようになった[114]p.3。

> （FDMは）「神経学的疾患も含め、様々な疾患を筋膜との関連で考察し、手技を用いて治療する」（中略）「その効果は広範囲に及び、最大で心臓疾患にも有効である」（中略）「心筋梗塞を予防し、その発症を予測し、進行の食い止めを可能にする」（中略）

このような適用の拡大は、重要な転換点である。これにより、FDMは、整形外科的症状の治療法の一つまたは筋膜テクニックの一つではなく、独立した医学概念として理解されることになる。FDMは、筋膜ディストーションに基づいて思考する医学概念であり、それゆえ心臓疾患や神経学的疾患にも適用を広げ、これらを治療する方法を提示しうるのである。

ティパルドスは治療を行う際、筋膜が症状を引き起こすという認識をもって治療にあたっていたわけではない。同様に、現在のわれわれが治療を行う際も、この20年ほどの筋膜研究の成果は必要ない。FDMの治療は、筋膜研究がなくても、患者と直接に対話し、患者が自らの身体の能力を信頼することにより可能である。

2.6　医学モデルにおける行動

残念ながら、医学教育（特に医学研究）において、行動の出発点となる思考的前提を問い直す機会はほとんどない。このため、しばしば、反論の余地のない真理があるかのような思い込みや、医学の一形態のみが正しいような印象が生じている。西洋の正統医学がこれにあたり、（想定される）真理を徹底的に追究するものとされている。エビデンスに基づく医学は、科学的に証明されたもの（ランダム化プラセボ対照試験など）や、明確な形で可視化されるもの（画像検査など）だけを受け入れ、実証実験で効果がないとされたものを全て排除する。

しかし、医学研究は、様々な関心や前提に左右されており、その結果は、十分に検証されていない前提（数が多すぎるため、バイアスを除いて認識化することができない）の下で解釈されている。このように、医学において、われわれの思考と行動は自由ではない。これは、基礎研究だけでなく、その応用である臨床についても同様である。以下、これについて具体的に述べる。

2.6.1　医学は自然科学ではなく実学である

医学は、広義において、けがや病気を予防し、見つけ、治療するものである。しかし、医学を取り巻く環境の中で、患者の治療は必ずしも最優先に行われていない。医学は、患者を治療するものであり、抽象的な知見を生み出す真空空間に存在するものではない。医師が相手にするのは、医学書で概説される病気ではなく、治癒を願い期待を抱いて目の前に存在する人間である。

> **i 補記**
> 医学の意図は、「自然や社会など現実の一部を認識すること」ではなく、「これら現実の中で意識的かつ計画的に行動すること」にある[119]p.24, [74]p.15, [77]。

したがって、患者と直接に接触し治療する医師の行動には、医学の専門知識だけでなく、共感や感情移入の能力も必要である。医学は行動により具体化されるが、その行動は自然法則に従って行われるものではない。

2.6.2　ランダム化比較試験の方法的限界

ここでランダム化比較試験に少し言及する。エビデンスに基づく医学では、ランダム化比較試験によるエビデンスの信頼性が最も高いとされている。しかし、臨床において、ランダム化比較試験の方法には限界がある[49]。また、メタスタディが示す通り、試験の手順をどれだけ厳格に標準化しても、結果に

ばらつきが生じる[49]。

2.6.3 統計学は確実性ではなく確率を示す

臨床試験では、統計学を駆使して確率を算出する。臨床試験において、多数（高い割合）の患者が助かるという結果が出ても、個々の患者の予後を確定することはできない。すなわち、医師は、臨床試験の結果に基づき、治療前にその治療が患者に有効かどうかを告げることはできない。これは、前癌状態が実際に癌になる確率についても同様である。10-90％という数字は患者にとって役に立たない。患者が知りたいのは、100％か0％か、すなわち癌になるかならないかである。医師は、患者がそのいずれであるかを答えることはできない。

2.6.4 過程に因果関係や意味があると想定する

自然の法則（作用の仕組み）を認識し、それが真実かを見きわめ、それに従って行動したいという人間の願望は、何世代にもわたり形成されてきた人間の習慣的思考パターンである（おそらく人間の思考の原型（アーキタイプ）にまで遡りうる）。このため、われわれは、自然の中で観察され経験される事物や過程に因果関係や意味があると想定せずにはいられない。

> **さらに詳しく**
>
> **医学における因果関係**
>
> 医学において因果関係を認識することに伴う意味（またはリスク）を示す例として、腰痛がある[54] p.6以下。腰痛は、約8割の人が生涯に一度は経験するにも関わらず、20世紀半ばになっても、原因が解明されず、治療法も見つからなかった。医師にできるのは、患者を自宅に帰し、ベッドで安静（床上安静）にするよう指示するくらいであった。
>
> この処置は有効とされてきた。ほとんどの場合、腰痛は何もしなくても6週間以内に改善するからである。おそらくこれは身体の自己治癒によるものである。そして、その後も長く、何もしないという処置が行われてきた（有効な代替法がなかったこともある）。
>
> 状況が変わったのは、1970年代の終わりである。MRIが開発され、身体内部の詳細な画像の撮影が可能となった。間もなく、腰痛は椎間板の変性（MRI画像で判明）と相関関係があるとされるようになった。その結果、新たな因果関係が作り出された。椎間板ヘルニアなどの椎間板の変性が腰痛の原因とされるようになったのである。その後、MRIは標準的な診断ツールとなり、椎間板手術が治療の選択肢に加わった。
>
> しかし、1994年、ジェネンら[43]が、腰痛と椎間板変性に因果関係がないことを明らかにした。すなわち腰痛のない被験者98名のうち38名が椎間板変性を有していたのである。さらに、肩、膝、足首など他の領域でも同様のことが起きていることが判明した（例えば、肩関節の重度の軟骨変性を示すMRI画像が、肩関節手術の適応の根拠に用いられていた。臨床試験で、手術をしても被験者の症状は十分に解消しないという結果が明らかになったにもかかわらず、である）。ジェネンらは、椎間板のMRI画像だけでは不十分であり、臨床所見を追加する必要があると結論づけている。その後も多くの研究が行われ、これらの研究を比較し評価するメタアナラシスも行われている

[11]。それによると、放射線検査（MRI／CT）では、腰痛症状のない20代の37％および80代の96％で、椎間板変性が見られた。他方、20代の29％および80代の84％で、腰痛症状はないが椎間板突出が見られた。これらの研究の著者らによれば、椎間板の損傷は、加齢に伴う正常な現象であり、必ずしも痛みその他の症状を伴わない。したがって、画像検査の所見から、症状の種類を推定することはできず、必ず臨床所見を得る必要がある（これは医学においてほぼ20年来言われ続けていることであり、それだけ実行が難しいということが分かる。理由は様々あり、例えば、高価な検査装置を最大限に活用しなければならないという必要性や、実際に患部がどうなっているかを知りたいという患者の希望などである）。最新の米国の臨床ガイドライン（2007年時点の米国内科学会および米国疼痛学会のガイドライン）では、非特異的腰痛の診断では画像検査を通常の検査として行わないことが推奨されている。

人間は、正常からの逸脱があれば、これを症状の原因と考えがちである。特に、人間は、視覚への依存度が大きく、明瞭に画像化されたものに感化されやすい。また、人間の常として、事物の中にパターンを探し（雲の形に動物を見るなど）、出来事の中に意味を見出す（苦痛や病気の背後にある意味を問うなど）。

このような現象はオステオパシーでも見られる。オステオパシーの触診では、何もない所に構造を認識する。筆者の同僚であるトルステン・リームが言うには「脳は、何もなくても、パターンを認識する」[58] p.2。つまり何かを見つけたければ何かが見つかるものである。さらに、リームが言うに「筋書きのないシナリオに意味のあるパターンを読み込んで解釈するのは、知覚された刺激を処理するための人間の習性であり、パレイドリア（pareidolia）と呼ばれている。科学者や専門家（オステオパスを含む）も、この習性を免れることはできない。むしろ、彼らこそ、好ましい（予期された）パターンを認識し、自らの想定に反するものを否定する。多くの場合、こうした処理は無意識に行われる」

2.6.5　治癒のメカニズムは明らかではない

健康回復や症状消失のメカニズムは、究極的には隠されていて分からない。とはいえ、治癒（すなわち健康回復）の仕方には、基本的に、幾つかの種類がある[24]。

治療による健康回復

治療による健康回復は、通常、医学で行われるものである。ただし、よく見れば、治療（投薬や手術）による健康回復は、自己治癒によると思われる健康回復よりも少ない。すなわち、医学においては、原因を治療しうる場合もあるが（猩紅熱や肺炎などの細菌性炎症における抗菌薬の投与など）、対症療法しかなく疾患に耐えるしかない場合もある（ウイルス性疾患など）。また、骨折の外科的治療は、骨片を整復して治癒を促すが、身体の自己治癒が欠かせない。

先に述べた通り、人間は、事物に原因や意味を探す傾向を持つ。したがって、症状を抱えた患者が医師を受診し、何らかの治療を受け、症状がなくなれば、その治療が有効であったとみなしがちである。だが、確実にそう言えるわけではない。

理論上は、次のようにも考えることができる。

自己治癒による健康回復

おそらく最も多い健康回復の仕方は、自己治癒（自然治癒）である。ヴォルテール（1694-1778）も次のように述べている。

「医術は、自然が病気を治す間、患者を楽にさせるものである」

2.6 医学モデルにおける行動

多くの場合、身体は、外からの助け（医学的治療）がなくても治癒する。人間は、単なる細胞や器官の集まりではなく、周囲の環境と相互作用する多層系（システム）である（システミック・メディスン）。人間は、常に外部からの作用（気温の変化、ウイルスや細菌、事故による外力など）を受け、その自己治癒力を試されている。あるいは、身体の内部で病的過程が進行することもある（細胞の癌化など）。これらは日々起こっており、システムとしての人間は通常これらに適切に対処する（病的過程の減弱化、外力への受容・対抗・適応など）。人類史を見れば、人間の適応能力は実証されており、人間は環境適応に秀でた生物である。その自己治癒力は生涯にわたり有効に働き続ける。

「疑わしきは経過観察」というモットーは、オランダなどでは普及しているが、ドイツでは一般的ではない。しかし、多くの研究が示すとおり、いわゆる経過観察の原則には、患者を不要な治療や負担を与える治療から守る利点がある（まずは経過観察という態度は、医師だけでなく患者にも求められる）。

治療に反して生じる健康回復

治療に反して生じる健康回復も、かつては無きにしもあらずであった。例えば、19世紀までは、瀉血が通常の治療として行われていた。これは病人の体力を強化するどころか弱めるものであった。今日でも、必要のない治療をおこなったにも関わらず症状が消失するケースはありうる。例えば、ここで詳述しないが、膝の関節鏡下手術（世界的に最もよく行われている外科的手術）などがある。

健康が回復しない状態

人間はいつか死ぬ（おそらく何らかの病気によって）。これは受け入れざるをえない。ティパルドスも、この苦い事実について述べている[106] p.5。

> 「病気との戦いに完全な勝利はない。それは不可能である。われわれは皆いつか死ぬ。だが、われわれは人間として医学に貢献できる。すなわち、人体の何たるかを見きわめる努力をすることはできる（中略）人体は絶望的に複雑であるが、働きかければ反応が返ってくる」

以上のとおり、健康は相対的な概念である。どんな症状でも完全に治る時が来るというのは、幻想であり、医学の目標にはなりえない。したがって、人間はそれぞれ健康のために自分の責任と役割を果たすしかない。例えば、賢明な生活様式（ライフスタイル）を通じて、できるだけ長く健康な日常生活を維持するなどである。

🛈 補記

フィンツェン[24]によれば、上に述べた健康回復の仕方のほかに、病気でないにも関わらず治療を行うというパターンもある。例えば、病気喧伝（disease mongering）もその一つである。病気喧伝は、製薬会社による病気の宣伝であり、生理的状態（正常な加齢など）を病的だと言い、薬物療法のための薬を市場で販売するものである（18.3.5章の「レストレスレッグス症候群」を参照）。

2.6.6 価値があるとみなしたものだけを研究する

医学は、十分に検証されていない多くの前提に依拠している。また、医学は、静的な人間観を基礎としている。まず、医学の基礎をなす解剖学は、人体を時間的・空間的に固定し、様々な部位に分解する。そして、人体が機能する上で重要なのは、可視化しうる骨や筋肉であるとし、筋膜をこれに含めない。最新の研究分野（遺伝学的研究など）においても、静的な思考パターンが支配的である。最近では、重篤な疾患（癌、アルツハイマー病など）の発症への関与が推定される微小な遺伝子変異をヒトゲノムにおいて特定する研究が多く行われている。発症に関わるとされる遺伝子が発見されると、メディアも大きく報道する。しかし、これらの研究の限界は、その研究の意図に表れている。これらの研究は、人間の運命は遺伝子構造により強固に決定されているという前提に立つ。しかし、遺伝子は外的環境の影響により変化することもある。比較的新しい研究分野であるエピジェネティクスによれば、遺伝子は（操り人形のように）人間を支配するのではなく、遺伝子発現のスイッチのオン・オフの切り替えによりゲノムは再構成されうる。そして、これに関与するのは、DNAの塩基配列中でこれまで無駄と考えられてきた部分である[2]。

われわれの感覚や認識は、先入見を免れることができない。われわれは、重要とみなしたものを研究する。例えば、遺伝子を研究するのは、疾患の発症や個別化治療についての情報を得るためである。また、筋肉や骨を研究するのは、これらはX線画像や解剖を通じて視覚的に確認でき、人体の運動器系として重要とみなされるからである。

他方、われわれは、見えないものを重要とみなさない。例えば、先に述べたDNAの塩基配列中の無駄と考えられてきた部分や、人体において骨や内臓を取り巻いている筋膜は、長らく重要ではないと考えられてきた。また、われわれの感覚は、利用可能となった新たな技術によっても左右される。さらに、先に述べた通り、人間は、事物やプロセスに意味を見出し、因果関係を想定する性質を持つ（2.6.4章）。

われわれは、現実の一部しか認識できないという事実を自覚し、新しいモデルやものの見方が従来のものより有用であることが示された場合には、これらを受容する開かれた思考を持つことが望ましい。FDMは、まさにそのような新しいモデルであり、よく知られた病的現象に対し有効な新しい治療を行うものである。

2.7 医学モデルの要件

医学理論家であるロートシューは、医学概念が満たすべき要件を挙げている[74] p.10。

「理想的な医学概念には、次の3つが求められる。第一に有用性（説明と行動指針を与える）、第二に正しさ（検証と確認が可能）、第三に完全性である。第三の完全性は未だ達成されていない。思考上の現実は、（経験され認識される）実際の現実より大きいのが常であり、したがって医学概念の完成形は存在しないだろう。（中略）多くの支持を集める医学概念とは、もっともらしさと有用性を兼ね備えた医学という概念である。すなわち、明解な説明を行い、展望とともに行動指針（医師が自らと患者に対して正当化しうるような行動指針）を与える医学である。最後に付け加えると、複雑な概念より単純な概念に基づく医学の方がより多くの成果をもたらすものである」

補記

医学概念は、医学モデルより広義のものであるが（19章で詳述）、求められる要件は類似している。
ロートシューが挙げている医学概念の要件に従い、以下、医学モデルの要件について述べる。

2.7.1　もっともらしさ

　モデルは、現実を論理的かつ整合的な形で反映したものであり、したがって、もっともらしさ（plausibility）を有する。モデルは、治療家と患者の双方にとって有用である（治療家はモデルを使って治療を説明し、患者はモデルを使って症状を説明する）。特に、治療家は、モデルを用いて治療の機序の根拠を示す。FDMも、もっともらしさを有し、治療家と患者の双方にとって有用なモデルである。

　以下、具体例を通じて、FDMのモデルについて説明する。FDMでは、筋骨格系損傷を筋膜（結合組織）の歪みとして見る。筋膜の歪みは6種類あり、筋骨格系損傷はそのうちのいずれか（1種類または数種類）とされる。例えば、腕を挙げられない女性が受診し、腕を指し示し、腕を動かしにくいと訴える。治療家は、この所見に基づき特定のディストーションを見つける（この例ではSCHTPすなわち鎖骨上ヘルニアトリガーポイント）。このようにディストーションを導出できるのは、FDMの独自の診断を行うからである。さらに、FDMを用いると、なすべき治療を導出できる（この例ではSCHTPの整復）。そして、治療後、患者が腕を挙げられるようになれば、診断が正しかったことになる。治療家は、治療後、（治療の前提となった）モデルを用いて、症状の原因を示すことができる。さらに、症状の再発を回避するため患者ができることを教示できる。これらは患者にとって重要な情報である。このように重要な情報を提供しうるモデルは、患者にとっても整合性、もっともらしさ、有用性を備えたものとなる。

　筆者は、ほぼ毎日、（モデルを用いて）症状の発生について患者に説明している。患者はその説明を肯定的に受け取る。その理由は、分かりやすく納得のいく説明だからである。一例をあげると、長く頭痛に苦しんでいた幼い女児の母親に筆者が治療後に症状の原因と思われるものを説明すると、彼女は自分の言うことや娘の症状を真剣に受け止めてもらえたと感じた、なぜ頭痛が発生するのか初めて分かった、と語った。この女児の治療は成功し、2回の治療の後に頭痛は消失した。

2.7.2　正しさ

　「正しさ」は、われわれはなぜ（現実ではなく）医学モデルの中で行動するのかという問いとの関連において先にも問題となったが、ここでは次の問いとの関連において考察する。すなわち、臨床的観察から導出されたモデル（すなわちFDM）はそれ自体（per se）として正しいか？　また、FDMは自然科学的に正しいものなのか？

科学的な検証可能性

　これらの問いに答えるため、先述した筋膜研究に対する異議をいったん棚上げし、筋膜（のディストーション）を組織学的に調べ、FDMの治療により局所で起きること（例えば母指で押された組織）を検証することも可能だろう。また、最新の筋膜研究の成果を援用し、FDMの概念を科学的に補強することも可能だろう。最近では、筋膜において様々な感覚（痛覚、侵害受容感覚、固有感覚など）が生じることを示す証拠や、筋膜を介して筋の協調が生じる可能性が示されている。また、手術せず徒手治療で幹細胞の形成を促し靭帯を完全に再生できるという知見も出されている [8]（モハメド・ハリーファによる十字靭帯治療についての研究など。18.2.6章を参照）。

　モデルを説明し広く認知されるには、これらの知見を援用することも可能である。ただし、ティパルドスは、このような知見をほとんど用いなかった。ティパルドスは、自ら述べている通り、患者の下肢を観察し、そこで起きていると推定される過程を理論的に導出した。ティパルドスが導出した過程は解剖学と一致するものであったが（後に入手したゲルラッハとリールセの論文 [29] により明らかとなった）、その当時はそれを知らなかった（4.2.2章で詳述）。

　筋膜が歪むことで症状が生じ、歪みを元に戻すと症状が消失するというモデル自体は、整合性や論理的なもっともらしさを有する。そして、モデルから導出される治療は、期待された成果をもたらしている。こういったことは、筋膜研究の知見により何ら変化を受けない。すなわち、モデル自体は筋膜研究により変化することはなく、モデルから導出される治療（筋

膜の歪みを正す)もそれにより変化することはない。

　ティパルドスは当時すでに、筋膜が可動性や痛みの消失にとって重要であることを認識していた。その後、多くの研究成果がもたらされ、そのこと自体は喜ばしい。しかし、FDMは、これらを活用するにしても、そのモデルの構築の基礎とすることはない。FDMというモデルは、筋膜テクニックを定式化したものではない。FDMが筋膜研究の成果によりその基礎を固めようとすれば、最終的にFDMは多くの徒手療法(筋膜リリース、マッサージ療法、ロルフィングなど)の一つになる。すなわち、FDMの重要な構成要素が失われ、FDMは存立しえなくなる。例えば、FDMにおける患者の役割(患者は自らの身体のエキスパートである)は失われるだろう。トリガーバンドを画像撮影すれば、医師がこれに基づいて症状の原因を提示し、症状の重さを判定するようになるからである。また、治療は標準化され、治療家はこれを行うだけになるだろう。FDMの治療の枠組みは、治療者(医師、療法士)と患者が常に相互作用することで成立するが、FDMに不可欠なこのような相互作用もなくなるだろう。したがって、FDMは、それが独自のモデルであるということなしに存立することはできない。そして、それは、後述する3本柱、すなわち筋膜、運動、患者本位を基礎とするモデルである(4章を参照)。

治療成果の検証

　「正しさ」という概念は、医学の文脈においては、治療成果の検証と関わっている。モデルから導出された治療が成果をあげれば、モデルの正しさは裏づけられる。

　ただし、医学では、裏づけがなく明らかに正しくない概念を便宜上使用する例が少なからずある。例えば、アニミズム的世界観においては、病気は禁忌を破ったり儀式的過ちをおかしたことの結果とされ、治療は儀式的方法により行われていた。その結果、病気の症状が消失すれば、その治療に治癒効果があるとされた。このようなアニミズム的医学概念も、もっともらしさと有用性を有する。ただし、この場合、治療と治癒の間に、時間的相関関係はあっても、因果関係はない。先に述べた通り、多くの病気は自然に治るものであり、基本的に安静にしていればよい。したがって、本当に治癒効果のある治療を探し出すのは至難のわざである。アニミズム的なものの見方では、事後的に治療行為に治癒効果があったと認め、これによりアニミズム的医学概念にもっともらしさがあるとするからである。医学概念と治療成果について語る場合、以上のような事実にも留意する必要がある。

　最後に、「順化」についても指摘しておく。医学を学ぶ途上にある学生がFDMというメガネを獲得し、これを通して身体症状を一から見直すと、身体症状を筋膜ディストーションに帰するのが自然であると考えるようになる[13]p.115。

「医師は、そのキャリアの早い時期に筋膜ディストーションモデルを学べば、筋膜の重要性を度外視して人体を考察することができなくなる」

トッド・キャピストラントはこのように言い、(FDMというメガネを獲得した)医学生のごとく問うている[13]p.115。

「なぜモデルが必要なのか？　ただ必要であるから、それだけである」

2.8　新しいモデルと行動

　FDMは、症状や身体で起きていることについての新たな見方である。われわれは、これを具体的に実現する必要がある。すなわち、FDMが医学概念であるなら、その結果として行動を伴わなければ意味がない。ティパルドスは、セミナーで「モデルにとどまれ」(stay in the model)と語ったが、これは必ずしも容易なことではない。なぜなら、自分の知識(様々な疾患やその経過についての知識)をいったん棚上げにしなければならないからである。これは多くの人にとって難しいことである。

2.8.1　正統医学の診断の再評価

　FDM以外の診断（正統医学の診断）を棚上げにすることは、それについて正誤の評価を下さないということである。とはいえ、正統医学の診断は行動を伴わない。すなわち「椎間板ヘルニア」や「関節症」などの診断から治療は導出されない。しかし、医学において、診断は治療行為（行動）の唯一の根拠である。診断は単独で存在するものではなく、また自己目的化すべきものではない（正統医学ではしばしばそうなっているが）。

　正統医学の診断の正誤を評価するのではなく、むしろ正統医学の診断は正統医学のモデル思考の中に戻すのがよい（例えば椎間板ヘルニアという診断は整形外科のモデル思考の中に戻す）。整形外科（正統医学）のモデルでは、骨、関節、筋肉などの退行性病変や損傷が痛みを引き起こすと考える。これに対し、FDMは、筋膜ディストーションが痛みを引き起こすと考える。したがって、整形外科の診断（例えば変形性関節症、テニス肘、線維筋痛症などの病名）は、FDMの治療者に、ほとんど何の帰結ももたらさない。

2.8.2　自己調整力への信頼

　FDMという新しいモデルは、われわれの（患者に対して行う）行動だけでなく、人間観をも変える。FDMの根底にある理念は、筋膜ディストーションは日々絶えず生じるが、その多くは日常的活動（仕事や運動）を通じて自然に元に戻るというものである。すなわち、人間は、自己治癒し、様々な条件に適応可能な生物であり、そのための自己調整力を失わない。生きることは、日々絶えず様々な条件や負荷に適応する過程である。ただし、そのための生物学的な潜在能力は、人により異なり、年齢、外的条件、訓練などによっても変化する。FDMの中心には、人体の修復メカニズムについての考察があるのであり、正統医学で治療困難とされた慢性症状も、FDMから見ると、（筋膜ディストーションとして）理解され治療可能なものとなる。

2.8.3　患者に新たな治療の展望を開く

　FDMは新しい見方をするものであり、症状に新しい名称を与え、治療の新たな展望を示す。患者がある症状を訴えると、FDMでは、これを特定の疾患（例えば線維筋痛症）ではなく、複数のトリガーバンドのネットワークとして認識する。このネットワークは全身に及んでおり、トリガーバンド・テクニックにより治療可能である。また、FDMでは、関節の痛みを、変形性関節症ではなく、筋膜ディストーションによるものとする。筆者も、変形性関節症と診断された患者を治療することがある。治療後、患者の痛みはなくなるが、再検査のX線画像では、おそらく依然として退行性病変が確認されるだろう。そうであっても、筆者から見ると、FDMは正統医学に優っている。なぜなら、症状を筋膜ディストーションに帰することで、患者に有効な治療を行うからである。

　FDMは、治療の新たな展望を示す。これは、多くの患者に勇気を与える。そして、患者の自らの身体への信頼を強め、自律性を促す。患者は、自分の症状がどのような過程を経て生じるのか、またどのようにして軽減しうるのか説明を受け、理解する。FDMは、患者の訴えを真剣に受け止め、その要望に沿って治療を行い、目的を達成する。もっともらしさと有用性という点で、これに優る医学概念はない。したがって、FDMは、現代において、患者と治療家の双方にとって、きわめて有用なモデルである。

3　FDMの誕生

3.1　スティーブン・ティパルドス —生涯と業績

3.1.1　生前（1957-2006）

スティーブン・フィリップ・ティパルドス（Stephen Philip Typaldos）は、1957年3月25日、アメリカに生まれ、南カリフォルニアで育ち、大学でオステオパシーを学んだ。

修業時代

i 補記

アメリカでは、大学で「オステオパシー医学」（osteopathy medicine）の専門教育が行われている。大学間の連携もある。大学の専門課程を修了すると「ドクター・オブ・オステオパシック・メディスン」（D.O.）の博士号を授与される。D.O.を有する医師は、臨床で診療を行うことができ、M.D.（メディカル・ドクター、医学博士）を有する医師と同等の地位にある。D.O.の教育課程の内容は、M.D.のそれとほぼ同じだが、オステオパシー・テクニックの教育が加わっている。大学でおこなわれているオステオパシー教育は、ホリスティックな内容であり、闘病より健康の推進に重点が置かれている。2013年時点で、アメリカでM.D.を有する人は8万人あまりであり、D.O.を有する人は6万3000人とされる[13]p.15。

ティパルドスは、1979年秋、ローガン・カイロプラクティック大学（米ミズリー州チェスターフィールド）に入学し、カイロプラクティックを学び始めた。しかし、そこでの教育に満足できなかった。その理由として、第一に、カイロプラクティックによる患者の症状の見方に納得できなかった。それは彼にとって非論理的であった。第二に、カイロプラクターらの金銭的な利益重視に同調できなかった。これらの理由から、卒業まであと数カ月を残し退学した。

在学中の1980年春、ティパルドスは、医学博士のディミル・アンドリューセン（1922-2000）と知り合った。2人はハンドボールの仲間であり、医学の様々な問題について語り議論した。ティパルドスは後に自らの著書を彼に献呈している（「ディミル・アンドリューセンM.D.を偲びFDMを捧げる」としている）。

アンドリューセンは、ベヤード・C.ヴァーミリヤ（D.O.）とともに、ティパルドスにカンザス・シティのオステオパシー医科大学（University of Health Sciences, College of Osteopathic Medicine: UHS-COM）への入学を強く勧めた。この入学は正解であった。ティパルドスは、1986年6月に大学を卒業し、同年7月から翌1987年6月までパークビュー・オステオパシー病院（オハイオ州トレド）で臨床研修を受けた。その後、1987年7月から1989年6月まで、マーシー病院の総合診療科（オハイオ州トレド）で勤務した。

その後、1989年7月から1991年7月まで、カンバーランド記念病院の救急科（メリーランド州）で働き、主に筋骨格系損傷の患者を診療した。

ここで働き始めて間もなく、ティパルドス自身が前腕の遠位部（手首近く）を骨折した。標準的な治療（固定）を受けたが、その後、重度の可動性制限が生じ、前腕を回せなくなった。同僚や療法士に相談したが誰も治せなかった。ある日、ティパルドスは、自分で腕のモビリゼーションを行うことにし、強い力で回内と回外を行った。突然、腕でボキッと音がし、再び骨折したのかと恐れたのも束の間、腕は動くようになった。後に、この経験から、負傷した患者は自分に必要なものをしばしば直感的に知っているというアイデアが生まれたとされる。マジョリー・カーステンは、ティパルドスのこの経験について次のように述べている[45]。

「彼は、手首の骨折から重要なことを学んだ。すなわち、第一に、患者の立場になれば、何が可能か直感的に分かった。第二に、治療者側にいると、何が

問題か分からなかった。第三に、様々な事柄を実感として理解し、これが人生の転機となった」

FDMの論文執筆と様々な活動

ティパルドスは、1991年8月20日から、カリフォルニア州ユバシティの民間の診療所で働き始めた。その後間もなく、第1の筋膜ディストーション、すなわちトリガーバンドの治療をおこなった（3.2章を参照）。また、1991年9月、第2の筋膜ディストーションを発見し、ヘルニアトリガーポイント（HTP）と名付けた。

1992年3月、「コンテニアムディストーション」の原理を考案し、直後の1992年3月25日（35歳の誕生日）、自分の発見を初めて発表した。すなわち、ラスベガスのある講演で、トリガーバンドとコンテニアムディストーションについて報告した[46]p.21, [1]。1992年8月、未発表の論文「筋膜コンテニアムモデル 運動能力の向上および筋骨格機能障害と疼痛の治療のための新たな哲学的・実践的アプローチ」[105]を執筆した。この中で、筋膜コンテニアム（4.2.2章を参照）のモデルの特徴について記述した。

1992年9月、テキサス州フォートワースに移り、テキサス・オステオパシー医科大学（北テキサス大学健康科学センターに帰属する専門大学）に勤務することになった。

1993年初め、第4の筋膜ディストーション（フォールディングディストーション）を考案し、さらに「筋膜ディストーションモデル」という名前（概念）を用いるようになった。**1994年**に入っても、論文の発表は続いた。トリガーバンド・テクニックに関する論文を2本、FDMの入門的な論文を1本、いずれもアメリカン・アカデミー・オブ・オステオパシーのジャーナルに発表した[107][109]。この時点で、考案されたディストーションは4種類であった。

ティパルドスは、他にも様々な書き物を残していた（自分のためのものや他者に見せるもの、公表するためのものや公表しないものなど）。1994年10月、これらを1冊のノートにまとめた。これは、職場の同僚の女性が使用できるようにするためであった。このノート[108]については、後で詳述する（4.2.2章）。

1995年、さらに2つの論文を発表した[110][111]。また、同年、新たに2つのディストーション、すなわちシリンダーディストーションとテクトニックフィクセーションについても記述している。これにより、現在知られている6種類のディストーションがそろった。ティパルドスは、最初から、数種類のディストーションがあると考えていたわけではない。その後、段階を追って、ディストーションを詳述するようになり、ディストーションを特定し治療するための方法の発見に注力するようになった[46]p.22。

1996年1月、テキサス州からメイン州に移り、2006年に亡くなるまでこの地に暮らした。**1997年**1月、ウィーンのオステオパシースクールから招かれ、最初のFDMのセミナーを行った。このために作成した手稿（「オーソパシック・メディスン 筋膜ディストーションモデルによるオーソペディクスとオステオパシーの統一」と題された103頁の手稿）は、直前の1996年12月に見本版（50冊）が発行され、これが最初の著書となった。1997年秋、ウィーンを再訪した際、ギヨーク・ハーラー博士がFDMの熱心な支持者となった。

1998年、ハーラー博士が訪米し、ティパルドスのクリニックを見学した。ティパルドスは、2001年9月11日以降、飛行機による長距離の移動を控えていたが、その後、ヨーロッパでFDMの基礎セミナーの開催をハーラー博士に提案した。それまではヨーロッパに渡るのは、上級者向けのセミナーを行う場合に限っていた[46]p.25。

その一方で、1998年、日本で最初の講演を行った。これに先立ち、最初の著書が改訂され、第2版が出版された。これは日本語にも翻訳された（このため第2版は英語版と日本語版がある）。

1999年に第3版[113]、2002年に第4版が出版された。第4版は最後の改訂版であり、「FDM 筋膜ディストーションモデルの臨床的および理論的応用 医学と外科学の実践において」と改題された[114]。

2001年7月、トリガーバンドの発見から10年となるのを機に、第1回の国際会議（米メイン州バンゴー）が開かれた。主な参加者は、ハーラー博士、

日本から出席したケイスケ・タナカらであった。当時すでにFDMの熱心な支持者であったマーク・クザーニックD.O.は、FDMを「人体の取扱説明書」(owner's manual for the human body) を表現した。

2005年6月、第2回の国際会議（米アラスカ州アンカレッジ）が開かれた。アメリカ、ヨーロッパ、日本から参加者が集まった。これは、ティパルドス自身が参加した最後の会議であった。ティパルドスは、2006年3月28日（49歳の誕生日の3日後）、ジョギング中に心停止を起こし、その数日後の4月5日に亡くなった。

ティパルドスは、仕事以外の時間に、様々なことに関心を持っていた。ミュージカルを5つ執筆しており、その2つはメイン州で上演され、その際、監督とプロデューサーを務めた。その他に、野球、爬虫類の採集、化石の収集、また政治や歴史への関心も高かった[46]。

ティパルドスは、期せずして、49歳の若さで亡くなった。その前年の第2回の会議では様々な将来の計画が提案されたが、それらは実現できなくなってしまった。彼の死から数年、ヨーロッパでは、FDMを広める努力が下火になるどころか、むしろ強まっている。その背景には、ティパルドスの遺志を受け継ぎ、FDMがさらに広く知られ、より多くの人がFDMの治療の恩恵を受けられるようにしたいという願いがある。

3.1.2　没後──組織の結成、世界的な広がり

ここ数年、FDMの治療家の数は増加している。ドイツ語圏では、ほぼ全域をカバーするFDMの教育のネットワークがあり、セミナーや専門教育が行われている。その際、FDMのカリキュラムは、3つのモジュールで構成され、修了試験を実施し、認証（Basic Certificate）を行っている。専門教育では、高い質を維持するため、全てのFDMのインストラクターに、欧州FDM協会（EFDMA）の統一基準による試験が課されている。

FDMの組織

現在、FDMの組織は世界に4つある。

日本およびアジア

2002年、日本で、FDMアジアンアソシエーション（FAA）が、ケイスケ・タナカとコウヘイ・イワタにより設立された。タナカは、2005年にティパルドスから正式に認証を受けたアジア初のFDMインストラクターである。

ヨーロッパ

ヨーロッパでは、2006年11月、ウィーンで、ハーラー博士とクリストフ・ロスミーD.O.が中心となり、欧州FDM協会（EFDMA）が設立された。EFDMAの教育課程の大部分は、ドイツとオーストリアで実施されている。一部はスイス、ポーランド、イタリア、ハンガリー、フランスでも実施されている。

アメリカ

アメリカでは、2007年8月、アメリカFDM協会（AFDMA）が設立された。設立メンバーは、マジョリー・カーステン（ティパルドスの助手を長く務めた）、レイ・アンドリューセンD.O.（アラスカ州デルタ・ジャンクション）、バイロン・パーキンスD.O.（アラスカ州アンカレッジ）、ジョン・カーステン（メイン州バンゴー）であった。また、設立当時の理事は、ジーン・レナードD.O.（テキサス州サンディエゴ）とアン・シェア（ティパルドスのパートナー）が務めた。現在、AFDMAの会長は、トッド・キャピストラント（アラスカ州フェアバンクス）が務めている。

アフリカ

アフリカでは、2011年、アフリカFDM協会（Société Societe Africaine du Modéle de Distorsion Fasciale : SAMDF）が設立された。会長は、ブルキナファソの首都ワガドゥグー出身のアルナ・ディアロ博士である。2008年2月、当時のAFDMAの会長であったバイロン・パーキンスが、社会事業の一環で西アフリカを訪れ、ディアロ博士と知り合った。ディアロ博士は2009年に訪米し、

パーキンス博士の治療を見学した。またハーラー博士によるサンディエゴでのFDMのワークショップにも参加した。その後、ディアロ博士の要望で、ブルキナファソで最初のFDMのセミナーが開かれた。2010年1月、ハーラー博士とパーキンス博士が、FDMの講義（モジュール1）を行い、2011年1月にも講義（モジュール2）を行った（これについてはAFDMAのホームページを参照。http://afdma.com/africa/）。また、2012年1月、ヨーロッパとアメリカのFDMの治療家のチームが、ブルキナファソを訪れ、ハーラー博士の助手を務めるとともに、アフリカのFDMの治療家らに同行し、村々を訪れ、彼らの活動を支援した。（これについては以下のホームページを参照。http://osteopathie-blog.blogspot.de/2012/02/burukina-faso-fdm-hochburg-in-afrika-ein.html）

ブルキナファソのように貧しい国（医療システムも十分ではない）においてこそ、FDMの治療を行う意義は大きい。FDMは、低費用であり比較的早く習得できるからである。また、これらの国では、大部分の人々が地方で生活し、けがをしても安静にする時間がなく、すぐに日々の労働（多くは野良仕事）に復帰しなければならない。これらの国において、FDMの治療家は優位にある。ボディランゲージは世界共通であり、言語の障壁のため治療できないということがほとんどないからである。

国際会議

ティパルドスの死後、FDMの国際会議は4回開催された。第3回の会議は2007年にハワイで開かれ、次の会議は2009年に日本の大阪で開かれた。2011年にウィーンで開かれた会議はEFDMAが主催し、200人以上が参加し、これまでで最大規模となった。2014年の会議は米テキサス州で開かれた。そして、第7回の会議は、2017年にEFDMAの主催でケルンで開かれる予定である。

3.2 筋膜ディストーションの発見

筋膜については4章で詳述するため、ここでは、ティパルドスが患者から提供された情報を手がかりにして6種類の筋膜ディストーションをひとつずつ発見した経緯を見ていく[13]p.13-15, [46]p.22-25。

ティパルドスは、1991年8月、北カリフォルニアのユバシティの診療所で働き始めたが、間もなく、日々の診療で、正統医学やオステオパシーが救急患者の助けになっていないことにフラストレーションを感じるようになった。ティパルドスは、主に捻挫や骨折などの救急医療に従事しており、時に重度の痛み（疝痛など）に対処することもあった。通常、捻挫など外傷の治療では、負傷した上下肢をシーネや包帯で固定する。患者はしばしば数週間も日常活動やスポーツを行うことができない。また、固定終了後も長期にわたり通常の運動を行えないことがある。これらは患者に試練を課すようなものであり、ティパルドスはこれを良しとしなかった。

3.2.1 ボディランゲージから治療へ

ティパルドスは、診療のかたわら、患者らが似た仕方で自分の症状を表現することに気付いた。すなわち、指で体に線を引いたり、指で組織を押しへこませるなどである。決定的な出来事は、1991年9月、同様の症状を有する3人の女性が相次いで受診したことだった。彼女らは、項部（うなじ）に痛みを訴え、中背部から頭蓋までの線上をさすっていた。このような症状は、正統医学やオステオパシーの診断で該当するものがなく、ティパルドスは困惑した。そして何の治療法も導出できなかった。1人目の患者には、よく行われるオステオパシーのテクニック（彼自身もよくおこなっていた）を試したが、あまり効果はなかった。ティパルドスは、治療後、これ以上できることはないと患者に告げ、処方薬を持たせて帰した。2人目の患者にも同様の対応しかできなかった。

しかし、3人目の患者は、治療してもらいたいとして断固譲らなかった。そして、治療できるはずだとして、こう言った「治療できるはずよ。ここを押せばいい」[13]p.14。ティパルドスは、少し考えてから、患者に導かれるまま治療を行うことにした。彼女は、自分が示した道筋に沿って親指で強く押すように細かく指示した。「そうそう！強く押す！そこでいい。続けて」ティパルドスが示された道筋（耳下の乳様突起

の位置まで）をなぞりながら押した後、患者は弾んだ声で言った「やっぱりね。出来ると思ったわ。大丈夫、痛みもなくなったし、すっかり良くなったわ！」これが、トリガーバンドの治療の第一例となり、この患者の治療は成功した。

同じ頃、ティパルドスは、指で組織を押しへこませて症状を表現する患者らにも、同様の治療を行った。すなわち、彼らが押していた部分を親指で押し、これを強めると、症状がすぐに和らいだ。これも、れっきとしたFDMの治療例であり、ヘルニアトリガーポイント（HTP）を治療したのであった。これらの治療も成功した。

ティパルドスは、いずれの例でも、歪んだ筋膜（筋膜ディストーション）を治療したのであるが、症状の消失のためには筋膜を治療すべきであると認識していたわけではない。また、これらの治療前には診断を行わなかった。ティパルドスにとって、こんなことはありえないことであったが、3番目の女性患者が断固として譲らなかったため、そのようにした。

3.2.2 診断なしの直感的な治療

ティパルドスは、どの治療も直感的におこなった。というのも、治療は、患者のボディランゲージから直接導出され、正統医学の意味での診断は必要なかったからである。ティパルドスは、直感的にボディランゲージ（これにより症状が示される）を治療に転換した。例えば、組織を押しへこませ、これを強めると、その後すぐに痛みが和らいだ。「患者の症状が既に診断」であり[32] p.777、そこから具体的な治療法が処方される。そして、治療後すぐに痛みが消失すれば、治療の成功を示す指標となる。

ここでは、患者と治療者の関係は直接的である。すなわち、FDMの治療では、患者と治療者の間に熟慮や、原因の探索や、（多くの選択肢の中からの）最善の治療の選択などは介在しない。

FDMでは、診断の重要性は高くない。正統医学で行われる鑑別診断も、それほど重要ではない。正統医学では、治療前に特定の疾患の可能性（内科疾患や腫瘍など）の排除が重要である。とはいえ、実際の診療では、しばしば端的に痛みがあるだけということも多く（スポーツ外傷など）、このような場合、診断はごく容易である一方、治療の選択肢は少ない。医師に出来るのは、鎮痛薬の処方、理学療法の指示、手術の検討（必ずしも有効ではないが）などである。ティパルドスはこのことに満足できなかったのであり、これが全く新しいタイプの治療への道を開いたともいえる。

直感的に行われる治療は、臨床推論に基づく治療に負けず劣らず、その目的を果たしうる。とはいえ、治療成果の再現、他者への伝達可能性、方法の改良などのためには、治療の成果が生じる機序の検証が必要である。治療の成果が生じる根拠を探す際に前提となるのは、治療が身体のある部位（構造）に影響を与え、そこで症状を消失させる何かが起きるということである。構造が何らかの形態を取ることが、患者の挙動の一因となる（自覚症状のある患者は特定の身ぶりを行う）。患者が身ぶりを行うのは、どこがどうと詳細に言い表せないからであるが、それが治療の決定的なヒントを与える。

3.2.3 原因としての筋膜の歪み

ティパルドスは、患者の症状と解剖学モデル（人体の様々な構造）を照合し、症状をもたらすと考えうる構造を1つに絞り込んだ。それが**結合組織**、すなわち**筋膜**である。ここにいたる推論の道筋はおそらく次の通りである。筋膜の形態が（絶えず何かを通じて）変化することは明らかである。筋膜が歪むと、痛みや運動制限をもたらすと考えられる。これらが重症化すると、患者は医師を受診する。そこで筋膜の歪み（ディストーション）を戻す治療を行う。臨床的事実として、筋膜の歪みを戻すと、患者の症状は消失する。したがって、この治療（筋膜の歪みを戻す）が、症状の改善や消失をもたらす原因である。

筋膜の歪みが症状の原因であり、筋膜の歪みを戻すと症状がなくなるという推論は、具体的な治療を重ねることで強化された。

ティパルドスは、上記の推論において、まず2つのボディランゲージを区別した。すなわち、指で線に沿ってなでる動きと、指で特定の点を押し込む動きである。1991年に発見された2種類の筋膜ディストーションのうち、なでる動きで示されるものは**トリガーバンド**、点を押し込む動きで示されるものは**ヘ**

ルニアトリガーポイント (HTP) と名付けられた。このように名付けることで、一種の抽象化がなされ、分類（カテゴリー）が生じた。そして、例えば、なでる動きをする患者はトリガーバンドを有し、これが症状の原因となっていると結論づけることが可能となった。さらに、トリガーバンドを治療すれば症状が消失すると推定することも可能となった。

以上が、FDMの原型である。すなわち、筋膜が歪むと様々な症状を引き起こす原因となりうるが、歪みを戻すと症状は消失する。ティパルドスは、そこからさらに進んで、患者の他のボディランゲージについても、筋膜の歪みが存在すると推定し、そこから治療の手がかりを導出することを試みた。そして、治療が成功すれば、正しい道を進んでいるという確信を強めた。症状を筋膜の歪みに帰する推論は、作業仮説としても行動指針としても有効と考えられた。

筋膜ディストーションの新しい種類を発見するにつれ、モデル化（歪んだ筋膜が症状を生じさせるという仮説のモデル化）の必要性が増した。また、ボディランゲージだけでなく、患者の説明（症状や受傷機転をどう表現するか）も重要であることが分かってきた。特に**フォールディングディストーション**は、患者の説明が重要である。というのも、このディストーションでは、トリガーバンドのように、ボディランゲージから治療を直接導出できないからである。例えば、ある患者が、手を関節の上に置き、事故の状況（乗馬中に馬が突然頭を下げ、腕を手綱により前方へ引っ張られたなど）を説明する。治療者は、そこからFDMによる理解（肩関節の周囲のフォールディング筋膜が強くアンフォールド（広げられ）され、歪みが生じた）を導出する。これにより、治療の方針（症状を解消するには関節をもう一度アンフォールドする必要がある）が定まる。そして治療者は牽引スラストを行う。このような治療は、患者のボディランゲージだけでは導出できなかっただろう。その際、仲介役となるのがモデルである。モデルは、思考の中でつながりを創出する。ただし、フォールディングディストーションは、トリガーバンドやHTP（これらはボディランゲージに基づき直感的に治療を行うことができる）と原理的に異なるものではない。これら3つはいずれも、筋膜ディストーションが症状となって表れた時の呼び名である。

ここで再び、筋膜ディストーションの発見の年表（経緯）に戻ろう。ティパルドスは、**1992年3月**、**コンテニアムディストーション**の原理を考案した。その際、骨腱移行部の電子顕微鏡画像から、骨と靭帯は同一の基本物質であるというアイデアを得た。すなわち、骨と靭帯はバンド状の筋膜の異なる形態であると考えた。また、足首捻挫を具体例として、次のように推定した。足首の捻挫は短い瞬間に発生する。したがって、これを治す（元に戻す）のも、同じく短い瞬間に行う必要がある。

ティパルドスは、この推定を臨床で直ぐに確かめた。ある患者（一人のビジネスマン）に、新しい（効果がまだ検証されていない）治療法を提案し、痛みを伴うが治療後すぐにこれまでの生活に戻れるだろうと告げた。この患者は治療を受けることにし、治療は成功した[46] p.22。この患者が多忙なビジネスマンであった点は重要である。FDMは、基本的に、多忙な人やトレーニングを長く休止できないアスリートに向いている。すなわち、治療後に全荷重の運動を再開できる見通しがあるなら、痛みを伴う治療にも耐えられる人に向いている。

3.2.4　1つのモデルへの融合

ティパルドスは、**1994年**、自らのモデルについて次のように述べている[107] p.14。

> 「筋膜ディストーションモデルは、新しい解剖学的モデルである。このモデルは、多くの筋骨格系損傷を、人体の筋膜の特定の変化により生じる結果として考える。このモデルは、治療を解剖学的アプローチにより基礎づけることによって、現在の治療を改良しようとする試みの中で生まれた。通常の筋骨格系損傷の多くは、定義が曖昧であり、従来の治療に対する反応が良くないことも多い。（中略）このように定義すれば、病理の概念化や、選択した治療が機能障害に与える影響の予測などが可能となる。（中略）用語の変化に伴う視点の変化は、明らかに有効な治療成果をもたらす。ディストーションには、主要なディストーションが4種類、副次的なディストーションが数種類ある。これらは、足首捻挫か

ら頸椎捻挫までを含む多くの機能障害の病因であると考えられる」

ティパルドスは、第1から第4までの筋膜ディストーションの考案にあたり、臨床での患者のボディランゲージの詳細な観察を主な手がかりとした。他方で、独自におこなった解剖学的研究もその基礎となった。マジョリー・カーステンに宛てたEメールでは次のように述べている[46] p.22。

「FDMのモデルと治療は、長い時間をかけて、多くの様々な要因により形成された。その際、解剖や、救急救命室で何千もの患者を治療した経験は特に重要だった。救命室では、発生したばかりの新鮮な解剖学的損傷があるだけであり、そこから二次的にディストーションが発生する時間さえなかった」

1995年、第5および第6の筋膜ディストーション、すなわち**シリンダーディストーション**と**テクトニックフィクセーション**が発見され、FDMは、現在知られている形に完成した。FDMの核心は、筋膜ディストーションを元に戻すことにより、患者が訴える症状の軽減や除去が可能である点にある。FDMは、その形式だけを見て徒手の筋膜テクニックの一つと解されることがあるが、そうではない。なぜなら、これまで述べた通り、FDMにおいては、患者のボディランゲージ、すなわち患者の感覚が不可欠だからである。患者の感覚が重要であるのは、全ての筋膜ディストーションが必ず症状を引き起こすわけではないからである。つまり、患者が症状を訴える場合のみ、筋膜ディストーションが症状の原因であるといえるのである！

次章では、FDMが依拠する3本の柱について述べる。

4 FDMの3本柱

4.1 序論

FDMの全体像の把握には、FDMが依拠する3本の柱について見る必要がある（これは筆者の見解であり、ティパルドスは明確な形で述べておらず、FDMの国際組織のカリキュラムに含まれているものではない）。

第一に、FDMでは、**筋膜**の歪みが、痛みや運動制限などの症状の原因であると推定する。そして、多くの場合、歪みを戻すと症状は直ちに和らぎ、あるいは消失する。

第二に、FDMは**運動**を第2の柱とする（運動の原則）。FDMの診療では、症状のない状態を保つため、運動（自宅、職場、余暇などの日常活動として行う運動）が重要であると指導する。筋膜が人体においてその機能を十全に発揮するには、運動が必要である。負傷した上下肢をギプスなどで固定すると、筋膜の線維が癒着し、新たな症状を招く。負傷が発生すると、人体は直ちに自己修復を開始する。ただし、これは、人体が絶えず情報（負傷した上下肢が回復すべき機能についての情報）を獲得している場合に限られる。人体は、運動や負荷を通じて適量の刺激を受けることにより、このような情報を獲得する。したがって、運動の原則は自己治癒の原則と密接に連関している。

第三に、FDMは**患者本位**を第3の柱とする。FDMは患者をその中心に置く。症状の重さや予後の判定は、医師（や検査所見）ではなく、患者が行う。トリガーバンドその他の筋膜ディストーションは、それ自体、症状を引き起こすものではない。患者がそれを知覚する場合のみ、治療を要するものとして存在する。したがって、患者の感覚は、診断と治療に欠かせない重要なものである。同時に、治療成果を維持する上で、患者の責任は大きい。人体は外的条件に適応し外的因子に反応する能力を備えている。患者はこのことを知ることにより、自らの身体に対する信頼を強める。

🛈 補記
正統医学（整形外科学）は、症状の原因を、骨、筋肉、神経などの異常（正常からの病的な逸脱）の中に見出す。これに対し、FDMは、症状の原因は筋膜の歪みであると推定する。正統医学とFDMは、いずれもモデルにより推定を行うものであり、モデルである点では対等である。

以下、これらFDMの3本柱（筋膜、運動、患者本位）について詳しく見ていく。

4.2 筋膜

FDMを解説する本書で、筋膜について述べる章を欠くわけにはいかない。ただし、それは、筋膜が主題であるからではなく、それに言及するのが当然という理由による。というのも、FDMでは、筋膜ではなく筋膜ディストーションを治療するからである。筋膜についての科学的な基礎知識を持たなくても、FDMの治療を行うことはできる。したがって、以下においては、最新の筋膜の知見ではなく、ティパルドスが筋膜ディストーションモデルを考案する際に基盤となった筋膜の理解がどのようなものであったのかについて見る。その際、次の問いとともに、検討を進める。すなわち、ティパルドスは何を発見したか？ そこから何を生み出し、何が現在も残っているか？ また、われわれFDMの治療家は、最新の筋膜研究の知見をどの程度知っておくべきか？ 診療でそれを考慮すべきか？ 以下、まずは筋膜研究の歴史を素描する。

4.2.1 筋膜研究の歴史

医学における結合組織の研究と初期の筋膜研究

始めに

　筋膜は、20世紀になって一般に使われるようになった概念であり（それ以前は結合組織とされていた）、21世紀に入るまで研究価値があるとされていなかった。というのも、筋膜は単に結合機能を有するにすぎないとされていたからである。2007年、第1回の国際筋膜研究会議（International Fascia Research Congress）が開かれ、ようやく現代の最新の筋膜研究が始まり、学説も提唱されるようになった。ただし、これらの研究や学説は一般化するまでには至っていない。

　ここ数年、臨床研究において、「筋膜」という概念は「結合組織」という概念より頻繁に用いられるようになっている（同時にその概念は別のより広い意味をもつようになっている）。とはいえ、筋膜については、何年または何世紀にもわたる研究の蓄積があるわけではない。その一方で、オステオパシーの文献（ここでは主にA.T.スティルが記したものを指す）では、筋膜の重要性が指摘されており、後述する通り、ティパルドスもこれらに依拠してFDMを生み出し発展させた。

　したがって、筋膜は、早くからその重要性を認められていたわけではない。また、結合組織と同等の扱いを受けていたわけでもない。初期の結合組織の研究において、結合組織は単に結合や支持などの機能を有するにすぎないとされていたというのは正しくない。むしろ、結合組織は、多くの文献で（その数は多く、全てを列挙できない）、「器官」として位置づけられ、重要な役割を有するとされていた。

　2007年は、第1回の国際筋膜研究会議が開かれ、現代の最新の筋膜研究が始まっただけでなく、それまで別々に活動をしていた研究者らによる学際的共同研究が始まった年でもあった。ただし、筋膜に重点を置いた研究は、これより数十年前から行われていた[79] [86]。1960年代と1970年代には、筋の結合組織（筋の筋膜）がよく研究された。徒手療法にとって興味深く有望な分野とされていたからである（初期の筋膜研究についてはシュライプとミュラーの著書[83]を参照されたい）。また、筋膜の構造に重点を置く研究も行われたが、組織学的な基礎研究が多く、臨床に役立つ成果はそれほど得られなかった。その後、筋膜は体性感覚や痛覚にとって重要であることが分かってきた。これに伴い、筋膜の治療法や筋膜のトレーニングも研究されるようになった（20世紀には筋膜を標的とした治療テクニック、例えばロルフィングや鍼治療が行われるようになった）。そして、2007年となり、筋膜研究は転換点を迎えた。学際的研究が行われるようになり、研究者のネットワークが強まり（筋膜の統一的な定義への取り組みもその一例である）、研究の実践志向が顕著となり、筋膜の研究は広く知られるようになった。

20世紀以前の研究

　結合組織（筋膜もこれに含まれる）の研究は、人体の解剖学と共に始まった。16世紀のヨーロッパでは、人文主義運動が興り、人間に再び関心が集まり、人間を中心とした研究が行われるようになった。レオナルド・ダ・ヴィンチを始めとして、自ら解剖を行い、人体の構造を調べ、精密に描き出す人々が出てきた。17世紀以降、図版のある解剖書が登場し、記述の内容も増えた。百科事典も編纂された。筋膜という概念（ラテン語のfasciaで、バンドまたは帯の意）が医学の文脈で最初に使われたのはイタリアにおいてであった[96] p.170。

　18世紀に入り、結合組織の理解はさらに進んだ。その代表的な例がフランスの医師**テオフィル・ド・ボルドゥ**（1722-1776）である。ボルドゥは、結合組織は支持機能より以上の役割を有するとし、これを「器官」（organe cellulaire）に位置づけた。結合組織は、栄養や再生において役割を有し、血管の機能と神経の機能を媒介するとした[17], [71] p.18。

　18世紀および19世紀の教科書において、筋膜組織は様々な名前（概念）で呼ばれていた。これは、筋膜組織が多様な外観を呈することの反映ともいえるだろう。膜と呼ばれたり、形態や位置に応じた名前で呼ばれていた。

　人体において結合組織に重点を置いて研究をお

こなった最初の人々の中に、**マリ・フランソワ・グザビエ・ビシャ**（1772-1802）がいる。彼の300頁を超える大著『諸膜論』（1799）は、組織学の研究書の最初のものとされる。この書は、1802年にクリスチャン・フリードリッヒ・デルナーによりドイツ語に翻訳された。ビシャは、何百例もの解剖をおこなったとされ、結合組織を21種類に分類した。彼はその著の冒頭で、病理学者らの膜への無関心を嘆いている[9] p.1。

「これまで、解剖学者は、膜それ自体を研究に価すると考えてこなかった。膜という器官を特別なものとして研究することはなかった。膜は、様々な器官がある中で、いわば一面に散らばるように存在している。それは、人体の構造の大部分を支えており、それ自体だけで存在するものではない。（中略）この点で、現在の解剖学の教科書は包括的な考察を欠いている。すなわち、神経、血管、筋肉、骨、靭帯など個々の器官系を余さず記述していない。しかし、解剖学の神髄はこれをなすことにあるのである」

ビシャの解剖学的知識の深さは、例えば骨膜の記述に表れている[9] p.166。

「骨膜の内側面は、器官を包み、器官に密着し、器官を様々な長さに引き伸ばす。両者はいわば連結している。骨には、骨膜からの線維が大量に入り込んでいる。また、脳硬膜からの線維糸も多く入り込んでいる」

ドイツの解剖学者**カール・B・ライヒェルト**は、1845年、『結合組織とその形態についての比較考察』という書を発表した[72]。その中で、結合組織は支持機能より以上の重要性（意義）を有し、神経、血管、細胞の三者を媒介するとされている[72] p.169。

「別の見方をすれば、結合組織は、媒介の機能を有する。すなわち、生体において広く見られる神経や血管（血液）と他の構成要素との相互作用を媒介する。（中略）人体において、神経や血管が他の構成要素と直に接する場所はどこにもなく、結合組織がこれらの間に介在する。これらの相互作用は、結合組織を通じて行う必要がある。（中略）結合組織は、人体のあらゆる構成要素、すなわち近くにあるものや遠くにあるもの、また神経線維や血管など、あらゆる構成要素と接している」

内科医のハインリッヒ・シャーデも、1912年、その著で「結合組織を軽視する風潮」を嘆き、顕微鏡検査では結合組織の機械的機能だけが強調されているとしている[75] p.375。そして、「器官としての結合組織の機能について物理化学的な体系的研究」を行い[75] p.375、結合組織は「一つの完結した器官」[75] p.374であるとしている。

「他のさまざまな器官に疾患があるのと同様に、結合組織にも固有の疾患があるとしてこれについて論じる試みがある。この革新的な試みは、**結合組織を完結した器官として考える必要性を訴えてきた筆者の立場と一致する**。このような試みによってのみ、器官としての結合組織の機能の解明がなされうる」

医師であり論文も発表していたフェリクス・ブッターザックも、同様の見方をし、「結合組織は、隙間を埋めるだけの無価値なものではなく、生きた組織である」としている[12] p.iii。『基礎組織、特に漿膜の潜在的な疾患』と題する書で、次のように述べている[12] p.22。

「これまで結合組織と呼ばれてきた漿膜は、臓器の間をつなぐだけのものではない。また、実質組織で新細胞が産生されるために漿液を供給し排出するだけのものではない。それ以上に、漿膜は生体の一部分として生きており、生命としての属性や基本機能を備えている。すなわち同化や異化、熱や電気の発生、弾性の創出、刺激の受容・蓄積・伝達、収縮などの機能を有する」

そして、ブッターザックは、「結合組織」という名前（概念）は適切ではなく、「基礎組織」に変更することを提案する。実際、彼はこの新たな概念を重視し、自著の表題にも入れている。

1930年代には、カール・ヘブラーが、結合組織の研究の数の少なさを嘆いている。彼は、筋膜の研究がなされてこなかったことを嘆く現代の声を先取りするかのように、次のように述べている[30] p.159。

「20年ほど前までは、「結合組織」（最初にこう呼んだのはヨハネス・ミュラーであった）は機械的作用を有するにすぎないと考えられていた。1912年、ブッターザックは、結合組織を「解剖学的研究や生理学的研究におけるシンデレラ」と呼んだ。彼は、既に1910年に臨床的観察を行っており、その観察に基づき、結合組織やその疾患にもっと注目すべきであると主張した。ほぼ同じ時期に、H・シャーデは、自らの物理化学的研究に基づき、結合組織は「特定の生理的機能を有し、それ固有の疾患があるという意味で器官」と呼ばれるべきであるとしている。シャーデとその弟子らが、この「器官」は全身の作用にとってきわめて重要であることを指摘したにも関わらず、今日なお、最新の生理学や病理学の教科書においてさえ、結合組織は時々言及される程度で、ほとんど取り上げられていない。解剖学者や生理学者でさえ、結合組織に注目するようになったのはごく最近のことである」

とはいえ、一般の研究者や医師らが結合組織に注目するようになるまで、さらに約70年を要することになる。

20世紀後半以降の研究

20世紀後半の医学研究において、筋膜はほとんど議論されず、むしろ結合組織が研究された。ドイツでは、ドイツ結合組織研究学会（DGBF）が設立され（その目的は「結合組織や細胞外基質の研究」であり、1987年以降はドイツマトリックス生物学会に引き継がれた）、マックス・プランク研究所（ミュンヘンに隣接するマーティンスリードにある）で結合組織研究部が設置された。ただし、研究の主要なテーマは、例えば細胞外マトリックスが組織の再生に果たす役割などであり、分子化学レベルの研究が中心であった。臨床に役立つ研究、例えば疼痛研究やスポーツ医学的研究はまだ行われていなかった。

2007年、ボストンで第1回の国際筋膜研究会議が開かれ、ようやく結合組織の研究から筋膜の研究へと転換がなされ、新たな筋膜研究が始まった。筋膜研究を国際的にリードするのは、筋膜研究協会（Fascia Research Society）に所属する研究者たちであり、トーマス・フィンドリー、エレーヌ・M・ランジュバン、アンドリー・ブリーミング、レオン・チャイトー、ロバート・シュライプなどである。シュライプは、ドイツの生物学者であり、ウルム大学の神経生理学部の筋膜研究ディレクターを務め、個人の研究施設を有している。国際筋膜研究会議はこれまでに4回（2007年にボストン、2009年にアムステルダム、2012年にバンクーバー、2015年にワシントンD.C）開かれている。

ある文献によると[82] p.496、20世紀に筋膜に対する関心が低かった理由は次の2つとされる。

第一に、当時は診断のための検査法が未熟であり、筋膜を可視化できなかった。このため、医学の関心は、レントゲンで可視化できる骨や、筋電図検査が可能な筋肉に集まった。これらの専門的技術や画像化の方法により可視化や数値化が可能となったものが、様々な症状の原因として重視された。

第二に、西洋の解剖学に一般的な方法（各部分をばらばらに分ける）が挙げられる。すなわち、骨や筋肉は数えたり名付けることが可能であるのに対し、筋膜は数えられず、明確な名前（概念）をつけて分類したり境界線を引くことができない。筋膜は、人体における無限のネットワークであり、様々な組織（そ

の密度や安定性は異なる）の連続として全身に行き渡っている。

オステオパシーにおける筋膜の研究

A.T.スティルにとっての筋膜

医学概念としてのオステオパシーにおいて、筋膜は非常に重視された。アンドリュー・テイラー・スティル（1828—1917）が書きのこしたものには、筋膜についての記述が多く見られる。スティルが筋膜を重視したのは、それが人体の仕組みに影響を与えるからである。筋膜は、器官を被覆し、支持し、体液を循環させる。スティルは、筋膜について、全身を貫いて存在し、つながりを形成するというイメージを持っていた[96] p.182。

基礎的な医学教育しか受けていなかったスティルは、多くの解剖学的知識を自分で獲得した。好奇心が旺盛な若い頃には、自分で動物の死体を調べ、その体の構造を研究した。スティルは、正規の医学教育を修了したわけではなく、自分の見解を述べる際、神や個人的経験に依拠することもあった[101] p.9。

「私は、神と経験以外の著者からの引用はしない」

また、多くの知識を独学で獲得した[102] p.167。

「私は、長年、古代から近代までの医学書の熱心な読者であった。これらを通じて、著者らがおこなった実験、検討会や会議、診断や治療などを追体験した」

ただし、スティルは、当時の正統医学の書物を入手し、それらについても知識を有していた。ジェーン・スタークによれば、例えばビシャの論文についても知っていた可能性がある[96] p.176。

スティルが新しい医学概念（オステオパシー）を生み出した決定的要因は、当時の医学への不満だった。彼は1864年に4人の子を亡くした。医学は彼の子を救うことができなかった。3人は感染性髄膜炎で亡くなり、その後1人は肺炎で亡くなった。当時、医学は、これらの疾患に対して効果の疑わしい治療をおこなっていた。例えば、毒性のある薬（水銀など）の投与や、侵襲的で患者を衰弱させる治療（瀉血など）である。スティルは、これらに背を向け、当時の様々な思想的な流れ（超越主義、磁気学、力学、進化論、電気理論、心霊主義など）を汲む新しい治療法を探索した。そして、治療において実践することができ、患者を実際に助けるものだけを取り入れ、自らの新しい医学的概念を生み出した。その際、取り入れるかどうかの基準は、経験的に証明可能であるという一点だけであった。流行や専門家の意見に左右されることはなかった。

スティル自身の記述によれば、オステオパシーが誕生した時期は1874年の夏である。この時期に、赤痢に罹った数人を治療した。具体的には背中の組織をマッサージした。彼自身の記述では、1874年6月22日、インスピレーションを得て、啓示のように人体のつながりの奥義を認識した。すなわち、人体は、純粋にその構造（anatomy）に依拠して機能している。人体の構造が障害されると病気になる。そこで、組織（tissue）の治療を通じて、人体が再び機能するようにすることが重要である。スティルは、この新しい医学をオステオパシー（osteopathyは古代ギリシア語のosteo（骨）とpathos（病気）の合成語）と名付けた。彼は、次のように述べている[101] p.18。

「オステオパシーとは何か？ それは、インテリジェンスとスキルを備えた人が有する解剖学と生理学の特別な知識である。その知識は、病人やけが人を助けるために用いられる。捻挫、衝撃、転倒、関節内障など、あらゆる身体的損傷を有する人に用いられる。オステオパスは（中略）わずかな解剖学的なずれの中に病気の始まりとなる原因を見る」

人体の構造の正常からの逸脱、すなわち体性機能障害が病気の原因である。そして、病気の引き金となりうる体性機能障害が発生する場所が筋膜である[100] p.162。

「あらゆる病気は、筋膜で発生し、成長し、これが原因となることは明らかである」

スティルは、『オステオパシーの哲学』(1899)の10章で、筋膜について詳述し、筋膜をその哲学の基礎であるとしている (the fascia as a foundation)。

スティルは、自らの筋膜概念を考案する前に、身体の組織を上皮組織、結合組織、筋組織、神経組織に分類していた[96] p.200。しかし、筋膜の厳密な定義や、各種の組織の詳述や区別はおこなっていない[96]。スティルは、科学的な理論や知見の獲得ではなく、実践を重視していた。人体の新しい見方に基づいて新しい治療を行おうとした。

オステオパスの役割は、徒手治療を通じて、筋膜に存する体性機能障害を解消し、円滑な血流を回復させることである。スティルは、彼自身の記述によれば、この徒手治療により、喘息、肺炎、様々な感染症などの疾患を治療した。特に感染症の治療に熱心に取り組んだ。当時、感染症が蔓延し死に至ることが多かったにも関わらず、有効な治療法がほとんどなかったからである。これらの疾患はいずれも、筋膜における流れが障害されて発生する。例えば、猩紅熱は次のように説明されている[100] p.191。

「オステオパシーによる猩紅熱の定義
一般に早春や晩秋に見られる病気で、風が温かい時期に冷たくじめじめした天気になると罹りやすい。まず喉の痛み、寒気、疲労感が表れ、続いて頭痛と嘔吐が表れる。数時間すると、寒気が去り、高熱が出て、触ると熱く感じる。筋膜や多くのリンパ腺で流れが滞り、胸部、腹部、顔面、手足などが丸みを帯びてくる。流れが滞るとすぐに、筋膜の液が発酵し始め、発疹が表れる。死亡した患者で確認される喉の発疹や壊死組織を回避するには、筋膜にある血管、神経、リンパ管に標的を定め、直ちに原因を止めることである。さもなければ万事休すである」

スティルが考案した初期のオステオパシーには、抽象的な思索や世界観ともいうべき要素も含まれている。スティルの記述はしばしば美文調である。スティルの見解では、神の働きは宇宙全体に行きわたり、人体にも及ぶ。生体が機能する作用原理は、神的な性質と起源を有する。人間ほど完全に作られた機械は、神という全能の存在にしか創造できない。その作用原理は、人体の構造が円滑に機能する中に表れている。例えば、人体の隅々まで滞りなく流れる血液などである。

スティルは、筋膜が人体に遍く存在することを強調している。また、筋膜を、人間の霊魂の座として、また病気の原因として認識している[100] p.165。

「筋膜は遍く存在する
（筋膜は）微細な線維にまで入りこみ、滑らかな弾力性を与え、これらを支える。人間の霊魂は、肉体において、純粋な生ける水の流れとともに、筋膜に宿る。思考という弾薬を理性という飢えた部屋に投げ込むのを止め、生命は横笛のように息が通る場所に宿ると考えれば、生命を乱す原因、病気が発芽し成長する場所、病気や死の種(たね)が存在するのが感じられる」

血液や体液は、絶えず人体の中を動き、人体という機械を作動させている (to keep the machinery in action)。これらの液は、動脈、静脈、神経、海綿状膜、筋膜、筋肉、靭帯、腺、皮膚などに広く行きわたっているとされる。ただし、このように人体を機械に例えることは、現代人にはなじみがない。

以上を要約すると、スティルは、病気の発生と治療について次のように考えていた。すなわち、病気は、構造的異常から生じる結果である。病気を治すには、この異常を調整しなければならない。それには、薬物療法や放射線治療やその他の治療法は必要ない。手術を避けられない場合もあるが、それは最後の手段である場合に限られる[64] p.73。

スティルの没後の理論の受容

スティルの死後、その理論が受容される過程で、筋膜の概念の重要性は後退した。その他の概念が強調され、スティルが書き残したものの中に見られないにもかかわらず、スティルによるとされるものもあった。その詳細を述べることはできないが、幾つか重要なものを要約しておく（以下の記述は、近く出版予定の筆者の修士論文[64]による）。

自己治癒

自己治癒（self-healing）や自己調整（self-regulation）という概念は、スティルが書いたものには出てこない。治癒や回復の原理は、人間に帰されるものではなく（self-という接頭語は人間（患者）の意を含む）、自然の働き（スティルが畏敬していた）による。

ℹ️ 補記

これは、スティルの書いたものを調べれば明らかである。数年前から、以下のホームページで、スティルの著作（全文）を読むことができるようになっている。
http://openlibrary.org./
http://mcmillinmedia.com/earmt/files/contents.htm

全体性

スティル自身は、全体性を身体との関連で考えていた。その際、中心的な役割を果たすのが筋膜であった。スティルは、全体性という概念を、精神（mind, spirit）と関連づけることに深入りしなかった。すなわち、彼は、全体性という概念を身体面に限定して使った。また、身体、霊魂、精神などの概念についてもより近代的な意味で使用していた。

オステオパシーの原理

最近のオステオパシーの教科書では、幾つか（3つないし5つ）の原理が定式化されている。これらは、スティル自身も定式化したであろうと推測されるものである。例えば、構造と機能は相互作用する、人体は分割できない統一体である、人体は自己治癒力と自己調整力を有する、動脈の法則、などである。ただし、スティル自身は、原理を詳述しておらず[97]p.5、一覧にまとめてもいない。むしろ、スティルは、こういった原理に問題があると見ていた[100]p.2。

> 「『オステオパシーの原理』と題する書物がいくつか編纂されている。これらはよく売れるだろうが、オステオパシーを学ぼうとする人が求める知識を与えることはできないだろう」

オステオパシーは哲学、科学、そしてアートである

これも、スティル自身が述べているものではなく、1953年にカークスビル・カレッジ・オブ・オステオパシック・アンド・サージェリー（現カークスビル・オステオパシー医科大学）の教授陣がオステオパシーの原理として定式化したものである[117]p.9。

> 「オステオパシック・メディスンは、哲学であり、科学であり、アートである。それは、身体は統一体であるというコンセプトの哲学であり、化学、物理学、生物学を土台とし、これらを健康維持と病気の予防や管理につなげる科学である。そして、これらの哲学と科学を、医学や外科学の全領域において応用するアートである」

その一方で、スティルが述べていたにも関わらず、後世から顧みられないものもある。例えば、人体は機械のように機能するという見方（体液は人体の組織を滞りなく流れるなど）である。これと同様のことは、ティパルドスが考案したFDMにおいても見られる。

最新の筋膜研究が行われるようになった2007年以降、スティルの筋膜概念は再び関心を集めている。フィンドリーとシャルワラは、最新の研究的観点から、スティルの見解を研究している[23]。それによると、スティルの見解には、現在の知見との一致が見られる[23]p.362。

> 「A.T.スティルは、健康にとって筋膜が重要であることを認識していた。最近の研究が示すように、スティルの筋膜についての考えは妥当なものである。医師や徒手療法士の間では、筋膜への関心が高まっている。徒手療法のテクニックは、筋膜の密度、緊張、粘性、配置などに変化をもたらし、筋膜層を治療する。（中略）徒手による刺激を感覚神経終末に加えると、筋の緊張が変化するとされている。また、筋膜系は病因として痛みや固有感覚に関与していることも分かってきた。筋の筋膜トリガーポイントでは、筋線維が部分的に肥厚化する。この肥厚は、サルコメアの一群が収縮して生じる。（中

略）筋膜の研究は、様々な筋骨格系の問題、すなわち筋の筋膜トリガーポイント、腰痛、線維筋痛症などの理解に役立つ。結合組織は、他の様々な組織や器官に密着しており、このため様々な器官系の正常な過程および病的過程に影響を与えると考えられる」

筋膜は、人間の健康の鍵を握っている。また痛覚や体性感覚に関与している。多くの健康障害は、筋の局所的硬化（筋の筋膜トリガーポイント）に帰される。この原因を除去し症状を解消するには、徒手治療を行うのがよい。ただし、筋膜は他の組織や器官とつながっているため、徒手治療により症状が身体の様々な部位に広がる恐れもある。

4.2.2　ティパルドスによる筋膜の理解

ティパルドスは、D.O. (Doctor of Osteopathy)であり、徹底したオステオパシーの専門教育を受けていた。したがって、スティルの考えにも精通していたはずである（先に述べたように、スティルの筋膜概念は20世紀後半にほとんど顧みられることがなかったにしても、である）。ティパルドスが筋膜を研究していた1980年代から1990年代前半には、筋膜は医学研究においてシンデレラのような存在であった（シンデレラ組織と称されることもある）。

以下、ティパルドスが自らのFDMをどのようにして生み出したのか、その際、筋膜をどのように理解していたのかを見ていく。筋膜ディストーションモデル（FDM）は、ティパルドスが考案した最初（そして唯一）のモデルではない。それ以前に、筋膜コンテニアムというモデルが存在した。ティパルドスは、オステオパシーの文献（多くの著者らによる詳細な叙述）と自らの考察に基づき、このモデルを発展させた。その後、FDMが強力なモデルとなったため、筋膜コンテニアムモデルは主役ではなくなり、コンテニアムディストーションの発生を説明する際に言及される程度となった。とはいえ、それは、ティパルドスがFDMを生み出す元となった核のようなものである。

ティパルドスの筋膜概念の発展

ティパルドスは、正統医学のものの見方（骨、筋、神経などの欠陥が症状の原因であるとする）を離れ、治療的思考の中心に置かれるべき器官として筋膜を発見した。これをなしえたのは、思考の開放性による。それは、古典的な学説を徹底的に検証し、ほとんど懐疑主義といえるほどのものであった。ティパルドスのこの姿勢は、彼の未発表の手記（『遠近法で見る医師、現実および医学モデル』1994）に表れている[106] p.2。

「われわれ医師は最新の医学を行っているが、そのことの意味を見誤らないよう注意しなければならない。われわれは、前の世代の医師より多くの医学的知識を有する。だからといって、われわれは現実を知り、彼らはそれを知らなかったということにはならない。われわれ人間は、現実を正確に知ることはできない。現実は、巨大かつ複雑であり、矛盾を含み、われわれを圧倒するからである」

現実は、絶えず変化し、矛盾しており、いつか完全に把握できるものではない。このため、われわれは、現実ではなく、モデルを扱う。そして、新たな知見の獲得に合わせて、絶えずモデルを調整し、変更し、廃棄し、新たに作り出す[106] p.2。

「われわれが扱うのは、モデルであり、現実ではない。今日われわれが有するモデルには、世界についての常識的なモデル（ほぼ有効なモデル）もあれば、ナンセンスなモデルもある。これらは、いわば政治力で生き残ったものであり、生み出された瞬間から存在をかけて戦い、今なお戦いは続いている。われわれは、自らが信じていることに注意を払わなければならない。科学の歴史は、不合理な「真理」であふれており、数世代または数世紀にわたり君臨した末、ごみとなって捨て去られる。（中略）医学の行進は続いている。二歩進んで一歩下がり、時に一歩脇へそれる。それは現実に向かうのではなく、過去の曖昧な一点から未来の曖昧な一点へ移動する行進である。医学には、確実に善をもたらすもの、

害となるもの、そのいずれでもない毒にも薬にもならないものがある」

ティパルドスは、正統医学の思考や行動の様式に対する不満と、懐疑主義的姿勢の2つをあわせ持っていた。とはいえ、ティパルドスはなぜ自らの新たな医学モデルの中心となる**筋膜**を発見できたのか？

先に述べたように、オステオパスであったティパルドスは、スティルの書いたものに影響を受けていたと推測される。スティルは、筋膜は人体にとって本質的に重要な構造であり、症状や病気が発生する中心的な場所として認識していた。スティルの筋膜概念は、その死後に顧みられなくなったとはいえ（4.2.1章）、ティパルドスはその概念を知っていたと考えられる。

ティパルドスは、筋膜研究が行われるようになりつつあった1990年代の始め、広い分野の専門文献、特にオステオパシーの文献の原典研究を行った（4.2.3章を参照）。さらに、当時勤務していたテキサス・オステオパシー医科大学の研究所で、独自に解剖学的研究を行い、トリガーバンドとトリガーポイントの詳細な解剖学的走行について経験的知見を得た（4.2.3章）。このように、ティパルドスは、周到に理論的および実践的な基礎を固めた上で、自らの新しいモデルを生み出し、その細部を詰めていった。そのモデルは、今日よく見られる疾患とその病理（骨折、捻挫、さらに変形性関節症、心筋梗塞など）は最終的に筋膜の構造的変化に帰されるとする。そして、筋膜の構造的変化を戻すと、そこから発生した疾患や症状も解消する。

ティパルドスは、1994年10月、筋膜ディストーションという新しいアイデアを理解する上で重要な知識を一覧できるようにするため、文書を集成し、ノートにまとめた。これは、テキサス州フォートワースの徒手医療センターで、新しい女性同僚が入門的知識を得るのを助けるためでもあった[108]（1994年10月18日付の記述より）。

「このセンターで使われている多くの専門用語や概念は、なじみのないものでしょうから、幾つかの論文をこのノートにまとめました。これを読んで理解するようにして下さい」

このノートに収められた文書の多くは、ティパルドスが1991年から1994年にかけて書き公表されなかったものであり、哲学や実践に関するものであった。

実践のヒント（その後の論文や教本に出てくるトリガーバンドの治療など）がある一方、哲学的記述からは、彼自身が見た新しい医学モデルの誕生の経緯など、多くの新しい事実が知られる。これら初期の文書においてその中心にあったモデルは、時期的に見てFDM（1993年以降に登場する）の先行モデルであり、スティルの筋膜概念とFDMを橋渡しする存在でもある筋膜コンテニアムモデル（fascial continuum model）であった。

このノートに収められた文書から、ティパルドスが自らの筋膜概念を生み出す上で重視した知見や知識が分かるとともに、FDMの誕生の歴史の一端が垣間見える。以下、これらの文書の一部を詳しく見ることにする。

ノートの記述によれば、集められた文書は4つに分けられる。すなわち

第1部　発表を前提に書かれた文書（一部は発表されず）
第2部　未完の文書
第3部　筋膜に関する文書
第4部　筋の筋膜リリースに関する文書

第 1 部：発表されるべく書かれた文書

エリー・フリェケウィッツ D.O. 『解剖学的および歴史的視点から見たトリガーバンド、コンテニアム、筋膜ディストーションモデル』（1994）（未発表の論文）

　この論文（未発表の 6 ページの論文）には、ティパルドスの『トリガーバンド、コンテニアムおよび筋膜ディストーション』の土台となった理論および実践についての基礎的知識が述べられている[39]。

> 「これらは全く新しいアイデアであるが、確たる解剖学的基盤を有し、オステオパシー文献による相当な裏づけがある」

　この論文からは、FDM の誕生の背景にあった筋膜研究について多くの情報が得られる。以下、この論文で記述されている内容を見ていく。

- **トリガーバンド**：フリェケウィッツがまず指摘するのは、筋膜の機能障害は A.T. スティルの時代から知られていたが、（結合組織の体性機能障害としての）トリガーバンドはそうではないということである。サザーランドの助手を長く務めたベリル・アーバックルは、トリガーバンドに似た概念について記述している[4]。それによれば、硬膜中の索状の筋膜は、肥厚したり短縮することもあるが（stress bands）、徒手治療で解消できる。また、アウグス・キャシーも、いわゆるトリガーポイントが見つかる場所として筋膜に注目し、トリガーポイントを神経が筋膜とぶつかり肥厚した場所としている[14] p.81（「いわゆる'トリガーポイント'の多くは、神経が筋膜層を貫通する場所と一致する」）。また、一部の著者は、筋膜を治療するテクニック（うっ血解消のための軽擦など）を推奨していた[52]。ただし、これらは、トリガーバンド治療よりはるかに弱い力で行うものであった。
- **トリガーポイント**：フリェケウィッツによれば、トリガーポイントという概念の起源は、ジャネット・トラヴェルとデビッド・シモンズが『筋の筋膜の痛みと機能障害　トリガーポイントマニュアル』[104] で記述した 'trigger point' にある。そこでは、トリガーポイントでは、（筋における炎症への反応として）筋線維が短縮し、痛みが生じるとされる。トラヴェルとシモンズがトリガーポイントは筋で発生するとしたのに対し、ティパルドスはヘルニアトリガーポイント（HTP）は筋膜で発生するとした。ティパルドスはトリガーポイントを筋ではなく筋膜の現象ととらえていたという見方は、ジェラルド・クーパー（『診断と治療における筋膜の臨床的考察』[15]）や、ハロルド・マグーン（『A.T. スティルの著作における筋膜』[59]）などのオステオパスらによっても支持されている。
- **連続性**：筋膜が人体にあまねく（連続して）存在することを連続性（continuity）という（スティルも同じ意味で用いている）。これに対し、ティパルドスの見解はやや異なる。すなわち、筋膜は互いに直接つながっており、ある部位の筋膜が損傷すると、別の部位で病理学的変化が生じる。これと同様の見方をするのは、レオン・E・ペイジ（『構造の統合性の維持に筋膜が果たす役割』[70]）、R. フレデリック・ベッカー（『筋膜とその連続性の意味』[6]）、ベリル・アーバックル[4] などである。
- **コンテニアム**：筋膜のコンテニアムとは、筋膜においてある構造が別の構造へ移行することを意味する。例えば、筋膜では、カルシウム含有量の増加に伴い、靭帯性構造が骨性構造へ移行するのが認められる。これは、ジェラルド・クーパー[15] やジョージ・スナイダー[94] も述べている。また、ルイザ・バーンズは、筋膜は、身体の要請に応じて、ある形態から他の形態へ移行する能力を有すると述べている[37]。また、組織学では、胚の発育において軟骨と骨の移行部が見られることが報告されている。さらに、組織の形態の変化として、リモデリング（remodeling）がある[47]。

　ここで、リモデリングについて補足しておく。リモデリングは、組織だけでなく、骨でも見られる。骨は、いわば死んだ組織ではなく、生涯にわたり骨形成、骨吸収、骨再形成を繰り返す。これは負荷（多くは外的負荷）に適応するためである。負荷に適応するため、骨では骨形成（modeling）と骨

吸収（remodeling）が行われているが、両者を区別する必要がある（remodelingは骨吸収とされるが、より広くは骨再形成も含まれる）。骨形成（modeling）が骨の外形上の適応（ただし骨の長さや幅の成長だけをいうのではない）であるのに対し、骨吸収および骨再形成（remodeling）は骨の微細構造上の適応である。成人の骨組織は、古くなると入れ替わり、損傷すると修復され、外的負荷を受けると適応する。成人の骨質は、骨吸収および骨再形成（remodeling）を通じて、年間で約10％が作り変えられる。つまり10年で人体の骨全体が再合成される。

近年の筋膜研究では（当然ながらティパルドスはこれらを知らなかった）、筋膜はかなり広い意味に定義されている。これは特に、創傷治癒という現象（人体がストレス、外傷、その他の外的刺激に適応する）の解明をめざす研究で顕著であり、軟骨や骨も筋膜に属するとされる[69] p.76。

「（中略）骨を軟部組織から区別する主なものは、基質の骨化である。他方、骨に入り込んでいる線維系もあり（骨に付着する腱や靱帯など）、これらは結合組織と連続している」

一般に、移行部という概念は、組織学で使われる（軟骨―骨移行部などがよく知られている）。フリェケウィッツによれば、ティパルドスは、軟骨―骨移行部で生じる障害を体性機能障害の特殊な形態であるとしたが、このような見方をしたのは彼が最初であった。身体で自然に行われるリモデリング（remodeling）はゆっくり進行するのに対し、治療（コンテニアムの治療）の成果としてのそれは即座に生じる。

- **解剖学的相関**：ティパルドスが勤務していたテキサス・オステオパシー医科大学では、トリガーバンドやトリガーポイントの解剖学的位置を特定するための研究が行われた。トリガーバンドやトリガーポイントの存在を指摘しうるのは、これらが存在する位置で症状が表れた場合のみである。これらがそこにあるかを確認するには解剖するしかない。そこで、解剖による研究が行われた。その結果、ティパルドスが述べていた通り、トリガーバンドの起始部は、しばしば特定の解剖学的構造に存在していた。すなわち、ストレス・バンド（「トリガーバンドはしばしばストレス・バンドに続いて生じる。ストレス・バンドは筋膜ディストーションにとって高速道路のようなものである」）や、クロスバンド（「そこでは筋膜バンドが同一面において交差する」）や、モーターポイント（刺激点。「運動神経が筋を支配する主要な場所」）などである。解剖を行うことで、これらの解剖学的構造と、トリガーバンドやトリガーポイントの典型的な走行が一致することが分かった（スター・トリガーバンド、肩―上肢の前部および後部のトリガーバンドなど）。また、トリガーバンドの走行がそれぞれ異なる理由も分かった（例えば三角筋のトリガーバンド。三角筋は羽状筋であり、肩関節に扇状に広がる）。さらに、トリガーバンドは骨間膜や腱を貫通して走行する場合があることが分かった。今後、関節や胸腔を貫通して走行する場合もあるのかなどのさらなる研究が期待される。

フリェケウィッツは、初期のオステオパスらは様々な知識を有していたにも関わらず、その詳細を文書として残さなかったことを惜しんでいる。ただし、幸運にも残されたものもあり、例えばゲルラッハとリエルセの論文では、下肢を走行する索状の筋膜が記述されている[29]。このような知見は、トリガーバンド・テクニックを実践する上で大いに役立つ。

また、症例の報告も、治療のレジメになりうる。例えば、「27歳女性、切開手術後に数カ月の腹痛、腹部トリガーバンドを一度治療した後に痛みが消失」などの簡潔な報告でも、治療に役立つ。ティパルドスの理論、すなわち「体性機能障害の筋膜ディストーションモデル」（fascial distorsion model of somatic dysfunction）は、体性機能障害について様々な形で書き残した多くの先達によって支えられている。その一方で、残されている問題もある。FDMで痛みがしばしば瞬時に消失する理由（これは何らかの神経学的モデルにより解明される可能性がある）や、同等の成果をもたらすより痛みの少ないテクニックの開発の可能性などである。

フリェケウィッツは、論文の最後で、ティパルドスか

ら受けた意見と助言に対して謝辞を述べている。このことから、フリェケウィッツは、論文執筆にあたり、自分だけで文献や資料を見つけ調査したのではなく、ティパルドスからの教示があったことが推測される。教示された資料は、ティパルドス自身も調査し、自らの筋膜モデルを構築する際に土台としたものである。

次に、ティパルドスが1993年から1995年に執筆した各種の筋膜ディストーションについての5つの論文について見る。

スティーブン・ティパルドス D.O.『筋膜ディストーションモデル入門』（1994年春）
（「ジャーナル・オブ・アメリカン・アカデミー・オブ・オステオパシー」p.14-36に発表）

この論文では、4種類の筋膜ディストーション（トリガーバンド、トリガーポイント、コンテニアムディストーション、フォールディングディストーション）の発生と治療について述べられている。このうち、トリガーポイントについては、従来の文献ではトリガーポイントは広い意味を持ち様々な筋膜ディストーションに用いられているが、真の意味でのトリガーポイントは一種類しかなく、それはヘルニアトリガーポイント（HTP）であるとされている。

スティーブン・ティパルドス D.O.『トリガーバンド・テクニック』（1993年4月）（未発表）

この論文では、ゲルラッハとリエルセの論文[29]から幾つかの図が引用されている。また、トリガーバンドとトリガーポイントの発生について述べられている。トリガーポイントについて、「バンド状の擬似トリガーポイント」（banded pseudo-triggerpoints）が生じることがあり、これは重なり合ったトリガーバンドであり、本来の意味でのトリガーポイントではないとされている。また、トリガーバンド治療の適応、禁忌、副作用が一覧にまとめられている。さらに、慢性痛の治療で推奨される典型的な手順が述べられている。

スティーブン・ティパルドス D.O.『コンテニアム・テクニック』（1993年4月）（未発表）

この論文では、コンテニアムディストーションの発生（靭帯と骨の移行部の電子顕微鏡画像（正常な移行部の画像と異常な移行部の画像）が引用されている）と治療（特に足首捻挫の治療）について述べられている。執筆で依拠した文献は記載されていない[110]。

スティーブン・ティパルドス D.O.『シリンダーディストーション 第5の筋膜ディストーション』（1994年秋）

この文書の表紙には次のように記されている。

> 「これは、執筆中の論文の粗原稿である。この概念の基礎となる解剖学は、まだ推論の段階にある。シリンダー・テクニックの修正と改良は継続中である」

したがって、この文書は、次に見る論文の予備的研究（図などもまだない）であったことが分かる。

スティーブン・ティパルドス D.O.『シリンダーディストーション』（1995年7月）

シリンダーディストーションの発生と治療について書かれており、最後に次のように要約されている。

> 「シリンダーディストーションは（中略）上下肢をぐるると取り巻く浅筋膜の病理学的変化と定義される。それは、コイル状の組織がもつれた状態である」

また、参考文献としてエドワード・シンガー『人体の筋膜とそれらが被覆する器官との関係』（1935）が挙げられている。これには、上下肢を取り巻く筋膜の特徴が見事に記述されている[93]。

スティーブン・ティパルドス D.O.『選択クイズ』（1994年10月）

20の選択問題とその答えを記述したものであり、FDMの原理の理解度をテストするのに役立つ。

第2部　未完の文書

スティーブン・ティパルドス D.O.『遠近法で見る医師、現実および医学モデル』（テキサス州フォートワースの徒手医療センターで作成）

（1994年10月）

この文書は、医学の根底にありほぼ検証されることのない基本的前提について哲学的に考察した興味深いものである。これらの検証は、新たな視野を開き、新しい治療的アプローチを生む。ただし病気に最終的に勝利することはできない。われわれは、自分が用いているあらゆる概念が人間による発明であることに気づくと、ものの見方が変わる。この気づきが、ティパルドスが新たなモデルを生み出す際の思想的基盤にもなった。この文書は次のように締め括られている[106]p.5。

「われわれは、人体の何たるかを見きわめる努力をすることはできる（中略）人体は絶望的に複雑であるが、働きかければ反応が返ってくる。また、われわれは、人体ではないもの（中略）人体を装ったものを見分けることができる。心臓はポンプではなく、血管はパイプではない。ポンプやパイプは、日常生活で使うために発明されたものである。これらは、（中略）人体というきわめて不思議な力を有する現実を表現する医学的比喩の中でも最も単純な例にすぎない」

スティーブン・ティパルドスD.O.『筋膜コンテニアムモデル 運動能力の向上および筋骨格機能障害と疼痛の治療のための新たな哲学的・実践的アプローチ』（1992年8月）

ティパルドスは、この文書（自らの知見を記した最初のものとされる）で、筋膜コンテニアムという自らのモデルについて述べている（FDMという概念は1993年に最初に使われた）。また、オステオパシーは100年前の創始以来、その関心を構造と機能の関係（「人間の構造と機能が織りなす関係」[105]p.2）に向けてきたと述べている。

また、このモデルを生み出す出発点となったのは、「スポーツ外傷、筋骨格系の痛みや機能障害でよく見られる逆説的なもの」の観察であったとしている[105]p.2。

この文書の冒頭では、筋膜コンテニアムモデルは純粋に思考上のものとして生み出されたと述べられている[105]p.2。

「筋膜コンテニアムモデルは演繹的推論によりもたらされた。すなわち、まず概念化により基礎を固め、その後、細部を検証し、修正した」

一般に、医学では、帰納的推論が行われる（個々の経験例に基づき、全例を矛盾なく内包するモデルをデザインする。すなわち個から普遍へ推論する）。ティパルドスは、十分な数の例を集めることが困難なため、演繹的推論を選んだ。筋膜コンテニアムモデルはこれにより生み出された。また、治療家は、このモデルを通じて新しいオステオパシー治療を開発することができるとされている。

筋膜コンテニアムモデルは、次の3つの命題で構成されている[105]p.2。

「1. 筋膜バンドの損傷は日常的に発生しており、様々な筋骨格系の痛みや機能障害に関与している。
2. 筋膜バンドには幾つかの機能がある。これらはこれまで記述されてこなかった。すなわち、微弱電流の伝導、電気極性の分布、筋間の電界の緩衝などである。さらに、筋膜は、それ自身の記憶（筋膜記憶）を通じて、筋運動の協調を助けていると考えられる。
3. 筋膜は、解剖学的および生理学的に種類の異なる組織が連結し織り交ざった連続体（コンテニアム）である。筋膜コンテニアムモデルによれば、組織と構造は、高い流動性を持ち、組織は外的および内的な力により別の種類の組織に変わる能力を有するとされる」

筋膜コンテニアムのアイデアは、3番目の命題で述べられている。ここには、コンテニアムディストーションと近い考えが認められる。また、（筋膜コンテニアムという）モデルと現実の一致性についても述べられている[105]p.3。

「ここで述べたいずれの概念も、それが証明されるかどうかは、ある意味で重要ではない。私が問うのは、これらの概念は、筋骨格系の痛みや機能障害の治療に実質的変化をもたらすのか、また運動能力の向上に役立つのか、ということである」

筋膜コンテニアムモデルが提示する概念の実証や証明の可能性は、ティパルドスにとって二次的な問題である。より重要な問題は、これらの概念により筋骨格系症状や痛みの治療に実質的変化が生じるのかである。すなわち実践的意義が重要である。これは、(筋膜コンテニアムという) モデルにもあてはまる[105] p.13。

「コンテニアムモデルは、単に好奇心から生じた思考ではない。それは、腱炎、凍結肩、捻挫などの治療に実際に使えるモデルである」

次に、幾つかの短い文書について見る。これらは、わずか1枚のものや、タイプライターで打たれたもの、自作の図表を含むもの、印刷物から複写や切り貼りした図版を含むものなどさまざまである。以下、その一部を簡単に見る。

スティーブン・ティパルドスD.O.『組織のコンテニアムの詳細』(日付の記載のない3枚の文書)

ティパルドスによれば、組織は、一般に考えられているよりも「高い流動性」(more fluid) を有する。組織は、この流動性という性質 (柔軟性と順応性もあわせ持つ) により、ある型から別の型へ転換が可能である。この転換には、外的および内的な力が必要である。これらを説明するため、ティパルドスは、アキレス腱の石灰性腱炎のX線画像を例示している。アキレス腱の石灰性腱炎では、骨性の構造がアキレス腱に移動しており、これらを数年かけて再吸収させ、コンテニアムの回復をはかる。

「(中略) 力が加わり、コンテニアムを移動させ、これにより腱に骨が沈着する。腱炎では石灰化 (カルシウム沈着) を砕くと、コンテニアムが回復し、骨が再吸収される。このことから、腱と骨は相互に転換可能であることが分かる (中略) すなわち腱から骨へ、骨から腱へ」

ティパルドスは、骨と腱 (または靭帯) の移行部は解剖学的な統一体であるという持論を補強するため、同様の見解を述べている過去の研究者らを挙げている。その一人、ウィリアム・シャーピーは、1856年に次のように述べている[89] p.20。

「骨膜は、腱や靭帯が骨に固定されている部分の補強にも寄与している。実際、骨への付着部では、腱や靭帯の線維が骨膜と連続し、これと合体している」

ウィリアム・シャーピー (1802-1880) は、骨膜のシャーピー線維の名前の由来にもなったスコットランドの解剖学者である。シャーピー線維は、骨の緻密質に入り込み、腱と骨を固く結合させている。この線維系による堅固な連続性により、腱は強い負荷が加わっても筋や骨によって引き裂かれない。筋、腱、骨の連続性が破綻しかけても、破綻は3つのいずれかの内部でとどまる。その結果生じるのが、筋線維の裂傷、腱断裂、骨折などである[76] p.181。骨の付着部で (筋や腱の) 線維は骨から剥離しないというシャーピーの観察は、ティパルドスのコンテニアム理論の重要な基本的前提となっており、コンテニアム理論はシャーピーから受け継いだとも言うことができる。

また、ティパルドスは、ロシアの解剖学者B.ドルゴ=サブロフを挙げ、その論文『骨格筋の起始部と停止部について』(1929) で、腱 (または靭帯) と骨の移行部について記述されているとしている[19]。それによると、骨格筋の停止部は、4つのゾーンで形成されている。まだ靭帯と呼ぶべき部分で、腱が骨に向かって変化を始める。軟骨細胞が発生し、次第に線維軟骨が現れ、線維軟骨が石灰化していき、最終的に骨とつながる。この変化 (移行) は、一般に加齢に伴う生理的過程でも見られる。

今日でも、腱と骨の移行部についてよく研究されている。まず、W.ベッカーは、1971年の論文『骨の腱停止部の電子顕微鏡的研究』の抄録で次のように要約している[7]。

「これまでに得られた所見では、腱の膠原線維は骨に直接移行している。腱停止部の手前の狭いゾーンでは、原線維の方向の変化 (reorientation) が見られる。原線維が多数を占める部分は、次第にほぼ全体が腱へと向かっていく。また、この

ゾーンでは、線維芽細胞（fibrocyte）が軟骨細胞（chondrocyte）になる変化も見られる。多数の膠原線維の存在から、ここに線維軟骨が存在することが分かる。やや骨側では、膠原線維が次第に石灰化し、所々で原線維間に腔が生じる。この過程で軟骨細胞は無機物に取り囲まれる。したがって、腱から骨への移行部では、明確な境界は視覚的に確認されない。腱の膠原線維は、石灰化しない部分を残しながら、石灰化ゾーンに所々深く入り込んでいる」

ティパルドスは、移行部の骨性部分と靭帯性部分の移動（shifting）のメカニズム、またこの移動がもたらす影響について述べている。すなわち、腱の急な短縮（手術による短縮、事故によるトリガーバンド発生による短縮など）により、強い力がシャーピー線維に作用し、シャーピー線維は骨から腱の方向へ引っ張られる。反対に、腱線維が外的な力によって3次元的に歪むと、これが骨にも及び、そこで一種の骨折（fracture）が発生する。そのメカニズムは次のように要約されている。

「ここで石灰性アキレス腱炎（アキレス腱断裂）に話を戻すと、コンテニアムの移動は、腱と骨のコミュニケーションの変化（損傷や手術によるトリガーバンドの発生）により起こる。腱に骨化物質が堆積し（＝コンテニアムの移動）、そこへ新たな力が加わると（＝2つ目のトリガーバンドの導入）、骨化物質が砕かれる。骨化物質が砕かれると、腱と骨のコミュニケーションは再開し、最終的に骨化物質は腱に吸収される」

骨化物質の靭帯性構造（腱）への移動のメカニズムと同じメカニズムは、筋膜バンドと血管の間でも見られる。すなわち、骨中の骨化物質が、損傷した筋膜バンドを通じて、静脈壁や動脈壁へ引き寄せられることがある。骨化物質がそこに長くとどまると、最悪の場合、血管が詰まる（この病理は正統医学で動脈硬化といわれる）。このため、ティパルドスは、動脈硬化を筋膜ディストーションに帰し、同様に心筋梗塞やその他の心臓疾患もこれに帰した。

腱や靭帯から骨への移行という組織形態学的変化について詳述している著者は多い。しかし、外傷によりこのような変化が起こる可能性、つまり骨性部分と靭帯性部分の急激な移動について述べた者はこれまでいなかった。

スティーブン・ティパルドス D.O.『筋膜バンドディストーションと動脈硬化、高血圧、心筋梗塞および脳血管障害』

ティパルドスによれば、心筋梗塞も筋膜ディストーションに帰される。冠動脈では、トリガーバンドとシリンダーディストーションのいずれかまたは両方が発生しうるからである。バイパス手術を行い結果が良好であっても、引き金となった筋膜ディストーションは解消されておらず、このため今後も心筋梗塞を起こす恐れがあると考えられる。ティパルドスは、心筋梗塞についてのこのような理解は「単なる推論」であると認めつつ、この中に新しい有効な治療法の可能性が含まれているとする。

ティパルドスは、他にも、『筋膜バンドディストーションと変形性関節症および骨粗鬆症』や『筋骨格系治療とコンテニアムモデルの比較』などの短い文書も執筆している。

次に、ティパルドスが、自説を要約しているものについて見る。

スティーブン・ティパルドス D.O. 『遠近法で見る筋膜コンテニアムモデル』

「これまで述べたことから分かるように、筋膜ディストーションモデルは、身体の様々な病気を治療する上で、幅広いアプローチをもたらす。最大の弱みは、筋膜、筋膜バンド、解剖学的な組織移行部を標的とした研究がほとんど行われていないことである。最大の強みは、現在治療が不可能とされる病気に対して新たな包括的なアプローチを行える可能性があることである。（中略）時を経るにつれ、コンテニアムモデルは枝分かれを続け、医学のあらゆる領域を網羅するようになった。それは、まさに筋膜が人体に広がりその全てを網羅するのと同様である。医学においては、治療の内容と哲学の両方

に変化をもたらす必要がある」

　ティパルドスは、筋膜コンテニアムモデルの最大の弱みは、筋膜、筋膜バンド、解剖学的な組織移行部などについての研究がほとんど行われていないことであり、最大の強みは、これまで治療できないとされてきた病気に対して新たな治療を行える可能性があることであると述べている。

🛈 補記

　トーマス・クローは様々な文献を調査し、人体の組織の連続体（continuum）、組織間の流動的な移行、これらを踏まえた新たな治療の可能性などについて述べている（ティパルドスの名前は見られないにしても）[16]。クローは、その論文で、損傷や不活動に対する筋膜の反応（化学的、物理学的および電気的反応）について述べている。また、ティパルドスのノートにも出てくる著者ら（ペイジ、マグーン、キャシー、さらにスティル、サザーランドなど）の名前を挙げている。そして、論文の結論で次のように述べている。「体液力学、関節生理学、筋膜、靭帯などは、表面的には関連がないように見える。しかし、これらは深い次元で密接に関連している。オステオパスの関心は、絶えずスキルを向上させ、生体力学的な相互関連について知識を深めることにある。オステオパスは、知識が深まるにつれ、人体の見方が変わる。すなわち、組織をまとった骨格という見方から、その内部に骨格を有し生きて動く生体という見方に変わる。その結果、オステオパスは注意を、骨や関節から、筋膜や体液力学へと向けるようになる。オステオパシーのテクニックを用いて有益な成果をもたらすには、テクニックの基礎となる科学的原理の理解が重要である。科学的原理の理解により、独自のテクニックを生み出すことも可能となる。体性機能障害を組織間液の流れが妨げられた状態として見、触診において硬いと感じたものを軟らかくする。その結果、機能障害が存在した場所で流れが感じられれば、この部分の治療は完了となる」

スティーブン・ティパルドスD.O.『慢性痛、変形性関節症および骨粗鬆症の原因因子とされる筋膜の損傷に関する40の問い』（1991年11月）

　この文書（タイプライターで打たれた6ページの文書。未発表）は、ティパルドスが自らの新しい筋膜概念について述べた初期のものと思われる。1991年11月は、第1および第2の筋膜ディストーションをそれぞれトリガーバンド、ヘルニアトリガーポイントと名付けた時期でもある。

　この文書は、インタビュー形式で書かれ、筋膜の機能の仕方について40の問いと答えが述べられている。冒頭で、なぜ筋膜の損傷を取り上げるのかという問いに、次のように答えている。

「筋膜の損傷は、慢性痛、変形性関節症、そして骨粗鬆症の主要な原因と考えられるからである」

　骨粗鬆症や変形性関節症の発生についての問いと答え（骨粗鬆症は構造的に弱い筋膜の緊張により発生する。構造的に弱い筋膜は歪みやすく、それが短縮すると、骨中から骨化物質を引き寄せるからである。これに対して、変形性関節症は構造的に強い筋膜の緊張により発生する）などが記述された後、最後に、実践について言及し、新しい治療法を実践するため治療家がなしうることが述べられている。

「新たな目で患者を見、精力的に治療にあたり、それを記録するだけでよい。結果は自ずと出る」

スティーブン・ティパルドスD.O.『筋膜ディストーションモデルにおける力学的、化学的および電気的な力についての哲学的考察』（1994年10月21日）

　この2ページの論文の中心テーマは、筋膜が有する力学的、化学的および電気的な能力である。その内容は、それ以前に書かれたものからの再録が多い。この中で、筋膜は次のように理解されている。

「化学物質が組織、器官および構造の間を行き交う際の高速道路」

　トリガーバンドなどによる筋膜の変化は、この高速道路のコミュニケーションを阻害する。さらに、物理

的な力が合わさると、組織の組成も変化する。例えば、組織の中で、カルシウムの少ない部分と多い部分が生じる。電解質の不均衡は、筋膜が接するあらゆる構造（骨、靭帯、腱）に影響を与える。すなわち、電解質の不均衡を均衡に戻すため、カルシウムが骨から筋膜へ引き寄せられ、骨中でカルシウムが不足し、長期的には骨粗鬆症になりうる。また、カルシウムが筋膜中にとどまると、石灰性腱炎や変形性関節症になりうる。さらに、カルシウムが血管に引き寄せられると、動脈硬化になりうる。

ティパルドスによれば、筋膜には、化学物質（酵素など）の濾過機能と浄化機能もある[108]。

「筋膜は人体において様々な化学物質を濾過し浄化していると考えられる」

ここから、人体で行われる様々な過程についての新しい見方が生まれる。また、筋膜ディストーションが化学物質のやりとりを阻害すると、人体において様々な障害が生じるという新しい考え方が可能となる。とはいえ、これは、さしあたり推論にすぎない。この文書の最後で、次のように述べられている[108]。

「ここで述べたことは全て推論である。いずれも証明されていない。筋膜の化学的、電気的および力学的な関係について考察を試みた者はこれまでいなかった。したがって、これらについてはまだ何も証明されていないのである」

第3部　筋膜に関連する論文

U-J.ゲルラッハ，W.リエルセ『ヒトの下肢の浅筋膜および深筋膜の機能的構成』（Acta Anat (Basel) 1990; 139（1）:11-25）

ティパルドスがこの論文[29]をノートに収録したのは、この論文が下肢の筋膜の走行について記述しているからである。ティパルドスは、ノートを作るきっかけとなった女性同僚に、この論文の図をよく見るよう助言している（ノートの1994年10月18日付の記述より）。

下肢の筋膜の走行についての知識は、トリガーバンド・テクニックを行う者にとって大いに役立つ。また、この論文が記述する下肢の筋膜の走行は、ティパルドスがおこなった解剖の結果の正しさを裏付けるものでもある。

C.タイツ，B.アレンスブルク『軸椎の横突孔の浸食に伴う頸椎動脈の蛇行』（Acta Anat (Basel) 1990; 141:104-108）

この論文[103]は、筋膜を間接的に取り上げるにすぎない。それにも関わらずノートに収録したのは、この論文の中に、コンテニアム理論の原理が認められるからである。椎骨動脈の曲がりくねり（論文では「頸椎動脈の蛇行」とされている）は、トリガーバンドから生じたものである。また、これとともに記述されている頸椎の骨吸収（論文では「軸椎」の「骨浸食」とされている）は、コンテニアムの移動から生じたものである。この論文は、「筋膜ディストーションの理論が実際に機能する」ことを示すものである（ノートの1994年10月18日付の記述より）。

第4部　筋の筋膜リリーステクニック

ノートの第4部には、ジョン・F.バーンズの筋の筋膜リリースに関する文書が幾つか収録されている。『筋の筋膜リリースの5年の歩み』（Physical Therapy Forum, 16.09.1987）や、『エラスチン—コラーゲン複合体』（Physical Therapy Forum, 25.04.1988）などである。ティパルドスは、これらについてノートで解説し、筋の筋膜リリースは、重要な治療法（'major treatment modalities'）であると述べている。ただし、ここでなされている解説は、内容の理解を助けるためのものであり、研究とは言い難く、筋の筋膜リリースについて詳述したものではない。

まとめ

以上、ノートに収録された様々な文書について見てきた。最後に、ティパルドスがどのようにFDMを生み出し、その際どのような目標を設定していたかについて、このノートから分かることをまとめておく。

ティパルドスは、広い文献的基盤の上に、自らのモデルを構築した。オステオパシーの文献だけでな

く、正統医学の文献からも様々な刺激を受けた。このような広大な知的基盤が、新たなモデルを生み出す土台となった。そして、多くの病気や病理（骨粗鬆症、骨折、さらに心筋梗塞）の原因は筋膜の歪みであると推定した。これにより、病気の原因という役を演じる者が、骨、筋、神経などの病的過程から、筋膜のそれに交替した。

新しいモデルの基礎となった考えは、筋膜は全身に行きわたり連続性（continuity）をなすという考えと、骨と靭帯という種類の異なる構造は一つの解剖学的構造、すなわちコンテニアム（continuum）をなすという考えである。これらを基礎とする筋膜コンテニアム（Fascial Continuum）というモデルは、実践においてさらに意味が広がる。すなわち、筋膜が歪むと症状を生じさせる（筋膜の歪みを正すと症状はなくなる）という推定がなされる。この筋膜の歪み（筋膜ディストーション）がFDMの基礎となる。

FDMは、当初、臨床で行う具体的な治療のための作業仮説であった。それは、経験的事実を根拠とせず（ただし例外もある。筋膜の質感など）、仮定的な問い（〜だとすればどうなるか）をモットーとする思考モデルである。FDMは、「歪んだ筋膜がこれらに作用していると仮定すればどうだろうか」「このように考えることは臨床で何らかの役に立つだろうか」と問う。

FDMは、モデルが備えるべきあらゆる特性を有する。すなわち

- 明快性：筋膜が歪むと症状が生じ、歪みが解消されると痛みもなくなる。これは、純粋に論理としては、異論の余地がない。
- 導出可能性：FDMからは心筋梗塞や動脈硬化の発生をも導出することができる。さらに、FDMは予見可能性や予測可能性をも備えている。
- 目的充足性：FDMの目的は臨床に役立つことである。FDMは、患者によって示され、名づけられる症状を解消するための治療の指針を治療者に与える。

FDMはモデルとして十分に耐えうるものである。したがって、筋膜ディストーションの存在が経験的に証明されていないことはFDMの欠陥ではないかという問いには、否と答えなければならない。それによりモデルとしての有用性や内的論理性が損なわれることはない。

興味深い事実として、ティパルドスは、FDMを考案した後に、下肢の筋膜の走行について記述したゲルラッハとリエルセの論文[29]を入手した。そして、自分がモデルの中で推定していたこと（下肢におけるトリガーバンドの走行）が、解剖学的妥当性を有していたことを知った（ノートの1994年10月18日付の記述より）。

「下肢の筋膜についての論文について（中略）私は筋膜ディストーションモデルを構想していた時期に知らなかった。その論文が発見し記述する筋膜の解剖学的構造は、私が予想し思い描いていた筋膜の様子と一致するものであった」

ただし、この一致は単なる逸話であり、「だからFDMはやはり正しいのだ」という意味に解釈してはならない。FDMは、筋膜の走行を知らなくても（さらには筋膜研究の知見を知らなくても）実践することができ、その目的を果たしうる。

とはいえ、ティパルドスは筋膜を具体的にどのように理解していたのか、また現代の最新の筋膜研究の知見はどのようなものであるかは重要であり、以下、これらについて見ていく。

ティパルドスによる筋膜の理解

ティパルドスが自らの筋膜の概念を生み出した経緯は、先に述べた通りである。ここでは、彼が筋膜をどのように理解していたかについて見る。基本的にティパルドスは、筋膜研究に受容的な立場であり、その動向に高い関心を持っていた。

ティパルドスは、筋膜をかなり広い意味に理解しており、当時そして今日一般に理解されているよりも広い意味に理解していた。例えば骨も筋膜と捉えられていた（石灰化度の高い筋膜構造）。その著書の始めで、筋膜は主要な結合組織として記述されている。筋膜は、多様な形態（腱、靭帯、筋膜バンド、

腱膜、あるいは心臓や脳などの器官)を取り、骨、神経、筋などを包み、隔て、保護している[114]p.9。

「筋膜は全身に存在する。その正味の重量や体積は恐るべきものである。主要な結合組織である筋膜は、よく知られた形態を取る。すなわち、腱、靭帯、支帯、筋膜バンド、腱膜、癒着、心膜、胸膜、髄膜、筋周膜、筋外膜、その他多くの構造である。筋膜は、骨、神経、筋肉、その他の組織を結合するのに加え、これらを囲み、取り込み、内包し、分離し、分画し、分割し、保護し、被覆し、そして緩衝材となる。実際、一つ一つの筋線維は筋膜で被覆されており、一つ一つの筋束、筋、筋群も同様である」

形態と機能

ただし、FDMでは、筋膜の解剖学的位置よりも、筋膜の形態とそれに応じた機能が重要とされる。FDMでは、筋膜の形態を以下のとおり分類する。

- **バンド状の筋膜**(banded fascia)は、例えば靭帯や腱膜などである。その機能は、関節、体幹と体肢(上下肢)の面、血管、組織などを垂直方向の力から保護することである。
- **円筒形筋膜**(coiled fascia)は、体肢(上下肢)、体幹、血管、器官などを取り巻く筋膜である。その機能は、組織を牽引力や圧縮力から保護すること、すなわち緩衝である。
- **ひだ状の筋膜**(folding fascia)は、関節周囲の筋膜、筋間中隔(intermuscular septae：IMS)、骨間膜(interosseous membrane：IOM)などであり、フォールディング(広がり閉じる)が可能な筋膜である。その機能は、関節を牽引力や圧縮力から保護することである。
- **円滑性筋膜**(smooth fascia)は、関節面、腹部、内臓器官などを覆う筋膜である。その機能は、体腔と体腔を分けること、関節や組織を滑りやすくすること、重なり合う筋膜層どうしが滑り動けるようにすることである。

ディストーション

筋膜の形態よりさらに重要なのは、筋膜の形態ごとに発生しやすい特定の歪みや障害である。例えば、バンド状の筋膜は歪みが生じやすく(トリガーバンド)、円筒形筋膜はもつれが生じやすい(シリンダーディストーション)。ひだ状の筋膜は異常な仕方で閉じ広げられることがある(フォールディングディストーション)。円滑性筋膜では、筋膜層どうしが滑り動けなくなったり(テクトニックフィクセーション)、ある筋膜層が別の筋膜層の下に入り膨らみを生じさせることがある(ヘルニアトリガーポイント)。

筋膜で発生しやすいディストーションの名前が、逆に筋膜の名前になる場合もある。たとえば、円筒形筋膜は、シリンダーディストーションを生じやすいため、**シリンダー筋膜**とも呼ばれる。ひだ状の筋膜は、フォールディングディストーションを生じやすいため、**フォールディング筋膜**とも呼ばれる。ただし、これらの呼び方はFDMだけのものであり、一般の筋膜研究では使われない。

先に述べた通り、ティパルドスは、筋膜の連続性(continuity)とコンテニアム(continuum)を区別している。前者は、筋膜組織が全身に行きわたりつながっていることであり、後者は、種類の異なる構造(骨と靭帯)がその両極をなす一つの解剖学的構造である。

性質

ティパルドスは、筋膜の形態、発生しやすい変形(ディストーション)に加えて、筋膜の次のような性質について記述している。

1. 筋膜は、酸素、栄養素、水分を必要とする**生きた組織**(living tissue)であり、老廃物の処理システムでもある。このようなものであるがゆえに、筋膜は外的な力に抵抗する能力を有することができる。
2. 筋膜は、**固有感覚**において重要な役割を果たしている。筋膜の特定の線維(sub-bands)は、一定の張力(pitch)を帯びており、刺激を受けると振動する。これらの線維は、このような仕方で絶えず固有感覚情報を伝達している。
3. **筋の作用**とされているものの中には、おそらく筋膜の作用であると推定されるものがある。すなわち、運動の協調や筋収縮の協調である。

これらの性質から、筋膜ディストーションに伴い筋膜で発生することを理解することができる。すなわち

1. 栄養素（ホルモン、酸素、ミネラルなど）の運搬が妨げられ、これらが筋膜組織に十分に供給されなくなる。また毒素や老廃物が排出されなくなる。
2. 歪んだ筋膜バンドが伝達する振動の周波数は、チクチクする感覚、緊張、痛みなどとして解釈される。その結果、体性感覚に異常が生じる。
3. 最終的に、筋の作用も制限される。

さらに詳しく

なぜ筋膜ディストーションは発生するのか？

筋膜ディストーションが生じる原因は様々あるが、主な原因は外傷である。外から強い力が作用し、筋膜が急激に歪むのである。例えば、足を挫くと、強い力が作用し、足（とその筋膜）が急激に強く歪む。また、転倒して両手を地面につくと、筋膜の組織が強く圧縮され（＝閉じ）、その後それが広がる際に歪みが生じる。これを原因として様々な症状が表れることもある。ティパルドスによれば、ミネラルやビタミンの不足も、筋膜ディストーションの原因となりうる。また、感染症により筋膜ディストーションが生じ、これが見つかることもある。例えば、インフルエンザに感染した後、シリンダーディストーションが生じ、筋痛が表れることがある。筋膜ディストーションが広がり、さらなるダメージをもたらすこともある。筋膜は、酸素や栄養素を必要とする一方、老廃物を処理しなければならない。筋膜ディストーションが生じると、これらの代謝が妨げられ、筋膜に十分な栄養が供給されなくなる。また、身体各部の間で運搬が阻害される。これにより、既存の筋膜ディストーションから、新たな別の筋膜ディストーションが発生することがある。

FDMの治療家の誰しもが経験する興味深い現象として、FDMを学んでいる際、クラスメートを相手に練習し、トリガーバンド（症状を生じさせていないが治療は可能なもの）を見つけることがしばしばある。その際、既往（事故や、それに類する出来事）がなければ、この筋膜の歪みは一体どこから来たのかという疑問がわく。しかし、答えは明白である。筋膜ディストーションは、日常的に身体で絶えず形成されているのである。だからといって、何らかの症状を生じさせるわけではない。例えば、バンド状の筋膜は、身体の適応を助ける重要な構造であり、一つ一つの運動を通じて情報（どのように適応がなされるべきか）を得ている。人間が運動を行う限り、筋膜の歪みは絶えず生じるが、それが大きな問題に発展することはない。

トリガーバンドの発生は、日常茶飯事であり、身体が絶えず外敵（ウイルスや細菌）に対処するのと同様である。通常、トリガーバンドが発生しても何ら問題はない。しかし、それが日常生活に支障をもたらす場合、FDMによる治療が必要となる。筋膜ディストーションは、生きているがゆえに生じるものであり、事故によっても生じるが、身体の正常な適応過程においても生じる。身体はこれに対処しなければならず、また対処することが可能である。

4.2.3 筋膜研究の現状

筋膜の定義

全身に行きわたる筋膜のネットワークの各部は、数えたり名づけることができない。筋膜という概念は、過去数十年、様々な意味に用いられてきた。例えば、筋膜は密性結合組織に用いるべきであり浅筋膜（浅層の筋膜）などの疎性結合組織には用いるべきではないとする見解（1998年に国際解剖学会連合の用語委員会（FCAT）が提案）や、内臓の結合組織も筋膜に含めるべきであるという見解など、意見は一致していない。また、筋内の結合組織（筋外膜、筋周膜、筋内膜）のうちどれが筋膜に含まれるか、その際どこで線引きするかが議論され、筋内の

結合組織は被膜から細胞内部まで連続しているなどの反論がなされている[86] p.Ⅵ。

筋膜の様々な定義や分類について概観している文献もある[53]。例えば、クムカとボナーは、筋膜を次の4つのカテゴリーに分け、これらに分類される具体例を提示している[53] p.186。

1. 連結（Linking）：動的な筋膜として筋の筋膜、体幹の筋膜、体肢（四肢）の筋膜。静的な筋膜として頸筋膜、筋間中隔、足底腱膜
2. 束性（Fascicular）：筋内および筋外の筋膜。筋内膜、筋周膜、筋外膜など
3. 圧縮（Compression）：四肢の筋膜、上腕筋膜、大腿筋膜など
4. 分離（Separating）：壁側筋膜、臓側筋膜

以下、頻用される筋膜の分類（体系）と定義を挙げておく。まず、比較的よく用いられるのは次の分類である。

- 層による分類
  - 浅層の筋膜（浅筋膜）：真皮など
  - 深層の筋膜（深筋膜）：腱膜、靭帯、ひも状の靭帯（band）、腱
  - 臓側筋膜：髄膜、心膜、胸膜、腹膜
- 密度による分類
  - 疎性組織：浅層の筋膜（浅筋膜）
  - 密性組織：腱膜、靭帯、腱
  - 弾性結合組織：膀胱、大動脈、肺、皮下組織
  - 交織密性結合組織：脳硬膜、強膜
  - 細網結合組織：脾臓、リンパ節
  - 特殊な結合組織：脂肪組織、軟骨

また、一般的に知られている筋膜の定義として、2007年の第1回の国際筋膜研究会議で提唱された定義がある[22] p.2。

「筋膜は、人体に行きわたる結合組織系において、軟部組織という構成部分をなしており、全身の連続的な三次元のマトリックスとして構造を支持している。筋膜は、あらゆる器官、筋肉、骨および神経線維に入り込み、またこれらを取り囲む。これにより身体の各系が機能できるよう、それらに特有の環境を作る。われわれの筋膜の定義および関心の範囲は、あらゆる線維性結合組織に及ぶ。すなわち、腱膜、靭帯、腱、支帯、関節包、器官、血管膜、神経上膜、髄膜、骨膜、また筋の筋膜の線維（筋内膜線維や筋間線維）である。」

筋膜には、狭義の筋膜だけでなく、腱、靭帯、関節包、筋内の結合組織、軟らかい膠原線維による結合組織も含まれる。ただし、この広義の筋膜には、多くの場合、皮膚、血液、軟骨、骨などは含まれない。

興味深いことに、上の定義によれば、筋も主に筋膜でできている。筋は筋膜に被覆された収縮性のゲルといわれるが（ロバート・シュライプのある講演での発言）、これは筋膜の機能に重点を置いたものである。だが、一般論として、（身体各部の）組織が有する「形態」（外形）と、組織が身体において果たす「機能」はどのような関係にあるのか。形態と機能が相互に与える影響は、後述する通り、FDMでも重要な役割を有する。

2015年にワシントンで開かれた国際筋膜研究会議においても、筋膜の定義は合意にいたらなかった。多くの研究者が筋膜の機能的統一性を重視する一方、筋膜の科学的考察のさらなる前進には解剖学的な線引きが重要であるとする研究者もいた。おそらく、将来的に、筋膜の解剖学的知見と機能的知見を統合する「**筋膜系**」という概念が確立されるだろう。

さらに詳しく

形態と機能の関係

身体各部の機能は、これらを被覆しているものから影響を受ける。これとは逆に、身体各部を被覆しているもの（すなわち形態）も、機能に合わせて形成される。（運動や負荷など）身体各部が機能する中で、これらの外形（形態）は形成される。

ヤープ・ファン＝デル＝ヴァルの発生学的研究によれば、胚において、運動器は、最初は形態を有するだけだが、それが機能するようになることで初めて形態は完成する。形態は運動に

基づいて形成される[116] p.14。すなわち「運動こそが原動力である。（中略）生きた自然の中では、形態は常に運動から生じる。さらにいえば解剖学は発生学から生じる。まず第一にあるのは運動である」。

正統医学では主に形態の回復をめざすが、FDMでは機能の回復を重視する。形態は機能（運動や負荷）の中でしか形成されないからである[68]。したがって、例えば、腱断裂の手術後に固定を行うのは誤りである。固定により、ひも状の靭帯(band)は、どのように機能すべきかについて情報を得られないまま、形態を形成するからである。このため、固定の終了後、機能が損なわれる。

筋膜の特性

筋膜の特性や機能（上述）が重要となるのは、筋膜をネットワーク、すなわち身体の様々な領域に行きわたる「連続体」（continuity）として見る場合である。筋膜は起点や終点を有さず、あらゆる骨、筋、神経、器官などを被覆している（時には貫通する）。これにより、筋膜の作用は身体のさまざまな領域に及ぶ。すなわち、ある部位の張力が他の部位に伝わる。例えば、腓腹部の筋膜の短縮は、他の部位（腰部、さらに肩）の筋膜を牽引し、そこで痛みや運動制限をもたらす。筋膜の連続性は、最近の研究においても重視されている。筋膜は1つの系であり、身体のあらゆる生理的機能はこれによりつながっているとされる。さらに、筋膜はあらゆる疾患に（程度の差はあれ）関与しているとする研究者もいる[69] p.76。

以下、筋膜の特性をいくつか挙げ、これらについて説明する。

張力ネットワーク（テンセグリティ）

筋膜のネットワークは、張力ネットワーク（テンセグリティ）として理解できる。テンセグリティ（tensegrity）は、統合性（integrity）と張力（tension）を結びつけて連続性を考えるものである。身体の様々な領域に行きわたる筋膜（のネットワーク）は、張力下に置かれ、弾力性と安定性を兼ね備えている[55]。この張力ネットワークは、筋の筋膜(myofascia)の連鎖、そして骨により構成されている。筋は、正統医学の解剖学で理解されているような単独の要素ではなく、全身に行きわたる筋膜のネットワークの一部分をなす。上下肢はこの連鎖の中にあって固有の張力を有するが、その結果として筋膜のネットワーク全体も固有の張力を有する[55] p.102。このため、ある部位の筋の活性化により、身体の他の部位で反応が生じることがある。

張力バランス

筋膜の張力バランスは、狭義の張力、すなわち力学的特性としての張力を基礎として成立している。筋膜は、身体において張力を伝達、制御および調整している。これにより、身体の各部（各構造）と全体の間で、安定した張力バランスが成立する[57] p.460。ただし、筋膜の張力は、ストレスにより高まる。よく報告されるように、慢性のストレスを抱える患者では、筋の筋膜(myofascia)の硬直性が触知される[85] p.115。

可塑性

筋膜の可塑性（plasticity）、すなわち持続的に変形する性質は、当初、チキソトロピーという物理的現象に帰されていた。これは、硬化したゲル（筋膜の基質をなすとされる）に力学的力を加えると、一時的に液状になるという現象である（単純な分かりやすい例でいえば、粘り気の強いケチャップの入ったビンを振ると、その後にケチャップをビンから出す際、ケチャップが流れ出る）。（筋膜の）ゲルは治療後に再び硬化するが、治療がもたらした変形は維持され、筋や結合組織の線維の疎性は増す。

ただし、最近の研究によれば、チキソトロピーは筋膜の可塑性を十分に説明するものではないとされる。この現象を生じさせるには多大な力が必要と考えられるからである。むしろ、機械的受容器こそが筋膜の可塑性に関与しているとされる[78]。

収縮性

筋膜は収縮性（contractility）を有する。すなわち、筋膜はそれが被覆する筋の種類に関わりなく、能動的に収縮する。収縮性についての最初の研究は、1993年のヤヒアらによる研究であり、胸腰筋膜の収縮性を明らかにした[124]。これはその後の研究によっても確認された。すなわち、動物実験により（器官としての）筋膜の収縮性は、筋膜中の筋線維芽細胞によってもたらされることが分かり、さらに（筋膜の）組織を試験管に入れ化学的刺激を与えると、きわめてゆっくり数分かけて収縮が生じることが分かった[36] p.69, [81] p.20, [85] p.115。筋膜の収縮性は、ロルフィングなどの筋膜テクニック、さらにオステオパシーにとって大きな意味を持つ。

ただし、組織の弛緩（リリース）と、治療で生じる効果（例えばFDMのHTPの治療で突出した組織を筋膜層の下に戻した後に生じるリリース）を混同してはならない。後者において、筋膜の組織のリリースは受動的であり、能動的作用ではない。したがって、FDMでは、筋膜の収縮性を重視しすぎないよう注意すべきである。

最新の研究では、筋膜の内部には多くの受容体（レセプター）が入り込んでいることが分かっている。このため、これまでの見方、すなわち筋膜の重要な特性は分離や結合など純粋に力学的な作用であるという見方は見直す必要がある。筋膜は多様な機能を有し、痛覚や体性感覚などにも関わっていることが明らかになっている。

筋膜の機能

筋膜の基本的な機能は、形態、運動、供給および伝達に集約される[87] p.26。これらは明確に分けることはできない。これらの機能においても（身体の様々な領域に行きわたる）筋膜の連続性が重要である。なぜなら、複数の機能が同時に遂行されるからである。例えば、供給が損なわれると伝達も妨げられ、全身の様々な場所の結合組織でストレス反応が生じる[87] p.27。したがって、筋膜の機能をいくつかに分類するのは、体系的に整理し理解する上で必要であるからにすぎない。以下、筋膜のそれぞれの機能（形態、運動、供給、伝達）について説明する。

形態と運動

「形態」と「運動」という筋膜の機能は、筋膜の力学的特性に帰される。例えば、筋膜は、関節や器官において、強い外力を和らげ、これらを保護し安定化している。また、筋膜は身体各部を区分けしているが、同時にこれらをつないでもいる。また、筋膜の連続性を考えると、筋膜の機能はさらに広がる。すなわち筋膜は**力の伝達**をも担っている。すなわち、力は、隣り合う筋線維の間だけでなく、筋と筋の間の境界をも越えて伝達される[38] p.83。

この力の伝達を直感的に独自な形でとらえアナトミー・トレイン（筋の筋膜の経路ともいう）として記述したのがトーマス・マイヤースである。マイヤースによると、アナトミー・トレインは、治療法というより、理学療法、リハビリテーション、徒手療法などのアプローチを補助する考察である。それは、人間の正常な状態についての理解から生み出されたものである。その一端は臨床所見や標本により確認されているが、科学的に証明された事実ではない[62] p.98。

供給

供給とは、液体や栄養素の輸送である。これにより、組織において、リンパ、血液、神経、免疫細胞、水分、栄養素などが移動する。ある場所で供給の経路が妨げられ遮断されると、他の場所での供給に影響が生じる。

伝達

伝達とは、筋膜のネットワークのある部分で受け取った情報を他の部分に伝えることである。先に述べたとおり、筋膜は力や張力を伝えるが、これも伝達に含まれる。ただし、ここでは、様々な情報を受け取り、これを取り次いで伝えるという側面に焦点をあてる。

この意味で、筋膜は、**感覚器官**である。筋膜は、多くの神経に支配され、多くのレセプター（受容体）を有し、様々な刺激を受け取る。すなわち、圧や振動（機械受容器）、組織傷害性刺激（侵害受容器）、温度変化（温度受容器）、化学的刺激（化学受容器）などを受け取り、脳へ伝送し、脳はこれらを痛み

や緊張として解釈する。このような意味で、筋膜は**感覚器**ともいえる。

以下、特に固有感覚（空間に関する身体内部からの感覚）と侵害受容感覚（痛みの感覚）について詳しく見る。これらは、徒手療法にとっても、FDMにとっても、多くの手がかりを与えるものだからである。

機械受容器

筋膜には、多くの感覚神経終末があり、これにより圧や牽引などの作用を知覚する。これらを知覚する機械受容器には次の4つがある[78], [79] p.13。

- **ゴルジ腱器官**は、固有感覚にとって重要であり、緊張（tonus）の低下を伴う刺激に反応する。
- **パチニ小体**は、固有感覚を身体にフィードバックする。この点で、治療にとっても重要である。治療の際、パチニ小体はすばやく適応し、特に急な刺激に反応する。
- **ルフィニ小体**は、きわめてゆっくり適応する。このため、ゆっくり行う筋膜テクニックに反応する。
- **間質の受容器**（自由神経終末）は、小さく、複雑な位置に存在し、複雑な生理学的性質を有するため、発見が最も遅れた。ただし、数は多く、身体のほぼどこにでも（骨にも）存在する。それにも関わらず、おそらく最も重視されていない受容器である。侵害受容器や機械受容器として機能し、その半数は強い力学的作用にのみ反応し、残りの半数は極小の圧（筆でなでるなどの弱い刺激）にも反応する。また、自律神経系のセンサーでもあり、呼吸や血液循環に対して直接に作用する（筋膜の緊張（tonus）と自律神経系には相関関係があるとされる[85] p.118）。

これらの受容器がそれぞれ外的作用に反応する際の詳細な機序は分かっていない。とはいえ、筋膜の組織は手技（マニピュレーション）に反応するというこれまでの想定は通用しなくなっている。多くの場合、治療で用いられるテクニックの作用は、筋膜の組織で反応が生じるにはやさしすぎると考えられるからである。

固有受容器

固有感覚（proprioception）は、自己受容感覚とも呼ばれ、特に身体の空間的な位置や運動についての感覚、また身体各部の配置についての感覚をいう。固有感覚は、体性感覚のうち最も遅く発見された。19世紀までは典型的な5つの感覚（視覚、聴覚、味覚、臭覚、触覚）がよく記述され、その後、固有感覚（深部感覚、体性感覚ともいう）が加わり、さらに温度感覚、痛覚（侵害受容感覚）、前庭覚（平衡感覚）、その他の感覚（修復系、免疫系、情報伝達系など）が加わった。

固有感覚は、まず19世紀前半にスコットランドの生理学者チャールズ・ベルにより筋の感覚（運動や位置の感覚などの意）として記述された。約100年後、神経学者チャールズ・シェリントンにより、筋と腱には感覚細胞が存在し、これらにより自己受容感覚が生じるとされた。固有感覚という概念（さらに内受容感覚や外受容感覚という概念）はシェリントンにより導入された。それ以後、固有感覚という呼び名が定着した。

初期には、固有感覚は、主に関節に存在する受容器により制御されていると推定されていた。しかし、現在は、固有感覚は、多くの固有感覚神経終末が密に存在する機械受容器、すなわち固有受容器（proprioceptor）を介して生じるとされている[84] [116]。

ほぼ全ての固有受容器は筋膜に存在する。これらは、筋が筋膜を牽引すると、これを中枢神経系に伝える。固有受容器がなければ、日常の運動（歩く、物をつかむなど）はもちろん、複雑な運動（ダンスやスポーツ）を行うことができない。筋膜に歪みや障害が生じると、筋膜は刺激を正しく伝達できなくなる。その結果、身体の姿勢が損なわれたり、運動を制御できなくなる。

侵害受容

筋膜は、痛覚（侵害受容）にも大きく関与している。例えば、開頭手術の麻酔下で痛みを感じない患者も、硬膜にわずかに触れられると強い痛みを感

じる。これまで長い間、痛みの原因は骨、関節、筋などの損傷に帰されてきた。例えば、腰痛の原因は椎間板の損傷によるとされてきた。最近になり、ようやく、筋膜が痛覚に（これまで考えられていた以上に）大きく関与していることが分かってきた。

　筋膜が侵害刺激を受け取り中枢神経系に伝達する（中枢神経系で痛みとして解釈される）には、その前提として筋膜の組織に侵害受容器が密に存在することが必要である。このため、最近の研究（多くは動物実験）は、これを証明することに注力している。また、よく研究されているのは胸腰筋膜（腰の筋膜）である。組織学的研究により、胸腰筋膜には特に筋線維芽細胞が密に存在し、胸腰筋膜が被覆する部分にごく小さな損傷（不全損傷）が生じても腰痛の原因となることが分かっている[80]。したがって、胸腰筋膜が慢性の非特異的腰痛の痛みの発生に関与している確率は高い[36] p.73。ここから、慢性の非特異的腰痛を解消するための筋膜テクニックの開発の展望が開けるかもしれない。

　ベルゲ・ハニシュは、その修士論文で、文献調査を通じて、顎関節、肩、腰椎、下肢（足）などの筋膜の治療により痛みが有意に軽減することを明らかにしている[31]。それによると、足底の痛みには結合組織のマッサージと筋膜ストレッチが有効であり、顎関節の症状にはMET（筋エネルギー法）とMFR（筋の筋膜リリース）、脊柱の痛みにはMFT（筋の筋膜テクニック）、肩の症状にはDMT（深筋膜マッサージテクニック）が有効であった。ただし、ここから、オステオパシーの筋膜治療の有効性を結論づけることはできない。ハニシュの研究は、様々な領域の研究を集めて分析し調査したものであり、オステオパシー以外の他の治療法も含まれているからである。

4.2.4　まとめと展望

　最近の筋膜研究を見ることにより、今後の筋膜研究において重要となる方向性が明らかになる。筆者が見たところ、2つの傾向がある。

体性感覚にとっての筋膜の重要性

　数十年前までは、筋膜の重要性は、支持や充填などの機能にあるとされていた。現在では、筋膜はこれまで考えられていた以上に多くの機能を有することが分かっている。筋膜は、痛覚に関与しているとされ、さらに広義の固有感覚（体性感覚）にも関わっている。将来は、人間の健康（well-being）にとっての筋膜の重要性（役割）に関する知見ももたらされると考えられる。既に、内受容感覚（interoception）について初歩的な知見が得られている。

筋膜組織の連続性

　現在では、筋膜組織が全身に行きわたりつながっていることを否定する研究者はいない。筋膜の連続性は、（治療への応用をめざす）臨床研究だけでなく、基礎研究においても重視されるようになっている。

　将来的に、筋膜の連続性について驚くべき知見がもたらされることが予想される。すなわち、筋膜や他の身体的構造の純粋に組織学的な性質が明らかになるだけでなく、各器官が全体としてなす共同作用や、器官間の動的な相互作用についても明らかになると考えられる。筋膜は、身体のあらゆる系をつなぐメタシステムであり、身体の包括的な考察（身体を全体として見る）への橋渡し役にもなる。病気が局所に限定されないように、身体の局所（個別の部位）だけを治療することはできない。「包括的な視点で患者を見ると、治癒不能とされた健康障害も治療が可能となる」[69] p.76のである。

　筋膜研究が始まった頃から、連続性は筋膜の主要な特徴とされていた。A.T.スティルは、筋膜の連続性に依拠して自らの論を展開し、他のオステオパシーの文献の著者らも同様であった。よく知られる通り、

オステオパシーでは、しばしば症状の原因は症状のある場所ではなく、他の場所に存在するとされる。

筋膜の連続性は、ティパルドスのモデルの基礎をなすものでもある。そこでは、2種類の連続性がある。

1. その一つは、空間的な**連続性**（continuity）である。筋膜は全身に行きわたり、筋、骨、内臓などをつないでいる。将来的に新たな知見がもたらされると予想されるのは、この意味での連続性についてである。これにより、（これまでの解剖学のような）各部の分離ではなく、全体性、すなわち各部のつながりや相互作用が重視されるようになると考えられる。もう一つの連続性は、**コンテニアム**（continuum）であり、これは先の連続性（空間的な連続性）を基礎としている。コンテニアムは、種類の異なる構造（骨と靭帯）がなす一つの解剖学的構造である。種類の異なる構造がコンテニアムの両極をなす。ティパルドスは、コンテニアムという考えに基づき、筋膜コンテニアムというモデルを構築した（その後さらに筋膜ディストーションモデル（FDM）を構築した）。一方、他の研究者は、電子顕微鏡画像や組織学的検査などに依拠して移行部を説明してきた。「コンテニアム」や「移行部」について、今後どのような研究成果がもたらされるか分からない。とはいえ、おそらく、現在よりも、コンテニアムや移行部はより重要なものとされるようになるだろう。これらは、機能低下の解明に寄与し、新しい治療法の基礎を提供するものとなるだろう。

2. これに加えて、筆者が考えるに、時間的な連続性もある。健康は、時間的な連続性の上に成立するものであり、静的な状態ではない。すなわち、人間は環境の中で生きており、これに絶えず適応しなければならない。瞬間ごとに無数の外的影響（温度、光、栄養など）にさらされ、身体レベル、精神レベル、感情レベルでこれらに対処している。外的影響を受けた身体の内部では、バランスを回復するため、化学物質やホルモンなどの複雑な処理過程を経て反応が生じる。身体は絶えずこれを繰り返している。そして、これは生涯にわたり続く連続的な過程である。

🛈 補記

身体は複雑なシステムであり、その周囲を取り巻く外的システムの中で存在しているという考え方は、システミック・メディスン（systemic medicine）から来ている。ただし、ここではこれについて詳述しない。

損なわれたホメオスタシスの回復は、病気や受傷の後に特に重要である。例えば、治療家は筋膜バンドの歪みを矯正することはできるが、筋膜が生理的機能を回復しその状態を持続するには、筋膜自体がそのための情報を獲得しなければならない。筋膜は通常の運動や負荷を通じてこれらの情報を獲得する。したがって、健康を回復しこれを維持するには、運動や負荷を通じて、筋膜に情報を与えなければならない。

健康を回復し維持するためのモットーは、「切り離し（dis-section）ではなく連続性を、静（固定）ではなく動（運動）を」である。次章ではFDMの第2の柱である「運動」について述べることにする。

4.3 運動

FDMの治療では、筋膜の歪みを元に戻す。これにより筋膜ディストーションが存在しなくなり、患者はそれが発生する以前の可動性を回復する。患者は通常どおりに動けるようになるが、それにとどまらず通常どおりに動くべきである。通常の運動を行うことによってのみ、治療成果は維持されるからである。FDMは運動の原則なくして成立しない。FDMでは、保護や固定はほとんど何の役にも立たない[13] p.11。

> 「FDMの最大の教えは、人間は動くべきであるということである」

運動には2種類ある。一つは全身の運動、すなわち身体活動である（その反対は保護や床上安静である）。もう一つは身体の部分的な運動、すなわち身体の各部を動かし負荷を与えることである（その反対は固定や不動である）。以下、これら2種類の運動について見る。

4.3.1 人体にとっての運動の重要性

人間が動き続けるためには、運動が必要である。われわれは、一定の時間動かずにいると、しばしば硬直や動きにくさを感じる。例えば、朝の起床時、長時間の座位の後、病気による長期の床上安静の後などである。人間には定期的な運動が欠かせない。

その理由は、歴史を見ても明らかである。200年前もしくは100年前までの人間の生活は身体活動を行うように仕向けられていた。木材を探しに行き、食べるため狩猟や田畑に出て、その帰りには重い荷物をかかえ長い道のりを歩かねばならなかった。また、決まった作業を繰り返し行う機会も多かった。身体は運動するように出来ている。これは他の動物を見ても分かる。野生の動物が身体をいたわり長く休むことはありえない。確かに病気やけがを負うと再生期が必要になる。しばらく身を隠し、数日食べず、ほとんど身動きしない。とはいえ、この場合でも食べ物を探しに出かけなければならない。自然界において、生き物が長い期間、身体をいたわり休むようなことはない。

4.3.2 長期の固定や不活動がもたらす結果

現在、かつてのような生活を望むべくもないが、身体は運動するよう出来ており、運動を欠かせないことに変わりはない。床上安静など長期の不活動がもたらす帰結は明らかになってきている。すなわち、筋が痩せ、血栓塞栓症が助長され、リハビリテーションが長引く。慢性の非特異的腰痛を有していればそれが悪化する可能性が高まる[67]。入院患者が4週間不活動で過ごすと、要介護になるリスクは約61倍高まるとされる[91]。

正統医学では、通常の治療として、床上安静だけでなく、身体の部分的固定も行われる。特に整形外科では固定がよく行われる。例えば、足首捻挫などで固定が行われるが、その際、免荷のためと説明される（18.5.6章を参照）。

しかし、近年、明らかになっているように、長期の固定は運動器官や支持器官にマイナスの影響を与え、通常、これに伴って生じる代償は、固定の期間が終了しても続く。すなわち、関節軟骨に十分な栄養が供給されず、筋が萎縮し、腱や靭帯の抗張力が弱まる。

4.3.3 正統医学でも始まる再考

このため、正統医学においても、保護や固定は必ずしも有用でないという考え方が徐々に広がりつつある。例えば、次の2つの領域で、保護について再考の動きが見られる。

内科学

20年ほど前までは、心疾患や心筋梗塞後の患者は、心臓などの循環器系に負担をかけないため、保護(すなわち安静)が推奨されていた。しかし、様々な研究によれば、これには意味がない。そして現在は、心臓手術を受けた患者は、術後すぐに適度の活動を再開するようになっている。また、心血管疾患の予防が必要な患者や、既にこれを有する患者についても、身体活動の有用性が証明されて久しい[65] p.31。他方、保護がもたらす不利益は確実であるとされる。心臓などの循環器系は、身体活動を行うことによってのみ、回復の機会を得るからであり、心臓の筋は恒常的に刺激を受ける必要がある。

最近の研究では、バイパス手術などの心臓手術後の患者にとって重要なのは、持久力を高める活動だけではない。むしろ筋トレーニングに重点を置いた医学的なトレーニング療法も行われている。なぜなら、骨格筋の活性化により、心筋も強化され、これと同時に治癒過程が促進され、生活の質が高まるからである。心臓手術後の患者にとっても、保護がもたらす不利益は確実とされている。

整形外科学

整形外科学においても、再考の動きが見られる。数年前までは、腰痛の患者は、保護(すなわち安静)を推奨され、ベッドで横になり、背中に負担をかけないようにすべきとされていた。現在では、状況は変わり、腰痛の患者は動くことを推奨されている。ドイツにおける腰痛の診療ガイドラインも、急性および慢性の非特異的腰痛で床上安静を推奨せず、急性症状の患者に「可能な限り身体活動の継続」を勧めている[67] p.26。

固定についても再考がなされている。例えば、数年前までは、**足首捻挫**は、手術による治療が多かった。靭帯断裂と診断されるとその修復のために行われていたが、ほとんどの場合、意味がないことが分かった。現在、手術の代わりに(患者から見て安心感と安定性を得られるように)シーネで固定するようになっている。

痛みがあるから保護しなければならないという考え方は、無制限には通用しなくなっている。これは肯定的に見るべきである。ただし、正統医学では、運動の意義が十分に根拠づけされていない。根拠のないまま通常の治療法として運動が行われている現状は、医師の立場から見れば問題と言わざるをえないだろう。

4.3.4 FDMから見た運動の意義

これに対し、FDMは、人間にとっての運動の意義(重要性)を説明するための理念を有している。FDMでは、筋膜は、与えられた外的状態への適応力にとって重要であり、さらに自己治癒にとって重要であるという前提から出発し、筋膜がこれらに寄与するメカニズムについて考察する。

適応力と自己治癒

人間は、進化の過程で、高度な身体的要請に適応してきた。人間は常にこのような要請にさらされてきた。1日の多くの時間を座って過ごすようになった現代においても、身体の**適応する力**は維持されている。身体は日常的活動を通じて強化される(例えば活動に必要な筋は強化される)。

身体の適応力は、おそらく筋膜のメカニズムに帰される。そして、このメカニズムは**自己治癒**においても主要な役割を果たしている。身体が創傷(組織の損傷)に反応する仕組みについては医学的に詳細な記述がなされている。すなわち、受傷すると、直ちに治癒過程が始まる。代謝反応が生じ、組織でホルモンが放出される(これに伴い痛みが生じるとされる)。創傷治癒に大きく関わるのが線維芽細胞(結合組織の細胞)である。創傷治癒の過程では、受傷した組織の間(例えば互いに分離した筋膜線維)で新たなつながりが作られる(リモデリング。4.2.2章を参照)。

自己治癒は、身体が機能する上で欠かせない。すなわち、筋膜の線維が絶えず再形成され連結しなければ、骨折やその他の損傷は治癒しない。自己治癒は、損傷の程度、年齢、治癒を促す条件に関わりなく、必ず生じる。さらにいえば、損傷の有無にさえ

関わりなく、自己治癒は生じる。というのも、外傷や疾患がなくても、新たな筋膜の線維は絶えず形成され連結しているからである。

自己治癒（筋膜の線維の再形成と連結）が目的にかなった仕方で進行する上で重要となるのが運動である。確かに、運動をほとんど行わない夜間も、自己治癒は進行する。しかし、その場合、自己治癒は多かれ少なかれ無秩序に進行する。すなわち、筋膜線維の形成と連結は、機能的に意味のある場所だけでなく、可能であればどの場所にでも生じる。とはいえ、このようにして形成された筋膜の線維は基本的に、通常の運動を再開した際に修正される。

癒着

ただし、通常の運動を長期間行わなければ、筋膜の線維は癒着する。正統医学でも、癒着はよく知られた現象である。その場合、手術後の後遺症として組織がくっつくことを指す（6.1.4章の「さらに詳しく　FDMにおける慢性化」を参照）。ある研究では、不活動により筋膜の線維はフェルト状になるとされる（「不活動は、筋内膜の正常な構造を損ない、筋線維のネットワークのそれぞれを識別できなくする」[41] p.245）。

FDMにおいても、癒着は重要であり、慢性の痛みと密接に関連するとされる。FDMにおける癒着は、それが生じる領域に影響を与えるだけにとどまらない。癒着の影響により、筋膜の線維が短縮し、これにより他の線維が牽引され、痛みや運動制限が生じる。これらの痛みや運動制限は、保護（不活動）を続けても解決しない。むしろ、これらは弱まるどころか強まり、慢性化する（6.1.4章）。

保護と同様に、身体の部分的固定も逆効果をもたらす。これにより、治癒過程は目的に向かって進行することができないからである。例えば、足首捻挫では、組織が生理的負荷を受けなければ、意味のある仕方で修復されない。身体の部分的固定により、健全な治癒にとって重要な情報（固定された部位はどのような日常的活動や機能において必要とされるのか）が不足する。そして、筋膜の線維は、意味のない場所で連結したり結合する。固定終了後、例えば固定されていた上下肢には、硬直（FDMでいうテクトニック）が生じ、これを可動化（モビリゼーション）する必要が生じる。これには多大な力が必要であり、痛みを伴うことが多い。

筋膜の線維の正しい形成には、身体が情報（筋膜の線維がどこで連結すべきかなど）を得ることが必要である。身体各部の機能や構成に関する正しい情報は、その部分を通常どおり動かし通常の負荷をかけることにより獲得される。したがって、人間が運動を行う限り、筋膜は制限なく動くことができる。その逆も同様であり、人間が動くことができる（すなわち健康である）のは、筋膜が健全であり本来の特性（自由に制限なく動く）を有することによってである。

コンテニアム理論

FDMの視点に立てば、治癒過程にとって運動や負荷が重要であることは、さらによく分かる。

FDMのコンテニアム理論では、腱と骨は一つの連続する筋膜構造とされる。すなわち、腱はこの連続する筋膜構造の靭帯性部分をなし、骨は骨性部分をなす。骨におけるカルシウムの割合は腱のそれよりはるかに高い。このため、骨は圧に対し安定性を有する。不活動になると、カルシウムが骨から出て移動し、骨以外の部位に定着する。これにより、骨の安定性が低下すると同時に、他の部位（腱、血管など）が石灰化する。運動を行うと、カルシウムは骨中に戻るが、身体を保護し動かずにいると、大量のカルシウムが骨から出続け、正統医学でいう骨粗鬆症となる。そして、骨の安定性が失われ、わずかな圧迫負荷により骨折する危険が高まる（「8章　コンテニアムディストーション」）を参照）。

したがって、靭帯損傷の治療の原則は、骨の損傷（すなわち骨折）にもあてはまる。FDMから見れば、**骨折**においても、固定は禁忌であり、行うべきではない。ティパルドスは、骨折も筋膜ディストーションであると見ていた[114] p.65。

「FDMでは、骨折を、筋膜ディストーションが骨基質にまで広がったものととらえる」

例えば、らせん骨折は、トリガーバンドが骨にまで及ぶことで生じる。トリガーバンドが骨に及ぶと、骨性トリガーバンドとなる[114] p.65。

したがって、骨折も、患者のボディランゲージに基づき、筋膜ディストーションと診断され、それに応じた治療が行われる。

骨は、基本的に自然治癒する。ただし、手術が有用な場合もある（骨の特定の部分を接合する骨接合術など）。また脱臼骨折は必ず手術を行うべきである（これについてはティパルドスも正統医学と同じ意見である）。ただし、骨が手術後に速やかに安定性を回復し着実に治癒するには、一定の負荷が必要である。負荷の強さについては様々な意見があるものの、一定の負荷が有益であることは一般に認められている。したがって、骨折の治療で従来行われてきた固定（ギプス包帯など）は、順調な治癒を妨げるものである。

4.3.5　運動は患者が決定する

ここでいう運動はスポーツではない。FDMは、患者にスポーツを勧めるわけではない。FDMの治療でまず重要なのは、患者が通常の運動を回復することである。例えば、日常生活に必要な運動や、できなかった運動が治療後にできるようになることである。さらに、FDMでは患者に助言を行う。すなわち、人体は運動するように出来ており、緊張の強まりや軽度の症状が発生することがあっても、これらは運動を行わない理由にはならず、むしろ身体の適応力を示す徴候であり、身体が自己調整や自己修復の能力を有することを表していることを患者に伝える。運動を増やすにつれ、筋膜は高度な運動にも適応するようになる。そして、身体はよく動くようになり、その適応力は高まる。

日常的活動

FDMは、基本的に、患者に課題（毎日どれだけ運動すべきか）を与えることをしない。最新のウェアラブルデバイスやフィットネスアプリを使い、目標の歩数や距離を設定し、その達成度を管理することについて、筆者は様々な理由から批判的である。なぜなら、これらは基準値を前提とし、個人の事情（個人の日常生活での活動量、運動を一緒におこなう仲間の有無、気持ちの面でのハードルなど）を考慮しないからである。個人を全人的に見るならば、これらを無視することはできない。

とはいえ、自分の身体に対し責任を有し、どれだけの運動を日常生活に取り入れることが可能か、そしてそれを希望するかを決定するのは患者である。とはいえ、極端なことをしてはならない。例えば、マラソンを短い時間で走ろうとしたり、試験勉強などのために運動を急に休止したりすべきではない。

スポーツ

長年スポーツをおこなってきた人は、筋膜の修復の能力が高く、強い刺激（訓練のための負荷）への適応も早い。このような人が突然スポーツを完全に止めると、その後、過大な活動をおこなった際に、筋膜ディストーションが発生しやすい。痛み、緊張、運動制限などを通じて筋膜ディストーションの存在に気づくことが多い。スポーツをおこなってきた人の筋膜は、運動レベルの急激な変化に適応できない。こうした例は、日々の診療でもよく見られる。

患者の目標

FDMの治療では、治療の目標について患者と合意することが重要である。あなたは治療により何を達成したいのか？ 筆者が患者にこう尋ねると、多くの患者は驚く。彼らはこのように尋ねられることを予期していないからである（あるいは自分の希望や期待が重要であり聞かれるべきであると考えていない）。しかし、患者に目標を尋ねなければ、治療の成果を検証することはできない。また、現実的な展望を持つこともできない。例えば、痛みを感じずに自転車に乗れるようになりたい人もいれば、庭仕事をできるようになりたい人もいる。患者はそれぞれ、自分の目標や、自分ができるようになりたい運動を自分で決定する。

次章では、FDMの第3の柱、「患者本位」について見ることにする。

4.4 患者本位

FDMでは、徹底した患者本位の治療を行う。患者は、自分の身体、症状の重さ、さらに治療の成果についてのエキスパートである。「患者本位」は様々なレベルで実行される。以下、それが具体的にどのようなものかについて述べる。

4.4.1 患者は自分の問題を知っており、伝えることもできる

問題を知っているのは、医師や治療家ではなく、患者である。患者には自分の問題が分かっている。したがって、FDMは、全く新しい仕方で診断を行う。FDMでは、まず症状を有する患者をしっかり受け止める。すなわち、患者とその症状を「信じ」、患者が症状を指し示す仕方（ボディランゲージ）、説明の仕方、患者の訴え（痛みの強さ、症状の重さ）から、治療を導出する。FDMの治療家にとって、患者が指し示し訴える症状は患者の思い込みではない。全ての患者は、その身体に問題、すなわち筋膜ディストーションを有している。治療家は、患者から与えられる情報により、症状のこれまでの経過を理解し、予後（今後どうなるか）を考える。

患者が症状を指し示す仕方（ボディランゲージ）は普遍的であり、全世界で共通である。このため、FDMの治療家は、患者の言語が分からなくても、FDMの治療を行うことができる。この点で、FDMはアフリカなどの国々（一つの国で様々な言語が話されている）で広く行われるようになる可能性がある。

なぜ筋膜ディストーションが発生するのかが治療家に分からない場合もある。この場合、治療の段階で、必ずしも結論を出さない。まず必要なことは、患者から症状を取り除くことである。症状を速やかに、そしてその後長く取り除く必要がある。また、治療家は患者に、自分の身体の潜在能力（ポテンシャル）を信頼するように伝える。受傷したり病気になると（症状によりこれらに気づく）、身体では直ちに自己治癒の過程が始まる。治療家は、この過程を助けるため、治癒を促す条件を創出する（筋膜の歪みを元に戻す）。患者は、運動を通じて身体を支え（身体は運動するように出来ており、身体には運動が必要である）、負荷を通じて創傷部に情報を与える（治癒や生理的機能の回復には負荷を通じて情報を与える必要がある）。これらをおこなった上で、それ以外の全てを身体にまかせる。

FDMのこのような診断や治療の仕方は、治療家にとって大きな利点がある。第一に、臨床推論や検査所見が必要でない。必要な全ての重要な情報は、患者が与えてくれる。このため、治療家は、患者に注意を払い、その言葉をよく聞き、その様子をよく見なければならない。治療家は、最初の瞬間から、自分の注意を余さず患者に向ける。このようにすることで、患者は自分が尊重され、自分の症状を受け止めてもらえたと感じる。

さらに、このようにすることにより、緊張も緩和する。FDMでは、治療家は、複雑化された問題を整理する必要ないからである。ありきたりであるが、筆者が考えるに、診療では状況を正確に評価し、見落としのないことを心がけるべきである。多くの患者は、これまでに受診した医師から様々な診断を受けている。このように様々な診断を背負わされている患者を治療するには、一つの明快な仕組み（指し示された筋膜ディストーションを徒手で解消する）が非常に役に立つ。これにより、様々な可能性が整理さ

れ、思考可能となる。すなわち、複雑な病気の経過を有すると診断された患者が、手におえる存在となり、症状を整理し、その原因（筋膜ディストーション）を一つずつ治療することができるようになる。

4.4.2 患者が治療の目標を決定する

患者は自分の問題を知っている。これと同様に、患者は治療の目標を表明し決定することができる。どんな医療においても、治療の目標は基本情報の一つである。しかし、正統医学では、治療の目標について、次のような問題が見られる。

1. 所見と関連させて治療の目標が決められている。例えば、血液検査の数値が正常範囲になることが目標（健康の回復）とされる。
2. 第三者によって治療の目標が決められている。例えば、手術により膝を90度屈曲できるようになることが目標とされる。

正統医学では、医師が患者の状態を分かっているとされることにより、患者の決定権が奪われている。しかし、医師や検査所見（臨床検査や機能テスト）は、患者の健康状態についての情報を提供できない。例えば、前屈テストで手が床面につけば、可動性は良好とされるが、患者がバレリーナであれば、この程度の前屈では可動性が良好とはいえず、バレエという職業を行うには不十分である。治療において、達成すべき標準というものはなく、個人に合わせてその都度、目標を設定する必要がある。

以下、具体例を挙げて、個人に合わせた目標の設定の重要性を説明する。

- 患者はしばしば、静止状態の姿勢の異常を指摘される。例えば、骨盤の傾斜、側弯症、足底弓の異常などである。そして、これらの異常により症状が生じるとされ、これらの異常を改善することが治療の目標とされる。そのために、例えば、骨盤の傾斜ではスラスト・モビリゼーションをおこなったり、足底弓の異常では足底板を使用する。多くの場合、異常所見と症状には因果関係がないにも関わらず（2.6.4章「さらに詳しく　医学における因果関係」を参照）、異常所見に基づき外側から治療の目標が設定される。しかし、標準的な姿勢は、治療の目標の優れたパラメータとはいえない。身体は常に動くことで機能するからである。
- あるいは、余暇に芝生でサッカーをするのが趣味である患者に対し、膝症状があるというだけでサッカーを止めるという目標を設定するのは良策ではない。むしろ、目標は患者の生活状況に合わせて設定する必要がある。良い活動、悪い活動といったものはなく、患者が活動を行えるようになることを目標とする。

目標の設定は、患者の状況に合わせて行う。とはいえ、多くの患者は、治療者は何が良いか分かっておりそれに合わせて治療の目標が設定されるという考えに慣らされている。このため、合意により明確な目標を設定できない患者が多い。合意による目標の設定は、患者にとって負担が大きい。患者は目標について考えることに慣れていないからである。しかし、経験的にいえば、患者は厄介な患者であってよい。FDMでは、患者との共働が必要だからである。

目標として設定されることが多いのは、特定の状況で生じる痛みの軽減や、活動を行うための可動性の改善や、機能の改善である。患者は、明確な目標として、日常のある状況での変化を挙げることが多い。例えば、痛みなしに30分のランニングをしたい、車の運転の際に頭部を自由に回せるようになりたいなどである。治療家はこれらの目標は記録しておく。これらに照準を合わせて治療を行うためである。

患者による認識は、治療の重要部分をなす。すなわち、症状は改善しているか、設定した目標に近づいているかについて、患者がどのように認識しているかが重要である。治療者は、患者が認識していないであろうことを言い立ててはならない。症状が改善したと言いうるのは患者だけである。患者が改善したと感じなければ、改善していないのである。

4.4.3 患者が筋膜ディストーションを治療するかどうかを決定する

FDMでは、人間は常に多かれ少なかれ筋膜の歪みや変形を有するという前提に立つ。トリガーバンドに加え、ヘルニアトリガーポイント、コンテニアムディストーション、その他の様々な筋膜ディストーションはある意味で身体の一部をなしている。これらの筋膜ディストーションは、確かに何らかの制限（運動制限）をもたらす。しかし、これにより自動的に痛みが生じるわけではない。筋膜ディストーションの多くは、現実の問題にまで発展しない。

これは、FDMのセミナーに参加するとよく分かる。例えば、ヘルニアトリガーポイント（HTP）の治療の演習で、参加者は事前に頭部（項部）の回旋の検査を受け、演習として鎖骨上ヘルニアトリガーポイント（SCHTP）の治療を受けると、頭部の回旋が明らかに改善する。演習としての治療により、筋膜の組織に変化が生じ、頭部の運動が改善する。この場合、治療を受けた参加者は筋膜ディストーションを有していたといえるのか？答えはイエスでもありノーでもある。

- イエス（すなわち筋膜ディストーションを有していた）：運動が改善したことから、治療が成功したと言える。このようなことはHTP以外の筋膜ディストーションの演習でも見られる。すなわち、筋膜ディストーションを有するとされていなかった参加者が演習としての治療を受け、改善が生じることはある。

FDMでは、本来、筋膜ディストーションは治療家が推定するものではない。すなわち、治療家が、患者はある筋膜ディストーションは有し、それゆえこれに適した治療が必要であると推定するのではない。むしろ、筋膜ディストーションは、これによる何らかの制限が生じた患者により指し示されるのが基本である。それにも関わらず、臨床では、しばしば、治療家が、最初から持っている情報に基づき、自分の経験を引き合いに出し、そこから治療戦略を立てるということをしがちである。医学において経験を使うことは重要であるが、治療家は、拙速に結論を出したり、自分の経験を主な根拠として治療戦略を立てることのないよう、常に本来の在り方に立ち返る必要がある。

- ノー（すなわち筋膜ディストーションを有していなかった）：筋膜ディストーションが存在するといえるのは、臨床で、患者がこれによる症状を訴え、何とかしてほしいと求める場合である。また、治療の必要性が生じるのは、患者が何らかの制限を有し、これを変えたいという目標を持つ場合である。

FDMでは、大部分の筋膜ディストーションは、自ずと修復されるため、治療の必要はないとされる。例えば、身体が様々な活動を行いうるのは、バンド状の筋膜が有する特性による。バンド状の筋膜は、身体に様々な選択の余地を与え、身体は活動に応じて適応することができる。とはいえ、身体の適応の過程で、トリガーバンド（バンド状の筋膜の歪み）が発生することもある。このトリガーバンドの発生は、身体の生理的反応であり、身体が周囲環境の変化に適応することで生じる。（トリガーバンドを含め）筋膜ディストーションが、通常の運動や負荷を通じて修復または解消されない場合、そしてその状態が持続し強化される場合、何らかの症状が生じることがある。症状により支障が生じると、患者は治療家に治療を求める。患者が治療を求める時が治療を行う時である。したがって、治療をいつ行うかは患者が決めることである。それは、患者の外側にいる者が決めるのではなく、何らかの基準があるわけでもない。患部を詳細に写し出したX線の異常所見によっても決めることはできない。

4.4.4 患者は自らの身体に責任を有する

FDMでは、患者に責任を求める。患者だけがどの筋膜ディストーションが問題をもたらしているのかについての情報を有するため、治療は患者との協働で行う。患者は、治療の主体者であり、治療過程の全体を主導する。これは、FDMの治療の重要部分をなす。したがって、患者は、他の医学概念（診断と治療を外側から管理し、患者は責任を求められない）よりも多くを求められる。

これにより、患者は病気と健康について統合的なイメージを持つようになる。身体の損傷部分について他覚的所見（そこから痛みの強さについての情報が得られるような所見）がないのと同様に、全人的な人間が病気か健康かを判断しうる客観的な基準はない。むしろ、病気と健康は一つの動的過程の中の状態と見るべきであり、人間は病気と健康の間を流動的に移動している。身体症状によりどれほどの支障が生じているか、どれほど切実に身体症状を取り除きたいと希望しているか、どんな治療を望むか（即効性はあるが痛みを伴う治療か、痛みを伴わないゆっくり持続的に行う治療か）は、当人だけが明確に言えることである。たとえ有能な専門医であっても、外側にいる者が言いうることではない。

患者は自分の身体に対し責任を有する。これは、診断や治療においてだけではなく、治療後もあてはまる。身体は、運動し活動するように出来ており、これらを行うことによってのみ機能する。これらを行うことは、症状が長く再発しないための前提条件にもなる。したがって、治療家は、その役割として、患者が自分の身体を信頼し、身体を使うことを習慣にするよう動機づけなければならない。患者の生活の質の回復は、FDMにおいて最も重要な治療目標である。

4.4.5　FDMの治療家も患者である

FDMの治療家自身も、自分の身体に対して責任を有する。筆者も時々症状を有することがあるが、症状があっても気に病まずに生活できるのは、症状は筋膜ディストーションから生じ、大抵は通常の活動を通じて修復されることが経験的に分かっているからである。FDMの治療家という仕事は、身体を使う機会が多い。これは、デスクワークばかりの仕事で運動不足を補うため時間を作って運動やスポーツをしなければならないことを考えれば、利点と見ることもできる（とはいえスポーツには多くのプラス面がある。社会的交流や身体を動かす楽しさなど、様々な良いことがある）。

多くの患者は、筆者が文字通り体を張って治療することを肯定的に見ているが、ある時、1人の患者が、親指にそんなに力をかけて関節症になる心配はないのかと尋ねた。筆者はそんなことを考えたことがなかったが、確かにFDMのセミナーでよく受ける質問として、FDMの多くのテクニックは治療家の親指に負担をかけるものであり、テクニックを行えなくなる可能性もあるのではないかというものがある。このように聞かれた場合、筆者は、自分の親指は相変わらず調子がいいし、親指を使って長年仕事ができている、仕事をしていない時は親指が休んでいるように感じると答えている。また、セミナーで何らかの問題を抱えた参加者がいれば、その場ですぐに解決するようにしている。様々な種類の筋膜ディストーションが即座に治療される。

とはいえ、筆者は、1人の患者から受けた質問について考え、自分なりの答えにたどりついた。すなわち、自分の親指が関節症を有さないのは、「関節症」という診断名が自分の病気の概念の中に存在しないからである。確かに、筆者は親指に筋膜ディストーションがあると感じ、実際、トリガーバンド、コンテニニアムディストーション、さらにフォールディングディストーション、シリンダーディストーションなどを有している場合がある（ただしテクトニックフィクセーションはまだ確認していない）。筆者としては、親指を使って仕事が出来れば十分である。それが出来ているのは、筋膜ディストーションが解消されているからである。ただし、解消されず緊急を要する場合は、筆者は同僚たちに治療を求めるだろう。

FDMを通じて、筆者の自分の身体についての見方は変わった。FDMというモデルに従って思考し仕事をするようになってから、気を張らずに生活できるようになった。身体は自己修復するものであり、適度に身体を使うべきことが分かっているからである。また、なすべきこと（自分や自分の身体に要請されていること）となしうること（生活の中で与えられた可能な選択肢）との間で健全なバランスをとるべきことが分かっている。筆者は、痛みのない生活を前提とするのではなく、痛みが生じても自分は対処できるという考えで生活している。

FDMにおいて、治療家は、自分の身体の機能や症状に対する向き合い方に変化を求められる。これは容易なことではないが、FDMを独自の医学概念として見ることから帰結するものである。

さらに詳しく

心身医学とFDM

精神的な要因も症状の原因となるのか？これにより症状はどのくらい強まるのか？これらの問いに対し、FDMは何も言うことがない。症状を原因に帰することは、思考による抽象化であり、観念的な作業である。例えば、ストレスを原因として項部に緊張が生じることは十分に考えうる。しかし、このように考えることは、治療の役に立つものではない。したがってFDMはこれについて何も言わない。FDMでは、患者が症状を指し示し訴える場合に治療を行う。そして、症状は身体的に相関するもの（筋膜の歪み）に帰されると推定する。したがって、FDMは患者の思い込みを治療するというのは見当違いである。

FDMは、**治療本位**である。例えば、なぜ筋膜ディストーションが生じるのかという理由について語らない。確かに、ティパルドスは、筋膜ディストーションは主に損傷により生じると述べ、既存の筋膜ディストーションを通じて変形したり、薬の影響により生じることも考えられるとしている。筋膜ディストーションの原因として考えられるものは様々あるにしても、これらはモデルの中で明確に述べられていない。治療家にとって原因が重要であるのは、原因を知ることが治療に有益になる場合に限られる。例えば、フォールディングディストーションでは、リフォールディングディストーションとアンフォールディングディストーションの判別のため、原因を知ることは重要であり、これに基づき治療の方法を決定する。

臨床では、当然ながら、患者は、筋膜ディストーションの新たな発生は避けられるのかと尋ねる。これは、ストレスは避けられるかという問いに等しい。最新の筋膜研究では、ストレスによる筋膜への作用が指摘されているからである（4.2.3章）。患者からこのように尋ねられた際、答えにつながるヒントを与えることはできる。例えば、身体が円滑に機能するための良好な条件を作るべきであり、それには十分な（過剰ではない）運動を行うことだと伝える。とはいえ、これを実行するかは最終的に患者に委ねられている。患者は自分の身体に対して責任を有するからである。

患者に必ず伝えるべきことは、自分の身体を信頼することである。身体は、適応力を有し、身体に変化をもたらす外的要因に反応する。また、負荷がピークに達するのを防いでいる（精神的負荷のピークであるストレスもこれに含まれる）。

とはいえ、身体に期待しうることの吟味も必要である。症状が全くない状態が長く続くことは、ほぼあり得ず、望むべくもない。身体の適応力は訓練しうるものであり、それは、外からの負荷（病原体など）に常時対処することによってのみ可能である。われわれは、身体がこれをなしうるようにし、そのための時間を与えなければならない。小さな不調の度に、薬や医者に頼っていてはならない。身体において負荷と緩和、運動と休息が交互に繰り返し生じるようにしていれば、長期的に日常生活や、仕事や、スポーツなどにおいてより高度な要請（課題）を行えるようにもなる。

4.5 まとめ：FDMのモデルの特徴

医学モデルは次のようにして誕生する。すなわち、臨床で観察を繰り返し、これに基づき、現実において観察されたあらゆる現象（例えば患者が有する症状）を合理的に矛盾なく統合しうる一つの仕組みの発見に努める。このようにして、観察される現象をそこから導出しうるような体系（すなわちモデル）を見つける。

ティパルドスは、臨床で観察を行い、患者たちが類似の身ぶり（ボディランゲージ）により自分の症状を指し示すことを見つけた。ここから、症状は筋膜の歪みに帰されると推定した（作業仮説）。このような推定の下、患者と直接に相互作用しあう中で、治療も生み出された。さらに、治療の成果により、推

定の正しさを確認し、モデル（FDM）は強固なものとなった。

　FDMは狭義と広義に理解しうる。狭義のFDMは、筋膜ディストーションは症状を生じさせ、筋膜ディストーションを元に戻すと症状は消失するというものである。

　他方、広義のFDMは、臨床での観察に基づき、それが意味する内容が広がる。すなわち、診断と治療は、患者のボディランゲージや愁訴（言葉による説明）を通じて可能となるがゆえに、患者は欠かせない存在とされる。さらに、臨床での観察から次のことも導出される。症状の軽減は、長期的には固定（身体の部分的固定）や保護（全身の不活動）ではなく、運動によりもたらされる。このように、広義のFDMは筋膜、運動、患者本位という3つの柱に支えられている。筋膜だけに重点を置くと、FDMは、筋膜を治療するだけのものとなり、他の多くの治療法と変わらない。それどころか、治療さえままならない。FDMの治療の出発点は、患者と直接に相互作用しあうことにあるからである。

　とはいえ、狭義のFDM（筋膜の歪みが症状の原因であるというモデル）は、それ自体、きわめて有効なモデルであり、ティパルドスはそこから新たな推定をおこなった。すなわち、筋骨格系の問題だけでなく、心疾患や動脈硬化も筋膜ディストーションに帰されると考えた。

　このような新たな見方により、新たな可能性（当時はまだ思考上のものにすぎなかったにせよ）が生まれた [106] p.4

「われわれが提示するモデルは、心疾患、高血圧、脳卒中、関節炎、癌、糖尿病、喘息などに対して予見可能性がないとされる。ごく単純な解剖学的モデルでさえ、しばしば何の疑問もなく受け入れられている。『心臓は筋肉である』ということは、どんな医学訓練においても教えられる基本的概念である。しかし、心臓は、肉眼的にも顕微鏡的にも、その半分は筋肉であり、半分は筋膜である。なぜ残りの半分の筋膜について語られないのか？それは、筋膜が現在の医学モデルに含まれていないからである。おそらく心臓の筋膜はこのまま無視され続けるだろう。筋膜モデルを支持する者は、筋膜の認知を求めて、いつか闘うことになるだろう」

　あるモデルから導出される推定を別の疾患にも広げることは、モデルにつきものの基本的な考えである。そうすることにより、モデルは予測可能性や導出可能性を備えるようになる。現在、FDMでは、このような適用範囲の拡大は意図されることなく、むしろその逆である。ティパルドスが救急医療に従事し、日常的に骨折を治療し、FDMによる骨折の治療もおこなっていたのに対し、現在、多くの治療家はFDMの適用を狭い範囲に限っている。すなわち、主に運動器系の症状や（腹痛や頭痛などの）機能的症状を扱い、足首捻挫などの急性症状を治療することは少なく、まして骨折を治療することはまれである。

　ここにも、現在の正統医学の診断や治療の強大さ、すなわち医師や患者に対し強い影響力を持ち、根本的な再考の余地さえ与えないことが表れている。とはいえ、FDMの存在が医療の中で大きくなっていくことを願わざるをえない。

第2部

筋膜ディストーション

5	序論	62
6	トリガーバンド	71
7	ヘルニアトリガーポイント	82
8	コンテニアムディストーション	86
9	フォールディングディストーション	93
10	シリンダーディストーション	100
11	テクトニックフィクセーション	113

5 序論

　以下においては、まず診断と治療の原則について概説し、続いて各種の筋膜ディストーションについて述べる。その際、ティパルドスが患者の身ぶり（ボディランゲージ）の解釈に基づきこれらの筋膜ディストーションを認識した順序に従い記述する。その順序とは、1991年9月にトリガーバンド、その後間もなくヘルニアトリガーポイント（HTP）、翌1992年3月にコンテニアムディストーションの原理を考案、1993年初めにフォールディングディストーション、1995年にシリンダーディストーションとテクトニックフィクセーションを認識した、というものである（3.1.1章を参照）。

　各種の筋膜ディストーションが認識された順序は、実践との整合性もある。最初の2つ（トリガーバンドとHTP）はティパルドスにとっても最も認識しやすいものであったが、これらは日々の臨床でほぼ全ての患者に見られるものである。ほぼ全ての患者で見られる点は、コンテニアムディストーションも同様である。フォールディングディストーションもよく見られるが、痛みの感覚と関連して確認されるのが常である。シリンダーディストーションも比較的よく見られるが、治療が遅れがちになることが多い。テクトニックフィクセーションは特殊であり、他種の筋膜ディストーションからの帰結として生じる。治療を行う際、特に重要なのは、トリガーバンド、ヘルニアトリガーポイント、コンテニアムディストーションである。

5.1　診断の原則

　FDMの診断の3本柱は、ボディランゲージ、既往歴、診察である。

i 補記

ティパルドスは診断で得られる所見として、「自覚症状」（subjective complaints）、「ボディランゲージ」（body language）、「受傷機転」（mechanism of injury）、「他覚的所見」（objective findings）の4つを挙げている[114] p.3。EFDMAのカリキュラムでは、診断は上の3本柱で構成されるとされている。

5.1.1　ボディランゲージ

　ボディランゲージ、すなわち手でなされる症状の表現は、FDMの診断の鍵となる。この非言語コミュニケーションは、国や文化を越えて共通である。

i 補記

ティパルドスは著書や論文で「ボディランゲージ」（body language）という語を用い、これを「特定の筋膜ディストーションを有する患者が潜在意識的になす一貫した動きや姿勢」[114] p.271 と定義している。ボディランゲージは身体言語であり、一般的には模倣や姿勢なども含むが、FDMでは主に手や指で指し示すことを意味する。ただし、患者にボディランゲージを求めると、それは意識され考えられた行為となる（診断にとって価値があるのは、最初に自然に発生するボディランゲージである）。本書では、以下、ボディランゲージに代わり、ジェスチャーという語を用いる（ボディランゲージとジェスチャーの概念的区別について述べた論文もある）[3] p.30。

　ティパルドスは、患者を観察し、彼らが手でなすことは何かの説明なのかと自問した。最初の転機は、一人の女性患者が自分の感覚に基づき押すべき場所を彼に示したことであった。彼女は、自分の症状（痛み）を詳細に指し示し、どうすれば症状が軽減するか明確な考えを持っていた（3.2.1章）。その後、ティパルドスはあらゆる患者を観察し、ボディランゲージの分類を試みた。ボディランゲージを各種の筋膜ディストーションごとに分類し、逆にボディランゲージから筋膜ディストーションの種類を導出できるようにもした。

　診断の基準としてボディランゲージを使うことは、新しい試みである。オステオパシーの所見の作成でも、ボディランゲージは重要な位置を占めていない[3] p.30。筆者が知る限り、手や指によるボディランゲージに特別な価値を与える医学概念はない。お

そらく、手を用いて示されることは、主観的に知覚された状態の表明にすぎず、重要とされないからであろう。したがって、ボディランゲージを診断基準とすることは、FDMに特有のものである。

今日でもなお、なぜ患者が症状を特定の仕方で表現するのかは分かっていない。それは少なくとも個人の感覚（知覚）に帰され、最終的には固有感覚に帰されると考えられる。患者のボディランゲージを重視することは、自分が有する情報を提供してくれる患者を尊重することをも意味する。

補記
ギヨーク・ハーラーは2014年にテキサスでの会議で講演し、なぜ人間はボディランゲージにより症状を指し示すのかを解明するには、将来的に行動科学的な研究が必要であろうと述べている。

ボディランゲージは、信頼性という点でも優れた診断基準である。ステファン・アンカーは、評価者間信頼性を検証し、ボディランゲージは、その根底にある筋膜ディストーションの判定に適した基準であるとしている[3]。この研究の結果は、クラース・ステヒマンによる別の研究によっても裏付けられている[98]。

ボディランゲージ（患者が手や指を用いて自分の症状を指し示す仕方）は、その根底にある筋膜ディストーションの情報だけでなく、治療の情報（どのテクニックが有効か、どの方向にどのくらいの強度で力を加えるべきか）を含む場合もある。

治療家は、患者のボディランゲージや愁訴を注意深く追う必要がある。ボディランゲージは短時間に一度しか示されない。あるいは暗示されるだけの場合もある。患者にボディランゲージを繰り返すことを求めると、結果が歪められる恐れもある。原則として、最初に自然に発生するボディランゲージが最も高い価値を有する。

5.1.2 既往歴

既往歴は、医学の診察で重視とされるのと同様に、FDMの診断においても有用かつ重要である。患者は症状を典型的な仕方で説明する。また、痛みの特徴を様々な形容詞を用いて表現する。自覚症状（＝subjective complaints）の説明には、急性の痛みに関する重要な情報が含まれている場合がある。

また、患者による病気の経過の報告には、特定の筋膜ディストーションを示唆する典型的な鍵となる概念（キーコンセプト）が含まれている。同時に、最初の引き金となった考えられる事故や負傷（＝mechanism of injury）や、症状を誘発する特定の活動や運動も明らかとなる。これらは、治療成果の検証の際に重要な指標となる。

当然ながら、既往歴は、患者の健康状態の詳しい把握にも役立つ。初回の診療で、既往歴や現在受けている薬物療法（服用薬の種類や数）を聞き取る。また、鑑別に必要な情報も聞き取る。これらの聞き取りは、患者の安心感にもつながる。多くの場合、問題は見つからないか、あるいは結論が出ない。それでも、患者にとって問題となりうるものを早く認識するために最善を尽くすのが、医療従事者の義務である。したがって、診断を法的に資格を有する者に委ねる場合もある。

5.1.3 診察

診察では、まず運動検査（負荷あり、負荷なし）を行う。簡単な可動性検査を通じて、客観的な運動制限を調べる（＝objective findings）。しばしば、運動により痛みが誘発され、それがボディランゲージに表れる。運動検査は、治療の一連の手順の終了後もその都度行う。治療後すぐに変化が見られる場合もあるからである。例えば数分で運動に顕著な改善が見られることもある。これにより患者は療法士の施術を信頼するようにもなる。

筋膜ディストーションの正確な位置は、触診により特定する。また、筋膜ディストーションの種類の判別には、圧痛の有無が役立つ。圧痛の有無は、患者のボディランゲージや愁訴（説明）が不明瞭な場合にも役立つ。

5.2 治療の原則

FDMはどの治療法に対しても中立である（1章を参照）。ティパルドスは、将来的に有効な選択肢となりうる外科的治療や薬物療法が登場することも考えていた[114] p.3。とはいえ、彼は、ほぼ手だけで治療し、時に小さな器具を用いた。この治療の仕方がFDMで最も広く行われており、ティパルドス法（Typaldos-Methode）と呼ばれている。

徒手治療では、母指または手全体を用いる。非徒手治療では、特定の器具を用いる。治療をできるだけ有効に行うには、部位に応じて、またテクニックの種類に応じて、適切な力と精緻さが必要となる。

- **精緻さ**（finesse）は、それぞれの筋膜ディストーションに応じて特定の位置を取ることである。また、テクニックに応じて、母指を正しいベクトル（力の大きさと方向）で皮膚上に置かなければならない。さらに、治療が必要な筋膜ディストーションを探しあてるには、精確さ（precision）も必要である[114] p.15。

「精緻さとは、個々の損傷に応じて、手技の動きを精確に修正する能力である。これに対し、力とは、解剖学的構造の矯正のために必要かつ適切な物理的な力を用いることである」

- **力**（brawn）は、FDMにおいて重要である。というのも、他の徒手療法と比べて明らかに強い力を用いて治療することが多いからである。組織の深部を走行する筋膜に力を到達させるには、このような力が必要である。そうでなければ、治療の効果を得られない。症状が速やかに軽減することには、大きな意味がある。それが可能であることが分かると、しばしば患者は痛みを伴う治療にも耐える覚悟ができるからである。

6章以下で、筋膜ディストーションの種類別の治療（6-11章）や、身体の部位別の治療（12-18章）について述べるが、その際、治療の仕方を方式化して述べざるをえない。しかし、実際の治療は個々の患者とその症状に合わせて行うべきことを常に忘れてはならない。

5.2.1 母指による治療

基本原則

ティパルドスは、母指は「操作性に優れた」（great manipulative dexterity）ツールであるとしている[114] p.15。母指は、位置の調整により、接触面の大きさを変えられる。また、（筋膜ディストーションのような）組織の小さな変化の触診のツールとして最適である[114] p.15。

「それは、筋膜ディストーションのような小さい軟部組織の構造の触診や治療に最適なツールである」

母指を用いた治療に共通する基本コンセプトは、母指の関節を軽く曲げることである。曲げる角度により接触面の大きさを変えられる。大きい接触面で治療するには母指の指腹を使い（例えばHTPテクニック）、小さい接触面で治療するには母指の指先を使う。

母指の最適な位置とは、組織に局所的に強い力をもたらしうる位置である。母指を安定させるには手全体を用いる。手の位置を通じて母指を柔軟に調整し、力のベクトルを最適にする。

ティパルドスは、力の強さの細かな調整の仕方について述べていない。マルクス・ブライネスル（ウィーンの医師でFDMのインストラクター）が試みた測定によれば、母指の力のポテンシャルには個人差があるが、ただし治療成果に決定的影響を与えるものではない。

ティパルドスによれば、母指の大きさや力の強さは、治療の決定的条件ではない[114] p.16。母指が小さくても、精確さが高いため、母指が大きく力が強い場合と比べて、少なくとも同等の治療効果が得られる。物理的には、圧力は面と力に応じて変化する。面が小さければ、力が弱くても、圧力は大きくなる。また、母指テクニックを日常的に行うことで、手や母指が訓練され、力も強まる。

さらに、**人間工学的な手法**も重要である。例え

ば、母指において必要な力を発生させるため、前腕全体と手を介して力を生じさせるなどである。全身を使うこともしばしばある。また、患者の肢位を人間工学的に調整し、力が最も効果的に作用するようにすることも重要である。このような人間工学的な配慮は、治療家が日々の診療を行う上で重要である。そうでなければ、一日を通じてかなりの力を用いて治療を行うことはできない。

　当然ながら、母指テクニックを行う場合、母指を含む指の爪を出来るだけ短く切っておく（爪が組織に食い込まないようにするため）。トリガーバンドの治療では「切られるような感覚」を伴うことがあり、患者が母指の爪が食い込んでいるようだと訴えることがある。しかし、この場合の感覚は、母指の爪によるものではなく、治療により（メスで切開するように）組織を引き離すことによるものである（例えば筋膜の癒着を引き離すトリガーバンド・テクニック）。

母指テクニックの種類

　ティパルドスは4種類の母指テクニックを記述している[114]p.15。すなわち、トリガーバンド・テクニック、HTPテクニック、コンテニアム・テクニック、両母指テクニック（シリンダー・テクニックの一つ）である。

トリガーバンド・テクニック

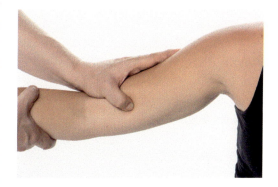

▶**図5.1**　トリガーバンド・テクニックの母指

　トリガーバンドの治療では、トリガーバンドの位置や特性に応じて、母指の接触面を変更する。小さなトリガーバンド（頭部や指に生じる塩粒タイプなど）は母指の指先でやや弱い力を用いて治療する一方、結節タイプのトリガーバンドなどは広めの接触面で治療する。治療中は、（関節を曲げた）母指を手によって安定させる（▶図5.1）。したがって、有効な治療を行うには手の位置も適切でなければならない。

🛈 補記

ティパルドスは、トリガーバンドを大きさにより6種類（subtypes）に分類した。すなわち、ねじれ（twist）、しわ（crumple）、結節（knot）、豆（pea）、塩粒（grain of salt）、波（wave）である[114]p.265。これらの境界線は流動的である。また、この分類は、触診で識別するためのものであり、治療にとってあまり重要ではない。

　高度に人間工学的なトリガーバンド・テクニックとして、いわゆる**缶切りのテクニック**がある。手を特定の位置に固定し、母指で歪み（トリガーバンドが走行する経路）を押していく。時々、母指をある位置で一瞬止めて固定し、手の位置を更新する。このテクニックの主眼は、手と母指で同時に組織を押すことにあるのではない。

HTPテクニック

　HTPの治療では、母指の接触面をやや大きくする。母指の指腹（の遠位部）が適している。組織の突出（ヘルニア）を触診した後、組織の突出が適切な位置に来るよう調整し、強い力で押し、ヘルニア門を通過させる。その際、他方の手を置き、（力を）強化するとよい。十分な力を組織にもたらすには、全身を使う必要があることもある。

コンテニアム・テクニック

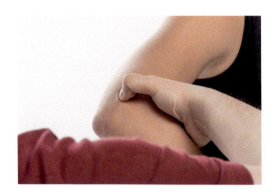

▶図5.2　コンテニアム・テクニックの母指

　コンテニアムディストーションの治療では、母指の指先を用いる。母指の接触面を最小にし、痛みのある点に正確に力を加える（▶図5.2）。その際、患者にとって不快なベクトルが正しい力のベクトルである。また、他方の手を用いて、母指を安定させ、母指の力を強化するとよい。ただし、これにより、力のベクトルに変化が生じてはならない。

両母指テクニック（シリンダー・テクニック）

　シリンダーディストーションの治療テクニックとして、両母指テクニックがある。このテクニックでは、皮膚の表面を介してその下に存在するシリンダー筋膜に到達するほどの強さの圧力を加える。その際、両手を使い、患者の身体を安定させる。

5.2.2　手全体による治療

基本原則

　「徒手治療」には、その名の通り、母指を用いる治療に加え、「手」を用いる治療が多くある。手を用いる治療は、手で体幹や体肢（上下肢）をつかみ、これらの部分を動かす。手でつかむ際、小さなコツを用いて患者の症状（痛み）を誘発しないようにする必要がある。

手全体によるテクニックの種類

　ティパルドスによれば、手全体を用いて行う治療は、次の3種類の筋膜ディストーションで行う。
- フォールディングディストーション
- シリンダーディストーション（ブレンネッスル・テクニック、スクイージー・テクニック）
- テクトニックフィクセーション

フォールディング・テクニック

　フォールディングディストーションは、牽引力や圧縮力を用いて治療する。患部（上下肢）を手でつかみ、牽引または圧縮し、しばしばスラストも加える。手掌を皮膚に置く際、できるだけ皮膚を引っ張らないようにする。また、力を加える方向（牽引または圧縮する方向）はきわめて重要である。スラストを加える場合は、痛みを生じさせてはならない。

シリンダー・テクニック（ブレンネッスル・テクニック、スクイージー・テクニック）

　シリンダーディストーションも、手全体を用いて治療する。ティパルドスは2種類のテクニックについて述べている。スクイージー・テクニック（＝squeegee）は、シリンダー筋膜を面状に引き伸ばす。ブレンネッスル・テクニック（＝indian burn）は、シリンダー筋膜を牽引した上で逆方向に捻る。いずれのテクニックも牽引下または圧縮下で行う。

　いずれのテクニックも、手掌をしっかり接着させ、治療効果をもたらしうる力を加えなければならない。それには、巧みな操作と人間工学がきわめて重要で

ある。

テクトニックフィクセーションの治療

テクトニックフィクセーションも、手全体を用いて治療する。テクトニックフィクセーションの治療は、モビリゼーション（可動化）が主となる。これには、直接法（円滑性筋膜どうしを逆方向に動かすなど）と、間接法（上下肢を介して特定の部位を動かすなど）がある。

5.2.3 非徒手治療

ティパルドスは、筋膜ディストーションの中には特定の刺激に反応するものがあり、これが一種の治療（組織の治癒）になることを認識していた。例えば、シリンダーディストーションでは、皮下のシリンダー筋膜の面を広げることが重要である。これにより、からまった筋膜を引き離し、もつれを解消する。

筋膜の面を広げる方法は2種類ある。
1. 一つは、陰圧状態にすることである。この原理による方法として、カッピング（ゴム球のついたカップを装着し真空を作り皮膚を吸引する）や、キウイ吸引装置による吸引などがある。
2. もう一つは、鍼マットの使用である。

また、筋膜の面を広げると同時に組織を動かすことも重要である。例えば、**カッピングのカップ**（▶図5.3）を装着した部分を動かす、すなわちカッピングと運動の併用（cupping-with-movement）により最適な治療効果が得られる。

また、ティパルドスは、**クランプ**（▶図5.3）の使用も勧めている。小さな部分（の組織）をクリップで固定し、患者が自動運動を行い、その隣接部（の組織）を動かすとよい。

金属製コーム（▶図5.3）（動物の毛づくろいで使うような櫛）も、シリンダーディストーションの癒着の解消に効果がある。シリンダーディストーションの癒着は、複数の筋膜ディストーションの併発（慢性のトリガーバンドがシリンダーディストーションに作用する）により発生する（10.2.4章を参照）。これにより組織がいわばフェルト状になる（これについて報告した文献もある[41]）。コームを用いて癒着を解きほぐし、（慢性のトリガーバンドから）シリンダー筋膜を区別して取り出す必要がある。

プランジャーは、広い面を陰圧状態にし、これにより組織中の液体を移動させることができる。テクトニックフィクセーションにより、液体が不足する部分が生じるため、このような部分に液体を移動させる。特に、肩、項部、背部全体などで使うと効果的である。腹部で使う場合もある。

非徒手治療の利点は、患者が自分で治療できることである。つまり症状が発生したその時に治療できる（例えばシリンダーディストーションによる症状は夜間に表れることが多い）。

近年、非徒手治療の種類が増え、FDMの治療家も、新しいアイデアや器具を取り入れ、治療成果を高めている。具体的には、電動マッサージ機、吸引圧（陰圧）ポンプ、衝撃波発生装置などである。ただし、FDMにおいて新たな非徒手の治療法を提案するには、（器具などが）筋膜ディストーションに与える作用の理解が欠かせない。筆者が考えるに、新しいタイプの器具などの購入は必要ない。既存のものでも、十分に様々な作用が得られるからである。また、FDMの本来の趣旨に即してではなく、他の医学モデルの経験に基づいて器具を導入することも危惧される。

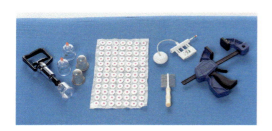

▶**図5.3** シリンダーディストーションの治療で用いる器具

5.2.4　患者への説明と副作用

どんな治療法であれ、どのようにしてそれを行うか、そこからどのような帰結や副作用が理論的に導出されるかを患者に説明しなければならない。そのための試みとして、例えば、欧州FDM協会（EFDMA）はドイツのある出版社と協力し、治療過程の透明化と文書による説明を実践するための情報シート（information sheet）を作製し発行している。

治療に多少の痛みを伴う手順が含まれていることを患者に知らせることは重要である。一般に、著しい成果があることが分かっていれば、患者は痛みによく耐えうる。筋膜は痛みを知覚する器官でもあり、筋膜の治療では、この意味での痛みを避けることはできない。また、患者の痛みの感覚は、療法士がテクニックを行う際、それが正しい経路や点において行われているかを教える制御的機能をも有する。

徒手治療では、治療により組織に発赤や血腫が生じることがある。特に血腫はしばしば生じるものであり、法的に身体的損傷とみなされるため、文書で明確な説明を患者に行い、治療に同意してもらう必要がある。

また、治療により、血管迷走神経反応が生じることもある。最も多いのは発汗であり、次いでめまいや悪心が見られる。ごくまれに、治療中に短時間の失神が起きることもある。重要なことは、患者の状態を常に注意深く観察し、何らかの反応が生じれば専門的な対処ができるようにしておくことである。

また、治療後に症状が強まるように感じられることもある。これも患者に説明しておくべきである。これは、身体の自己修復により生じる。例えば、治療した部位で、（正統医学でいう）筋の硬直に似た症状が治療後1-2日続くことがある。これは個人差が大きく、ほぼ何も感じない患者もいる一方、全身倦怠感などの強い反応が生じる患者もいる。ティパルドスは、この状態を**ヒット・バイ・ザ・トラック現象**、すなわちトラックにひかれたような感覚と述べている[114] p.277。

「ヒット・バイ・トラック効果：初回または2回目のトリガーバンド・テクニックの後に慢性痛患者の自覚症状が劇的に増強するもの」

この反応は危険なものではないが、患者に知らせておかなければならない。患者が治療家を信頼する上で必要だからである。筆者の観察では、この反応は治療を重ねるうちに明らかに弱まることが多い。また、ある患者はこの反応を「スチームローラーにひかれたような感じ」とも表現していた。

5.2.5　禁忌

医学的なものの見方としてのFDMは、適用できないもの、つまり禁忌はない。FDMは、人体で生じる症状について一つの説明（＝筋膜が歪みこれにより症状が生じる）を提示する。この説明（見方）を受け入れるか、無意味として斥けるかは、各人の決定に委ねられている。とはいえ、純粋に医学的なものの見方（具体的な行動を伴わない）として見れば、FDMには医学的な意味での禁忌はない。

治療の適応は、必ず患者の症状により決まる。診断を行い、治療を要する筋膜ディストーションの種類を判断し、これに適したテクニックを選択する。その際、患者がテクニックに適しているかに注意しなければならない。ティパルドスは、相対禁忌かどうかをよく検討しなければならない疾患を幾つか挙げている[114] p.18。特に以下のものは重要である。

- 皮膚疾患（創傷、湿疹、羊皮紙様皮膚、熱傷など）
- 血管疾患（動脈瘤、動脈硬化、静脈炎など）
- 自己免疫疾患（強皮症など）
- 骨疾患（骨粗鬆症、骨髄炎など）

また、特殊な治療法であるインバージョンセラピーは、脳卒中の既往、心血管疾患、緑内障などの患者におこなってはならない。販売承認されているインバージョンテーブルの使用説明書にも、使用の制限について記載されているので参照されたい。

抗凝固薬の使用は禁忌ではないが、これを服用している患者では、テクニックの圧の強さを調整し、初回の治療後に、組織で生じる反応を確認する必要が

ある。また、妊婦や癌患者の治療も全面的な禁忌ではないが、治療中に患者の全身状態によく注意しなければならない。

　FDMのような治療、すなわち治療の手順が通常の医学のそれと異なり、時に全く異なる見解（急性の捻挫でも負荷をかけるべきである）を提示する治療では、患者と合意し同意を得ることがきわめて重要である。患者がFDMの治療や治療家を十分に信頼していないという印象をぬぐえない場合、治療を行わない方がよい。

5.3　筋膜ディストーションの一覧

　次章以下、6種類の筋膜ディストーションについて述べる。これらの筋膜ディストーションの一覧を▶表5.1に示しておく。

▶ 表5.1 6種類の筋膜ディストーション

	トリガーバンド	HTP	コンティニアム ディストーション	フォールディング ディストーション	シリンダー ディストーション	テクトニック フィクゼーション
経過	自然に発生し、次のいずれかの経過をたどる ・自然に治癒する ・慢性化する ・治療により改善する	突発的または少しずつ発生し、整復しない限り永久的に存在する	突発的に発生し、長く存在し続けることもあるが、回復は可能	アンフォールディング ディストーション (uFD) は突発的に発生し、リフォールディング ディストーション (rFD) は圧縮により突発的に発生し、いずれも治療しない限り永続する	突発的に発生し、多様な経過をたどる	他種の筋膜ディストーションを原因として発生し、原因となった筋膜ディストーションの経過に応じて経過する
ボディランゲージ	1本または複数の指で線を引く	母指や他の指で特定の部位を押す	指で骨上の点を指す	手で関節を覆いつかむ	特定の場所を手掌で拭く、特定の場所をたどる	自分で特定の部位のモビリゼーションを試みる
既往歴	引っ張られるような痛み、焼けるような痛み、筋力低下	限局された鈍い痛み	刺すような点の痛み	関節の痛みが長く続く、不安定性	組織の深部の痛み、異常感覚、筋力低下	痛みはない、硬直感がある
診察	複数の動作で運動制限、圧痛	隣接関節の運動制限、圧痛	一方向への運動制限、圧痛	uFDは圧縮により痛みが誘発され、rFDは牽引により痛みが誘発される、圧痛はない	痛みなく動ける時もあるが、その後痛みが再発する、圧痛はない	他動運動も行えない
治療	トリガーバンド・テクニック	HTPテクニック	コンティニアム・テクニック	アンフォールディング (牽引) またはリフォールディング (圧縮)	両母指テクニック、スクィージーテクニック、プレスネスル・テクニック (=インディアン・バーン)、非徒手治療	テクトニック・ポンプ、スラスト・モビリゼーション

6 トリガーバンド(triggerband, TB)

トリガーバンドは、最もよく見られる筋膜ディストーションである。臨床では、ほぼ全ての患者に見られる。トリガーバンドの診断と治療は比較的容易である。トリガーバンドの治療法は一種類しかない。すなわちトリガーバンド・テクニックである。

通常、捻れた筋膜バンド (fascial band)* を元に戻すと、すぐに症状が改善する。したがって、トリガーバンドは治療直後にそれとして確認されうる。

> * fascial band : a collection of parallel fascial fibers [107]

6.1 基礎

6.1.1 トリガーバンドとは

バンド状の筋膜 (banded fascia) が捻れると、トリガーバンドが発生する。バンド状の筋膜は身体の至る所に存在する。どの筋や腱も、つきつめればバンド状の筋膜である。バンド状の筋膜は、身体の様々な構造をつないでおり、特に牽引力を受け止め、これを一定の方向に伝える。また様々な運動を可能にしている。

バンド状の筋膜に特徴的に見られるのがクロスリンク (cross-links)* である。クロスリンクは、細い横方向の線維であり、筋膜バンドを束ねている。クロスリンクは (筋膜バンドの束から) 分離し、さらに断裂することがある。この断裂はやむをえないものであり、組織が外的条件 (強い圧縮や牽引) に適応するために生じる。ただし、過大な力が作用すると、痛みを伴う損傷が生じる。これがトリガーバンドであり、トリガーバンドは、クロスリンクが断裂し、バンド状の筋膜が損傷することにより生じる。

> * cross-link : a single fascial fiber that is present at a 90 degree angle to a fascial band which it is restraining. When injuries to cross-links occur, this may cause the band to twist or allow its fibers to tear and separate. [107]

6.1.2 発生

強い外力 (剪断力など) が筋膜に作用すると、トリガーバンドが発生する。外力が急激または強すぎると、筋膜は十分に抵抗できず、筋膜バンドの線維どうしが離れ、これによりクロスリンク (横方向の線維) が裂け、断裂の端でねじれがほどけ、3次元の構造物が発生する。

ただし、トリガーバンドは自然に (外力なしに) 発生するものでもある。健康な人を触診しても、小さなトリガーバンドがしばしば見つかる。例えば、FDMのセミナーで、参加者が互いに触診し合う場合などである。この場合、トリガーバンドは、何の症状も生じさせず、引き金といえる出来事もない。また、通常、治療しなくても自然に元に戻る。トリガーバンドがこのようにして見つかることは興味深いと同時に、患者の感覚の重要性を示している。前に述べた通り、筋膜ディストーションは、どれもが治療を要するわけではなく、症状を生じさせ患者がこれを知覚し症状を訴える場合にのみ治療する。これが、FDMの第3の柱である患者本位の意味であった (4.4章)。

外力がなくてもトリガーバンドが発生することは、現代の生活様式からも理解できる。かつての人間の生活は一様によく動くことを特徴としていた。身体はこのような生活上の要求によく適応していた。これに対し、現代の生活は不活動と身体的負荷を交互に繰り返すことを特徴とする。多くの人々は身体活動の少ない生活を送り、例えば1日の大半を座位 (デスクワークなど) で過ごし、1週間が過ぎていく。その一方で、これを相殺するため過剰な活動を行い (フィットネスクラブに行く、自分で筋トレをするなど)、バランスを取ろうとする。その際、身体は短時間に過度な要求を課される。これは一概に誤りと言えないにしても、極端に強い活動と弱い活動を交互に繰り返すことで、トリガーバンドが発生しやすくなると考えられる。生活全般で一様に身体を動かす場合に比べて、身体はより多くを要求されるからである。

6.1.3 解剖学的な位置

バンド状の筋膜には起始部と停止部があり、これらは通常クロスバンド（crossband）*という横方向の構造物に存在する。クロスバンドはクロスリンクとは別のものであり、きわめて固く安定している（▶図6.1）。クロスバンドの典型は骨である。バンド状の筋膜は骨で停止し、ここにおいて異なる種類の構造（骨性構造）に移行する。つまり、このバンド状の筋膜の停止部は、筋膜コンテニアムにおける靭帯性部分でもある。（クロスバンドとしての）骨はバンド状の筋膜の起始部や停止部が存在するがゆえに、トリガーバンドの起始部や停止部にもなりうる。

骨以外のクロスバンドとして、横方向のバンド状の構造物もある。これは、バンド状の筋膜とは異なるものである。バンド状の筋膜はこの上を縫うように走行する。これにより、この構造物は、バンド状の筋膜に起始部と停止部を提供している。この構造物も、バンド状の筋膜の起始部や停止部が存在するがゆえに、トリガーバンドの起始部や停止部にもなりうる。その際、トリガーバンドは、あるクロスバンドから起始し、別のクロスバンドで停止する。

* crossbands：fasical bands that are found in the same plane and at a different angle to a triggerband. They are often the anatomical starting place in triggerband technique.[107]
（クロスバンド：トリガーバンドと同じ階層に異なる角度で存在する筋膜バンド。それらは多くの場合トリガーバンドテクニックの解剖学的開始点となる）

患者らが指し示すトリガーバンドの経路には類似性（典型）がある。その一部は解剖学的相関を有する。ティパルドスは自ら研究を行い、トリガーバンドが起始し停止する解剖的構造について記述している（4.2.2章を参照）。トリガーバンドの経路は、解剖学的構造、すなわち靭帯や腱の走行とよく一致する。したがって、靭帯や腱についての知識は、治療家にとっても有用である。治療家は、患者から与えられる情報に従い治療を行うが、靭帯や腱についての知識は筋膜の捻れ（トリガーバンド）を完全に元に戻す（断裂した横方向の線維を寄せてつなぎあわせ

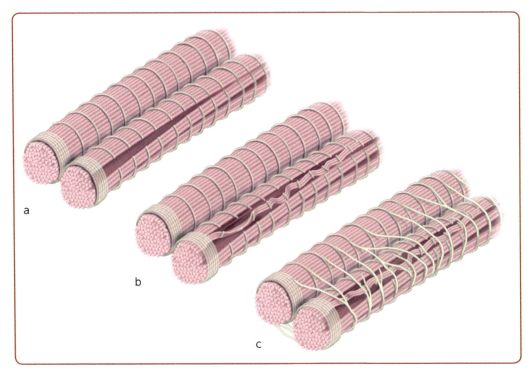

▶図6.1 バンド状の筋膜。クロスリンク（細い横方向の線維）により束ねられ、クロスバンド（太い横方向の線維）から起始する。ただし、バンド状の筋膜の線維どうしが離れ、クロスリンクが断裂し(a)、捻れが生じ(b)、断裂したクロスリンクが無秩序に癒着を形成し、隣接する（バンド状の筋膜の）束を巻き添えにすることもある(c)

る）のに役立つ。

6.1.4　治癒

トリガーバンドがたどる治癒経過には以下の4つがある。

自己治癒

第一に、トリガーバンドは自己治癒しうる。身体には修復メカニズムがあり、損傷が生じるとこれが発動する。身体の修復メカニズムによる自然治癒はどんな場合でも生じる（時間がかかることはあるが）。その際、重要なことは、痛む場所を固定せず、通常どおり動かし続けることである。

治療による治癒

第二に、トリガーバンドは、治療を通じて治癒しうる。治療は、できれば損傷の直後に行うのが望ましい。（徒手だけで行うティパルドス法などにより）トリガーバンドが解消されると、バンド状の筋膜は生理学的な解剖学的条件を回復する。また、治療直後から、バンド状の筋膜（が存在する部位）に全荷重を加えてよい。

慢性的治癒

第三に、トリガーバンドは慢性的に治癒する。これは、不活動や患部の保護による治癒である。この場合も、損傷後に身体で治癒過程が開始するが、構造どうしが正常につながるための正しい情報を得られない。筋膜の線維は誤った位置でつながり癒着する。さらに悪化すると、影響の範囲が広がり、隣接するバンド状の筋膜が巻き込まれ、機能を制限される。ティパルドスによれば、このような癒着によるトリガーバンドの広がりは全身に及びうる。

急性的治癒

第四に、トリガーバンドは急性的に生じ治癒する。急性のトリガーバンドも、FDMによるトリガーバンド・テクニックにより治癒しうるものであり、自己治癒することはない。

補記

ティパルドスは、ここの人間は（筋膜の）組織別に分類されうるとして、興味深い記述をおこなっている[114] p.10。すなわち、バンド状の筋膜のクロスリンクが少ないタイプの人がおり、このような人では、トリガーバンドが生じやすいが、慢性化することは少ない（過度な非生理的な治療がなされないため）。このタイプはよく運動する人に多い（バレリーナなど）。トリガーバンドが生じやすいものの、習慣化した活動（や運動）を続けるうちに、トリガーバンドは自ずと解消される。活動や運動がバンド状の筋膜の走行を正しく調整するからである。

トリガーバンドの重要な側面として、慢性化がある。原則として、全てのトリガーバンドは急性のものとして生じる。すなわち、特定の状況において、バンド状の筋膜が捻れることで生じる。とはいえ、トリガーバンドは慢性化しやすい。これは、（患部の固定などにより）創傷治癒が非生理的な経過をたどることで起こる。

FDMの慢性化の概念は、正統医学のそれと明らかに異なる。FDMの強みの一つは慢性症状とされるものの治療を行うことにある。

さらに詳しく

FDMにおける慢性化

正統医学において、「慢性」という概念は、通常、時間的パラメータとして使用される。すなわち、長く存在する症状を慢性と呼ぶ。また、慢性という概念にはマイナスの意味合いがある。医師が「慢性症状」と言う場合、治らないまたは治りにくいというニュアンスが含まれている。マイナスの意味合いは、直接言われな

いものの、この概念を使う際に含まれている。筆者の経験からいえば、患者はこれをよく承知している。患者が自ら「慢性症状がある」という場合、症状の改善策がないことを伝えている。

しかし、この場合、全体像を見ることが重要である。患者の健康回復は、当人がどのような期待を持っているかによっても左右される。すなわち、患者は症状が「慢性」であること（完全には治らないこと）を受けているのか？　それとも回復のため自らも努力する覚悟があるのか？　日常の活動やスポーツを再びできるようになるなどの具体的な目標があるのか？　患者がこういった展望を持つことは、治療成果を得る上できわめて重要である。しかし、患者が自分の症状を（回復の見込みがないという意味での）慢性を理解すると、患者は展望を持つことができない。

FDMでは、トリガーバンドだけでは慢性化しうるとされる。これはどういう意味なのか？

FDMにおいて、慢性化は、特殊な組織の形成、すなわち組織の癒着に関わっている。トリガーバンドは原則として自己治癒しうる。身体は直ちに自己修復を開始するからである。身体の自己修復は必ず機能する（加齢に伴い緩徐になるにしても）。身体の自己治癒は、FDMの重要な側面である。FDMは、身体が治癒し健康を回復するにはどのような条件を創出しなければならないかを問う。

トリガーバンドは、以下のような状況にあると説明することができる。すなわち、クロスリンクが損傷しバンド状の筋膜に捻れが生じると、治療過程が始まる。既述した通り、（通常の運動を通じて）組織に生理的負荷を与えなければ、修復は有効に行われない。健全な治癒のための情報が得られないからである。健全な治癒とは、損傷したバンド状の筋膜が正常な状態に回復することである。すなわち、一体をなしていた構造が再び一つに集まり、そうでなかった構造は運動や活動を通じて引き離される。したがって、運動は、トリガーバンドの健全な治癒に必要な情報を提供する重要なものである。

慢性化が起きるのは、治療が非生理的に進み、癒着が形成される場合である。例えば、転倒などで負傷した上下肢を包帯やシーネで固定すると、損傷した筋膜は、自己治癒に必要な情報（どの部分で再結合すべきか）を得られない。FDMでは、症状が長期的に悪化している患者では、慢性化したトリガーバンドが関与していると見る。

このように、FDMにおいても慢性化はあるとされるが、慢性化は行き詰まりを意味しない。慢性化は説明することができ、解消する方法もあるからである。それは、癒着した組織を解きほぐすこと、いわば癒着剥離である。癒着剥離は、正統医学にもある治療の概念であり、実施もされている。例えば、慢性の下腹部痛の原因はしばしば腹部の癒着に帰される（手術により生じたと考えられる）。癒着剥離はいわば正統医学とFDMの交差点である。ただし、正統医学における癒着剥離は、（他の手術と同様に）新たな問題として瘢痕（治癒に伴う新たな癒着）を生じさせる。（ティパルドスによれば、癒着を伴うトリガーバンドにおいても、シリンダーディストーションやフォールディングディストーションが加わると、これらにより新たな慢性化が生じることがある[114] p.106)

ティパルドスによれば（そしてわれわれFDMの治療家の経験からいえば）、慢性化を増強する主なものは、次の3つである。

1. 温熱療法
2. 身体の保護
3. 負傷した上下肢の固定

温熱療法

温熱療法は、腰痛、項部痛、関節症などでよく行われるが、生理学的に見ると問題がある。これにより線維芽細胞の活動が過剰になるからである。熱を加えると充血が生じ、組織中で液体が増え（これは生理的反応である）、これにより組織中の液体の流速は速まる。線維芽細

胞はこのような液体の中で動き、周囲を洗浄され、活発化する。FDMでは、線維芽細胞の活動亢進により、組織が急速に癒着し、瘢痕が生じると考える。瘢痕の発生は、創傷治癒の反応の過剰によってだけでなく、身体の活動量の減少（症状を原因とした無意識的な減少や、医師や治療家の指導による意識的な減少）によっても促される。

臨床的に確認されることとして、頻繁に定期的に温熱療法を受けている患者は、温熱を快として感じるようになる（特に腰痛の患者は他の理学療法（マッサージなど）に加えて温熱療法を併用することが多い）。しかし、症状の軽減は短期的にすぎず、長期的には治癒しない。むしろ、温熱により癒着が増強され、慢性化の一途をたどる。したがって、温熱療法は、トリガーバンドに確実にマイナスをもたらすと言わざるを得ない。温熱療法がもたらす影響や効果（患者は長期的にプラスの効果を得られるか）を詳細に検証すれば、そのように評価せざるを得ない。

身体の保護

慢性のトリガーバンドは、保護によっても形成される。前に述べたとおり、トリガーバンドは外力がなくても発生する（これは身体の（周囲環境への）適応能力の訓練として理解することもできる）。小さなトリガーバンドは、通常の身体活動（日常の活動、スポーツ）により常に形成されており、これらにより軽い痛みや一時的な運動制限が生じることもあるが、通常は活動を通じて自ずと修復される。これは、身体で営まれる正常なプロセスである。人体は、速やかに適応し、瞬間的なピーク負荷を相殺するようにできている。ただし、これは活動を続けることによってのみ可能である。運動を止め身体を保護すると、問題は悪化する。すなわち、トリガーバンドの慢性化が促され、症状が長期化する。

負傷した上下肢の固定

固定も、トリガーバンドの慢性化を促す。固定は、整形外科の重要な治療概念である。足首捻挫では、負荷をかけないためという理由から固定がよく行われる。膝、手、肩などの捻挫も同様である。しかし、身体の生理的な治癒の進行には、常に情報（治癒の正しい方向、負傷部位の本来の機能）が必要である。これらの情報は、通常の運動や負荷を通じてのみ獲得される。FDMは、バンド状の筋膜の機能、その修復、FDMの立場から行いうる治療について述べる。FDMの治療家はこれらを知り患者にも伝え、治癒過程を促す。FDMの治療と治癒は理にかなっている。すなわち、離れた筋膜どうしを寄せ、正しい方向に配列し、運動と負荷という形で一定の刺激を与え、生理的機能を回復させる。このためにトリガーバンド・テクニックを行う。

6.2 診断

6.2.1 ボディランゲージ

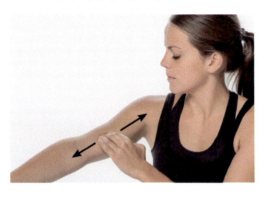

▶**図6.2** 上肢前部のトリガーバンドのボディランゲージ

トリガーバンドを有する患者のボディランゲージは、きわめて明瞭である。すなわち、指（1本または複数）で線に沿ってなで、痛みのある部分を指し示す（▶図6.2）。この線が通る所に、トリガーバンドは存在する。ただし、患者が指し示すのはトリガーバンドの一部分にすぎず、全体ではない。したがって、治療家は、トリガーバンドの起始部と停止部と考えられる場所をイメージすることが重要である。

6.2.2 既往歴

患者は以下の症状を訴える。

引っ張られるような痛みと焼けるような痛み

患者は、ボディランゲージ（痛む部分に線を引く）を強調するため、特定の言葉を用いる。すなわち、引っ張られるような痛みや、焼けるような痛みがあると言う。これらはいずれも、トリガーバンドに関連して用いられる典型的なものであり、次のように説明することができる。

- **引っ張られる**ような痛みは、捻れたバンド状の筋膜が、健常なそれと同等の長さを有さなくなることにより生じる。この短縮により、運動制限が生じたり、組織が牽引される感覚が生じる。このため患者は、「伸びない」とか「引っ張られる」と言う。
- **焼ける**ような痛みは、トリガーバンドが創傷と関連している場合に使われる表現であり、患者はこれにより創傷治癒の状態を説明していると考えられる。

運動制限

患者は運動制限を訴える。既述した通り、トリガーバンドでは、筋膜の短縮が生じており、このような筋膜は自由に動くことができなくなる。したがって、運動制限も、トリガーバンドの典型的な症状である。

筋の弱化

患者は脱力感を訴える。多くの場合、この症状は筋と関連している。この症状は生理学的な説明が可能である。すなわち、トリガーバンドにより固有感覚に変化が生じるのである。4.2.3章で見た通り、筋膜は固有感覚に関与しており、筋膜の捻れや変形により、固有感覚が変化し、筋の張力の状態について正しい情報が得られなくなる。また、固有感覚（情報）だけでなく、運動の遂行にも変化が生じる（正しくない情報により、筋が正常に制御されなくなる）。局所で筋の弱化が生じ、例えば腕を挙げられなくなったり、体幹の筋が正常に制御されなくなり体幹の筋の弱化を感じるようになる。

また、バンド状の筋膜は、収縮の能力を有し、これにより様々な力を伝達し、筋の作用を助けているが、バンド状の筋膜が捻れて正しい配列が失われると、力を十分に伝達できなくなり、これによっても筋の弱化が生じる。

したがって、筋の弱化は、筋が少なくなることではない。筋の弱化は筋の減少により生じるという正統医学の見方があてはまるのはごく少数にすぎない。むしろ、FDMから見れば、特定の部位で生じる筋の弱化の主因の一つはトリガーバンドである。すなわち、局所の筋の弱化は、損傷した筋膜が筋に伝えるもの（感覚の変化、量的な誤差、正しくない情報）により生じる。

微細運動やバランス機能の低下

患者がしばしば訴えるこれらの症状の根底には、共通する状況がある。すなわち、正しくない固有感覚情報が生じ、この情報がさらに筋に伝えられるという状況である。筋膜は、情報伝達の重要な担い手である。微細運動や協調運動にとって重要なのは、神経による筋の制御ではなく、むしろ情報伝達ネットワークとしての筋膜である。筋膜があってこそ、良好な協調（片脚立位や、目的をもった運動の遂行）が可能となる。しかし、トリガーバンドが生じると、協調が失われ、バランス機能が低下する。患者が既往歴としてこれらの症状を訴える際、そこにはこれだけの意味が含まれている。

6.2.3 診察

FDMの診察では、運動制限を調べる。その際、一つ以上の動作で運動制限が確認されることが多い。トリガーバンドにより、様々な方向の運動が制限される。運動検査の際、患者のボディランゲージや愁訴はしばしば強い形で表れる。

運動検査は重要である。それは、まず診断の検証のために行われる。また誘発テストにもなる（患者ができることとできないことの判別）。さらに、治療直後に改善の有無を確認するために行われる。FDMの治療の全般的な特徴として、可動性の改善、痛みの軽減、機能の改善が治療直後にすぐに知覚される。これは特に治療前の運動検査で痛みを伴う運動制限が確認されていた場合に顕著である。したがって、運動検査は、治療戦略全体において重要な役割を担っている。

触診

トリガーバンドの経路は触診により確認しうる。バンド状の筋膜の捻れは、硬化として感じられることが多い。原則として、トリガーバンドの経路全体（あるクロスバンドで起始し別のクロスバンドで停止する）を触診する。トリガーバンドの経路では圧痛がある（痛みには強弱がある）。

6.3 治療

6.3.1 トリガーバンド・テクニック

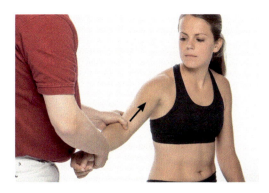

▶図6.3　上肢前部のトリガーバンド・テクニック。開始点は肘窩より遠位の前腕近位部である

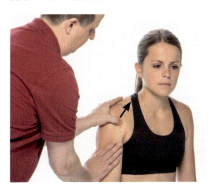

▶図6.4　上肢前部のトリガーバンド・テクニック。上腕の前部を走行し肩を通り鎖骨へ

6 トリガーバンド（triggerband, TB）

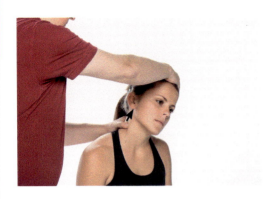

▶図6.5　上肢前部のトリガーバンド・テクニック。同側の乳様突起で終了する

トリガーバンドは、必ずトリガーバンド・テクニックにより治療する。すなわち、筋膜の捻れをなくし、分離した線維を寄せ集め、組織の癒着があれば解消する。

トリガーバンド・テクニックは、ティパルドスが患者から学んだテクニックであり、患者の指示に従うことで獲得された。すなわち、ある一点（開始点）を母指で押し、指し示された経路をたどり、筋膜の線維の捻れをなくし、終点に到達すると、驚異的な結果が得られ、瞬時に症状が和らいだ。

トリガーバンド・テクニックはどの患者に対しても行う。ほぼ全ての患者がトリガーバンドを有するからである。

トリガーバンド・テクニックは、理想的なテクニックである。どんな状態のトリガーバンドの治療も可能だからである。すなわち、急性のトリガーバンドの捻れをなくし、慢性のトリガーバンドを解消することができる。慢性のトリガーポイントの治療では、深部の筋膜の癒着にも作用が及ぶ。これは母指による剥離術（手による手術）とでも呼びうる。この剥離術について、組織を切開されているように感じると表現する患者もいる。

トリガーバンド・テクニックは以下の手順で行う。すなわち、母指をバンド状の筋膜の起始部（クロスバンド上にある）に置き、（触診で確認された）硬さに応じた強さで押しながらトリガーバンドの経路を進んでいく（▶図6.3）。同じ圧を維持しながら終点（バンド状の筋膜の停止部）まで進む（▶図6.4, ▶図6.5）。このように母指で捻れを前方へ押し動してい

くと、終点で捻れがなくなる。治療後に運動検査を行い、治療成果を評価する。

興味深い現象として、トリガーバンド・テクニックを行う最中、（治療家が押し動かす前に）筋膜の捻れがどこへ動いていくかが分かるという患者もいる。彼らはトリガーバンドの経路を事前に感知していると考えられる。この現象はティパルドスも観察している[114] p.277。

「トリガーバンドの治療では、治療がある点に及ぶ少し前に、トリガーバンドがたどる経路が患者には分かる」

ティパルドスはこれを**ヘッドライト効果**（headlight effect）と呼んだ。治療中に患者がトリガーバンドの経路を事前に感知しこれを伝えるなら、それは治療家にとって価値の高い情報となる。

アナロジー：ジップロックのジッパー

トリガーバンドの理解のため、ティパルドスはアナロジーを用いている[114] p.20。すなわち、ジッパーで素早く簡単に口を閉じられるジップロック（プラスチック製の袋）によるアナロジーである。口の開いたジップロックをテーブルに置き、親指でジッパーを端から端へ閉じていくと、ジッパーの固いテープの感触とともに、親指の前方で小さな波がジッパーに沿って端に向かって動いていくのが感じられる（▶図6.6）。トリガーバンドの治療では、これと似た感覚がある。また、このアナロジーから、トリガーバンドは、終点まで解消しておかなければ、直ちに再発することが想像される（ジップロックの口は直ぐに開くようにできている）。したがって、治療成果を維持するには、トリガーバンドの経路全体にわたり捻れをなくさなければならない（ジップロックの口を端まで完全に閉じるように）。

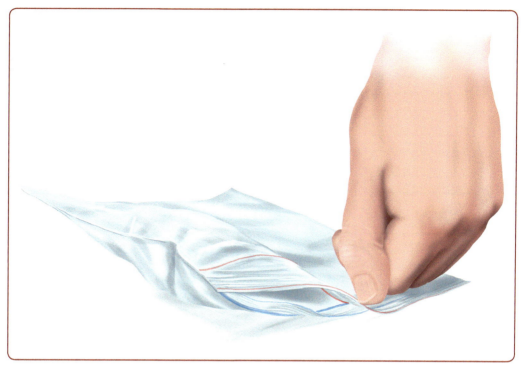

▶図6.6　ジップロック。トリガーバンドの治療は、ジップロックのジッパーを押して閉じる動作に似ている

さらに詳しく

手術によるトリガーバンド治療

トリガーバンドの治療の目標は、筋膜の線維の捻れを終点までなくし、分離した線維を寄せ集め、癒着を解消することである。FDMでは、これを徒手だけで行う(ティパルドス法)。ただし、FDMはどの治療法に対しても中立であり、目標の実現のため原則としてどんな方法や手順をとってもよいという立場をとる。

FDMには、FDMだけで使用され理解される概念(例えばシリンダー筋膜)がある一方、正統医学と交差する概念もある。その一つが癒着である。筋膜が癒着した状態になることは、様々な文脈で知られるようになっている。また、様々な研究から、不活動により筋膜は癒着した状態になることが分かっている。他方、手術後には重度の癒着が生じる。臨床では、全ての手術の後に癒着が生じ、特に腹部の手術でそれが顕著である [51] p.6。手術後の癒着は癒合となり、重度の症状を生じさせ、さらなる手術が必要となり、その代価は高くつく。癒着防止の様々な方法もあり、例えば液やゲルを腹部に注入するなどである。成績が最も良いのはフィルム(手術時に分離層として貼る)である。ただし、このような癒着防止策は標準的なものとして行われているわけではない[27]。

(正統医学の)癒着剥離術は、筋膜ディストーションの治療として見ることも可能である。ただし、癒着した線維を分離する手術を行うと、身体の正常な治癒過程を通じてさらに新たな癒着が生じるというジレンマがある。したがって、癒着の治療概念としては、「メスを用いない手術」の方がより有用である。

6.3.2 治療成果の向上

トリガーバンド・テクニックは、基本原理からして、理にかなった有用なものである。他方で、トリガーバンド・テクニックの治療成果の向上のためにできること（考慮し柔軟に活用すべきもの）が経験的に明らかになっている。例えば、「圧の強度の調整」や「（力を加える）方向」などである。また、「複数の平行に走行するトリガーバンド」にも注意すべきである。さらに、テクニックを行う前に、「（筋膜の）組織の緊張を事前に高めておくこと」も必要である。

圧の強度の調整

治療効果の向上と持続には、バンド状の筋膜に到達しこれに作用を与えるほどの強さの圧を加える必要がある。表層だけを押し、母指の圧が組織の深部の捻れたバンド状の筋膜に到達しなければ、何の治療効果も生じない。他方で、母指を過度に深く入り込ませてはならない（治療不要の組織を巻き添えにする恐れがある）（▶図6.7）。

治療で加える圧は、身体の部位、組織、個人の（組織の）タイプに応じて変更する。（深部の組織まで到達させるために）強い圧が必要な場合もあれば、大幅に弱い圧にすべき場合もある。

適切な強さを見つけるには、患者とのコミュニケーションが重要である。治療はほぼ常に痛みを伴う。治療は痛みのある部分（バンド状の筋膜）で行うものだからである。患者は多かれ少なかれ何らかの痛みを訴える。

治療効果を得られる圧の強さを見つけるには、経験も必要である。また、治療中に適宜、圧を変更しなければならない。

方向

トリガーバンドは、基本的に2方向に押して治療する。ただし、通常、様々な理由（人間工学的な理由など）により、一方の方向を優先して治療する。一方の方向に向かって治療を行い、期待した成果が得られなければ、他方の方向に向かって治療するとよい。

患者のボディランゲージから明確な方向が示されれば、この方向に向かって捻れをなくすのがよい。また、一方の方向への治療が他方の方向へのそれと比べて明らかに強い痛みを伴う場合がある。経験的には、痛みを伴う方向への治療はより有効である場合が多い。

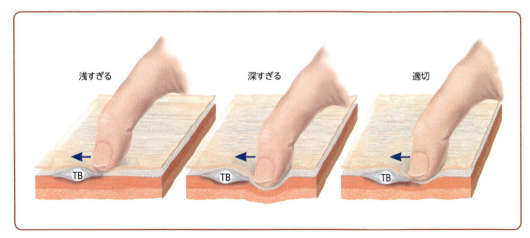

▶図6.7　左：無効。母指が皮膚表層にとどまり、トリガーバンドの上縁までしか達しない　中央：過剰。母指がトリガーバンドを越え、その下の深層まで入り込む　右：有効。母指がトリガーバンドの筋膜層に達し、トリガーバンドを押し動かすことができる

複数の平行に走行するトリガーバンド

　トリガーバンドは複数が平行に走行している場合がある。例えば、治療後、治療したトリガーバンドの経路と同じ線に沿って症状が続いていると患者が訴え、運動検査において運動制限が引き続き認められる場合、複数のトリガーバンドが平行に走行している可能性が高い。これは、解剖学的に説明されるものではなく、患者の訴えから導出されるものである。このような場合、平行する経路に沿って、再度、トリガーバンド・テクニックを行う必要がある。複数の平行に走行するトリガーバンドの治療は、特に癒着がある場合に重要である。癒着を解消するには、全ての経路（多車線の高速道路に例えうる）を治療しなければならない。

組織の緊張を事前に高める

　トリガーバンドの治療では、組織の緊張を事前に高めておく。これにより、バンド状の筋膜へのアプローチが容易になり、結果的にトリガーバンドの経路へのアプローチも容易になる。特に初回の治療で期待した成果を得られなかった場合には、組織の緊張を事前にさらに高める必要がある。組織の緊張を高めるには、バンド状の筋膜がより強い張力の下に置かれる位置を見つける。この位置については、しばしば患者自身が良案を持っている。アスリートも痛みが最も強まる位置を心得ている。トリガーバンドの治療は、バンド状の筋膜をこのような位置に置いて行う。

7 ヘルニアトリガーポイント (herniated triggerpoint, HTP)

ヘルニアトリガーポイント(HTP)は、筋膜の組織が膨らみ、別の筋膜の面を押し出すものである。これは、ティパルドスにより記述された第2の筋膜ディストーションであり、(トリガーバンドと同じく)比較的容易に認識し治療しうる。膨らみを押し戻すと、HTPはなくなり、症状も消失する。

7.1 基礎

7.1.1 ヘルニアトリガーポイントとは

HTPは、トリガーポイントセラピーでいう「トリガーポイント」や、正統医学(内科学)でいう「ヘルニア」とは関係がない。HTPは、筋膜の組織が膨らみ、これと平行する筋膜層に入り込むものと定義しうる。

身体には、円滑性筋膜(smooth fascia)があり、体内の腔と腔を分け隔てている。これは、運動が可能となるのに必要である。すなわち円滑性筋膜は互いに逆方向に動けるように出来ている。その一方で、これにより生理的な間隙も生じる。この間隙には、様々な構造(血管、神経、筋、腱など)が筋膜を介して押し出される。特定の条件の下では、(筋膜の)組織がこの間隙を通り抜け、突出し膨らみが生じる(▶図7.1)。これをHTPと呼ぶ。

7.1.2 発生

組織の膨らみが生じるきっかけは、腔内(腹腔や胸腔)の圧を高める運動や活動であり、例えば、笑う、咳をする、くしゃみをする、重い物を持ち上げる、いきむ(排便)などである。これらにより、隣り合う腔と腔の間の圧力勾配が大きくなり、ある筋膜層が押され、他の筋膜層にぶつかる。その際、組織が生理的な間隙(一種のヘルニア門)を通り抜け、ヘルニアのように膨らみ、ヘルニア門にひっかかり元に戻らなくなる。

🛈 補記

ただし、HTPの発生機序は他にも考えうる。ヘルニア化した組織がどの場所から突出するかは明確でないからである。

HTPは突発的に発生するが、同時に少しずつ発生するともいえる。というのも、小さな活動や運動の積み重ねが、突出となって表れるからである。

7.1.3 解剖学的な位置

HTPが発生するとされる場所は、組織がヘルニア門を通り抜け隣接する腔に飛び出しうる場所である。解剖学的にこの条件を満たすのは体幹だけである。HTPは項部、背部、殿部、骨盤底などでよく

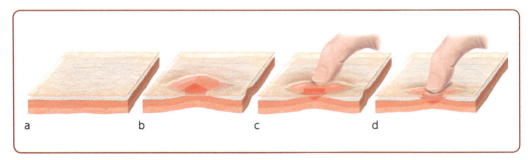

▶図7.1 ヘルニアトリガーポイント。円滑性筋膜は平行に重なっているが(a)、組織が間隙を通り抜け突出することがある(b)。その場合、突出を触診し(c)、これを押し戻し(d)、元の状態(a)に戻す。

見られる。

ただし、アメリカのFDMの第一人者であるトッド・キャピストラントD.O.は、これら以外の場所（上下肢など）でもHTPを観察している。HTPが体幹以外の場所でも発生するという仮説は、一方で患者のボディランゲージにより、他方で治療成果により支持されている。この仮説が裏付けられれば、将来的にこれに関するモデルが新たに生み出されるかもしれない。

7.1.4 種類

ティパルドスは2種類（subtypes）のHTPを記述している[114] p.266。

- よく見られるのは、ノンバンデッドHTP（non-banded HTP）である。これはバンド状の筋膜以外の筋膜の面を介した突出である。突出を元に戻すと、ヘルニア門は生理的に自然に閉じる。
- ややまれなのは、バンデッドHTP（banded HTP）である。これはバンド状の筋膜を介した突出である。この突出はトリガーバンドにより強化されると考えられるため、突出を元に戻した後、すぐにトリガーバンドを治療しなければならない。

7.1.5 治癒

突出した組織を押し戻さない限り、HTPは存在し続ける。すなわちHTPは永久的（permanent）に存在する。また、HTPによる症状は一様ではない。ヘルニア門は狭まったり広がったりし、大きさが変化するからである。（ヘルニア門の）組織の緊張が強まると、ヘルニア門は突出した組織を強く締め付け、患者の症状も強まる。

HTPは永久的に存在する。というのも、ヘルニア門（組織がそこを通り抜け隣接する腔に飛び出す場所。貫通部）はそれ自体病的なものではなく、したがって筋膜の組織がヘルニア門を通り抜けるのも生理的現象だからである。つまり突出（HTP）は創傷ではない。このため、身体の創傷治癒の過程は発動せず、HTPは存在し続ける。ただし、存在し続けるHTPは「慢性化」ではない。癒着は生じないからである。HTPの最善の治療は、突出を完全に元に戻すことである。

7.2 診断

7.2.1 ボディランゲージ

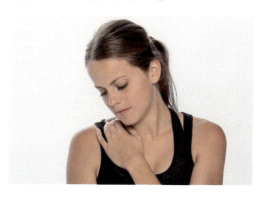

▶図7.2　SCHTPのボディランゲージ

患者は、母指や他の指で、体幹の特定の場所を押す（▶図7.2）。どの指で押すか（母指か、他の指か）は、指が人間工学的にその場所に届くかにより決まることが多い。また、患者が指で特定の場所を押すのは、痛みのある点（painful point）を指し示すだけでなく、押すことで痛みが和らぐからである。痛みが強い場合、患者は指をその点に置いたままそこから取り除けないこともある。

7.2.2 既往歴

患者は、痛みを鈍く、より限局された痛みと説明する。これは恒常的な痛みであり、特定の運動により強まる。また、特定の引き金を訴える患者もいる。

7.2.3 診察

HTPにより他の筋膜の面が膨らむと、隣接する関節や身体各部で運動制限が生じる。運動制限は、主要な症状としてよく見られる。また、症状の強さは、肢位に応じて変化する。症状がほぼなくなる肢位もあれば、痛みが強まる肢位もある。これにはヘルニア門が関連している。すなわち、ヘルニア門の組織の緊張を和らげる肢位もあれば、緊張を強める肢位もある。

典型的なHTPとして、鎖骨上ヘルニアトリガーポ

7 ヘルニアトリガーポイント (herniated triggerpoint, HTP)

イント（SCHTP）がある。これは肩―項部の領域に発生する。SCHTPは、肩の可動性（特に外転と内旋）、頭部や項部の可動性（特に回旋）に大きな影響を与える。体幹の他の場所で発生するHTPも、同様の問題、すなわち隣接する関節に影響を与える。

組織の膨らみは触診で見つけることが多い。大きさは様々だが、触診で分からないほど小さなHTPがきわめて強い症状の原因になることもある。

7.3 治療

7.3.1 HTPテクニック

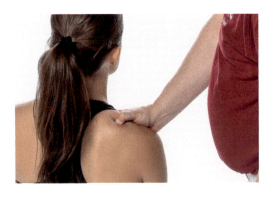

▶図7.3　SCHTPのHTPテクニック

HTPの治療の目標は、ヘルニア化した組織を元に戻し、ヘルニア門を閉じることである。その際、徒手だけで行うティパルドス法により治療する。

HTPテクニックは、患者のボディランゲージをそのまま治療に転化させたものである。すなわち、患者はやや強い圧で組織を押す。その際、膨らみを押し戻すように、あるいはこれ以上の突出を阻止するように指で押す。このようにして押すと、組織の緊張が弱まる。療法士は、患者が指し示した点を触診し、突出を見つけ、その点が正しいかを患者に確認した上で、圧を強め、突出した組織を押し戻す（▶図7.3）。その際、力（brawn）と精緻さ（finesse）が必要である。

力と精緻さとは、ベクトルを細やかに探索し、強い力を用いて押すことである。その際、組織がゆっくり深部へ滑り動くことを可能にするベクトルを探す。この動き（組織が深部へ滑り動く）は、患者と治療家の双方に知覚される。反対に、壁にぶつかる感じが知覚されれば、ベクトルは適切ではない。この場合、母指の位置を変更し、間隙（組織がそれを通り抜けて飛び出す場所）を見つけなければならない。母指の位置を様々に変更し、適切な位置（母指で押されることで、組織が元に戻ることが可能な位置）を選択する必要がある。

突出した組織を押し戻すことに加え、ヘルニア門に作用を与えることも必要である。ヘルニア門の組織の緊張が弱まると、突出（ヘルニア）を元に戻すのが容易になるからである。ヘルニア門の組織の緊張を弱めるには、隣接する関節の位置を様々に変更するとよい。ヘルニア門は、ステージの舞台背景のようなものであり、複数の背景（重層をなす筋膜の面）を移動させると、ステージの空間（間隙）が広がる。ただし、移動させる方向を誤れば、間隙は狭まり、組織が強く締め付けられる可能性もある。ヘルニア門を広げ、突出（ヘルニア）が迅速に元に戻るようにすれば、患者にとって不快さは少なくなる。例えば、SCHTPの治療は、患者の上肢をやや牽引すなわち外転して行う。あるいは代替法（や併用法）として、頭位を特定の位置（回旋と側屈）に置く。原則として、治療は、患者にとって不快さの少ない肢位で行うべきである。ヘルニア門の組織の緊張が弱まる肢位にすると、突出（ヘルニア）を容易かつ効果的に元に戻すことができる。HTPの治療では、治療家は自分の感覚と患者の感覚に細やかに注意を払うことが重要である。

アナロジー：牛舎

ティパルドスは、HTPテクニックの手順の説明で、ユニークなアナロジーを用いている[114] p.29。すなわち、農夫が牛を牛舎へ入れるというアナロジーである。その際、農夫は、牛たちが好き勝手に入り口から入るのにまかせるのではなく、幾つかの点に注意しなければならない。

1. まず、牛を入口の正面で整列させる。これをHTPの治療にあてはめると、まず（組織の）突出を見つけ、正しい方向に向ける。
2. 次に、牛が小屋に入るよう動機づける。HTPの治療でいえば、突出（ヘルニア）が間隙（ヘルニア門）を通り抜けられるだけの強い力（brawn）を用いる。
3. 別の選択肢として、入り口を広げ、牛が通過しやすくする。HTPの治療でいえば、間隙（ヘルニア門）の組織の緊張を弱め、突出（ヘルニア）が間隙を通り抜け元に戻ることができるようにする。

突出していた組織が元に戻ると、弛緩、すなわちリリース（release）が感知される。ただし母指の圧はしばらく維持しなければならない。これは、組織を深部にとどまらせるためであり、また間隙上で複数の筋膜層が（舞台背景のように）移動し重なり合うようにするためである。このように圧を維持する間に、組織を揉み（ティパルドスはミルキング（milking）と表現している）、組織が正常な配列になるのを促してもよい。

HTPを完全に押し戻すと、筋膜ディストーションが消え、これに伴いあらゆる症状（HTPを原因とする機能性の運動制限や痛みなど）が消失する。HTPが治療されたその瞬間に、患者は改善を認識する。

7.3.2 限定的成果

HTPの治療では、治療成果が限定的にとどまる場合がある。組織を押し戻し、患者が改善（可動性の改善、痛みの軽減）を感じても、症状が完全になくならなければ、突出（ヘルニア）は完全に戻っていないと推定せざるをえない。このような限定的成果は起こりうるし、実際に起こる。その場合、突出（ヘルニア）の一部を再びヘルニア門を通り抜けさせる危険をおかさなければならない。これを再発という。

1回の治療で突出（ヘルニア）が完全に元に戻るとは限らない。とはいえ、突出が完全に元に戻ったかそうでないかは直ぐには分からない。したがって、初回の治療後は、治療の成果（可動性の改善、痛みの軽減）が再び悪化しうること（再発）も考慮に入れる必要がある。実際に再発した場合、それ以降の治療で突出の残りの部分を押し戻せばよい。

治療戦略として、患者が2回目の治療で前と同じ症状を再び訴えること（治療成果が維持されないこと）も予想しておかねばならない。これは前の治療に問題があって生じる事態ではないが、患者にその旨を伝えておくことは重要である。そうすれば、患者は、初回の治療後に起こりうる症状の悪化（再発）に対する心構えができる。

7.3.3 代替法

FDMでいうHTPの治療は、上述の手順で徒手で行う。ただし、FDMは原則としてどの治療法に対しても中立であるため、別の治療法もありうるという立場をとる。例えば、腰部の組織の突出（ヘルニア）は、徒手治療により正常な位置に戻らない場合、外科的介入も選択肢の一つとなる。外科的治療は1960年代に有効な治療として行われていたが、過去のものとなっていた。その一方で、FDMの治療をおこなう一部の医師らは、この外科的治療に再び注目し、プラスの効果を示す症例を集めている。

正統医学では、局所のヘルニア（鼠径ヘルニアなど）は外科的に治療する。FDMは原則として非徒手治療の可能性も認めるが、外科的治療が中心となるのをよしとしない。とはいえ、HTPの外科的治療は可能性としてありうるものである。

8 コンテニアムディストーション (continuum distortion, CD)

FDMから見ると、負傷(捻挫や骨折)の後には、コンテニアムディストーションが発生することが多い。コンテニアムディストーションの理解の前提となるのが、骨と靱帯は同種の筋膜(バンド状の筋膜)であるという基本前提である。以下、まずティパルドスが考案したコンテニアム理論について見る。

8.1 基礎

8.1.1 コンテニアムディストーションとは

コンテニアムディストーションは、靱帯(や腱)と骨の間の移行部で生じる障害である。ティパルドスはこのように述べる際、骨と靱帯は1つの連続した筋膜であるという前提に立っていた[114] p.13。

「例えば、骨と靱帯は、コンテニアムという一つの解剖学的構造の両極をなす」

コンテニアムは、2つの異なる構造(configuration)、すなわち靱帯性構造(靱帯や腱)と骨性構造(骨)において存在しており、コンテニアムディストーションとは、骨と靱帯の移行部において一方の構造の一部が他方の構造に差し込んだ状態になる障害である。この障害の発生機序を理解するには、コンテニアム理論を理解する必要がある。

ℹ 補記
先に述べた通り、ティパルドス以外の(20世紀の)研究者らも、異なる組織の連続体や移行部について述べている(4.2.2章)。

8.1.2 基本前提としてのコンテニアム理論

正統医学では、靱帯と骨は種類の異なる構造とされる。解剖学は、全体を部分に分けることを基本原理とし、身体で統一体としてのみ機能しうるもの(例えば運動における骨と靱帯)を、一つ一つの部分(靱帯、筋、骨など)に分けて考察する。

しかし、電子顕微鏡の画像も示すとおり、骨には線状の構造が入り込んでいる[107] p.30。すなわち、骨と腱の間には、(解剖学が見出すような)分離ではなく、流動的な移行部が存在すると考えられる。

FDMから見ると、靱帯と骨は同一の筋膜に属する。同一の筋膜において、骨は骨の材料(カルシウム)を多く含む部分をなし、靱帯はこれをわずかまたは全く含まない部分をなす。

骨と靱帯の移行部

骨と靱帯がつながっているのが移行部であり、この移行部では筋膜の構成(configuration)の転換が見られる。

移行部には骨性部分(osseous configuration)と靱帯性部分(ligamental configuration)があるが、これらはいずれも病的なものではない。カルシウムが沈着する性質は、身体の形成原理の一つであり重要である。この性質により、身体は外部からの負荷に柔軟に適応できるのである。例えば、生活や仕事で一定の規則的な活動を行い、この活動を通じて身体の一部が強い圧を受けると、その部分は(カルシウムが沈着し)骨性部分となって強化される。これにより圧に対する安定性が高まる。したがって、骨性部分は、特定の負荷への正常な適応により生じる。ティパルドスによれば、移行部において骨性部分を生じさせるのは、一方向(unidirectional)の力である。すなわち、特定の方向にだけ作用する複数の力である。

この一方向の力とは対照的に、運動時には多方向（multidirectional）の力が身体に作用する。運動時には、移行部はできるだけ柔軟かつ可動的であることが望ましい。このため、移行部において靭帯性部分が形成される。すなわちカルシウムが靭帯から骨へ押し出される。これにより、身体は動きやすくなり、様々な力に適応できるようになる（運動時には同時に複数の力が身体に作用する）。

このような制御原理（principle of regulation）は全身で機能しており、その結果、身体は様々な状況に適応でき、これを通じて身体の適応能力も維持される。移行部では、骨性線維と靭帯性線維の往復運動（reciprocating motion）が常に進行している。これにより身体は外的負荷に適応することが可能となる。

アナロジー：水、シャーベット状、氷（または水、雪解け、雪）

ティパルドスは、コンテニアムの原理を説明するため、水の三つの状態をアナロジーとして用いている[114] p.33。水は柔軟でよく動くのに対し、氷は硬くて動かない。しかし水と氷はいずれも化学的に同じ基本物質で出来ている。0℃（融点）に達すると、氷はシャーベット状になる。これは、水になるか氷に戻るか分からない状態である。すなわち0℃の氷でもあり0℃の水でもある。**移行部**はこのような状態に相当する（▶図8.1）。すなわち、筋膜コンテニアムという移行部には、靭帯性部分と骨性部分という2つの状態が存在する。

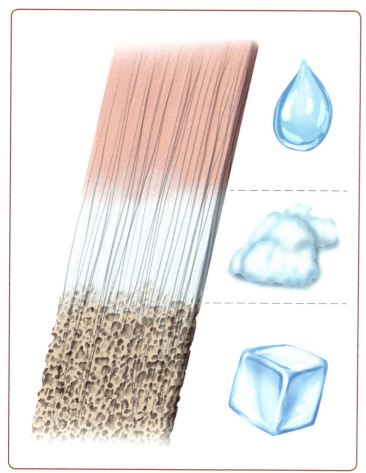

▶図8.1
骨と靭帯の移行部のアナロジー：水、シャーベット状、氷

8.1.3 発生

コンテニアムディストーションは、一方向の力と多方向の力が同時に移行部に作用することで発生する。すなわち、移行部において分裂が生じ、2つの構成部分が並び立つ。これより、移行部では適応する力が失われ、不均衡が生じる。すなわち、一部の線維は固定され、一部の線維は柔軟に動く。このような不均衡により、誤った感覚情報が脳に送られ、その結果、固有感覚が障害され、痛みの感覚が生じる。

ティパルドスによれば、コンテニアムディストーションには次の2種類がある。

1. **エバーテッド・コンテニアムディストーション**（everted continuum distortion, eCD）は、移行部で骨性部分の一部が突き出るものである。
2. **インバーテッド・コンテニアムディストーション**（inverted continuum distortion, iCD）は、移行部で靭帯性部分の一部が突き出るものである。

いずれの場合も、移行部は外力に適応できなくなる。これらについての基本原理を図式化したのが▶図8.2である。

2種類のコンテニアムディストーション（eCD, iCD）は理論上の分類であり、ティパルドスが観察に基づき考案したものである。ティパルドスは、コンテニアムディストーションには、スラスト・テクニックにより症状が改善するものと悪化するものがあることを観察した。残念ながら、2種類のコンテニアムディストーションのいずれが存在するかが分かる決定的なヒントは、患者のボディランゲージや既往歴から得られない。またX線検査も意味がない。コンテニアムディストーションはX線画像で確認できる病変（腱付着部の骨化。踵骨棘など）を伴わないからである。したがって、コンテニアムディストーションの診断（とこれに基づく適切な治療）には経験が必要である。

ティパルドスによれば、靭帯や腱以外の構造（筋や血管）の石灰化も、コンテニアムディストーションの一種と見ることができる。これらの構造においても、不適切な力を通じてその構成に変化が生じる。ただし、これらの構造では、コンテニアムディストーション以外の筋膜ディストーション（トリガーバンドなど）も発生しうる。これらにより、組織の代謝が阻害され、カルシウムの流れが妨げられる。

8.1.4 治癒

コンテニアムディストーションは、特に問題を生じさせることなく長く存在し続けることもある。ただし、自然に矯正されることはない。移行部は適応する能力を有するからである。

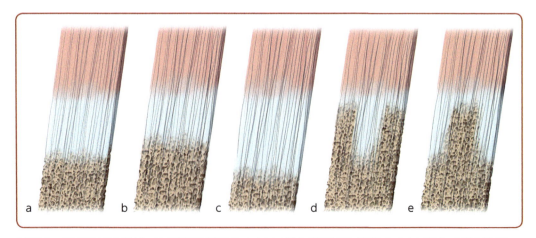

▶図8.2　骨と靭帯の移行部(a)では、骨性部分が増えることもあれば(b)、靭帯性部分が増えることもある(c)。両部分が同時に増える状態をコンテニアムディストーションといい、iCD (d)とeCD (e)の2種類があると考えられる。

8.2 診断

8.2.1 ボディランゲージ

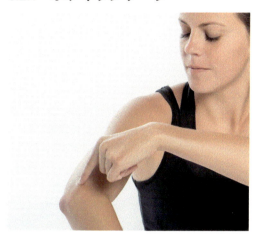

▶図8.3　肘のコンテニアムディストーション

　コンテニアムディストーションのボディランゲージは分かりやすい。すなわち、患者は、指（示指が多い）で骨上の一点を指し示す（▶図8.3）。痛みがきわめて強い場合もあり、しばしば筋力低下（脱力）や感受性の低下を伴う。例えば、肘の骨上の点を指し示す患者は、基本的に肘の全ての運動を行うことができる。しかし、ボトルから水をグラスに注ぐなど、肘を軽く回内すると、強い点状の痛み（pointed pain）が生じ、水を注ぐことができない。また、ボトルを持ち続ける力がなくなり、ボトルが手から滑り落ちる。

8.2.2 既往歴

　患者は、（しばしば関節近くの）骨上に点状の痛み（刺すような痛み）を訴える。多くの場合、移行部は、関節近くに存在する。ただし、コンテニアムディストーションは、関節から離れた場所（骨盤、肋骨、胸部、項部など）にも発生する。

　コンテニアムディストーションは、通常、外力を通じて発生する。このため、患者はしばしば引き金となった事故を報告する。報告される事故は最近のもの（すなわち急性）もあれば、過去に遡るものもある。コンテニアムディストーションは長期にわたり存在する場合もあるため、既往歴の聞き取りでは、過去の事故についても尋ねる必要がある。

8.2.3 診察

　患者は、どのような運動や活動により痛みが生じるかについて、かなり正確な情報を有する。簡単な可動性検査を通じて、これらを確認する。多くの場合、特定の方向に動かすと、痛みが誘発される。

　また、触診によりコンテニアムディストーションの種類を判別できるとされる。例えば、eCDでは小さな骨の尖りが感知され、iCDでは皮質骨に小さなへこみが感知される。ただし、これは理論的には理解しうるが、臨床で明確に判別できることはまれである。したがって、種類の判別のための触診は、診断の標準的な検査ではない。

8.3 治療

　コンテニアムディストーションの治療の目標は、移行部で2つの状態（靭帯性部分と骨性部分）が交互に入れ替わる能力を回復することである。

　コンテニアムディストーションの徒手治療は2種類ある。コンテニアム・テクニックとスラスト・テクニックである。いずれも大きな力を発生させる。なぜなら、移行部で（靭帯性部分または骨性部分の）突き出た部分を解消しなければならないからである。コンテニアム・テクニックは大きな圧を用い、スラスト・テクニックは加速を用いる。ティパルドスは、短い瞬間（事故が起きたその瞬間）に弾み（momentum）を伴って発生したものは、これと逆方向の同等の強さの力を用いて元に戻すことができるという前提に立っていた。また、臨床で2種類のテクニックの成果に相違が認められたことから、コンテニアムディストーションには2種類あると考えられると推定し、eCDとiCDを考案した。

8 コンティニアムディストーション（continuum distortion, CD）

8.3.1 コンテニアム・テクニック

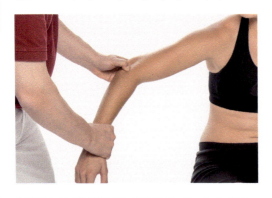

▶図8.4　肘の外側部のコンテニアムディストーションのコンテニアム・テクニック

コンテニアム・テクニックは、ボディランゲージ、既往歴、診察などからコンテニアムディストーションの種類を判別できない場合に選択する。コンテニアム・テクニックは、eCDとiCDのいずれにも行うことができる。

コンテニアム・テクニックは以下の手順で行う。

1. 母指でコンテニアムディストーション（CD）を探す。その際、指先の小さい面を用いる（▶図8.4）。面が小さいほど圧は強くなるため、強い圧で押す。患者が痛みを感じれば、その位置にCDが存する。これにより位置の正しさが確認される。
2. 次に、CDを強い圧で押し、移行部の構成を中立状態に戻す。その際、CDが発生したのと同等の力を用い、この力を正確に一点に絞って加える（CDは小さな点として表れる）。患者が痛がる方向に力を加える。
3. 5秒ないし60秒後、患者の痛みは著しく弱まる。治療家も構造が押し戻されるのを感じる。すなわち、CDが解消し溶解するように感じられる。これは**リリース**とも呼ばれる。ティパルドスは、移行部の構成が中立状態に戻るのを、ボタンがボタンホールを通ることに例えている。

コンテニアムディストーションは押し戻されると、存在しなくなる。そして、組織は自由な方向に動けるようになり、患者の痛みは消失する。患者は、様々な日常的活動やスポーツをすぐに行えるようになる。

eCDは、コンテニアム・テクニックのみで治療できる。このテクニックを行うだけで、骨性部分が押し戻され、移行部の構成は中立状態に戻る。eCDでは、スラスト・テクニック（後述）は絶対禁忌である。骨性部分が引っ張られ、患者の痛みが耐え難いほど強まるからである。

iCDも、基本的にコンテニアム・テクニックで治療する。実際、臨床ではそのように治療する。というのも、しばしば診断の段階ではCDの種類は分からないからである。ただし、治療成果が維持されず、移行部が再び元の状態（ディストーション）に戻ることがある。このように症状の再発があれば、iCDが存在すると考えられる。この場合、スラスト・テクニックで治療するのがよい。

8.3.2 スラスト・テクニック

コンテニアムディストーションの治療では、スラストを用いる場合もある。スラスト・テクニックの目標は、急な牽引を通じて靱帯性部分を骨性部分から引き離すことである。スラスト・テクニックは、iCDの治療においてのみ行う。スラスト・テクニックで重要なことは、靱帯の線維を骨性部分から引っ張り出しうるだけの力のベクトルを用いることである。また、痛みを生じさせることなく、ごく迅速にスラストを加える。スラスト・テクニックは、主に体幹で発生するiCDの治療で行う。

iCDの治療の最適な手順は、まずコンテニアム・テクニックによりiCDを靱帯性部分の起始の最も深い位置まで動かし、その上でスラスト・テクニックにより（靱帯性部分と骨性部分を含む）全体を牽引し、全体の構成を中立状態に戻すことである。

8.3.3 治療上の注意点

コンテニアムディストーションの治療には経験が必要である。特に、診断（既往歴と診察）の段階では、CDの種類（eCD, iCD）が分からず、どのテクニックが最適なのか分からない。ティパルドスによれば、次の点に注意が必要である[114] p.35。

- eCDの治療後の24時間は、他種の筋膜ディストーション（例えばアンフォールディングディストーション）を治療するためのスラスト・テクニックを行うべきではない。治療されたeCDが、スラストにより牽引され、治療前の状態に戻る恐れがある。
- **全か無の法則**：コンテニアムディストーションの治療には限定的成果というものはない。治療の成果があるか（移行部の突き出た部分（骨性部分または靭帯性部分）が押し戻され、症状（痛み）がなくなる）、治療の成果がないか（これまでと変わらぬ痛みが存在する）のいずれかである。
- **寒冷療法**：治療後の寒冷療法が有効な場合もある。例えば、患者はアイスキューブを手に持ち、患部をやさしくマッサージするとよい。これにより、治療で受けた刺激が和らげられる。ただし、温熱療法は、マイナスの効果をもたらすため、おこなってはならない。

経験が特に重要となるのは、良好な治療成果を得られない場合である。通常、コンテニアムディストーションの治療後は、直ちに症状（痛み）の改善が感じられる。しかし、患者が引き続き痛みのある点があると訴える場合もある。このような場合、次の可能性を考慮しなければならない。

治療成果が得られない

コンテニアム・テクニックで治療成果を得られない場合、次の2つの根本的原因が考えられる。

- 用いる力が弱すぎる可能性がある。コンテニアム・テクニックでは、ごく強い力を点に絞って加えなければならない。その際、しばしば痛みは患者が耐えられる限界に達する。このため、治療家は、患者の痛みの上限を尊重しがちである。しかし、これにより治療の目標は達成されなくなる。
- 力の方向が正しくない可能性もある。コンテニアムディストーションの治療では、力のベクトルが重要である。その際、患者の痛みの感覚が手がかりになる。治療家が痛みのある点を押すと、患者に痛みが生じる。力のベクトルが変わると、痛みが増減する。コンテニアム・テクニックでは、正しいベクトルとは、患者に最大の痛みが生じるベクトルである。したがって、患者に遠慮し、適切でないベクトルを選択したり、弱すぎる力を用いてはならない。治療成果を得るには、リリースが生じるまでの短い時間、強い力を用いて痛みのある点を押して戻さなければならない。

複数のコンテニアムディストーションの存在

コンテニアムディストーションは複数が小さい場所に存在することもまれではない。これは例えば肘や膝で見られる。したがって、治療が確かに成功したにも関わらず、引き続き（少なくとも1つの）痛みのある点がすぐ近くにあると患者が訴えるならば、これを治療しなければならない。

他種の筋膜ディストーションの存在

治療が成功したにも関わらず、患者がそれ以降の治療でも強い痛みを訴える場合、トリガーバンドによるコンテニアムディストーションが再発した可能性がある。すなわち、トリガーバンドとコンテニアムディストーションが同じバンド状の筋膜に存在し、その結果、トリガーバンドによりコンテニアムディストーションが再発する場合がある（その逆もある）。身体の特定の場所では、トリガーバンドとコンテニアムディストーションが併発し、互いに再発を繰り返すことがある。このような場合、両種の筋膜ディストーションを治療して初めて、治療成果が長く維持される。

誤診

コンテニアムディストーションは大体において明確に診断しうるにしても、痛みのある点は他種の筋膜ディストーションにより生じる場合もあることを考慮に入れなければならない。特に短いトリガーバンドが重要である。また、痛みのある点は、無症状の人に見つかることもある。ただし、これは定義上、コンテニアムディストーションとはいえない。

8.3.4 薬物療法とその他の治療

ティパルドスによれば、コンテニアムディストーションでは、コルチゾンなどのステロイドの投与により、移行部が本来の適応力を取り戻すとともに、（痛みを伴う）刺激状態（irritaion）が消失することがある。コルチゾンにより症状（痛み）が軽減または消失することがあるのは、投与により痛みがない状態がもたらされ、それにより患者は自動運動を再開し、これにより移行部で生理的機能が回復するためである。

ただし、コルチゾンはしばしば短期間しか有用でない。これを使用している間は、患者は、痛みの著しい軽減や消失を報告する。しかし、数週間後に痛みは戻ってくる。そして、患者は、薬の効果がなくなったと報告する。

コルチゾンなどのステロイドの投与は、コンテニアムディストーションに有用である。これにより、移行部は適応力を回復する。ただし、より重要なことは、患者に自分で運動を行うよう助言することである。運動により、改善された状態を一時的なものに終わらせず、身体の自己修復を促し、移行部が完全に自由な状態になるのを促す必要がある。

ただし、コルチゾンには望ましくない副作用がある。

1. まず、コルチゾン投与により、骨性部分が靭帯に入り込む動きが強まる。これにより、筋が硬くなり、筋力は高まるものの、同時に筋や靭帯のマトリックスが硬化し、損傷（断裂）が生じやすくなる（組織がもろくなるため）。
2. また、コルチゾン投与により、骨粗鬆症性の骨軟化が生じる。骨自体が侵され、強い力が作用すると、骨折などの損傷が生じることもある。したがって、（どんな理由によるものであれ）コルチゾン投与には注意が必要である。骨はこれまでと同等の安定性を有しなくなるからである。

> **要注意**
>
> 通常、コルチゾンの長期投与の既往のある患者にはスラスト・テクニックを行わない。骨の損傷リスクが（わずかにせよ）あるからである。

ティパルドスによれば、歯列矯正や骨延長術なども、（骨格構造において行われる）コンテニアム・テクニックと見ることができる。これらの治療は、骨（顎骨や長骨）を牽引し、これにより筋骨格コンテニアムを操作するものである。身体はこのような外からの刺激によく適応する[114] p.64。

> 「ステロイド投与は、筋骨格コンテニアム（musculoskeletal continuum）の操作のためによく行われる薬物療法である。他方、非薬物療法も存在する。骨格構造のコンテニアム・テクニックの例として、長骨の延長術や歯列矯正などがある」

9 フォールディングディストーション (folding distortion, FD)

　FDMでいうフォールディングディストーションは、事故を主な原因として発生する。すなわち、事故により、関節周囲の筋膜が過度に広がったり閉じたりし、正常な状態に戻らなくなる。患者は、痛みや（通常の負荷を受けても生じる）不安定感を訴える。FDMから見ると、これは当然である。感覚器官としての筋膜の機能が、筋膜の損傷により阻害されるからである。そして、FDMから見れば、有効な治療が可能である。

9.1 基礎

9.1.1 フォールディング筋膜の原理

　身体の全ての関節の周囲には、特殊な機能を有する筋膜が存在する。それは三次元構造の筋膜であり、身体の動きに三次元的に完全に適応する。FDMでは、この筋膜をフォールディング筋膜と呼ぶ。

　フォールディング筋膜は、蛇腹の原理に基づき機能する（▶図9.1）。蛇腹の原理は、例えばアコーディオンなどにも見られるものであり、2つの特徴がある。

- まず、蛇腹は、圧縮され（押して縮められ）、引き伸ばされ、さらに様々な方向に捻れる。身体において、フォールディング筋膜は、関節に作用する外力、すなわち牽引力と圧縮力を受け止める。フォールディング筋膜は関節にとって緩衝役を果たしている。
- また、蛇腹は、負荷によく耐え、何年にもわたり摩耗せず機能しうる。広げられ、閉じられ、様々な角度に捻られても、最初の状態に戻り、擦りきれ

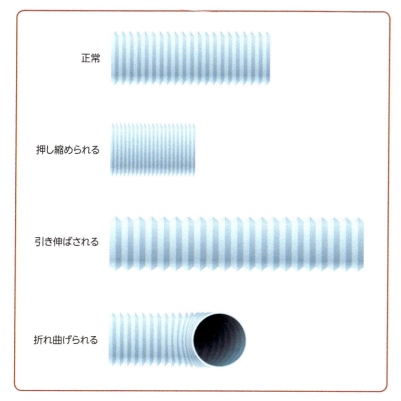

▶図9.1
蛇腹の原理

9 フォールディングディストーション（folding distortion, FD）

ることはない。

これに加えて、フォールディング筋膜は、関節の動きや位置に関する情報を絶えず全身に伝えている。すなわち、関節の活動や位置を知覚する上できわめて重要な構造である。

9.1.2 発生と種類

過度に強い力が作用し、フォールディング筋膜（関節の緩衝役）が過度の負荷を受けると、フォールディングディストーション（FD）が発生する。FDの原因は外傷や事故である。ただし、患者は必ずしも事故として認識していない。日常の運動においても、FDを発生させる力は生じるからである（後述）。

FDは基本的に2通りの仕方で発生する。すなわち、フォールディング筋膜が強く引き伸ばされること（アンフォールディング）により、あるいは強く押し縮められること（リフォールディング）により、さらにこれらと同時に捻られることにより、FDは発生する（▶図9.2）。これにより、蛇腹のメカニズムは機能しなくなり、元の正常な状態に戻らなくなる。

FDを発生させる2つの負荷（強いアンフォールディングと強いリフォールディング。さらにこれらに捻れ（回旋）が組み合わされる）は、同時に2種類のFDの特徴を表すものでもある。すなわち、過度の牽引により生じるのがアンフォールディングディストーション（uFD）であり、過度の圧縮により生じるのがリフォールディングディストーション（rFD）である。以下、これら2種類（uFD，rFD）の特徴を要約して述べる。

アンフォールディングディストーション（unfolding distorsion, uFD）

アンフォールディングディストーション（uFD）は、強い牽引力の作用により発生する。ティパルドスは次の例を挙げて説明している。すなわち、犬のリードを持っていて、犬が突然動いてリードを引っ張ると、肩のフォールディング筋膜が最大に引き伸ばされる。さらに、犬を引き止めようとすると、最大に牽引されたその瞬間に、さらに別の力（3次元構造のフォール

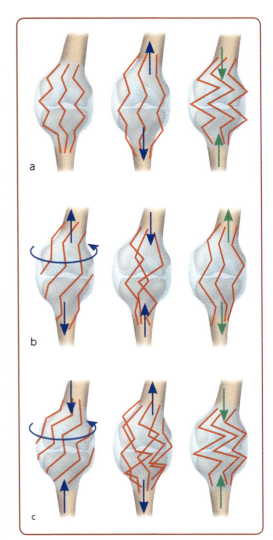

▶図9.2　フォールディングディストーション。フォールディング筋膜は関節の周囲にあり、牽引されたり圧縮される（a）。フォールディング筋膜が牽引中に捻れると、その後圧縮しても捻れは元に戻らない（b）。また、圧縮中に捻れると、その後牽引されなくなる。これは圧縮を通じて治療しうる（c）

ディング筋膜を閉じるような力）が発生する。

牽引（uFDの原因）により、フォールディング筋膜はそれ以降、押し縮めることができなくなる。その瞬間から、圧縮を不快と感じ、牽引を快と感じるようになる。これを治療するには、改めて最大のアンフォールディングを行う。その結果、フォールディング筋膜は正しい状態に戻る。

リフォールディングディストーション (refolding distorsion, rFD)

リフォールディングディストーション（rFD）は、フォールディング筋膜が圧縮されると同時に捻られることにより発生する。これは、例えばジャンプ後の着地により膝関節で生じる。rFDの発生後、関節周囲のフォールディング筋膜は、正しい仕方で広がらなくなり、捻れたままの状態になる。

この場合、圧縮（や負荷）を快と感じ、牽引を不快と感じる。これを治療するには、圧縮のスラストを加える。

9.1.3 解剖学的な位置

フォールディング筋膜は、身体の（大小を問わず）全ての関節の周囲に存在する筋膜であり、さらに筋間中隔（IMS）や骨間膜（IOM）もこれに含まれる。これらはいずれも関節の緩衝役として働いている。ティパルドスによれば、前腕の骨間膜（IOM）のFDは、腕の回内や回外を制限する主原因である。ティパルドス自身、医師になって間もない時期に長くこのFDに苦しんだ。これを治せる医師や治療家はおらず、音を伴うほどの自己治療（マニピュレーション）を行い、ようやく前腕を自由に動かせるようになった。

ティパルドスは、骨間膜をしわくちゃになった地図に例え、これを正しくたたみ直すには、まず広げなければならないとしている（▶図9.3）。

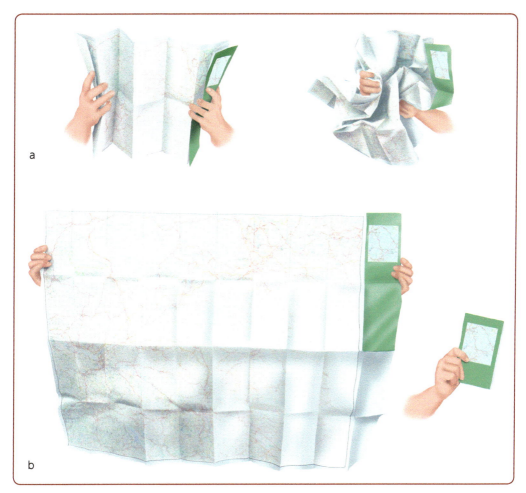

▶**図9.3** 地図のアナロジー。しわくちゃになった地図（a）を正しくたたみ直すには、まずそれを完全に広げなければならない（b）

9.1.4 治癒

フォールディング筋膜をアンフォールディングまたはリフォールディングしない限り、FDは存在し続ける。それは永久的 (permanent) に存在する。FDは創傷ではないため、創傷治癒が起こらないからである。

とはいえ、FDMでは、身体はFDを修復しようとすると推定する。すなわち、患者を観察すると、次の２つの修復が考えられる。

1. まず、日常生活では様々な力が発生しており、その一部が、事故で発生した力と同様の仕方で身体に作用すると、治療作用を有すると考えられる。例えば、多くのリフォールディングディストーションは重力により修復されうる。
2. また、事故後に組織の反応（腫脹など）が生じ、関節周囲のフォールディング筋膜が正しい状態に戻り、捻れがなくなる例も観察されている（9.2.2章）。

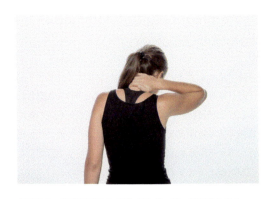

▶図9.6 項部のFDのボディランゲージ。項部をつかむ

9.2 診断

9.2.1 ボディランゲージ

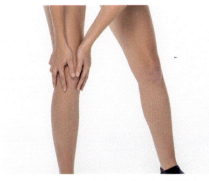

▶図9.4 膝のFDのボディランゲージ。膝関節をつかむ

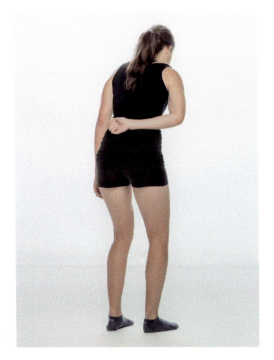

▶図9.7 背部のFDのボディランゲージ。手を拳状または広げて置く

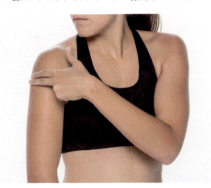

▶図9.5 肩のFDのボディランゲージ。肩関節を横切って線を引く

FDを有する患者は、関節をつかみ、これをもむボディランゲージを行う。大きな関節では手全体を使い（▶図9.4）、小さな関節（指関節など）では２本の指を使う。これと同時に、診断にとって重要な情報を含む典型的な運動を行う。これにより、uFDとrFDのいずれを有するのかが分かる。

- アンフォールディングディストーションでは、患者は関節の牽引を試みる。例えば、上肢を引っ張る、下肢をゆさぶるなどである。これらの運動（引っ張る、ゆさぶる）はuFDのサインである。これらとは反対に、圧縮したり負荷を加えると、痛みが強まる。
- リフォールディングディストーションでは、逆に、患者は関節の圧縮を試みる（それを快と感じるため）。反対に、関節の牽引を不快と感じる。また指（1本ないし2本）で関節上を横切ってさするボディランゲージも観察される（▶図9.5）。

これらのボディランゲージは「体肢」（上下肢）の関節で行われる。他方、「体幹」で行われるボディランゲージも、FDの存在を示唆する。例えば、手全体または数本の指で項部をつかんだり（▶図9.6）、手を拳状または広げて背部に置く（▶図9.7）などである。また、体幹の関節を横切って線を引くボディランゲージは、rFDの存在を示唆する。

9.2.2 既往歴

患者は、関節深部の痛みがあり、それが長期間変わらず（＝永久的）存在すると報告する。それは数年もしくは数十年にも及ぶ。それこそ、患者はしばしば「慢性」という表現を使う。ただし、FDMから見ると、FDには慢性化はない（6.1.4章の「さらに詳しく　FDMにおける慢性化」を参照）。また、患者は、しばしば、関節の不安定感、腫脹などの症状も訴える。

不安定感

多くの患者は、関節の不安定感を、通常の負荷でも関節が安定しないと訴える。関節の不安定感により患者の不安は増す。具体的には、患者は次のように訴える。

- **膝の不安定感**：通常の負荷（歩行など）で、膝がガクッとくずれる。
- **背部の不安定感**：二つに折れるような感覚がある。これはどちらかといえば体幹の不安定感である。
- **肩の不安定感**：肩を自由に使えない。例えば、投げる動作ができない。この運動に必要な筋群が正常に反応しなくなり、筋力を十分に使えなくなるからである。

補記

膝がガクッと崩れる現象は、医学的には「膝くずれ」（giving-way）と呼ばれる。整形外科では、この現象はしばしば膝関節の負傷とこれに伴う靭帯損傷による膝の不安定性により発生するとされる。

腫脹

腫脹は、FDでよく見られる症状である。FDMから見ると、腫脹は、身体がFDを解消しようとして生じる。すなわち、身体は組織液を用いて患部（FD）を膨らませ、患部をできるだけ強く引き離そうとする。この膨張を通じて、フォールディング筋膜は三次元的に強く広げられる。その後、組織液はゆっくり再吸収され、腫脹は減退する。そして、フォールディング筋膜は最初の状態に戻ることが可能となる。このように、身体の自己修復（何らかの事故後に生じる）という観点に立てば、腫脹は、身体の生理的反応と見ることができる。

9.2.3 診察

FDを有する患者は、運動検査でわずかな運動制限しか認められないことが多い。ただし、運動の最終域で痛みが強まることが多い。

また、**触診**では、フォールディング筋膜に何ら異常は感知されない。つまり触診で得られる情報はない。フォールディング筋膜では圧痛が生じず、筋膜の捻れは触診しうるものではない。

9.3 治療

治療は、FDの種類に応じて決定される。すなわち、uFDでは牽引を行い、rFDでは圧縮を行う。診断は確実に行える。すなわち、牽引して痛みがあればrFDが存在し、圧縮して不快と感じればuFDが存在する。

基本的に、治療は痛みのないものでなければならない。これは、テクニックが正しく行われていることの基準にもなる。痛みが生じないことにより、治療家は治療を通じてダメージが生じていないことを確信できる。治療で痛みが生じないようにするには、例えば、事前に他種の筋膜ディストーション（トリガーバンドやコンテニアムディストーション）を治療しておく必要がある。

また、uFDとrFDを併発していることもある。この場合、まずrFDを治療し、その後uFDを治療する。ティパルドスもこの順序で行うことを推奨している[114] p.41。

9.3.1 アンフォールディング・テクニック

アンフォールディングの徒手治療（テクニック）は基本的に3種類ある。
- 牽引（スラストを組み合わせることもある）
- スリングショット・テクニック
- ムチのテクニック

これらの他に、インバージョンテーブルを用いた非徒手治療もある。

牽引および牽引スラスト

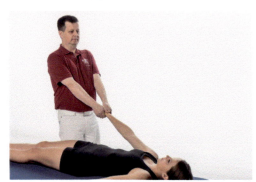

▶図9.8　肩のuFD。尾側に牽引する

uFDは牽引を通じて発生する。このため治療も牽引を通じて行う。その際、患者から受傷機転（＝mechanism of injury）についてできるだけ正確な情報を得ることが役立つ。牽引はuFDが発生したのと同じ方向に行わなければならない。患者はこの方向が明確に分からないことが多い。その場合、治療家は様々な方向に牽引し、どの方向を快と感じるかを尋ねる。最も快と感じる方向が正しい方向であり、以下の手順で治療を行う。

まず、組織を最大に牽引する（▶図9.8）。牽引する力が十分であれば、この段階で組織は解放される。その際、矯正音（ポンという音）がする。この牽引で十分に治療できない場合、組織の緊張を事前に高め、可動域の最後で、短いスラストを牽引方向（牽引するのと同じ方向）に加える。この場合も、矯正音がすれば、成功である。

これが牽引および牽引スラストの標準的な手順であり、全身の全ての関節で行うことができる。重要なのは、組織を事前に最大に緊張させることである。その際、自分の全体重を使うとよい。

アンフォールディング（牽引）の治療原理をよく示す例として、肩脱臼整復のヒポクラテス法がある。これは、脱臼の原因は過度の牽引であり、したがって脱臼の整復も牽引を通じて行うというものである。この原理は、ヒポクラテスにより既に記述されていたのであり、これに基づく治療は現在も臨床で行われている。

スリングショット・テクニック

牽引スラストにより十分に治療できない場合、さらなる力が必要となる。そこで行うのがスリングショット・テクニック（筆者のオリジナルな手法。Schlevdertechnik）である。加速をつけて関節を動かし、可動域の最後で最大牽引する。加速により、牽引力はかなり強まる。この場合も、矯正音がすれば、治療は成功である。スリングショット・テクニックを行う前に、通常の牽引を行い、正しい方向をよく調べておかなければならない。

ムチのテクニック

加速を利用する方法として、ムチのテクニックもある。これは主に肩関節で行う。このテクニックでは、牽引を行わず、ムチで打つように上肢を振り動かす。運動の最後で、アンフォールディングがなされる。

インバージョンテーブルを用いたアンフォールディング

体幹や下肢のuFDの特殊な治療法として、インバージョンテーブル（例えばInvertrac®）を用いる方法がある。これは、マジョリー・カーステン（ティパルドスの助手を長く務めた）がFDMに導入した方法である。この器具を用いると、患者は頭部が（完全にまたはある程度）下方（地面側）に位置するインバージョンの肢位になる。これにより、関節に必要な牽引が重力により生じる。理学療法士でもあるカーステンは、この方法により、スラストを加えることなく、重度の体幹のFDをも完全に治療している。インバージョンの肢位になるだけで、関節において、重力だけによる牽引がなされる。

9.3.2 リフォールディング・テクニック

rFDの治療のテクニックには、圧縮および圧縮スラストがある。

圧縮および圧縮スラスト

rFDの治療では、関節を最大圧縮する。この場合も、圧縮の方向は、外傷で発生した圧縮と同じ方向である。また、圧縮により組織を事前に緊張させ、可動域の最後で、スラストを圧縮方向に加える（▶図9.9）。筋膜の組織が再び正しい仕方で広がるその瞬間、クリック音が聞こえる。

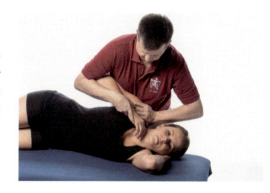

▶図9.9　肩のrFD

9.3.3 骨間膜や筋間中隔の治療

筋間中隔（IMS）や骨間膜（IOM）のFDの治療では、特殊な方向に向かって力を加える必要がある。すなわち、内側または外側に逸れていくような（tangential）方向や、斜め方向にスラストを加える。これらについては、第3部で詳しく述べる（18.3.3章）。

9.3.4 患者による自己治療

FDは永久的に存在するが、自然に修復されるものもある。これらは、患者による自己治療が可能である。牽引の方法として、例えばクライミングやバンジージャンプなど重力を用いる方法が考えられる（理論的には可能だが、実践は難しいかもしれない）。

圧縮は、牽引よりも容易である。例えばティパルドスが提案していたのはトランポリンでのジャンプであり、体幹への圧縮が強まる。とはいえ、患者に特定の活動や日常動作を生活に取り入れるよう動機づけるだけでも十分である場合が多い。すなわち、FDを有するフォールディング筋膜が外力を通じて元の状態に戻るのを可能にするような活動や動作を生活の中に取り入れるように促すとよい。

10 シリンダーディストーション (cynlinder distortion, CyD)

シリンダーディストーションは、カメレオンのような筋膜ディストーションである。何の外的原因もなく出現し、突然消失する。このため最も複雑な筋膜ディストーションとされる。また、しばしば説明しがたい強い痛みや症状（神経疾患のような症状。チクチクする感覚、しびれ、異常感覚など）を引き起こす。多くの場合、患者の症状歴は長く、FDMの治療家のもとを訪ねる前に、数多くの医師を受診している。FDMは、まさにこのような患者のためにある。FDMでは、シリンダーディストーションという概念を用いて、納得できるモデルにより患者の症状を説明し、これを手がかりとして治療を行う。

10.1 基礎

10.1.1 原理

シリンダーディストーションは、シリンダー筋膜（円筒形筋膜）の線維が重なり合ったりもつれることで発生する。

シリンダー筋膜は、まず皮膚に存在する。また、全身（体肢、体幹、頭部）のあらゆる組織や血管の周りを取り囲んでいる。ティパルドスは、軟部組織に作用する力を吸収する緩衝役であると述べている [114] p.47。シリンダー筋膜の線維は、円形有刺鉄線のようにらせん状に走行しており、高い弾力性を有する。

シリンダー筋膜は知覚（触覚や圧覚）にとって重要である。（触覚や圧覚の）あらゆる刺激はシリンダー筋膜により測られる。

シリンダー筋膜の特性をイメージするのに役立つアナロジーは2つある。

アナロジー：スリンキー

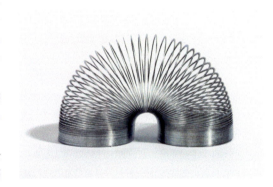

▶図10.1　スリンキー（© Fotolia）

まず、ティパルドスは、シリンダー筋膜をスリンキーになぞらえている。これは、1950年代に開発された金属製のばねの玩具であり、階段に置くと自分で階段を降りて行く。スリンキーは非常に柔軟であり、自由に曲がり、伸び縮みする。しかも形状と機能は常に保たれている。ただし、らせん状に巻いたばねが固くなると、これらは失われる。所々が固くなり、もつれ、弾力性や適応力がなくなる。

これはシリンダー筋膜にもあてはまる。FDMでは、シリンダー筋膜のらせん構造のもつれを、シリンダーディストーションという。これにより組織において異常感覚や感覚障害が生じ、さらに様々な症状が引き起こされると考えられる。

アナロジー：サイバーロックス

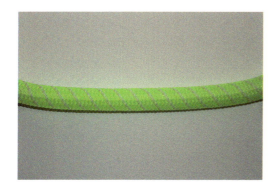

▶図10.2　らせん状に走る線維を有し、緩衝材のように働く

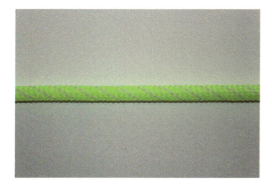

▶図10.3　牽引力と圧縮力を吸収し、元の位置に戻る

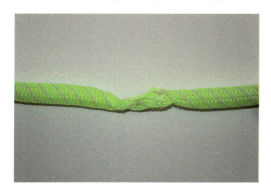

▶図10.4　強い変形により、線維が固くなり、様々な力に反応できなくなる

同様に、シリンダー筋膜の原理は、サイバーロックスにおいても見られる。サイバーロックスはプラスチック製の細い管状の素材であり、ウィッグに編み込んだり、ヘアエクステンションとして使われる。サイバーロックスの一つ一つの線維は（円形有刺鉄線のように）らせん状に走行し（▶図10.2）、この構造により高い弾力性と柔軟性を有する。伸び縮みでき、ねじれても必ず元の構造に戻る（▶図10.3）。無理に線維を引き伸ばさない限り、この状態は保たれるが、そうでなければ、線維がもつれ、固くなることがある（▶図10.4）。これはシリンダー筋膜にもあてはまる。

アナロジーによる視覚化は、シリンダー筋膜の構造や機能をイメージし、治療の道筋を認識するのに役立つ。というのも、FDMでは、シリンダー筋膜は、特定の解剖学的構造（筋膜層）であるとはされていないからである。すなわち、シリンダー筋膜は必ずしも解剖学的相関を有さない。FDMでは、シリンダー筋膜の解剖学的相関は二次的問題とされ、むしろシリンダー筋膜の機能的能力を重視する。その機能的能力により、（筋膜の）組織は様々な力に適応し、これらの力を吸収することができるようになるとされる。シリンダー筋膜をこのようなものとしてイメージするのは、明らかに治療本位である。すなわち、患者が訴える症状を理解し、そこから治療の方法を導出するのに役立つからである。シリンダー筋膜のイメージは、症状の新たな見方を可能にし、治療のための新たな手がかりを与えてくれる。

10.1.2　発生と経過

多くの場合、シリンダーディストーションは突然発生し、様々な経過をたどる。同様に、症状は突然表れ、翌日には完全に消え、数日後に同じ強さで戻って来るが、症状の引き金は分からないままである。症状について理解可能な説明ができず、なぜ症状が表れるのか、どのように予防しうるかを推定するのがきわめて困難である。

10 シリンダーディストーション（cynlinder distortion, CyD）

ティパルドスによれば、シリンダー筋膜は、まず圧縮や牽引に伴う剪断力により、互いに重なり合う。例えば、絆創膏や包帯により皮膚を強く牽引すると、シリンダー筋膜が変形することがある。その後、緩衝役としてのシステムも妨げられることもある。このような状態でさらに徒手治療を行うと、シリンダーディストーションが発生したり悪化する。

🛈 補記

興味深い現象として、（ワクチン接種などの）注射により、シリンダーディストーションが発生することもある[114]p.236。ただし、多くの場合、（注射により）傷ついた組織は自然に再生する（14.2.5章で後述）。

10.1.3 解剖学的な位置

シリンダーディストーションは全身で発生しうるが、特に上下肢で多く発生する。上下肢では、シリンダー筋膜が筋の緩衝役として働いている。ただし、シリンダーディストーションの位置はあちこち変化する。患者が訴えるには、症状はある場所で表れ、その後、別の場所で再発する。このようなジャンピングペイン（ティパルドスも"jumping phenomenon"として記述している[114]p.47)は、シリンダーディストーションに特有の症状である。ティパルドスの説明では、らせん状の巻き構造（spiral winding）のあちこちの部分で筋収縮を通じてもつれが生じ（▶図10.5）、これにより痛みを感じる場所が変化していく。

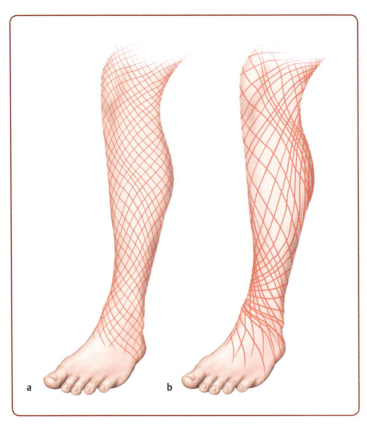

▶図10.5
シリンダー筋膜はらせん状の巻き構造を有し、緩衝役として働いている(a)。
シリンダー筋膜が重なり合ったりもつれると、シリンダーディストーションが発生する(b)

10.2 診断

10.2.1 ボディランゲージ

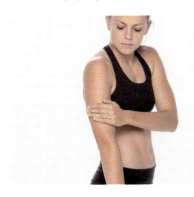

▶図10.6　CyDのボディランゲージ：拭く

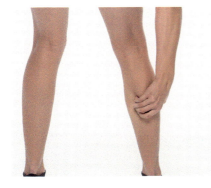

▶図10.7　CyDのボディランゲージ：もむ

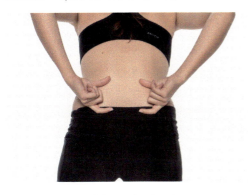

▶図10.8　CyDのボディランゲージ：C字サイン

シリンダーディストーションを有する患者は、広げた手で、上下肢を強く拭いたり（▶図10.6）、軟部組織を何度ももむ（▶図10.7）。痛みのある場所が小さい場合は、指で指し示す。また、特殊なボディランゲージとして、痛みのある場所を母指と示指で囲む、いわゆるC字サインがある（▶図10.8　16.2.5章を参照）。

10.2.2 既往歴

患者はしばしば身体の深部（特に軟部組織）に症状があると訴える。その際、「筋内に」とか「内部深く」などと表現する。また、患者はしばしば感覚の異常（しびれ、チクチクする感覚、蟻走感、腫脹した感じ）を訴える。これらは神経学的症状に似ている。あるいは痙攣が生じることもある。また、症状が夜間や安静時に強まることもある。

重度の痛みがあるが痛みの引き金（特定の活動など）を挙げることができない患者や、急性の痛みで体幹や身体のある部分を動かせない患者もいる。これらの痛みは自然に消失することもあるが、ある時に突然再発する。

このような経過（これといった外的原因もなく症状が出現し、突然消失する）をたどるがゆえに、シリンダーディストーションの診断は難しい。多くの場合、症状の誘発（再現）ができないからである。

10.2.3 診察

運動検査では、ほぼ運動制限を有さない患者もいれば、痛みで自動運動ができない患者もある。あるいは他動運動を通じて痛みの引き金が見つかる患者もいる。また、痛みが瞬間ごとに変化する患者もいるが、この場合、治療中に症状の改善や悪化を明確に確認することができない。シリンダーディストーションでは、しばしば再検査（治療中の効果のチェック）が困難である。というのも、症状を誘発できないため、症状の軽減や消失を検証できないからである。

10 シリンダーディストーション（cynlinder distortion, CyD）

患者は症状を説明する際、しばしば組織を強く押す。それにも関わらず、シリンダーディストーションは必ずしも圧痛を有さない。触診では、通常、痛みは生じず、患者も痛みを訴えない。また、シリンダーディストーションでは、鑑別診断が重要である。患者のボディランゲージが示すのは本当にシリンダーディストーションなのか、それともトリガーバンドなのかを判別しなければならない。これらの筋膜ディストーションを指し示すボディランゲージはよく似ているからである。

10.2.4　経過の特徴

シリンダーディストーションと神経科

チクチクする感覚を有する患者の多くは、FDMの診療を受ける前に、様々な医師を受診している（しかし治療成果は得られない）。チクチクする感覚は神経症状に似ているため、神経科を受診するが、神経疾患ではないとされることが多い。しびれやチクチクする感覚があれば、まず神経障害が疑われる。しかし、症状が表れる場所に、特定の神経の通り道、デルマトーム（皮膚分節）、ミオトーム（筋分節）などが存在しなければ、神経障害が原因とは考えにくい。

また、神経疾患ではないとされた後、心身障害とされたと説明する患者も多い。痛みはあるのに医学的原因が見つからないため、心身障害とされる。患者はしばしば、本当に症状はあるのか、それとも思い込みにすぎないのか、確信を持てなくなっている。そこへ正統医学では適切な治療法がほとんどないという状況が重なり、患者は自分で薬物療法を行うようになる（鎮痛作用のある薬を服薬したり処方されたオピエートを使う）。しかし効果があることはまれであり、むしろ気分や気力が低下し、患者の生活はさらに制限される。

FDMでは、正統医学と異なり、シリンダーディストーションという概念を用いることで、症状の発生を納得できる仕方で説明し、（さらに重要なことに）治療の手がかりを得ることができる。ただし、治療の道筋を提示する前に、治療家は患者から信頼される必要がある。そのためには、経験的に言えば、次のようにするのがよい。まず、治療家は患者が訴える症状を信じ受け止める。そこから、症状の発生が説明され、これに基づき治療の道筋が生み出されるからである。治療の道筋は適切に提示する必要がある。長く存在してきた症状はおそらく1回の治療では消失せず、数回の治療が必要となることを伝える。とはいえ、症状が少しずつでも明らかに軽減すれば、患者は正常な可動性を少しずつ回復し、自分の身体を信頼できるようになる。

癒着を伴うシリンダーディストーション

シリンダーディストーションの特徴は、症状が長期的に悪化していくことである。患者の症状の説明やボディランゲージから、シリンダーディストーションの存在が示唆される。すなわち、重度の症状を有するにもかかわらず、それを誘発（再現）できず、生活の質が大幅に低下する。

特殊なものとして、癒着を伴うシリンダーディストーションがある。すなわちトリガーバンドによる癒着（慢性化）を伴うものである。この場合、シリンダー筋膜の一つ一つの線維は癒着により固定される。ティパルドスによれば、（バンド状の筋膜の）断裂したクロスリンクが、皮膚の浅層をらせん状に巻いて走行するシリンダー筋膜に付着し、シリンダー筋膜がもつれる[114] p.106。

「慢性痛を有する患者では、バンド状の筋膜の断裂したクロスリンクが、浅層のシリンダー筋膜のコイル構造に付着し、これをもつれさせることがある。慢性のシリンダーディストーションの治療には、トリガーバンド・テクニックだけでなく、コーム・テクニックもある。（中略）いずれも、もつれた線維を分離し、癒着をときほぐす」

癒着を伴うシリンダーディストーションにより、シリンダー筋膜は刺激を受け続け、重度の痛みが生じる。慢性痛の患者では、まさにこのようなことが起きている。ティパルドスは、これを慢性のシリンダーディストーション (chronic cylinder distortions) としている (ただし、慢性化はトリガーバンドのみで起こるとも述べている)。

癒着を伴うシリンダーディストーションの治療では、患者の症状はシリンダーディストーションにより生じているため、シリンダー筋膜を自由な状態に戻す必要があるが (シリンダーディストーションの解消)、それには癒着の解消が必要であり、したがって、まずトリガーバンドを治療して癒着を解消し、その後シリンダーディストーションを治療しシリンダー筋膜の正常な走行を回復する。

経験的には、癒着を伴うシリンダーディストーションは、背部でよく見られる。すなわち、背部でトリガーバンドとシリンダーディストーションが強く結合し、場合によっては長期にわたり症状が続く。患者はしばしば、温熱療法 (背中に温熱パッドを置くなど) をおこなっていると報告する。しかし、先述した通り、温熱療法は禁忌である。それは短期的には (充血により) 快をもたらすが、長期的な効果はない。むしろ、癒着を増強させ、症状は悪化する。したがって、癒着を伴うシリンダーディストーションは、トリガーバンドを治療し、さらにシリンダーディストーションを治療することで解消しなければならない。

10.3 治療

10.3.1 はじめに

ティパルドスは、シリンダーディストーションの治療のための様々なテクニックを記述している。後年、その範囲は広がり、非徒手治療も含まれるようになった。

様々なテクニックがある理由は、それぞれのシリンダーディストーションにより、有効なテクニックが異なるからである。トリガーバンドでは一つのテクニック (トリガーバンド・テクニック) しかないのに対し、シリンダーディストーションでは、様々なテクニックの中から、患者とその症状に適した最適なものを見つけなければならない。どれが最適かは最初から分かることは少ない。患者の症状の説明やボディランゲージから、どのテクニックが最適かについてのヒントが得られる。

10.3.2 徒手治療

両母指テクニック

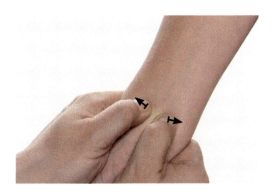

▶図10.9　CyDの両母指テクニック。前腕の屈筋支帯の横方向の牽引

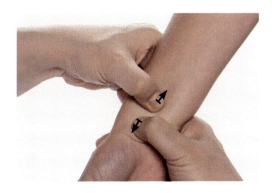

▶図10.10　CyDの両母指テクニック。前腕の屈筋支帯の縦方向の牽引

10 シリンダーディストーション（cynlinder distortion, CyD）

両母指テクニックは、標準的なテクニックであり、どのシリンダーディストーションにも、また全身のどの部位でも行うことができる。特に小さい場所のシリンダーディストーションにきわめて有効である。

両母指テクニックでは、テクニックを行う部位に両母指を並べて置く（▶図10.9）。そして、皮下の筋膜層（筋膜層の下の筋肉ではない）に到達する程度の圧を加える。その後、両母指を互いから離していく（皮膚上を滑らせるのではない）。これにより組織が牽引されるようにする。数秒後、組織の緊張が弱まるのが感じられる。その後、母指を皮膚から離し、1㎝上または下に位置を更新して置く。

通常、まず縦方向の線維（骨に沿って走行する）を治療する。ティパルドスによれば、これは深層の線維である。その際、両母指を横方向に並べて置く。次に横方向の線維（骨を横切って走行する。ティパルドスによれば表層の線維）のもつれを解く。その際、両母指を縦方向に(骨に沿って)並べて置く（▶図10.10）。このようにして、同じ部位で縦方向および横方向に走行する線維を治療する。

両母指テクニックは、重度の症状があり他のテクニックを耐え難いと感じる患者にも適している。例えば、重度の腰痛でほとんど動けず、何とか一つの姿勢だけを取ることができるような患者である。このような患者にとって、他の徒手治療や非徒手治療は強すぎる。背中のように広い部位を両母指テクニックで治療するのは、確かに時間がかかる。しかし、両母指テクニックの治療の成果は比較的早く生じる。患者は何とか動けるようになり、身体がいうことをきくようになる。

スクイージー・テクニック

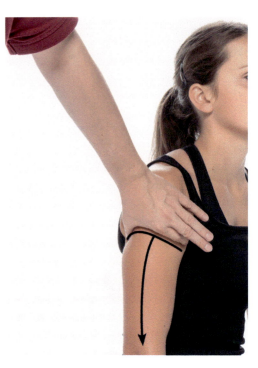

▶図10.11　上腕のCyDのスクイージー・テクニック

スクイージー・テクニックの名前は、スクイージーに由来する。スクイージーは、窓ガラスの水分をゴムのへらでふき取る掃除の道具であるが、スクイージー・テクニックも、組織をふき取るように手を動かし、筋膜のもつれを解く。

スクイージー・テクニックは、患者のボディランゲージが手本となる。すなわち、上下肢や身体の特定の部分を拭くボディランゲージが手本となる。スクイージー・テクニックは、全身のどの部位でも行うことができる。すなわち、体肢（上下肢）、体幹、手、指、足、足趾などである。

スクイージー・テクニックで重要なことは、同じ圧を維持して治療することである。このためには、母指と示指を組織の上に置き、体重を使って両指に圧をかけ、（スクイージーのゴムのへらを動かすように）ゆっくり組織上を押し動かしていく（▶図10.11）その際、皮膚の上に水の薄膜があると想像し、これをふき取るような感覚で行うとよい。

スクイージー・テクニックは、比較的容易なテク

ニックである。ただし、治療成果を得るには、常に同じ圧を保つことが重要である。これはなかなか守られない。所々で圧が強くなるなどし、治療の効果が減じる。

また、スクイージー・テクニックで指を動かす方向は、特に決まっていない。線維が走行する方向は様々であり、線維に作用を与える方向に動かすのがよい。

ブレンネッスル・テクニック

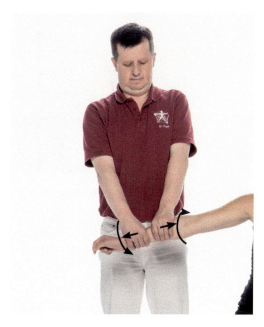

▶図10.12　前腕のCyDのブレンネッスル・テクニック

その他に、ブレンネッスル・テクニックがある。これは、ティパルドスがインディアン・バーン（indian burn）と呼ぶテクニックである[114]p.50。インディアン・バーンは、両手を他者の腕や脚に置き、逆方向にねじって痛がらせる子どもの遊びであり、ドイツでは「ブレンネッスル」と呼ばれている。腕や脚をねじられると、ブレンネッスル（西洋イラクサ）に触れた時に生じるような感覚があるからである。

ティパルドスは、この遊びに変更を加えてテクニックにした。FDMから見ると、この遊びは、シリンダー筋膜を刺激して焼けるような痛みを生じさせる。し

かし、ねじる前に（シリンダー筋膜の）組織を牽引し引き離すと、シリンダーディストーションが張って伸ばされ、シリンダーディストーションを治療することができる。

ブレンネッスル・テクニックは、前腕や下腿のシリンダーディストーションの治療に適している。まず両手を置き、組織を牽引しながら、両手を逆方向に回す（▶図10.12）。組織の緊張が緩和するのを待ち、その後、両手を離し、両手の位置を（遠位または近位へ）変更し、同様の手順を繰り返す。

ブレンネッスル・テクニックは、テクニックを行う間、牽引をずっと維持しなければならず、かなりの力を要する。このため、両手や両腕だけでなく、体幹全体を使ってテクニックを行う必要がある。

圧縮の別法

シリンダーディストーションは、多様な仕方で発生するため、様々なアプローチが必要である。ティパルドスは、組織を引き離すだけでなく、組織を圧縮する方法を患者に対して時々行い、その効果を検証した。この圧縮の別法は多くの患者に良好な結果をもたらした。上述の3つのテクニック（両母指テクニック、スクイージー・テクニック、ブレンネッスル・テクニック）にはそれぞれ圧縮の別法がある（CCV: Compression Cylinder Variant，圧縮シリンダー・バリアント）。シリンダーディストーションの治療では、これらの別法も用いる。

両母指テクニックのCCV

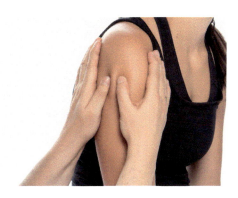

▶図10.13　上腕のCyDの両母指テクニックのCCV

両母指を組織上に置き、これらを互いに離すのではなく、互いに近づけるように動かし、両母指の間に小さいひだのような隆起を生じさせる（▶図10.13）。これにより、線維の元の正しい走行の回復を促すような反応が生じる。このテクニックで生じさせる隆起は軟らかい。この隆起において組織の緊張が緩和するのが感じられる。

スクイージー・テクニックのCCV

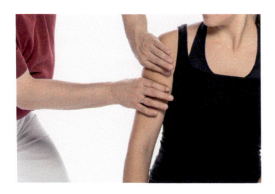

▶図10.14　上腕のCyDのスクイージー・テクニックのCCV

　スクイージー・テクニックにも、圧縮の別法（CCV）がある。その際、一方の手を第1のへらとし、他方の手を第2のへらとする。そして、両手を互いに向かって押す（▶図10.14）。この場合も、2つのへら（それぞれの手の母指と示指）の間に組織を集め、隆起を生じさせる。それから、組織の緊張が緩和し、組織の走行が整えられるのを待つ。この方法（組織を互いに寄せる）は、体肢や体幹の様々な場所で行うことができる。

ブレネッスル・テクニックのCCV

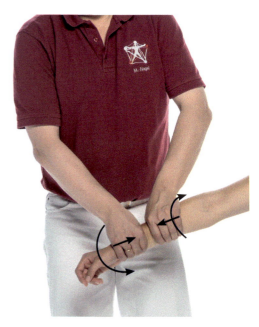

▶図10.15　前腕のCyDのブレネッスル・テクニックのCCV

　ブレネッスル・テクニックとその別法（CCV）は手順が似ている。別法（CCV）では、組織を互いに引き離す（牽引）のではなく、互いに向かって寄せる。例えば、前腕をつかみ、その組織を互いに向かって寄せ、さらにねじる（▶図10.15）。この場合も、リリース（組織の緊張の緩和）が生じるのを待つ。それにより、シリンダー筋膜の線維の走行が改善され回復するのが伝わる。

ピンチ・テクニック

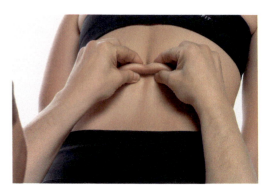

▶図10.16　CyDのピンチ・テクニック

その他の徒手治療として、ピンチ・テクニックがある。ピンチ・テクニックでは、患者が指し示す部位の組織を固定するため、組織を軽くつまむ（▶図10.16）。この状態で、患者に（組織の周囲を動かすような）運動を促す。このテクニックで注意すべきは、単に組織を固定するのではなく、その周囲の組織（特にシリンダー筋膜の組織）を動かすことである。これにより、組織の走行が自ずと回復する。

ピンチ・テクニックは、体幹のほぼどの部位でも行うことができる。このテクニックの原理は、一部の組織を固定した上で運動を行うことにある。これと同様の原理に基づく様々な非徒手治療がある。以下、これらについて述べる。

10.3.3　非徒手治療

ティパルドスは、シリンダーディストーションの治療で、様々な非徒手治療を用いた。ある種の症状は、典型的な非徒手治療（カッピングなど）により改善することが分かっていたからである。また、患者が自分で行うことのできる非徒手治療もある。これにより治癒過程を促すことができる。

カッピング・テクニック

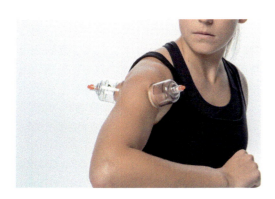

▶図10.17　CyDのカッピング

ティパルドスによれば、カッピングと運動の併用（cupping-with-movement）は、シリンダーディストーションの治療法として有効である（「現時点で、あらゆるシリンダー・テクニックの中で最も有効なものは、カッピングウイズムーヴメントである」[114] p.52）。

カッピングでは、カップを皮膚に装着して陰圧の空間を作り出し、組織がその中へ吸引されるようにする。これにより皮膚表面が拡張し、シリンダー筋膜のもつれが解きほぐれる。これと同時に、患者は患部を動かす。このように、一部の組織を固定しつつその周囲を動かすことで、組織の再生や線維の走行の調整を促す。

カップの数は部位に応じて変更する（▶図10.17）。また、簡易なプラスチックカップを吸引ポンプと一緒に使うと効果的とされる。

カッピングは、患者が自宅で自己治療として行うことができる。自己治療の利点は、症状が表れたその時に治療できることである。既述した通り、シリンダーディストーションの症状の発生は不安定であり、誘発（再現）できない。患者は確かに症状を知覚しこれを詳しく説明できるにも関わらず、受診時には全く症状がないということもある。また、治療が成功しても、その瞬間に成果を検証できない。このため、症状が表れた時に患者が自分で症状を軽減する行為を取れることは大きな利点である。カッピングは自己治療の方法として優れている。

ただし、カッピングでは、血腫が生じる可能性もある（他のあらゆる吸引治療も同様である）。血腫が生じる可能性には、個人差（個人の組織の状態の相違）や部位別の差がある。血腫の可能性については、必ず事前に患者に説明しておかなければならない。ただし、ここで述べた吸引器具は、血腫が生じない強さの陰圧に調整することが可能である。

クランプ・テクニック

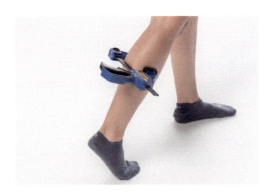

▶図10.18　腓腹のCyDのクランプ・テクニック

　ティパルドスが用いた非徒手治療として、クランプ・テクニックもある。これは、ピンチ・テクニックと同じ原理のものである。すなわち、市販のクランプ（工具の一つ）で組織を固定した上で、患者にその部位を動かすように指示する。

　クランプ・テクニックは、特に上下肢（大腿や下腿）で行うのに適している（▶図10.18）。ただし肩の領域でも行うことができ、その際、治療すべき部分を固定し、患者に肩を回してもらう。これにより組織が様々な方向に牽引され、これを通じてシリンダー筋膜のもつれが解かれる。

　また、市販の小さいクリップを用いて、身体の様々な部位の治療が可能である（例えば背部で小さいひだをクリップで挟んで固定する）。使用するクリップは、締めつける作用が生じないもの、取り扱いが簡単なもの（患者が容易に取り外しできる）がよい。特に患者が自宅で自己治療を行う場合は、こういったものがよい。

　このテクニックはやや荒っぽいものであるが、患者にとってその効果が分かりやすい。また、多くの場合、治療成果が生じるのが早い。

キウイ吸引装置

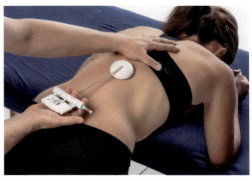

▶図10.19　キウイ吸引装置を用いたCyDの治療

　キウイ吸引装置は、通常、産科の吸引分娩で使用される。これをFDMの治療に取り入れたのは、ギヨーク・ハーラー博士である（産科での臨床経験がありこの吸引装置に習熟していた）。

　キウイ吸引装置は、カッピングと同じ原理を有する。すなわち、陰圧を生じさせ、組織を吸引する。これにより、シリンダー筋膜が引き離され、もつれが解消される。具体的には、カップ（ヘッド部分）を組織上に置き、チューブ（ワイヤー）を介して組織を吸引する。（▶図10.19）。キウイ吸引装置は、広い面の治療（背部や大腿）でも使用可能である。

　キウイ吸引装置には圧力計がついており、吸引圧（陰圧）を細かく制御できる。圧が強すぎると悪影響が生じる。例えば皮膚に強い跡が残る（溢血点や血腫）。

　基本的に、吸引装置を用いた治療では、血腫が生じる可能性がある。とはいえ、患者が自宅でキウイ吸引装置を使用する場合、短時間のみの吸引とし、吸引圧を適切に調整すれば、血腫のような組織反応の発生リスクを減らすことは可能である。

鍼マット

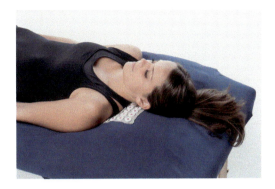

▶図10.20　鍼マットを用いた項部のCyDの治療

その他の非徒手治療として、鍼マットもある。鍼マットは、開発者の名前からクズネツォフ・イプリケーター（Kuznetsov Iplikator）とも呼ばれる。

🛈 補記
1970年代、ロシア（旧ソ連）で音楽教師をしていたイワン・クズネツォフは慢性痛、血行障害、筋痙攣などに悩まされていた。執拗な症状を治せる医師はおらず、自分で治療法の発明を始めた。その中で、鍼治療だけが症状をいくぶん和らげることを経験的に確認した。しかし、自分で鍼治療を行うことができないため、小さく軟らかな針のついたマットを開発した。マットの上に全身を横たえ、針が皮膚に差し込まないように均等に体重をできるように配分した。その結果、驚いたことに、そして喜ばしいことに、効果が直ちに表れた。1979年に発明の特許を取得し、1980年代にロシア（旧ソ連）だけで7000万個以上のイプリケーターを売り上げた。その後、現在にいたるまで、ヨーロッパ全域やアメリカでも、様々な名称（鍼マット、鍼刺激マット、アキュマット）で販売されている[125]p.4。

鍼マットの治療効果は、シリンダーディストーションを通じて説明できる。すなわち、小さく尖った人工素材の針が皮膚表面（の組織）をやさしく引き離し、これを通じて皮下のシリンダー筋膜（の組織）も引き離され、組織の緊張が解消されると考えられる。

鍼マットは様々な使い方が可能である。
- 鍼マットを上下肢に巻き付ける。その際、ストレッチ性のあるガーゼ包帯などでマットを固定し、組織に圧が加わるようにする。このように身体に鍼マットを装着した状態で、患者は通常の運動や活動や仕事をおこなうとよい。
- 背部に痛みがある場合、鍼マットの上に横たわる（▶図10.20）。その際、しばらく横たわるだけにし、運動を行う必要はない。

鍼マットは、どんな患者にも適しているわけではなく、筋膜の組織が鍼刺激によく反応する患者に適している。このような患者がシリンダーディストーションを有する場合、自宅で鍼マットを使って自己治療を行うとよい。

コーム・テクニック

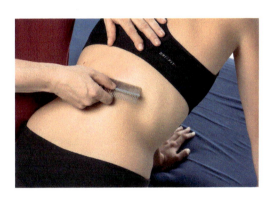

▶図10.21　背部のCyDのコーム・テクニック

先に述べた通り（10.2.4章）、癒着を伴うシリンダーディストーションでは、シリンダーディストーションと慢性化したトリガーバンド（癒着）の併発により、しばしば強い症状に苦しめられる。ティパルドスは、癒着を伴うシリンダーディストーションの最良の治療法として、（トリガーバンド・テクニックとスクイージー・テクニックに加えて）コームを使った方法について述べている。最も良いのはシンプルな金属製コーム（犬や猫の毛づくろいで使うようなもの）である。このようなコームは、1回のテクニックで、（トリガーバンドの）癒着にもシリンダー筋膜にも作用を与えることができる。その際、ある程度の強さの圧で、（癒着した）トリガーバンドの組織やシリンダー筋膜の組織を、縦方向や横方向に動かす（▶図10.21）。

10　シリンダーディストーション（cynlinder distortion, CyD）

　コーム・テクニックも、患者が自宅で行うことができる。ただし、出来れば、本人以外の者が一定の時間的間隔をおいて行うのがよい。

11 テクトニックフィクセーション (tectonic fixation, TF)

テクトニックフィクセーション（ティパルドスにより記述された最後の筋膜ディストーション）は、痛みを伴わないのが特徴である。テクトニックフィクセーションは円滑性筋膜の表面の滑動性（滑動能力、滑りやすさ）の低下と表現することができる（▶図11.1）。これは硬直性となって表れ、例えば上下肢の自由な可動性を妨げ、生活の質を低下させる。

11.1 基礎

11.1.1 円滑性筋膜の原理

円滑性筋膜は、関節間、筋区画間、臓器間などに存在する。これらの場所では組織が動くことができなければならない。そのために身体は常に流体膜（fluid film）を形成し、組織が滑りやすいようにしている。流体膜は、組織が互いにすれ違いながら滑り動くのに必要な条件である。身体においては体液が絶えず再吸収され、新たな体液が絶えず産生されている。流体膜は身体の特定の部位に存在する。例えば、真関節には滑膜があり滑液が産生されている。あるいは、内臓では、臓器（臓側膜）と臓器（壁側膜）が互いにすれ違いながら動けるよう、細胞間液や間質液が産生されている。また、関節の滑液は軟骨層に栄養も供給している。このように体液には様々な役割がある。

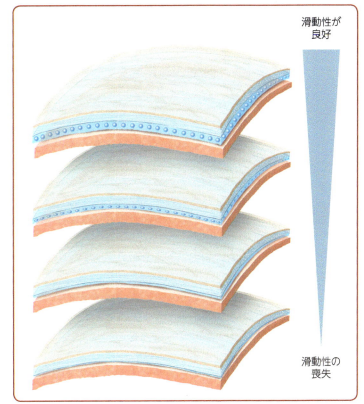

▶図11.1
テクトニックフィクセーション。
円滑性筋膜の滑動性は
筋膜層間の流体膜の影響を受ける。
体液が減少すると
滑動性も低下する

11 テクトニックフィクセーション (tectonic fixation, TF)

11.1.2 発生

体液の産生を促す刺激は、活動や運動を通じて生じる。しかし、身体のある部位（例えば関節）を動かさなくなると、体液（例えば滑液）が十分に産生されなくなる（動かさない理由として、治療としての固定や、筋膜ディストーションの存在などがある）。ここから悪循環が始まる。すなわち、体液の産生が減少すると、滑動性が低下し、身体各部の動きが悪くなる。動きが悪くなると、いっそう体液の産生は減少する。その結果、組織において硬直性が生じる。この硬直性は基本的に組織の正常な反応であり、当初は必ずしも病的なものではない。ただし、通常、このような硬直性が生じると、生活の質は低下する。ティパルドスは、筋膜の表面の滑動性の低下を通じて生じる硬直性を、テクトニックフィクセーションと呼んだ。FDMでは、テクトニックフィクセーションは少しずつ発生し、ほぼ常に他種の筋膜ディストーションから帰結して生じるとされる。このため、テクトニックフィクセーションの経過は、原因である他種の筋膜ディストーションの経過により左右される。

11.2 診断

11.2.1 ボディランゲージ

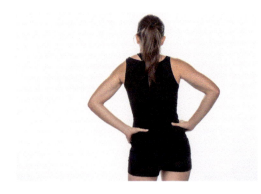

▶図11.2 骨盤のTF。両手を腸骨稜に置く

テクトニックフィクセーションを有する患者は、硬直した部分を自分で動かそうとする。その際、かなりの力を用いることもある。例えば、関節をゆすり関節が再び動くようにしようとしたり、体幹をかなりの力で動かし再び動くようにしようとする（▶図11.2）。硬直性を通じて痛みが生じることはない。これは重要な点であり、硬直性自体はまず痛みを伴わない。

11.2.2 既往歴

患者は、動きにくさを感じると言い、しばしば、「すっかり固くなった」「老いてしまった」などと言う。「老い」は、動きにくさや硬直性と結びつけられることが多いからかもしれない。また、可動性を回復するには（固くなった関節を）ポキッと鳴らさなくてはならないと感じるとも言う。

11.2.3 診察

硬直した部分（関節、その他の部位）については、（自動・他動を問わず）運動検査を行わない。また、触診で圧痛は認められない。概して硬直性は痛みを伴わない。

11.3 治療

11.3.1 はじめに：硬直性が意味すること

治療計画を戦略的に立てるには、身体と硬直性の関係や、身体それ自体が硬直性を生み出す理由などを理解する必要がある。

テクトニックフィクセーションの治療の必要性が生じるのは、患者が硬直性に苦しむ場合である（仕事やそれ以外の活動でも支障が出る）。他方で、痛みそれ自体が原因となり、身体が自ずと硬直する場合もある。例えばベヒテレフ病（強直性脊椎炎）など特定の病気を見れば、痛みの予防のため、固定をおこなった方が身体にとってよい場合もあることが分かる。このような視点は重要である。なぜなら、どんな場合でも、またどんな部位でもできるだけ動かすことが治療になるとは限らないからである。同様に、身体のある部位については動かすより硬直したままにした方がよいという場合もある。例えば、人によっては、痛みに耐えながら膝を動かすよりも、膝が固くても痛みがない方がよいということもある。

同様に、例えば背骨の手術（脊椎固定術など）も、手術後に患者の症状が大幅に軽減するのであれ

ば、一概に悪いとは言えない。これは、固定術に賛成か反対かという話をしているのではない。むしろ、ここで指摘したいのは、治療計画を立てる際、自分の思考の枠にとらわれず、別の道を取った場合に身体で起こると予想されること（身体それ自体はより良い状態で生存するためになしうることをなす）を理解する必要があるということである。

11.3.2 治療の原則

FDMでは、硬直性に苦しむ患者について、テクニックフィクセーションを有すると言う。そして、運動制限を軽減するため、モビリゼーション（可動化）を行う。

モビリゼーションの原則は、体液（組織間液、滑液）が少なくなっている筋膜面間や関節面間を動かすことである。基本的に、関節では強い圧を用いてモビリゼーションを行う。そのための様々なテクニックがある。

モビリゼーションは、これを行う部位によっては、かなりの労力が必要である（例えば肩）。また、数回にわたる治療が必要であり、患者と治療家の双方の負担は大きくなる。患者は何度も来院する必要があり、治療家はモビリゼーションを行うためにかなりの力が必要である。

11.3.3 治療テクニック

ブルート・フォース・テクニック

まず、円滑性筋膜を、振幅を生じさせず横方向（transversal）にのみ押し動かす。ティパルドスはこれをブルート・フォース・テクニック（brute force maneuvers）と呼んだ[114] p.57。このテクニックの目的は、2つの筋膜面を強い力で横方向に押し、これによりまず滑りを改善することである。滑りやすさがやや改善したら、次のテクニックに移る。

テクトニック・ポンプ

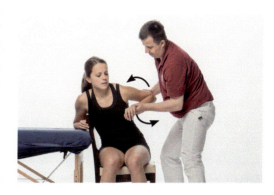

▶図11.3　肩のTFのテクトニック・ポンプ

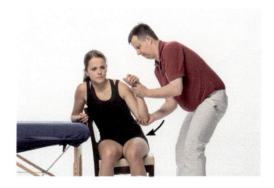

▶図11.4　肩のTFのテクトニック・ポンプ

テクトニック・ポンプは、身体のどの部位でも行うことができる。ティパルドスはスロー・テクトニック・ポンプ（slow techtonic pump）と呼んでいた[114] p.55。このテクニックを行う目的は2つある。1つは、（ブルート・フォース・テクニックをおこなった後に）関節を再び動くようにすることである（▶図11.3）。もう1つは、筋膜面に圧を加え、これにより体液の産生を促すことである。関節面間を強く圧縮し、描円運動（circumduction）を行いながら、関節面において牽引と圧縮を交互に生じさせる。これにより、粘りを帯びた滑液もモビリゼーションされる（▶図11.4）。

テクトニック・ポンプによるモビリゼーションは、理学療法で行う他動運動と共通点が多い。ただし、テクトニック・ポンプのモビリゼーションでは、圧縮や牽引が追加されている。

11　テクトニックフィクセーション（tectonic fixation, TF）

スラスト・モビリゼーション

その他に、硬直した部分を再び動くようにするため、スラストを加える方法もある。このスラスト・モビリゼーション（スラスト・マニピュレーションともいう）は、関節面間に横方向（transversal）のスラストを加える（しばしば回旋の形を取る）。このテクニックは小さい関節面（例えば脊柱）で行うのに適している。

スラストを加えるテクニックは、オステオパシーやカイロプラクティックで行われているが、ここでいうスラスト・モビリゼーションも、関節面間に横方向のスラストを加えたり、逆方向に回旋したりする。これらはテクトニックフィクセーションの治療に適している。

フロッグレッグ・テクニック

ティパルドスは、特に肩関節や股関節のテクトニックフィクセーションに適したテクニックとして、フロッグレッグ・テクニック（frogleg technique）を記述している。このテクニックの目的は回旋の改善である。その際、長期にわたり回旋が制限されている側（方向）に回旋する。フロッグレッグ・テクニックとリバース・フロッグレッグ・テクニックは回旋を重点的に治療するモビリゼーションである。

プランジャーによるポンプ・テクニック

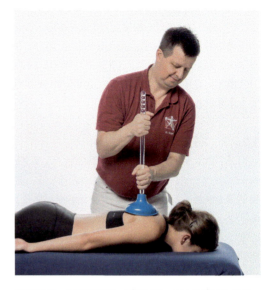

▶図11.5　肩甲骨のTF。プランジャーによるポンプ・テクニック

非徒手治療として、プランジャーを使う方法がある。プランジャーで吸引圧（陰圧）を生じさせ、広範囲の組織液を動かす（＝モビリゼーション）。このテクニックを行うのに適しているのは背部や肩甲骨である（▶図11.5）。

また、機械式や電動式の吸引ポンプもある。これらも、組織における液体の良好な拡散、これによる筋膜面間の滑動性の回復をもたらす。

> **さらに詳しく**
>
> **FDMと疼痛治療**
>
> 最近、「FDMの疼痛治療」や「ティパルドスによる徒手の疼痛治療」という言葉を見かけることが多くなっている。正統医学の教育を受けた医師や治療家らがFDMを学ぶケースが増えており、彼らは、FDMの痛みの治療を聞き、これを自分たちの疼痛治療のスペクトラムに取り入れたいと思っている。彼らの疼痛治療は、しばしば「マルチモーダル疼痛治療」と呼ばれ、特殊な治療施設で様々な方法により慢性痛や疼痛症候群などの患者の痛みを和らげようと

するものである。

このような動きは喜ばしい。確かに、FDMは、長期にわたる痛み（疼痛症候群）を筋膜ディストーションに帰し、これにより痛みに変化をもたらす治療をなしうる。その一方で、筆者はこのような動きを批判的にも見ている。それは、これらがFDMに即したものではないからであり、マルチモーダル疼痛治療という枠組みの中で行われるFDMは、単なる筋膜テクニックとされ、多数あるテクニックの一つとされるからである。

これに加えて、指摘しておきたいのは、痛みの治療は、FDMにおいても容易ではないということである。患者が訴える説明しがたいびまん性の痛みは、複数の筋膜ディストーションを基礎として発生する。このため、患者のボディランゲージや説明もしばしば明瞭さに欠ける。その上、多くの患者は効果の強い**鎮痛薬**（オピエートなど）を使用している。鎮痛薬の使用による体性感覚の変化も、患者のボディランゲージや説明の不明瞭さの一因となる。したがって、FDMにおいても、痛みの治療には経験が求められる。一つ一つの筋膜ディストーションを認識した上で、治療を正しい順序で進めなければならないからである。また、長年にわたる痛みは、治療が数回に及ぶため、患者と治療家の双方が治療の動機を維持しなければならない。これには初回の治療で一定の成果を出すのが最も効果的である。

このように痛みの治療は容易ではないが、FDMでは、患者に納得のいく説明を行い、これにより患者の**同意**を得やすくなり、症状の軽減や生活の質の向上も可能となる。

基本的に、慢性の痛み（長期にわたる痛み）のある患者は、複数の筋膜ディストーションを有する。永久的な症状は、ヘルニアトリガーポイントやフォールディングディストーションから来ると考えられる。また、トリガーバンドが癒着し（FDMでいう）慢性化が生じることもある（6.1.4章を参照）。このような慢性化したトリガーバンドは全身に広がっていくこともある。慢性の痛みを有する患者はこのような状態にある。これらの患者は、ほぼ全身にびまん性の慢性の痛みを有する。これは、正統医学では**線維筋痛症**と言われる。彼らは、痛みに加えて、脱力や異常感覚も訴える。FDMでは、既往歴や症状の経過から、多くのトリガーバンドが全身に広がっており、さらに他種の筋膜ディストーション（ヘルニアトリガーポイント、フォールディングディストーション、シリンダーディストーションなど）が存在すると認識する。FDMでは、このように診断することで、有効な治療法を患者に提示する。実際、FDMの治療を行うと、症状が軽減したり長く消失するため、患者だけでなく筆者も驚かされる。ただし、最も重要な成果は、患者が少しずつ生理的感覚（正常な知覚）を回復することである。（ものの見方の転換により可能となる）FDMの診断と治療の価値や意義はここに存在する。

第3部

身体の部位別の症状の治療

12	序論	120
13	頭部	121
14	項部と肩	133
15	上肢	159
16	体幹	191
17	骨盤と股関節	227
18	下肢	245

12　序論

　以下の各章（13章から18章）は、次のように構成されている。まず各章の冒頭で、ボディランゲージとそこから導出される診断をまとめた一覧表を示す。続いて、各章で取り上げる部位で発生しうる筋膜ディストーションとその治療について述べる。さらに、正統医学による医学的診断について述べる。医学的診断は、FDMの治療に役立つものではない。FDMでは、患者がボディランゲージを通じて筋膜ディストーションを教えてくれるからである。FDMでは、患者の症状は筋膜ディストーションにより生じるとし、これに応じた治療を行う。とはいえ、医学的診断に言及することで、FDMが新しい視点で症状を見ており、それにより有効な治療を行うことが明確になる。最後に、各章の総仕上げとして、筆者が臨床で診療した患者らを症例として紹介する。

　以下の各章では身体の部位別に記述を行うが、これは体系的に理解するのに役立つからにすぎない。臨床では、ここで記述した通りに筋膜ディストーションが経過するわけではない。特にトリガーバンドはしばしば様々な部位に発生するが、ここでは、経験的にトリガーバンドによる症状が顕著に表れる部位を取り上げるにとどめた。それに伴い、内容の重複や参照が多くならざるをえなかったことを付言しておく。

13 頭部

頭部の症状は多岐にわたる。様々なタイプの頭痛に加え、耳の症状、顔面の症状、顎の症状などがある。いずれも生活の質を著しく低下させる。患者は整形外科、神経科、歯科、耳鼻咽喉科などを受診するが、症状が生じる機序を明確に説明されず、適切な治療を受けられないことが多い。

頭部の症状は機能的症状が多く、明瞭なボディランゲージを生じさせないため、診断は困難である。とはいえ、筋膜ディストーションの存在が示唆されれば、これを治療する。筋膜ディストーションの治療は、症状軽減の有用な選択肢の一つである。その際、治療の手順を患者に伝えておくことが重要である。FDMでは、症状の原因と考えられる筋膜ディストーションを治療する。ただし、筋膜ディストーションが頭部の症状の唯一のトリガー(引き金)とは限らない。頭部の治療には、それなりの経験を必要とされる場合が多い。

13.1 頭痛

頭痛のトリガー(引き金)は様々である。現在、あらゆる頭痛とそのトリガーを説明し、これに基づく統一的な治療法を提示できる医学概念はない。FDMから見ると、(複数の筋膜ディストーションから成る)あるパターンが再発し、これが痛みの感覚に大きな影響を与えていることが多い。治療により、痛みの感覚は著しく軽減する。また、痛みの感覚に少なからず関与するとされるのがストレス(自律神経系の状態)である。FDMでは、ストレスが頭部や項部の症状を生じさせ悪化させる理由を、筋膜ディストーションと関連づけて説明する。4.2.3章で述べた通り、ストレス時には(盛んに放出される酵素に反応して)組織が収縮する。このことから、特定の症状(頭痛)がストレス時に強まることや、リラックス時にも表れること(週末に典型的に表れる頭痛など[63])を理解できる。

> **要注意**
>
> 頭痛を有する患者では、重病の可能性を排除するため、必ず鑑別検査を行う。また、既往歴における病気の経過にも注意する必要がある。

頭痛を有する場合のボディランゲージと診断(既往歴、診察、ディストーション、治療)は、▶表13.1の通りである。

▶表13.1 頭痛のボディランゲージと診断

ボディランゲージ	既往歴	診察	ディストーション	治療
線				
中背部の脊柱周囲に線を引く(後頭部まで)	脊柱に沿って後頭部にかけて引っ張られるような痛み	頭部の運動制限、特に頭部の前屈や後屈の制限	スター・トリガーバンド	トリガーバンド・テクニック
肩峰から同側の乳様突起まで線を引く	肩上部から頭部にかけて引っ張られるような痛み	頭部の運動制限、特に頭部の回旋の制限	肩—乳様突起のトリガーバンド	トリガーバンド・テクニック
頭蓋を横切って線を引く(後頭部から前額部まで)	頭部に引っ張られるような痛み、「緊張型頭痛」と診断される	痛みを誘発できない	頭部のトリガーバンド。頭部を複数の経路で走行する	トリガーバンド・テクニック
耳の周囲から側頭部に向かって線を引く	耳後方や側頭部に引っ張られるような痛み	痛みを誘発できない	耳のトリガーバンド。乳様突起から側頭部を通り顎関節まで走行する	トリガーバンド・テクニック

▶表 13.1　頭痛のボディランゲージと診断（続き）

ボディランゲージ	既往歴	診察	ディストーション	治療
点				
複数の指で鎖骨上窩を押す，頭部を患側（痛みのある側）に曲げる	鈍い痛みが頭部へ広がる，鈍い頭痛	頭部の回旋の制限	鎖骨上ヘルニアトリガーポイント（SCHTP），しばしば肩―乳様突起のトリガーバンドを併発	まずHTPテクニックを行い，次にトリガーバンド・テクニックを行う
指で片側または両側の涙腺窩を押す	目の後方の鈍痛	痛みを誘発できない	涙骨のHTP	HTPテクニック
指で頭蓋骨上の点（頭蓋の縫合のある場所が多い）を押す	頭蓋骨上の点に刺痛	痛みを誘発できない	コンテニアムディストーション	コンテニアム・テクニック
面				
両手で頭部を圧縮するように押す	大きな力を受けている感覚，「頭を壁に打ちつけたくなる」，頭部の深部の痛み	頭蓋を強く圧縮すると快と感じる	頭蓋のrFD	圧縮，圧縮スラスト
髪をくしゃくしゃにする，髪を引っ張る	頭の中に「綿が詰まった」ように感じる，痛みの場所は限局されない	運動制限はない，痛みを誘発できない	頭部のシリンダーディストーション	髪を引っ張る牽引，スクイージー・テクニック，両母指テクニック

13.1.1　トリガーバンド

　項部でよく見られるトリガーバンドは、スター・トリガーバンドと、肩―乳様突起のトリガーバンド（14.1.1章）である。患者は、頭部の面や耳の周りを走行するトリガーバンドを指し示す。頭蓋のトリガーバンドは、触診すると極めて小さく感じられる。ティパルドスは塩粒の大きさと述べている。したがって、母指の面を出来るだけ小さくして治療を行う。

頭部のトリガーバンド

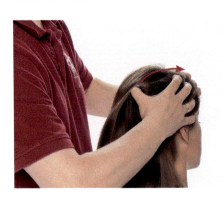

▶図 13.1　頭部のTB。矢状方向に動かす

患者の開始肢位：座位

　治療家は、患者の側方に立ち、母指を適切な圧で、まず後頭部に置く。そこからトリガーバンドを矢状方向に前額部まで押し動かす（▶図13.1）。多くの場合、トリガーバンドは前額部または同側の鼻根で停止する。トリガーバンドの経路は、（患者により

示された)圧痛のある線上を正確に通っている。

耳のトリガーバンド

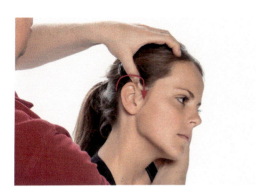

▶図13.2　耳のTB

　耳の周囲を走行するトリガーバンドは、頭痛だけでなく、耳や顎の症状を生じさせることもある。
患者の開始肢位：座位
　治療家は、患者の側方に立つ。治療の開始点は同側の乳様突起である(▶図13.2)。耳の周囲のトリガーバンドは、複数の平行する経路を取り、側頭部を通り、しばしば顎関節で停止する。

13.1.2　HTP

　鎖骨上ヘルニアトリガーポイント（SCHTP）は、肩、項部、頭部で生じるほぼ全ての症状に関与するとともに、頭痛にも大きく関与している。SCHTPは組織の突出であり、隣接部での症状の原因にもなる（14.1.2章）。したがって、頭痛を有するほぼ全ての患者で、SCHTPの治療が必要である。ヘルニア化した組織を元に戻すことに成功するだけで、症状が大幅に改善することもある。
　頭部のHTPはもう一つあり、ティパルドスが極小のHTPとして記述した涙骨のHTPである。

涙骨のHTP

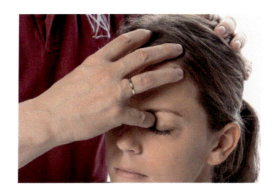

▶図13.3　涙骨のHTP

　涙骨のHTPは、（眼窩の、鼻根の横に位置する）涙骨に生じる極小の突出である。患者はこの部分を（目の中に押し込むように）押す。また、目の後方の頭痛に加えて、しばしば視覚症状（光過敏性など）を有する。ティパルドスによれば、目の上斜筋滑車が存在する領域で突出が発生しうる[114] p.97。
患者の開始肢位：座位。力を抜いて両目を閉じる。
　治療家は、（患側と）対側に立ち、同側の手で患者の頭部を固定し、対側の手の小指を腹側（前方）から患側の鼻根に置き、涙骨と眼球の間の（患者により示された）点をやさしく押す（▶図13.3）。押す方向は、後方・やや内側・下方である。しばらくすると、患者は(突出した)組織がゆっくり後方に動くのを感じる。涙骨のHTPの治療では、小指の圧を適切にしなければならない。すなわち、他のHTPの治療よりもかなりやさしい、しかし感じ取られる程度の圧を用いる。涙骨のHTPの治療は、必要な指導を受けた上で患者が自分で行うこともできる。
　ティパルドスは、涙骨のHTPはほぼ常に眉のトリガーバンド（目の上方のトリガーバンド）を伴うとし（13.2.1章）、これらを併せて治療することを推奨している。また、患部をアイスキューブでやさしくマッサージするのも有効である。

> **要注意**
> 涙骨のHTPの治療では、まれに自律神経系の反応（めまい、悪心など）が生じることがある。その場合、治療を中止する。場合によっては、患者の開始肢位を変更し（背臥位など）、再び治療を行う。

13.1.3 コンテニアムディストーション

コンテニアムディストーションは、刺すような痛みを生じさせる。コンテニアムディストーションは、頭蓋の至る所で発生しうる。患者は特に後頭部、乳様突起、頭蓋の縫合を指し示すことが多い。

治療は、コンテニアム・テクニックによって行う。すなわち、痛みのある点を患者が不快に感じる方向に押し、リリースが生じるのを待つ。

コンテニアムディストーションも、しばしばトリガーバンドを伴う。その場合、トリガーバンドも治療する。

13.1.4 フォールディングディストーション

リフォールディングディストーション

患者の開始肢位：座位

治療家は、患者の側方または後方に立ち、広げた両手でそれぞれ両側から患者の頭蓋をつかむ。その際、両手を90°に背屈し、両前腕が一直線をなすようにする。その上で、頭蓋を最大に圧縮する（▶図13.4）。最後に、短く圧縮のスラストを加える。この時、組織が解放された徴候として、クリック音が聞こえる。さらに、両手の位置を幾度か変更し、様々なベクトルで力を加える。その際、患者が快と感じる方向を尋ね、その方向に力を加える。

13.1.5 シリンダーディストーション

頭痛にはしばしばシリンダーディストーションが関与している。患者はしばしば耐え難い痛みと説明する。頭痛は、場所が一定せず、しばしばびまん性である。ある患者は「頭の中に綿が詰まった感じ」と説明した（13.3.4章の症例A）。また、患者はしばしば自分で髪を引っ張る。

治療は、スクイージー・テクニック（頭部の面を引き離す）や両母指テクニック（母指の小さい面を用いる）に加えて、特殊なテクニックとして髪の牽引を行う。

髪の牽引

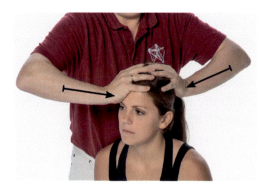

▶図13.4　頭蓋（頭部）のrFD。両手で頭蓋を圧縮する

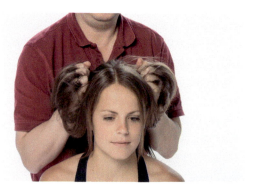

▶図13.5　頭部のCyDシリンダーディストーション。髪の牽引

頭部のフォールディングディストーション（FD）は、患者のボディランゲージと愁訴に示唆される。すなわち、患者は、自分で力をこめて頭蓋を圧縮しようとする。また、頭部の内部の深部が痛むと説明する。頭部のFDの原因は外傷である場合が多い。

患者の開始肢位：座位

治療家は、片手または両手を広げ、髪の一部を手に取り、牽引する（▶図13.5）。牽引する方向は、牽引して快と感じる方向を患者に尋ね、その方向に牽

引する。治療家は、しばらくすると（頭部の）組織が幾分ゆるむのを感じる。このような牽引を、頭部の面上で位置を変更しながら、数回繰り返す。

13.1.6 医学的診断

片頭痛

片頭痛は様々な症状を伴う。その多くは自律神経系に起因する症状である。神経障害（視野欠損やアウラ）を有することも多い。多くの患者は明確なトリガーを挙げることができない。

FDMから見ると、多くの片頭痛の患者で、筋膜ディストーション（痛みの原因であり同時に様々な症状を説明するもの）の存在が示唆される。筋膜ディストーションを治療すれば、頭痛の強さや頻度が大幅に軽減することが見込まれる。治療は長い期間を要する。患者による長期の評価を経なければ、治療成果は判断できない。

小児の頭痛

小児が反復性の頭痛を訴えることはめずらしくない。小児の頭痛は、学校や家庭のストレスと関連していることが多い。小児に症状を尋ねると、しばしば鎖骨上ヘルニアトリガーポイント（SCHTP）やトリガーバンドが示唆される。

小児の頭痛は、わずかの治療により消失することが多い。小児の筋膜ディストーションの治療が容易であるのは、小児の組織が成人のそれより柔軟だからである。したがって、治療で用いる力の厳密な処方が必要である。

13.2 顎および顔面の痛み

顎や顔面の痛みを有する患者の多くは、歯科、耳鼻咽喉科、神経科などを受診する。しばしば重い症状により生活の質が大幅に低下する。しかし、筋膜ディストーションを解消すると、短期間で症状が完全に消失する場合もある。

> **要注意**
> 持続性の症状を有する場合、鑑別検査を行い、細菌性炎症などの可能性を排除しなければならない。

顎や顔面の痛みを有する場合のボディランゲージと診断（既往歴、診察、ディストーション、治療）は、▶表13.2の通りである。

13.2.1 トリガーバンド

患者は、顔面の至る所や顎に沿って線を引き、引っ張られるような痛みがあると訴える。その線はしばしば、下顎に沿って顎先まで走行する。あるいは眉の上を走行する。

▶表13.2　顎や顔面の痛みのボディランゲージと診断

ボディランゲージ	既往歴	診察	ディストーション	治療
線				
顎関節上に線を引く（しばしば下顎まで）	顎に沿って引っ張られるような痛み	咀嚼で痛みが生じる	下顎のトリガーバンド	トリガーバンド・テクニック
（眼窩の上方の）眉の領域に線を引く	目の上方に引っ張られるような痛みがあり、眉根を寄せると強まる	前額部の筋の活動亢進	目の上方のトリガーバンド	トリガーバンド・テクニック

▶表13.2　顎や顔面の痛みのボディランゲージと診断(続き)

ボディランゲージ	既往歴	診察	ディストーション	治療
点				
指で上顎骨上や下顎骨上の点を指す	上顎骨上や下顎骨上の点に刺すような痛み	顎の位置に応じて痛みが誘発される	コンテニアム・ディストーション	コンテニアム・テクニック
面				
顎関節の領域をこする、顎関節をつかむ	顎関節に痛みがあり、開口が制限される	痛みを伴う開口の制限	顎関節のrFD	圧縮スラスト
顎関節の領域をこする、顎関節をつかむ	顎関節に痛みがあり、閉口が制限される	痛みを伴う閉口の制限	顎関節のuFD	牽引スラスト
顔面や頬部をこする	重度の痛みや異常感覚	痛みを誘発できない	シリンダー・ディストーション	両母指テクニック、スクイージー・テクニック、カッピング
目をこする	目の乾燥感	痛みを誘発できない	シリンダー・ディストーション	両母指テクニック

下顎のトリガーバンド

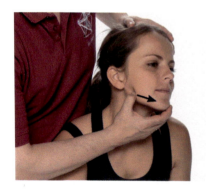

▶図13.6　顎のTB

患者の開始肢位：座位

　治療家は、母指の指先をまず顎関節に置き、そこからトリガーバンドをやや前下方に向かって下顎に沿って顎先まで押し動かす（▶図13.6）。このトリガーバンドは塩粒の大きさであるため、母指の面をできるだけ小さくする。治療後、患者はアイスキューブでやさしくマッサージし、組織の緊張を和らげるとよい。

目の上方のトリガーバンド

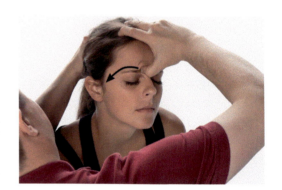

▶図13.7　目のTB

患者の開始肢位：座位

　このトリガーバンドは鼻根の内側で起始することが多い。治療家は、鼻根から開始して、眉部分のトリガーバンドを外側に向かって押し動かす（▶図13.7）。その際、母指の小さい面で、適切な圧（強さを慎重に調整する）で押し動かす。この場合も、治療後に、アイスキューブでやさしく組織をマッサージし、アフターケアを行うとよい。

　この治療は、方向を変更して行う場合もある。ティパルドスは、目の上方のトリガーバンドと涙骨

のHTP（13.1.2章）を併せて治療する場合、トリガーバンドを反対の方向に押し動かすこと、先にトリガーバンドを治療することを推奨している[114] p.97。

13.2.2 コンテニアムディストーション

患者は、刺すような点の痛みがあるとして、顎関節や、ややまれに頬骨や下顎を指し示す。指し示される点が、三叉神経の出口部分と関連している場合もある。

顎関節のコンテニアム・テクニック

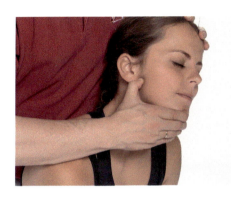

▶図13.8　顎や顔面のCD

患者の開始肢位：座位

治療家は、母指の指先で、患者が指し示した点を押す。しばらく待つと、リリースが生じる。これらを行う間、他方の手で患者の頭部を支え、位置がずれないようにする（▶図13.8）。

13.2.3 フォールディングディストーション

顎関節のフォールディングディストーションを有する場合、口の開閉の運動の最終域で症状が生じる。

顎関節のアンフォールディング

顎関節のuFDの治療（アンフォールディング）には2つのバリエーションがある。第1の方法は、手掌でコンタクトする方法であり、これは患者が快と感じる点が長所である。第2の方法は、治療家と患者がアイコンタクトして行う方法である。

第1の方法

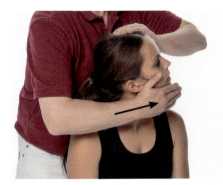

▶図13.9　顎関節のuFD。第1の方法による治療

患者の開始肢位：座位。口を少し開く。

治療家は、患者の後方に立ち、（患側と）同側の手掌を、患者の患側の顎関節に置く。母指を下顎枝に置き、示指と中指を顎先に向ける。患側の顎関節を前下方に斜めに押し動かす。これにより、頭部が対側へ少し回旋する（▶図13.9）。組織を事前に緊張させ、可動域の最後で短いスラストを加え、顎関節のアンフォールディングを行う。これらを行う間、他方の手を患者の頭部に置き、頭部が動かないようにする。

第2の方法

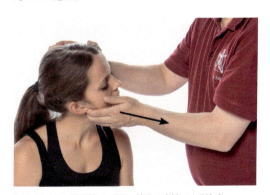

▶図13.10　顎関節のuFD。第2の方法による治療

患者の開始肢位：座位。口を少し開く。

治療家は、患者の斜め前方で、（患側の）対側に立つ。示指、中指、環指の3指の指腹を、患側の顎関節の下顎枝に後方からコンタクトさせる。それから、患側の顎関節を前方に引っ張り、前下方に牽引する。組織を事前に緊張させ、可動域の最後で短

い牽引スラストを加え、顎関節のアンフォールディングを行う。これらを行う間、他方の手を患者の頭部にコンタクトさせ、頭部が動かないようにする。

顎関節のリフォールディング

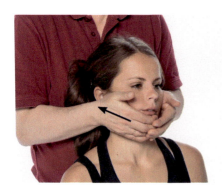

▶図13.11　顎関節のrFD

患者の開始肢位：座位。口を少し開く

　治療家は、患者の後方に立ち、両手掌で両側の顎関節をつかむ。両母指球を顎関節にコンタクトさせ、その他の指を顎先に向ける。それから、後上方に斜めに圧縮する（▶図13.11）。これを行う間、患者の頭部を自分の腹部にあてて固定する。最後に、患側の顎関節で、圧縮スラストを加える。

13.2.4　シリンダーディストーション

顔面のシリンダーディストーション

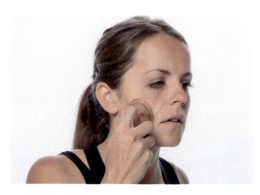

▶図13.12　顔面のCyD。カッピング

　シリンダーディストーションは、顔面の至る所で発生し、重い症状を生じさせることもある。

　顔面のシリンダーディストーションに最適な治療は、患者により示された場所で行う両母指テクニック（小さい面を用いる）やスクイージー・テクニックである。また、小さいゴム製のカッピング器具（吸引力が非常に弱い）を用いた自己治療をおこなってもよい（▶図13.12）。カッピングは、症状が生じたその時に患者が自分で行うことができる（10.3.3章の「カッピング」を参照）。

> **要注意**
> カッピングの自己治療により、顔面に目立った血腫が生じることもある。このため、カッピングによる吸引の強さと持続時間を（顔面で行うのに適したものに）調整しなければならない。また、血腫が生じる可能性を患者に説明しておかなければならない。

注記：顔面のカッピングはティパルドスの手法ではない。ヨーロッパでのみ行われており、非常に吸引力が弱いビニール製のカップを使用する。通常のカップで行うと、即座にうっ血し、跡が残り、シミとなり、完全に消えることなく、大変危険である。

目のシリンダーディストーション

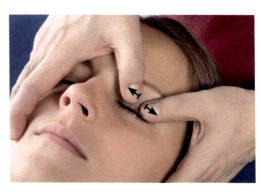

▶図13.13　目のCyD

注記：目のシリンダーテクニックはティパルドスの手法ではない。これは、圧力を組織にできるだけ加えることなく牽引を行う、非常に難しいテクニックであるため、経験のない者は行うべきではない。

　目をこする、目が乾燥するなどの徴候から、目のシリンダーディストーションが示唆される場合もある。

患者の開始肢位： 背臥位で、力を抜いて両目を閉じる。

治療家は、治療台の頭側に座り、やさしく両母指テクニックを行う。テクニックは眼瞼で集中的に行う。すなわち眼瞼を様々な方向に動かす（▶図13.13）。

13.2.5 医学的診断

頭蓋下顎障害

頭蓋下顎障害（craniomandibular disorder：CMD）は、近年、臨床で多く診断されるようになった障害であり、頭部の様々な部位の症状（咀嚼時の痛み、頭部全体に広がる痛み）とも関連している。めまい、耳鳴、肩―項部の症状を伴うこともある。症状の根底には、構造的変化（関節円板転移、顎の関節症）、力学的変化、心理社会的原因などがある。ただし、明確な原因と結果の連鎖があるわけではない。

FDMから見ると、CMDの各症状はそれぞれ別々の筋膜ディストーションと関連している。したがって、それぞれに応じた治療を行う。

三叉神経痛

三叉神経痛は、三叉神経の神経枝が強く刺激されている状態とされる。きわめて強い痛みが生じるが、多くの場合、その原因は分からない。血管と神経が接触する病理が認められる場合もある。

患者は、痛みを、「一点を刺すような」（コンテニアムディストーション）、「面で」、「飛び移っていく」（シリンダーディストーション）などと説明する。ただし、これら以外の筋膜ディストーションを有する場合もある。治療成果が最も良い治療法は、指導を受けた上で患者が自分で行う自己治療である（先述の顔面のカッピングなど）。ただし、自己治療を行う際は、吸引圧を適切に処方し、不要な血腫を生じさせないように注意しなければならない！

13.3 耳の症状

> **要注意**
> 耳の症状を有する場合、どんな症状であれ、細菌性やウイルス性の炎症を見つけるため、必ず鑑別検査が必要である。これらの炎症が判明しても、筋膜ディストーションの治療は可能だが、併せて炎症の治療（抗菌薬の投与など）を検討する。

耳の症状を有する場合のボディランゲージと診断（既往歴、診察、ディストーション、治療）は、▶表13.3の通りである。

▶**表13.3** 耳の症状のボディランゲージと診断

ボディランゲージ	既往歴	診察	ディストーション	治療
線				
耳後方で側頭部や顎関節に向かって線を引く	耳や耳の内部に引っ張られるような痛み	痛みを誘発できない	耳の上方や下方のトリガーバンド	トリガーバンド・テクニック
点				
指で耳や耳の内部の点を指す	耳に刺すような点の痛み	痛みを誘発できない	コンテニアムディストーション	コンテニアム・テクニック
その他				
顎の運動により耳の症状の解消を試みる	聴覚機能が低下するが、臨床所見では確認されない	痛みを誘発できない	耳小骨のテクニックフィクセーション	耳小骨のスラスト・モビリゼーション

13.3.1 トリガーバンド

患者が耳の周囲に引っ張られるような痛みがあると言い、その部分に線を引く場合、バンド状の筋膜のディストーション（トリガーバンド）が示唆される。よく見られるのは、耳の上方のトリガーバンドである（13.1.1章）。耳垂の下方に小さいトリガーバンドが存在することもある。これはしばしば顎関節まで走行する。耳下腺の手術の直後にもしばしば同じ部分で痛みが生じる。

治療は、患者が示した線をトリガーバンド・テクニックにより治療する。癒着がある場合、母指の小さい面を用いて強い圧を加える。治療は、患者を（治療台の上で）背臥位にして行うとよい。

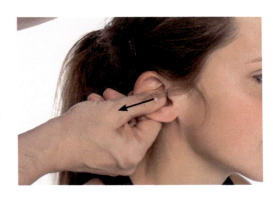

▶図13.15　耳のTF。スラストを後下方に加える

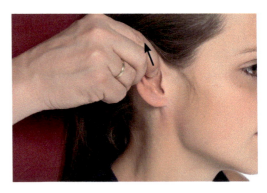

▶図13.16　耳のTF。スラストを上方に加える

13.3.2 コンテニアムディストーション

13.1章（頭痛）で述べた通り、患者が（耳の後方の）乳様突起や（耳の前方の）顎関節の点（痛みのある点）を指で強く押す場合、コンテニアムディストーションが示唆される。これは、コンテニアム・テクニックにより治療する。良好な治療成果を得るには、適切なベクトルで力を加える必要がある。

13.3.3 テクトニックフィクセーション

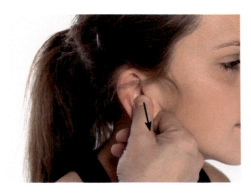

▶図13.14　耳のTF。スラストを前下方に加える

ティパルドスも記述している通り[114] p.122、特殊なものとして、耳小骨のテクトニックフィクセーションがある。耳小骨（人体における最小の骨）の関節に硬直性が生じると、音波が正しく伝わらず、聴覚に異常が生じる。患者は、耳の組織を解放しようとして、（飛行機の中で音が聴こえにくくなった時に行う耳抜きのように）顎を動かすが、効果はない。耳小骨のテクトニックフィクセーションにより、聴覚が低下し、音の知覚が鈍くなる。このテクトニックフィクセーションは、外耳を介して短いスラストを加えて治療する。

患者の開始肢位： 座位

治療家は、患者の側方に立ち、母指と示指の指先で外耳をつかむ。その際、指先をできるだけ外耳道に近づけてつかむ。治療中に2指の位置を数回変更する。それから、スラストを3通りの方向（いずれも耳から離れる方向）に加える（▶図13.14、▶図13.15、▶図13.16）。このようにしてスラストを加

える目的は、耳道の終端にある耳小骨のモビリゼーションである。治療が成功すれば、小さいクリック音が患者に聞こえ、直ちに耳に変化が生じるのを感じられる。

13.3.4 医学的診断

耳鳴と難聴

外的音源がないのに様々な雑音が聴こえる耳鳴は、機能性の聴覚障害であり、比較的よく見られる。このような重度の聴覚障害の機序は、様々な文献で記述されている。その一方で、原因は明らかではない。まず疑われるのは血管の障害である。すなわち、動脈血の供給の減少や、静脈血やリンパ液の排出の悪化などである。また炎症が関与する場合もある。さらに外的騒音に曝されると症状は悪化する。耳鳴の症状はしばしば薬物療法や行動療法により軽減するものの、完全に消失することはない。

筋膜ディストーションは血管系に影響を与えることがある。ティパルドスによれば、例えばトリガーバンドやシリンダーディストーションは、血管収縮を促し、これにより組織への血液供給が減少すると考えられる。これを裏返すと、筋膜ディストーションが解消されれば、生理的状態が回復されることになる。

経験的に言えば、FDMの治療は、耳鳴を有する患者にとって有益である。その症状は、ほぼ必ず軽減し、時に消失することもある。ただし、耳鳴は多因子により発生し、全てのトリガーが判明しているわけではないことを患者に説明しておかなければならない。つまり、症状のトリガーを幾つかを取り除いても、症状が再発することはありうる。

めまい

めまいの病因論は、耳鳴のそれよりさらに複雑である。めまいの病因を組織病理学的に明らかにした研究もある。とはいえ、全患者の3分の2が未診断とされる[50]。

多くの場合、めまいは感覚の異常(固有感覚における様々な過程に関連した異常)に帰される。した

がって、固有感覚の改善により、めまいにプラスの影響を与えることができると考えられる。こう考えると、特殊な訓練(姿勢の変更など)により一部の患者の症状が改善する理由も理解できる。

FDMからみれば、めまいに関与している可能性があるのは、耳や頭部、項部の一部分(頸部固有受容器が存在する部分)、さらに下肢などに発生する筋膜ディストーションである。また、足や大腿(の側面)の筋膜ディストーションも、そこで生じる誤った情報により、めまいを発生させ悪化させる可能性がある。

FDMでは、めまいのトリガーである可能性のあるこれらの部位の筋膜ディストーションを治療することもできる。ただし、めまいが実際に解消されるかについては不確実性が残る。めまいの解消という治療成果は、長期的経過を見た後に患者が判定しうるものだからである。それまでの間、治療家は患者と適宜コミュニケーションを取り、患者の判定を待つしかない。

❇ 症例A
びまん性の頭痛とめまい(56歳女性)
既往歴:会社経営の56歳女性。6週間前からびまん性の頭痛がある。やや波のある頭痛である。頭痛に伴い、めまい感もある。例えば、デスクから立ち上がる際、姿勢の変化への適応に時間を要する。このため、身体がいうことをきかないと感じ、不安が生じ、万全な状態で仕事ができなくなっている。非常に多忙で、移動が多く、飛行機を利用することもあるが、最近はそれを控えている。
症状は1日に数回表れる。活動の種類を問わず表れ、再現はできない。項部がやや緊張しているように感じる。
医師を受診すると、数年前に乳がんを患ったことから、MRI検査が必要と言われたが、MRI所見で転移やその他の組織異常などは見つからなかった。
1回目の治療
診察とボディランゲージ:患者は、頭部の奥でめまいが生じると言う。また、手を頭に置いて髪をくしゃくしゃにし、「頭の中に綿が詰まっている感じ」と言う。
▼

▼

頭部の左右の回旋が制限され、肩から項部にかけて痛みのある線を引く。
目標：めまいの減少（できれば日に3回）または消失
治療：
- 両側のSCHTP、両側の肩―乳様突起のトリガーバンドの治療（再検査で頭部の自由な回旋が回復した）
- 頭部のシリンダーディストーションの治療：主に髪の牽引（再検査で、頭部が自由になったように感じられた）

▼

▼

その後の経過
1週間後に2回目の治療で訪れた患者は、症状の少なくとも70％が消失したと興奮気味に報告した。仕事中の不安感が改善し、項部の緊張もなくなった。
さらに2週間後の3回目の治療で、「頭の中の綿」は完全に消失した。身体がいうことをきくようになり、仕事を思う存分できるようになった。

FDMによる仮説
患者は、頭部に重度のシリンダーディストーションを有し、びまん性の症状やめまい感が生じた。また、両側のSCHTPもトリガーの1つと考えられる。HTPを元に戻し、項部のモビリゼーションを行い、シリンダー筋膜のもつれを解消した後、患者の症状は完全に消失した。

14 項部と肩

項部や肩の症状を有する患者は、痛みを伴う運動制限を抱え、日常生活に大きな支障が生じることが多い。正統医学は、神経や骨などに注目し、症状の原因を摩耗などに帰するが、FDMは、患者が指し示し説明する症状に新たな目を向ける。肩関節は複雑な解剖学的構造を有するため、診断や治療のアプローチを整理し体系化する必要がある。これにより治療成果も的確かつ迅速に把握され評価しうる。

14.1 項部と頸部

診察では、頭部の全ての運動を検査する。特に、回旋、屈曲・伸展が重要である。これらにより痛みが生じる場合、側屈、組み合わせ運動なども検査する。

項部の症状を有する場合のボディランゲージと診断(既往歴、診察、ディストーション、治療)は、▶表14.1の通りである。

▶表14.1 項部の症状のボディランゲージと診断

ボディランゲージ	既往歴	診察	ディストーション	治療
線				
中背部の脊柱周囲に線を引く(後頭部まで)	脊柱に沿って引っ張られるような痛み	頭部の運動制限、特に前屈や後屈の制限	スター・トリガーバンド	トリガーバンド・テクニック
肩峰から同側の乳様突起まで線を引く	肩上部から頭部にかけて引っ張られるような痛み	頭部の運動制限、特に回旋の制限	肩―乳様突起のトリガーバンド	トリガーバンド・テクニック
肩甲骨を横切って脊柱まで線を引く	両肩甲骨の間に引っ張られるような痛み	頭部の回旋や上肢の外転で痛みが生じる	肩―上肢の後部のトリガーバンド	トリガーバンド・テクニック
頸部の前外側で線を引く	頸部の緊張感、発声障害	頭部の側屈や後屈で痛みが誘発される	頸筋膜の前部のトリガーバンド	トリガーバンド・テクニック
点				
複数の指で鎖骨上窩を押す、頭部を患側(痛みのある側)に曲げる	鎖骨上窩に鈍い痛み	頭部の回旋の制限	鎖骨上ヘルニアトリガーポイント(SCHTP)	HTPテクニック
指で後頭部の骨上の点を指す	後頭部の骨上の点に痛み	頭部の位置に応じて痛みが生じる	コンテニアムディストーション	コンテニアム・テクニック、スラスト・テクニック
指で(乳様突起の下方の)環椎の横突起を指す	耳後方の骨上の点に痛み	頭部の位置に応じて痛みが生じる	コンテニアムディストーション	コンテニアム・テクニック、スラスト・テクニック

▶表14.1　項部の症状のボディランゲージと診断（続き）

ボディランゲージ	既往歴	診察	ディストーション	治療
面				
項部をつかむ	頭部が落ちそうな不安定感	運動制限はほぼない，運動の最終域で不快感がある，牽引を快と感じる	項部のuFD	牽引，牽引スラスト
項部をつかむ，これに加えて項部を横切って線を引く	不安定感	運動制限はほぼない，運動の最終域で不快感がある，牽引を不快と感じる	項部のrFD	圧縮，圧縮スラスト
項部をもむ・拭く	異常感覚や痙攣	運動制限が全くない場合と，重度の運動制限がある場合がある	シリンダー・ディストーション	スクイージー・テクニック，ピンチ・テクニック
その他				
自分で項部のモビリゼーションを試みる	項部の硬直性を訴える	痛みを伴わず頭部の全方向の運動が制限される	テクトニック・フィクセーション	圧縮によるテクトニック・ポンプ，スラスト・テクニック

14.1.1 トリガーバンド

患者は痛みのある部分に線を引く。この部分では、運動制限や機能的問題も生じる。項部でよく見られるトリガーバンドは次の5つである。

- スター・トリガーバンド
- 肩―乳様突起のトリガーバンド
- 鎖骨のトリガーバンド（14.2.1章）
- 頸筋膜の前部のトリガーバンド
- 肩―上肢の後部のトリガーバンド（14.2.1章）

スター・トリガーバンド

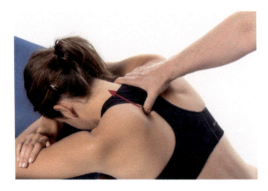

▶図14.1　スター・トリガーバンド。Th6から起始する

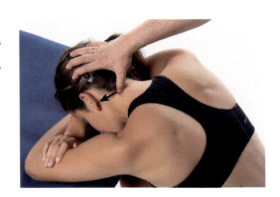

▶図14.2　スター・トリガーバンド。同側の乳様突起で停止する

スター・トリガーバンドは、よく見られるトリガーバンドの1つである。患者は、中背部（ティパルドスによれば第6胸椎（Th6）の高さ）から脊柱に沿って（後頭部の）下項線まで、あるいは同側の乳様突起まで線を引く。しばしば頭部の屈曲・伸展が不可能または制限される。トリガーバンドの経路全体で痛みがある。

> **ℹ 補記**
>
> ティパルドスが「スター・トリガーバンド」（Star-Triggerband）と名づけたのは、自分が治療し記述した1番目の筋膜ディストーションであったからである。このため、スター・トリガーバンドは、ティパルドスが考

案したモデルの中で特別な位置を占めている。別の解釈もあるが（ティパルドスの著書の第4版のドイツ語版などで提示されている）、「スター」の意味はトリガーバンドの形状（星形）や経路とは無関係である。

患者の開始肢位：治療台を正面にして膝をついて座り、治療台の上で両上肢を組み、頭部の前面を両前腕に置く（これによりトリガーバンドの走行部分の組織を事前に緊張させる）。

　治療家は、患者の後方に立ち、母指をトリガーバンドの起始部に置く（▶図14.1）。それから、トリガーバンド・テクニックで、トリガーバンドの経路全体をたどり、後頭部または同側の乳様突起に到達する（▶図14.2）。母指の圧は必ず終点（停止部）まで同じ強さで維持しなければならない。そうでなければ、筋膜の捻れ（トリガーバンド）を別の場所に移動させるだけになる。そして、患者の症状も、それが表れる位置が変わるだけとなる。

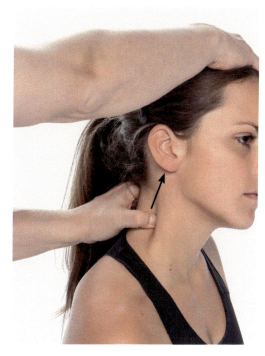

▶図14.4　肩―乳様突起のTB。同側の乳様突起で停止する

肩―乳様突起のトリガーバンド

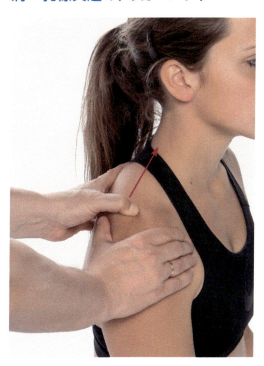

▶図14.3　肩―乳様突起のTB。肩峰から起始する

　肩―乳様突起のトリガーバンドは、僧帽筋上部のトリガーバンド（upper trapezius triggerband）とも呼ばれる。

患者の開始肢位：座位。上体を真直ぐにし、背もたれのないイスに座る。

　治療家は、患者の側方（患側）に立ち、一方の手（治療を行う手）を肩峰に置き、そこからトリガーバンド・テクニックを開始する（▶図14.3）。母指でトリガーバンドの経路をたどる間、他方の手を患者の頭部に置き固定する。その際、頭部の位置を変更し（側屈位、回旋位など）、トリガーバンドの走行部分の組織を事前に緊張させると、治療の効果が高まる（▶図14.4）。

　肩―乳様突起のトリガーバンドも、筋膜の捻れを最後まで完全に解消しなければならない。すなわちトリガーバンドが停止する骨基質まで押して捻れを解消しなければならない。通常、乳様突起まで来ると、患者の痛みが強まる。しかし、ここで圧を弱めてはならず、乳様突起に到るまで捻れを解消しなければならない。

頸筋膜の前部のトリガーバンド

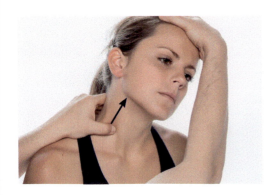

▶図14.5　頸筋膜の前部のトリガーバンド

　頸筋膜の前部のトリガーバンドを有すると、機能性の発声障害や嚥下障害が生じる。患者はしばしば、喉の詰まった感じを訴え、嗄声や失声が再発すると語る。トリガーバンドの経路は、患者のボディランゲージと感覚から示される。

患者の開始肢位：座位または背臥位

　治療家は患者の側方に立つ（患者が背臥位の場合は治療台の頭側に座る）。多くの場合、頸筋膜の前部のトリガーバンドは、胸鎖関節で起始し（▶図14.5）、下顎で停止する。母指の指先の小さい面で適切に調整した圧を加えながら、終点（停止部）まで捻れを解消する。患者のボディランゲージに応じて、母指で押す方向を（「下方から上方へ」を「上方から下方へ」に）変更してもよい。

　治療の目標は、嚥下障害の軽減や発声機能の改善である。

> **要注意**
>
> 頸筋膜の前部のトリガーバンドの治療を行う際、頸動脈小体（receptors of A.carotis）の存在に注意しなければならない。このため、この治療には、経験と（頸部の解剖学の）知識が必要である。これにより患者を危険にさらす可能性を最小限にすることができる。

14.1.2　HTP

　項部や肩の症状を治療する上で、鎖骨上ヘルニアトリガーポイント（SCHTP）は重要である。SCHTPを示すボディランゲージ（複数の指で鎖骨上窩を押す）は明瞭であり、このボディランゲージからSCHTPは明らかに示唆される。ただし、SCHTPとそれ以外の筋膜ディストーションはしばしば重複して存在し、患者の感じる痛みもSCHTPとそれ以外の筋膜ディスにより生じる。このため、診察でSCHTPの存在が示唆されないこともある。

　ティパルドスは、頭部、項部、頸部の3部分の機能的症状や運動制限を治療するには、SCHTPの治療が不可欠と見ていた。これら3部分においてSCHTPは鍵となるディストーションとも言える。

　SCHTPが存在する位置には個人差がある。また一人の患者が片側に複数のSCHTPを有することもある。SCHTPが存在する可能性のある場所はかなり広く、鎖骨を前方の境界とし僧帽筋上部を後方の境界とする範囲内に存在する。とはいえ、SCHTPが最もよく見つかるのは頸部の内側部であり、次いで肩峰の外側部である。

鎖骨上ヘルニアトリガーポイント（SCHTP）

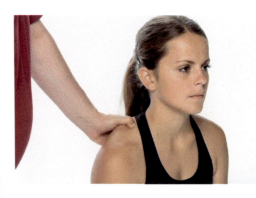

▶図14.6　SCHTP、座位の治療

患者の開始肢位：座位

　治療家は、患者の斜め後方または側方に立つ（▶図14.6）。母指の指腹を、患者が指し示した点に置く。正確な位置を見つけるには患者の感覚が重要である。ただし、触診で膨らみを触知しうることも多い。

　その上で、組織（の膨らみ）を押し戻すイメージで、痛みのある点を押す。その際、力のベクトルが重要である。組織を動かすには、（組織が通り抜け

る）間隙に向かって力を加えなければならない。

　患者の頭部や肩の位置を調整すると、組織の緊張がやや低下し、これにより間隙が広がり、組織が元に戻りやすくなる。頭部や肩を適切な位置に調整するには、患者とのコミュニケーションが役立つ。多くの場合、頭部を回旋したり、上肢を軽く外転および牽引（の両方またはいずれか）を行えばよい。また、治療家は、組織の膨らみを元に戻りうるだけの力を加えるため、人間工学を考慮し自分の体重を利用する。

> **要注意**
>
> SCHTPの治療では、腕神経叢に注意しなければならない。腕神経叢の位置を圧迫すると、一時的に異常感覚や運動神経の機能低下が生じることがある。これらはごくまれに起こる。これらを予め回避するには、治療中は常に患者の様子をよく見ながらテクニックを行うことが重要である。

患者の肢位を変更した別法

14.1.3　コンテニアムディストーション

　項部のコンテニアムディストーションは、後頭部や乳様突起に加えて、頸椎（特に環椎）の横突起でよく見られる。

　ティパルドスによれば、項部のコンテニアムディストーションは、インバーテッド・コンテニアムディストーション（iCD）である場合が多い[114] p.127。この場合、コンテニアム・テクニックに加えてスラスト・テクニックを行うと、良好な治療結果を得られることが多い。

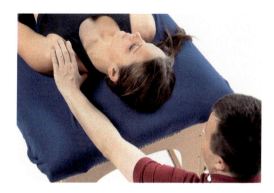

▶図14.7　SCHTP, 背臥位の治療

項部のコンテニアム・テクニック

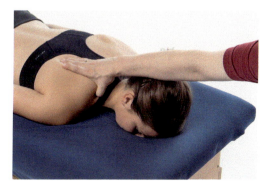

▶図14.8　SCHTP, 腹臥位の治療

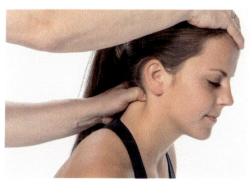

▶図14.9　項部のCD, 座位の治療

　SCHTPの治療は、患者を背臥位（▶図14.7）や腹臥位（▶図14.8）にして行うこともできる。自律神経障害を有する患者は、治療中に自律神経系の反応（めまい、倦怠感など）が生じやすいため、背臥位が適している。治療家は、治療中は常に患者の状態をよく見ていなければならない。

患者の開始肢位：座位

　治療家は、母指の指先で痛みのある点を押す（▶図14.9）。組織のリリースが感知されるまで、これを維持する。コンテニアムディストーションがiCDである場合、このコンテニアム・テクニックを行った直後、移行部が中立状態になってからスラスト・テクニックを行う（14.1.6章）。

14.1.4 フォールディング ディストーション

項部では、外傷後に発生したアンフォールディングディストーション（uFD）やリフォールディングディストーション（rFD）がよく見られる。治療を行う前に、診断でuFDかrFDかを明らかにしておかねばならない。その際、患者が説明する受傷機転（mechanism of injury）や、牽引や圧縮を通じて誘発される快・不快が役に立つ。

uFDの治療

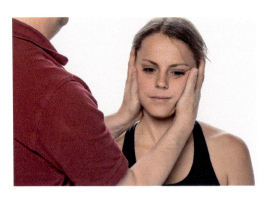

▶図 **14.10**　項部のuFD。項部の最大牽引

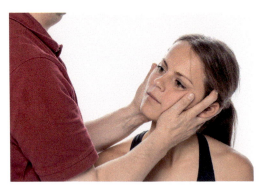

▶図 **14.11**　項部のuFD。頭部の側屈と回旋

患者の開始肢位： 座位

治療家は患者の斜め前方に立ち、両手掌で、下方かつ側方から、患者の両耳の周りをつかむ（▶図 **14.10**）。その際、中指と示指の間に耳が来るようにし、耳をふさがないようにする。それから、両前腕を動かし、これにより項部をぐいっと牽引する。この牽引による緊張を保ったまま、患者の頭部を自分から離す方向に側屈し、さらに自分に近づける方向に回旋する（▶図 **14.11**）。これらの側屈と回旋はいずれも可動域の最後まで行わない。（最後まで動かさなくても）到達したその位置で、組織を事前に最適に（痛みを伴わずに）緊張させることができる。このように事前に緊張させた組織に、短いスラストを回旋方向（頭部を回旋したのと同じ方向）に加える。これにより組織がアンフォールディングされる。矯正音がすれば、治療が成功したしるしである。

重要なことは、治療の全手順で痛みが生じないようにすることである（これはどのフォールディングディストーションの治療にも常にあてはまる）。

uFDの治療の別法

項部のマニピュレーションは様々あり（例えば背臥位で行うもの）、その中には項部のuFDの治療に適したものもある。その際、重要なことは可動域の最後で牽引することである。多くの（よく知られた）マニピュレーションは牽引を行わず、どちらかといえばテクトニックフィクセーションの治療で行うスラスト・モビリゼーション（14.1.6章）に近い。

また、スラストを用いない別法として、インバージョンテーブル（例えばInvertrac®）を用いる方法がある。この器具を用いて、患者を座位から、身体の上下が逆さになる肢位にする（肢位の変更はゆっくり行う）。これにより、頭部と上体の重量を通じて、uFDがアンフォールディングされる。さらに、治療家が牽引をやさしく強化してもよい。この別法は、（理由を問わず）項部にスラストを加えることのできない患者に適している。

rFDの治療

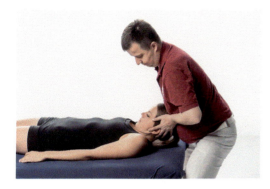

▶図14.12　項部のrFD。圧縮する

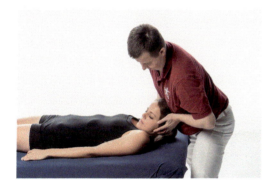

▶図14.13　項部のrFD。頭部を様々な方向に回旋する

患者の開始肢位：背臥位

治療家は、治療台の頭側に立ち、両手掌で患者の頭部をつかみ、治療台から少し持ち上げる（▶図14.12）。それから、両手を通じて患者の頭部を尾側に押し、圧縮する。この位置のまま、圧縮の最後で、さらに強めの圧縮スラストを加える。その際、頭部を回旋、屈曲、側屈するなどして、（スラストの）力のベクトルを変更するとよい（▶図14.13）。多くの場合、治療が成功すれば、クリック音が聞こえる。rFDの治療でも、治療の全手順で痛みがないようにすることが重要である。

uFDとrFDの併発

uFDとrFDの併発は、体幹の至る所で見られ、項部でも見られる。ティパルドスは、まずrFDを治療し、次にuFDを治療することを明確に推奨している。多くの場合、uFDとrFDの両方の解消には、数回の治療が必要である。

14.1.5　シリンダーディストーション

項部のシリンダーディストーションは、スクイージー・テクニック、両母指テクニック、ピンチ・テクニックにより治療する。項部の組織をもむボディランゲージをする患者には、特にピンチ・テクニックが適している。

ピンチ・テクニック

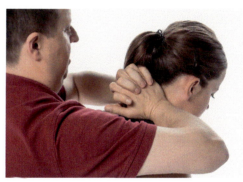

▶図14.14　項部のCyD。ピンチ・テクニック

患者の開始肢位：立位または座位

治療家は、両手で患者の項部を強くつかみ、患者に頭部を屈曲し回旋するよう指示する。その際、患者の項部の組織を固定するため、両手を組み両母指球で（クリップで挟むように）項部の組織を挟む（▶図14.14）。

非徒手治療として、カッピングと運動の併用（cupping-with-movement）や鍼マットがある（10.3.3章）。鍼マットは患者の自己治療にも適している。

14.1.6　テクトニックフィクセーション

項部のテクトニックフィクセーションは、他種の筋膜ディストーション（多くはトリガーバンドやSCHTP）を通じて発生する。これらの筋膜ディストーションを治療により解消しても、患者はなお痛みを伴わない運動制限を訴える。その場合、テクトニック・ポンプやスラスト・モビリゼーションを行う。

テクトニック・ポンプ

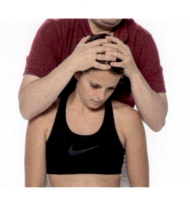

▶図14.15　項部のTFのポンプ・テクニック。圧縮し、描円運動で動かす

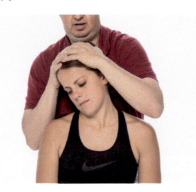

▶図14.16　項部のTFのポンプ・テクニック。全方向にモビリゼーションする

患者の開始肢位： 座位

　治療家は、患者の後方に立ち、両手掌で上方から患者の頭部をつかみ、まず（項部を）圧縮する。圧縮したまま、頭部を全方向に動かし、モビリゼーションを行う（▶図14.16）。その際に重要なのは、運動を通じて、（項部の）構造を交互に圧縮および牽引することである。これを通じて、円滑性筋膜がモビリゼーションされ、組織液が動く。ポンプ・テクニックは、項部にスラストを加えることができない患者に適している。

回旋によるスラスト・モビリゼーション

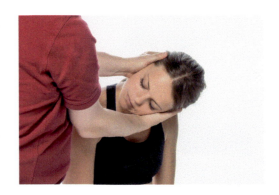

▶図14.17　項部のTFのスラスト・モビリゼーション

患者の開始肢位： 座位

　治療家は、患者に力を抜いて頭部を屈曲するよう指示する。それから、両手掌で、前方から患者の頭部の両側面をつかみ（右手は患者の頭部の左側面、左手は右側面）、患者の頭部を自分に近づける方向に回旋する。回旋の最後で、上側の手（頭部の回旋により上側になった（頭部の）側面に置いた手）で頭部を固定する（▶図14.17）。この位置から、短い回旋スラストを加える。

Dr.ヴィルヘルム・クルツによる横方向のスラスト

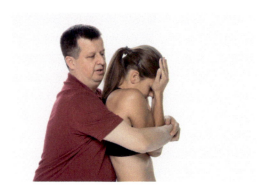

▶図14.18　TFの横方向のスラスト

患者の開始肢位： 立位（または座位）

　患者は、両手根を前頭部に置き、そろえた両手の指を頭側に向け頭部の面に置く。その際、（腹側（前方）で）両前腕をそろえる。治療家は、この肢

位の患者の後方に立ち、後方から両上肢を回し、両前腕で患者を抱え、患者の体幹（上背部）を自分の胸骨に押し当てる（▶図14.18）。これにより（上背部の）組織を事前に緊張させ、可動域の最後で、短い横方向のスラストを加える。このスラスト・モビリゼーションは、特に頸胸椎移行部のテクトニックフィクセーションの治療に適している。

別法

項部のスラスト・モビリゼーションは多くある。徒手療法やカイロプラクティックの多くのスラスト法は、項部のテクトニックフィクセーションの治療に適している。なぜなら、それらの多くは、スラストを横方向に加えるものだからである。

14.1.7 医学的診断

FDMにとって、正統医学の診断（例えば頸椎症候群、項部の関節機能障害）は役に立たない。FDMは、筋膜ディストーションが存在するとし、これを治療するものだからである。

頸椎捻挫

頸椎捻挫は、大きな力が頸部の組織に作用して生じる。これにより様々な筋膜ディストーションが発生する[114] p.288。

最も重要な目標は、頸椎の（痛みを伴わない）可動性の回復であるが、これはトリガーバンドとコンテニアムディストーションの治療により達成しうる。患部の固定は禁忌である。そうでなければ、トリガーバンドが速やかに癒着を生じ、慢性化する。長期的に見れば、固定は問題を増大させるだけである。

シリンダーディストーションも、頸椎捻挫後の重度の症状のトリガーとなりうる。フォールディングディストーションも、かなりの確率で存在する。ただし、これらの筋膜ディストーションは急性期に治療してはならず、受傷からやや時間を措いて治療に取り組む。

斜頸

ティパルドスは、斜頸（wry neck）は頸筋膜の前部のトリガーバンドから生じるとしている[114] p.288。

「斜頸：トリガーバンドから二次的に生じる胸鎖乳突筋の急性の制限」

このような組織の制限は、トリガーバンドの治療により解消しうる。ただし、幼児の斜頸は、やさしく治療しなければならない。幼児の組織はきわめて軟らかく、治療によく反応するからである。

14.2 肩

肩（や項部）の痛みは、腰痛に次いで多い[99] p.3。正統医学の整形外科は、肩の症状に、インピンジメント症候群、凍結肩、滑液包炎などの診断名を与える。これに対し、ティパルドスは、肩の症状は1つまたは複数の筋膜ディストーションから生じ、徒手で治療できるとしている[114] p.139。

「整形外科的アプローチが絞扼・腫脹・断裂（すなわちインピンジメント・炎症・回旋筋腱板断裂）などに焦点をあてるのに対し、FDMのアプローチは肩の損傷を1つ以上の筋膜ディストーションの結果であり、徒手で矯正できるものとして見る」

ℹ 補記

クリストフ・ロスミー[73]とクリスチャン・シュタイン[99]はそれぞれFDMの治療（前者は痛みを伴う外転制限への効果、後者は痛みを伴う肩の可動性制限への効果）を検証し、正統医学の治療に比べてFDMのそれが有益であることを明らかにしている。

ティパルドスは、肩の症状の治療戦略を整理して記述しているが、その際、鎖骨上ヘルニアトリガーポイント（SCHTP）はほぼ全ての肩症状の鍵であると見ていた[114] p.151。

「あらゆる肩の慢性的な痛みは、凍結肩であろうとなかろうと、癒着を伴うトリガーバンドと鎖骨上ヘルニアトリガーポイントが臨床的に表れたものである」

このように肩の痛みを一般化して記述することは、患者のボディランゲージを重視するティパルドスの立場と矛盾するように見える。とはいえ、この記述で重要なのは、（肩の症状でほぼ常に見られる）外転制限はSCHTPによる圧迫感から来ると言われている点である。したがって、肩の症状（痛み）の治療では、多くの場合、まずSCHTPを治療し、続いてトリガーバンドを治療し、その後（患者のボディランゲージに従い）その他の筋膜ディストーションを治療する。

複数の筋膜ディストーションを有する場合、一つの筋膜ディストーションを治療したら、その都度、運動検査を行い、治療の結果を検証する。

患者が有する運動制限や症状は様々であり、多くは活動時に表れるが、安静時に表れることもある。簡単な機能検査で、運動制限や痛みの誘発を調べることができる。筋膜ディストーション（の存在と種類）を診断するには、患者のボディランゲージの観察だけでなく、上肢の可動性検査が必要である。その際、次の3つの運動パターンを行う。

- **外転**：伸ばした両上肢を上方に上げていき、最後に両前腕をそれぞれ両耳につける（▶図14.19）。
- **外旋**：頭部の後方で両手を組み、両肘を後方に動かし、最後に両肘が視界に入らなくなるまで動かす（▶図14.20）。
- **内旋**：片手を背部に置く。その際、手背を体幹に置き、肩甲骨の方向に動かす（▶図14.21）。

また、次の基準により運動を評価する。
- 可動域：最終的な手の高さ、運動の振幅
- 運動の速度：運動が一様の速さで行われているか、遅れが生じないか
- 運動の流れ：運動が一様に進行しているか、足踏み（滞り）がないか
- 肩の内旋時の手の位置、手の回内／回外すなわち回転

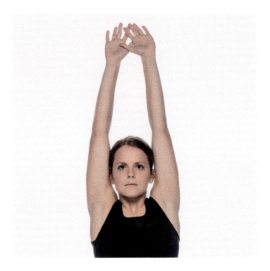

▶図14.19　肩の外転

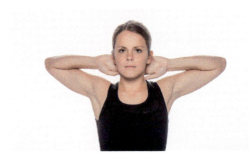

▶図14.20　肩の外旋

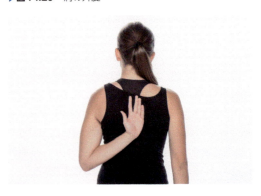

▶図14.21　肩の内旋

また、肩の屈曲や水平内転を調べることもある(これらに問題がある患者のみ)。さらに、痛みの誘発を調べる運動検査もある(重りを持ちあげる、手をつく、上肢を下垂するなど)。これらの検査も臨床でよく行う。いずれの検査も、結果の測定および検証が可能である。これらの結果に基づき、治療の手順が決まる。また、治療直後に行い、治療成果を検証するのにも役立つ。

肩の症状を有する場合のボディランゲージと診断(既往歴、診察、ディストーション、治療)は、▶表 **14.2**の通りである。

▶表14.2 肩の症状のボディランゲージと診断

ボディランゲージ	既往歴	診察	ディストーション	治療
線				
肩や上肢の前部で線を引く	上腕の前部から項部にかけて引っ張られるような痛み, 筋力低下	痛みを伴う肩の運動制限, 特に内旋の制限	肩―上肢の前部のトリガーバンド	トリガーバンド・テクニック
肩や上肢の後部で線を引く	上腕の後部から肩甲骨にかけて引っ張られるような痛み, 筋力低下	痛みを伴う肩の運動制限, 特に外旋の制限	肩―上肢の後部のトリガーバンド	トリガーバンド・テクニック
肩峰から同側の乳様突起まで線を引く	肩上部から頭部にかけて引っ張られるような痛み	痛みを伴う肩の運動制限, 特に外転の制限	肩―乳様突起のトリガーバンド	トリガーバンド・テクニック
上腕の外側部に線を引く	上腕の外側部から肩峰にかけて引っ張られるような痛み	痛みを伴う肩の運動制限, 特に外転の制限	肩―上肢の外側部のトリガーバンド	トリガーバンド・テクニック
鎖骨に沿って線を引く	鎖骨に沿って引っ張られるような痛み	頭部の側屈や後屈で痛みが誘発される, 肩の前方運動(引き出し)や後方運動(引き込み)で痛みが生じる	鎖骨のトリガーバンド	トリガーバンド・テクニック
点				
複数の指で鎖骨上窩を深く押す, 上肢の外転が制限される	急性の肩の痛みや長く続く肩の痛み, 痛みを伴う圧迫感	肩の外転が制限される	鎖骨上ヘルニアトリガーポイント(SCHTP)	HTPテクニック
指で鎖骨上や肩峰の骨上の点を指す	骨上の点に痛み	肩の位置や運動に応じて重度の痛みが生じ, 筋力低下を伴う	コンテニアムディストーション	コンテニアム・テクニック
指で肩甲骨の外縁や内縁の骨上の点を指す	骨上の点に痛み	肩甲骨の引き込みや肩関節の伸展で痛みが誘発される	コンテニアムディストーション	コンテニアム・テクニック

▶表 14.2　肩の症状のボディランゲージと診断(続き)

ボディランゲージ	既往歴	診察	ディストーション	治療
面				
肩をつかみ、自分で肩関節の牽引を試みる	肩の運動の最終域で痛みが生じる、圧縮で痛みが誘発される	運動制限はほぼない、運動の最終域で不快感がある、牽引を快と感じる	肩関節のuFD	牽引、牽引スラスト、スリングショット・テクニック、ムチのテクニック、プッシュアウト・テクニック
肩をつかむ・もむ、肩関節を横切って線を引く、自分で肩関節の圧縮を試みる	肩の運動の最終域で痛みが生じる、牽引で痛みが誘発される	運動制限はほぼない、運動の最終域で不快感がある、圧縮を快と感じる	肩関節のrFD	圧縮、圧縮スラスト、プッシュイン・テクニック
胸鎖関節の領域をつかむ・こする	肩の運動の最終域で痛みが生じる、荷重時に痛みが誘発される	運動制限はほぼない、肩の前方運動(引き出し)や後方運動(引き込み)で不快感がある	胸鎖関節のuFDとrFD	牽引スラスト(uFD)、圧縮スラスト(rFD)
項部、肩、上肢などをもむ・拭く	異常感覚や痙攣	運動制限が全くない場合と、重度の運動制限がある場合がある	シリンダーディストーション	スクイージー・テクニック、カッピングと運動の併用
その他				
肩の運動全般が制限され、自分で肩のモビリゼーションを試みる	肩の硬直性を訴える	痛みを伴わず肩の全方向の運動が制限される、肩の外転で上肢が前方に動く	テクトニックフィクセーション	ブルート・フォース・テクニック、テクトニック・ポンプ、フロッグレッグ・テクニック、リバース・フロッグレッグ・テクニック、スラスト・モビリゼーション

14.2.1　トリガーバンド

肩ではトリガーバンドがよく発生する。患者は痛みのある部分に線を引く。この部分では、運動制限や筋力低下も生じる。よく見られるトリガーバンドは次の5つである。

- 肩―上肢の前部のトリガーバンド
- 肩―上肢の後部のトリガーバンド
- 肩―乳様突起のトリガーバンド(14.1.1章)
- 肩―上肢の外側部のトリガーバンド
- 鎖骨のトリガーバンド

肩―上肢の前部のトリガーバンド

肩―上肢の前部のトリガーバンドは、肘窩の領域で起始する。肘窩には様々な解剖学的組織があり、トリガーバンドが遠位に広がるのを阻止している。この起始部で既に痛みがあることが多い。トリガーバンドは、起始部から上腕の前部を進み肩に向かい(烏口突起に向かう場合と肩峰に向かう場合がある)、そこから肩の上または鎖骨の上を通り、肩―項部のへこみを通り、同側の乳様突起より近位で停止する。トリガーバンドの詳しい経路は患者が教えてくれる。

患者の開始肢位：座位

治療家は、患者の患側の上肢を持ち、肘窩より遠位の部分を母指で強く押す(▶図6.3)。そこから上腕を通り、さらに肩を通り(▶図6.4)、同側の乳様突起まで、筋膜の捻れを押していく(▶図6.5)。重要なことは、終点(停止部)まで押すことであり、さらに経路に沿って押し動かすだけでなく、捻れを解消していくことである。また、治療効果を高めるには、組織を事前に緊張させるとよい。例えば、他方の手で皮膚面の組織を引っ張りその状態を保つ。これにより、母指の前方に波状のしわが出来るのを避けられる。

肩―上肢の後部のトリガーバンド

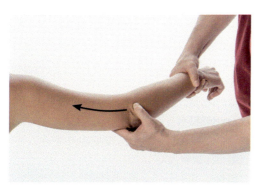

▶図14.22　肩―上肢の後部のTB。肘より遠位の部分から開始する

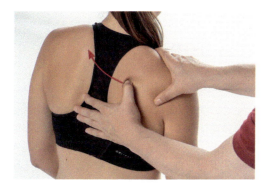

▶図14.23　肩―上肢の後部のTB。上腕の後部を進み、肩甲骨を通る

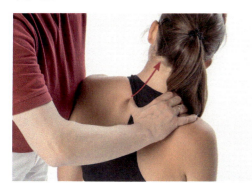

▶図14.24　肩―上肢の後部のTB。脊柱を斜めに横切る

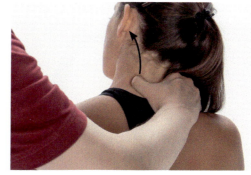

▶図14.25　肩―上肢の後部のTB。対側の乳様突起で終了する

　肩―上肢の後部のトリガーバンドは、肘より遠位の、尺骨の近位部の外側で起始する。上腕骨外側上顆を通り、さらに肩甲骨を通り、胸椎（多くはC7からTh4の間）を横切り、さらに項部を通り、対側の乳様突起で停止する。

患者の開始肢位： 座位

　治療家は、患者の患側の上肢を持ち、母指で肘より遠位の部分で開始点（起始部）を探す（▶図14.22）。そこから上腕を通り、肩を通り（▶図14.23）、胸椎を横切り、対側の項部へ行き（▶図14.24）、対側の乳様突起で停止する（▶図14.25）。トリガーバンドの詳しい経路は患者が教えてくれる。

　この場合も、しばしば組織を事前に緊張させる。すなわち、トリガーバンドの経路全体を押していく際、患者の上肢の位置を何度か変更する。これにより治療効果が高まる。

　肩―上肢の後部のトリガーバンドは様々な場所を通過するため、様々な場所で問題を生じさせうる。すなわち、肩の症状だけでなく、肘、上腕、胸郭、項部、頭部などでも症状が生じることがある。このため、肩以外の部位で症状がないかを患者に尋ねる。おそらく、患者は、テニス肘の治療歴や、頭痛の再発などを訴える。その場合、肩―上肢の後部のトリガーバンドの治療に成功すると、（期せずして）他の部位の症状が軽減することもある。

肩―上肢の外側部のトリガーバンド

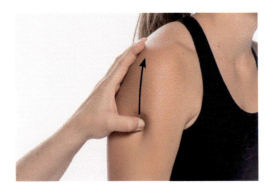

▶図14.26　肩―上肢の外側部のTB

　肩―上肢の外側部のトリガーバンドは、短いトリガーバンドであり、上腕の中央部の、ほぼ三角筋粗面（三角筋の起始部）の高さで起始し、肩峰で停止する。このトリガーバンドは、他種の筋膜ディストーションの治療が進み症状が軽減することで初めて、その存在が判明することが多い。

患者の開始肢位：座位

　治療家は、母指で、患者の上腕の遠位部分から肩峰まで、筋膜の捻れを押していく（▶図14.26）。

　この上腕の短いトリガーバンドは、患者のボディランゲージや愁訴から診断するのは容易ではない。特に、上腕では、（上腕の）筋間中隔のフォールディングディストーションや、シリンダーディストーションにも注意しなければならない。ただし、これらは（トリガーバンドと異なり）圧痛を有さないため、区別は（比較的）容易である。

鎖骨のトリガーバンド

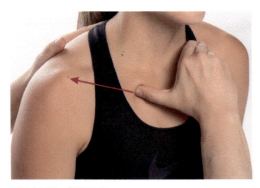

▶図14.27　鎖骨のTB

　鎖骨のトリガーバンドは、特に胸鎖関節や肩鎖関節が圧迫され損傷することで発生することが多い。これは筋膜ディストーションであり、亜脱臼（14.2.2章）の有無に関係なく治療を行う。鎖骨のトリガーバンドは、鎖骨の上方を走行するものと下方を走行するものがある。

患者の開始肢位：座位

　治療家は、胸骨の内側部（▶図14.27）から、または肩峰の外側部から開始し、母指でトリガーバンドの経路全体を押していく。

　鎖骨のトリガーバンドは、ほぼ常に、コンテニアムディストーションを伴って発生する。したがって、まずトリガーバンドを治療し、その後にコンテニアムディストーションを治療する。

14.2.2　HTP

　先に述べた通り、肩の症状の治療で、鎖骨上ヘルニアトリガーポイント（SCHTP）は重要である。ティパルドスによれば、あらゆる肩の慢性症状で、また多くの肩の急性症状で、SCHTPが見られる。SCHTPにより生じる主な症状は、肩の外転と内旋の制限である。他方、肩の痛みから必ずしもSCHTPは示唆されない。SCHTPによる痛みは鈍い痛みであり、例えばトリガーバンドによる痛みと比べて、患者によって示唆されることは少ない。それにも関わらず、ティパルドスはSCHTPの治療を強く推奨している[114]p.149。すなわち、まずSCHTPの治療から開始すべきであるのは、SCHTPの治療により、肩の外転の可動性が改善し、患者がより明瞭なボディランゲージを行えるようになるからである。SCHTPの治療の手順は14.1.2章を参照されたい。

14.2.3　コンテニアムディストーション

　患者が肩の痛みを有する場合、コンテニアムディストーションが存在する可能性が高い。コンテニアムディストーションは、肩峰、肩甲骨、烏口突起に存在することが多い。いずれも、コンテニアム・テクニックによる治療が望ましい。

　最もよいのは、骨上の点を（特定の仕方で）刺激して痛みを誘発し、それによって示された痛みのあ

る点をコンテニアム・テクニックで治療することである。肩領域のコンテニアムディストーションは、しばしば複数が小さな場所に存在するため、治療成果の検証が難しいが、全か無の法則に従い、治療成果をあげなければならない（部分的成果というものはない）。

肩のコンテニアム・テクニック

患者の開始肢位：座位（図は省略した）

　治療家は、母指で、骨上の痛みのある点を押す。力のベクトルは、患者の痛みが最も強くなる方向である。その際、移行部のバンド状の筋膜（一部は石灰化し骨性部分をなす）の走行に合わせるとよい。

　治療の直後に、（治療成果の検証のため）再検査（運動検査）を行う。

14.2.4　フォールディングディストーション

　フォールディングディストーション（FD）は、牽引または圧縮を通じて発生する。患者は関節をつかみ、関節の深部の痛みを訴える。FDのタイプ（uFD, rFD）により、牽引で痛みが生じるか、圧縮で痛みが生じるかに相違が生じる。患者が受傷機転（mechanism of injury）を明確に説明できる場合、治療で加える力のベクトルを見つけるのが容易になる。

　FDは肩関節（肩甲上腕関節）でよく発生する。肩関節の可動域は（全関節で）最も大きいため、様々な方向（ベクトル）に力を加えて治療する必要がある。特殊なベクトルの力を加えるための方法（テクニック）がある。

　また、肩関節に加えて、胸鎖関節でもFD（uFD, rFD）が生じることがあり、その治療も必要である。

肩関節（肩甲上腕関節）のuFD

肩のアンフォールディング：牽引スラスト

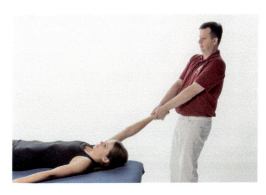

▶図14.28　肩のuFD。頭側に牽引する

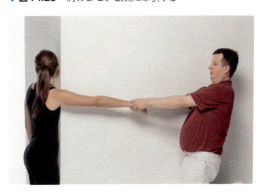

▶図14.29　肩のuFD。柱のそばに立ち、牽引する

　肩のアンフォールディングの最も簡単な方法は、牽引スラストを加える方法である（9.3.1章を参照）。その際、様々な方向に牽引スラストを加える。

患者の開始肢位：背臥位

　患者は背臥位になり、健側の手で治療台の側面をつかむ。治療家は、両手で患者の患側の上肢の手関節をつかみ、患者の肩関節を牽引し、（肩の）組織を事前に緊張させる（▶図9.8）。その際、両手で（患者の上肢に）ぶら下がるようにして自分の全体重を使って牽引する。牽引の最後で、短いスラストを牽引方向（牽引すべき方向）に加える。

　牽引方向は様々に変更する。よく行われるのは、尾側への牽引と、頭側への牽引である（▶図14.28）。

　腹側に牽引するには、柱のそばに立って行うと

よい。

患者の開始肢位： 立位。柱（またはドアの枠）のそばに立つ。

患者は、腹部の面と頭部の前面を柱にあて、患側の上肢を柱のわきで自由に動く状態にして下垂する。治療家は、患者の患側の上肢をつかみ、これを腹側に動かし、（肩の）組織を事前に緊張させる（▶図14.29）。その後、牽引スラストを加える。

肩のアンフォールディング：スリングショット・テクニック

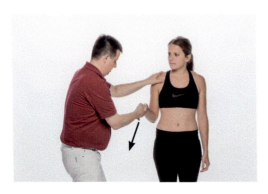

▶図14.30　肩のuFDのスリングショット・テクニック。まず上肢を屈曲する

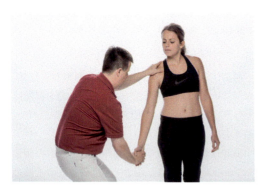

▶図14.31　肩のuFDのスリングショット・テクニック。上肢を振り下ろし、肩を牽引する

スリングショット・テクニックを行う前に、通常の牽引を行い、アンフォールディングでよいか、痛みが生じないかを調べる（9.3.1章を参照）。

患者の開始肢位： 立位

治療家は、患者に向き合って立ち、一方の手を患者の患側の肩の位置に置く。他方の手（患側と同側の手）で患者の手をつかみ、まず前腕を動かして上肢を屈曲し（▶図14.30）、それから上肢全体を尾側に振り下ろし、強いスラストを加える（▶図14.31）。加速により最大牽引がなされる。

スリングショット・テクニックは、テクトニックフィクセーションの治療でも行う（14.2.6章）。

スリングショット・テクニックがもたらす作用（牽引）は上肢全体に及ぶため、肘関節や手関節のuFDの治療でもこのテクニックを用いる（15.2.3章と15.4.3章を参照）。

肩の腹側方向のアンフォールディング：ムチのテクニック

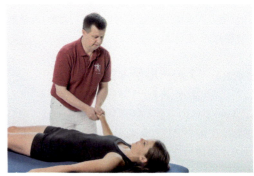

▶図14.32　肩のuFDのムチのテクニック。手関節の遠位部を握る

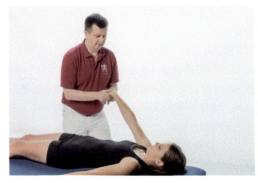

▶図14.33　肩のuFDのムチのテクニック。弾みをつけて上方に振り動かす

ムチのテクニックの原理は、牽引を行うのではなく、加速したスラストを加え、その振動を肩に伝わらせ、肩を腹側方向にアンフォールディングすることにある（9.3.1章を参照）。

患者の開始肢位：背臥位

患者は、治療台の端近くで背臥位になり、患側の肩を治療台の側方で自由に動かせる状態にする。治療家は、患者の患側の手を軽く握り（▶図14.32）、患側の上肢を素早く弾みをつけて上方に振り動かす（▶図14.33）。スラストが手関節から肘関節を通り肩関節に達する。このテクニックは、スラストを加速させ、最後に肩でアンフォールディングを生じさせる。このテクニックでは、**牽引せず**、スラストが（伝わった）即座に消失するようにする。

肩のアンフォールディング：プッシュアウト・テクニック

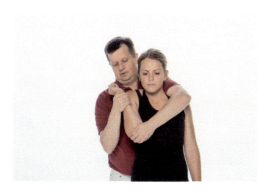

▶図14.34　肩のuFDのプッシュアウト・テクニック。外側・後方の方向のアンフォールディング

患者の開始肢位：立位（または座位）

治療家は、患者の（患側の）斜め後方に立つ。（患側と）同側の手で、患者の患側の手関節を握り、（手で患者の手関節を動かしながら）患者の患側の上肢を曲げ、肘を最大屈曲する。また、対側の手を、患者の肩越しに患者の患側の肘に置く（▶図14.34）。肘に置いたこの手で、患者の患側の上肢を、肩に向かって、すなわち頭側・後方に向かって押す。また、（患者の患側の手関節を握っている）手で、患側の肩を外側・後方に動かす。これにより（肩の）組織を事前に緊張させた後、両手で同時にスラストを加え、肩を斜めの方向、すなわち頭側・外側・後方に向かってアンフォールディングする。効果的にスラストを加えるには、組織を事前に緊張させる必要がある。そのためには、患者の患側の肩甲骨を自分の胸骨にあてて固定する。

肩関節（肩甲上腕関節）のリフォールディング

肩のリフォールディング：圧縮スラスト

患者の開始肢位：側臥位（または座位）

患者は、治療台の端近くで側臥位になる。その際、患側の肩を上側にする。治療家は、患者の後方に立ち、（患側と）同側の手で、患者の患側の（屈曲した）上肢をしっかりつかむ。その際、手で患者の前腕をつかみ、肘を患者の肘にあてる。また、対側の手で、頭側から肩甲骨を固定する（▶図9.9）。この状態で、患者の上腕を圧縮し、最後に短いスラストを加える。多くの場合、スラストは何度も加える必要がある。その際、患者の患側の上肢の位置を変更し、様々な方向にスラストを加える（9.3.2章を参照）。

肩のリフォールディング：プッシュイン・テクニック

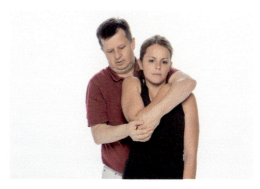

▶図14.35　肩のrFDのプッシュイン・テクニック。頭側方向の圧縮

患者の開始肢位：立位（または座位）

治療家は、患者の（患側の）斜め後方に立つ。患者は、患側の手を健側の肩に置く（患側の上肢を屈曲する）。治療家は、両手で患者の患側の肘をつかみ、患者の患側の肩関節を圧縮する（▶図14.35）。最後に、短いスラストを加える。この場合も、患者の患側の上肢の位置を変更し、様々な方向にスラストを加える。

組織を事前に緊張させ効果的にスラストを加えるため、患者の肩甲骨を自分の胸骨にあてて固定する。

胸鎖関節のアンフォールディングとリフォールディング

胸鎖関節のFDによる症状は、胸鎖関節の運動（引き出しや引き込み）や、肩の（可動域の最後までの）運動により誘発される。患者のボディランゲージと愁訴だけでは、FDのタイプ（uFD, rFD）は分からないため、スラストを加えて治療する前に、圧縮と牽引を行い、アンフォールディングとリフォールディングのいずれを行えばよいかを調べる。

胸鎖関節のアンフォールディング

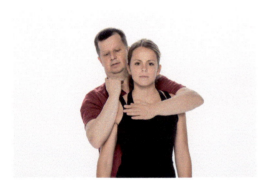

▶図14.36　胸鎖関節のuFD

患者の開始肢位： 立位（または座位）

治療家は、患者の後方に立つ。患側で、自分の前腕の内側面（掌側面）を、尾側から、患者の患側の肩の前面にあてる。その際、手を患者の鎖骨の凹部にコンタクトさせる。また、健側で、自分の上肢で患者の健側の肩を外側から囲み、自分の手根を頭側から患者の胸骨にコンタクトさせる（▶図14.36）。治療家は、自分の（患側の）肩を後方に動かし、これにより患者の胸鎖関節を牽引する。これにより（胸鎖関節の）組織を事前に緊張させ、最後に、短いスラストを加え、胸鎖関節をアンフォールディングする。

このテクニックで重要な点は、治療家が自分の胸骨で患者の上体を固定し、これにより患者の胸鎖関節の組織を事前に緊張させることである。

胸鎖関節のリフォールディング

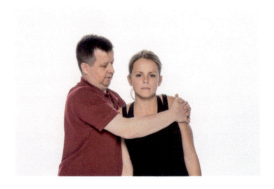

▶図14.37　胸鎖関節のrFD

患者の開始肢位： 立位（または座位）

治療家は患者の側方（患側）に立ち、自分の胸骨を患者の患側の肩にコンタクトさせる。さらに、両手で患者の健側の肩をつかみ、両上肢で患者の上肢帯（shoulder girdle）全体を囲む。それから、両上肢を使って、患者の左右の肩を互いに近づける方向に押す。これにより胸鎖関節を圧縮する（▶図14.37）。最後に、圧縮スラストを加える。

治療家が患者の上肢帯全体を自分の両上肢で囲むことができない場合、丈夫な綿タオルを使うとよい。

14.2.5　シリンダーディストーション

シリンダーディストーションの存在は、患者のボディランゲージ（肩や上肢を拭く・もむ）から示唆される。シリンダーディストーションは、びまん性の症状を生じさせる。その症状は多岐にわたり、チクチクする感覚、しびれ、重度になると原因不明の強い痛み（全身で運動が制限される）などが生じる（14.2.7章の「さらに詳しく　ティパルドスによる肩の症状の診断法」で後述）。ティパルドスは、上腕に打った1回のワクチン注射がシリンダーディストーションの引き金にもなりうると述べている[114] p.226。

「（破傷風ワクチンなど）注射を何度も打つと、シリンダー筋膜にもつれが生じる。まず、注射針により、シリンダー筋膜のコイルが切断され、押しのけられ、重なり合い、これによりもつれが生じる。また、

注入された注射液の量に応じて、シリンダー筋膜のコイルが押し上げられ、もつれが生じる」

シリンダーディストーションの治療法で最も効果が高いのは、スクイージー・テクニックである。スクイージー・テクニックでは、母指と示指を一つのへらのように動かし、また圧を一定にして動かすよう注意する。小さい面に存在するシリンダーディストーションには、両母指テクニックが適している。またCCV（圧縮シリンダー・バリアント）も効果がある。

非徒手治療では、カッピングと運動の併用（cupping-with-movement）やクランプ・テクニックが適している（10.3.3章を参照）。

ピンチ・テクニック

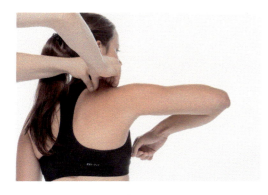

▶図14.38　肩のCyDのピンチ・テクニック

患者の開始肢位：座位

僧帽筋、前腋窩ヒダ、後腋窩ヒダなどに生じるシリンダーディストーションには、ピンチ・テクニックが有効である。治療家は、これらの部位の組織をつまみ、生じたひだを強くつかむ。その上で、患者に上肢を回して動かすよう指示する（▶図14.38）。

14.2.6　テクトニックフィクセーション

肩のテクトニックフィクセーションは比較的よく見られる。というのも、肩の症状を有すると、肩の保護や固定が行われるからである。先述した通り、テクトニックフィクセーションは他種の筋膜ディストーションから発生する。したがって、原因となった他種の筋膜ディストーションも併せて治療しなければならない。

肩のテクトニックフィクセーションの典型的な徴候は、上肢を外転すると、上腕が前額面を脱し屈曲位になることである。その際、痛みは生じない。

肩のテクトニックフィクセーションの治療では、肩のモビリゼーションを行う。その際、運動制限の重さに応じて異なるモビリゼーションを行う。

- きわめて重度の運動制限：肩や肩甲骨の横方向のモビリゼーション。すなわち**ブルート・フォース・テクニック**
- 重度の運動制限：肩を圧縮下で描円運動で動かす。すなわち**テクトニック・ポンプ**や、スラスト・モビリゼーションとしてスリングショット・テクニック
- 中等度の運動制限：回旋。すなわちフロッグレッグ・テクニックとリバース・フロッグレッグ・テクニック

肩関節（肩甲上腕関節）のブルート・フォース・テクニック

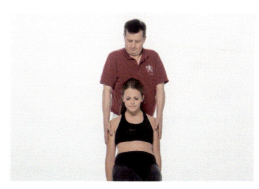

▶図14.39　肩関節のTFのブルート・フォース・テクニック

肩関節のブルート・フォース・テクニックの目的は、上腕骨頭を関節面に対して横方向に滑り動かし、肩関節の小さな運動全般を回復させることである。

患者の開始肢位：座位

治療家は、患者の後方に立ち、両手掌をそれぞれ外側から患者の左右の肩（の上腕骨頭）に置く（▶図14.39）。また、治療家は自分の両上肢を伸ばした状態にする。これは、自分の全体重を使って患者の上腕骨を尾側に押し動かすことができるようにするためである。その上で、患者の左右の上腕骨を

交互に押し動かす。これにより、（関節で）並進の滑りが生じ、関節面が刺激され、滑液が産生される。肩関節が強い硬直を有する場合、ブルート・フォース・テクニックには多大な力が必要であり、また治療が長期に及ぶ。

肩甲骨のブルート・フォース・テクニック

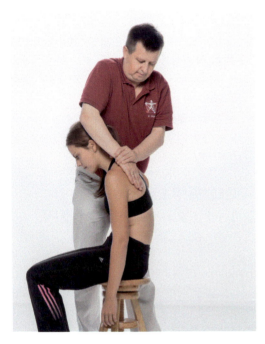

▶図14.40　肩甲骨のTFのブルート・フォース・テクニック

　肩甲骨のブルート・フォース・テクニックは、肩関節のそれと同様、胸郭と接する肩甲骨の可動性の改善のために行う。肩甲骨―胸郭間の滑りは、肩の自由な運動にとって重要な条件である。

患者の開始肢位：座位

　患者は、上体を少し前方に曲げて座る。治療家は、（患側と）対側に立ち、対側の手根を患者の患側の肩甲棘に置く。その上で、スラストとともに肩甲骨を尾側に強く押し動かす。加える力を安定させ強化するため、治療を行う手の手関節を他方の手で支える（▶図14.40）。このテクニックは、強い力で行い、力のベクトルを様々に変更して行う。これにより肩甲骨の滑りが改善する。

患者の開始肢位：腹臥位（図は省略した）

　患者は、両上肢を中間位にして体側に置き、頭部を（患側と）対側に回旋する。治療家は、治療台の頭側に立ち、（患側と）同側の手根を患者の肩甲棘に置く。その上で、スラストとともに肩甲骨を尾側に強く押し動かす。加える力を安定させ強化するため、治療を行う手の手関節を他方の手で支える。腹臥位で行う場合も、強い力で行い、力のベクトルを様々に変更して行う。

肩関節のテクトニック・ポンプ

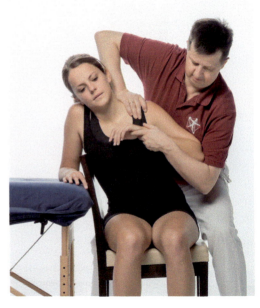

▶図14.41　肩のTFのポンプ・テクニック。圧縮と同時に描円運動を行う

14.2 肩

テクトニック・ポンプ（ポンプ・テクニック）は、古典的なモビリゼーションを圧縮下で行うものであり、上肢を様々な位置に動かして行う。重要なことは、強い力で、時間をかけて行うことである。

患者の開始肢位：座位

治療家は、患者の患側の肩の後方に立ち、患者の患側の（屈曲した）上肢を持ち上げる。その際、（患側と）同側の手で患者の患側の前腕をつかみ、患者の肘を自分の肘にあてる。また、他方の手で頭側から患者の患側の肩甲骨を固定する（▶図14.41）。その上で、患者の上腕をしっかり圧縮し、肩の可動域内で上肢を描円運動で動かす。これにより、患者の上肢は様々な位置に置かれる（▶図14.42, ▶図14.43）。これらを集中的に行う。

テクトニック・ポンプを行う間、患者は上体を（患側と）対側に傾け、台などに寄りかかるとよい。これは、上腕を圧縮する際、体幹の位置がずれるのを避けるためである。また、治療家は、テクニックを行う際、姿勢を変更し、これにより、すぐに疲労するのを避けるようにするとよい。

スラスト・モビリゼーション：スリングショット・テクニック

スリングショット・テクニックの手順は、uFDのアンフォールディングの手順（14.2.4章）と同じである。テクトニックフィクセーションの治療でこれを行う目的は、2つの関節面を互いに解放することである。それには、強い牽引スラストを関節に何度も加える必要がある。

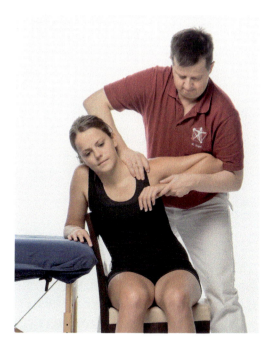

▶図14.42　肩のTFのポンプ・テクニック。対側の手で肩甲骨を固定する

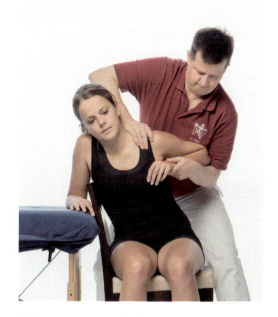

▶図14.43　肩のTFのポンプ・テクニック。牽引と圧縮を交互に生じさせる

14 項部と肩

フロッグレッグ・テクニックとリバース・フロッグレッグ・テクニック

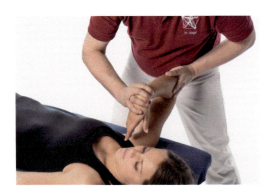

▶図14.44　肩のTFのフロッグレッグ・テクニック。患者の手関節をつかむ

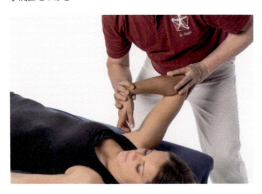

▶図14.45　肩のTFのフロッグレッグ・テクニック。内旋のモビリゼーション

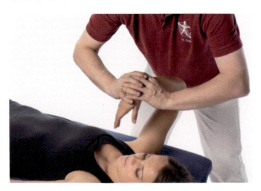

▶図14.46　肩のTFのリバース・フロッグレッグ・テクニック。手の位置を変更する

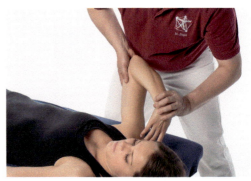

▶図14.47　肩のTFのリバース・フロッグレッグ・テクニック。外旋のモビリゼーション

　フロッグレッグ・テクニックは、上下肢で生じる様々な筋膜ディストーションの治療のために行う。このテクニックの原理は、肩を様々な方向に回旋してモビリゼーションすることにある。フロッグレッグ（カエルの脚）という名前は、肩を内旋した時に典型的に見られる上肢の位置に由来する。

患者の開始肢位：背臥位

　治療家は、患者の側方（患側）で肩の高さの位置に立つ。まず、（患側と）同側の手で、尺側から患者の患側の手関節を握る。その際、母指を掌側から患者の手関節の線（橈骨手根関節）に置き、示指と中指を前腕に置き、環指と小指を手背に置く。それから、患者の患側の肘関節を最大屈曲し（▶図14.44）、患者の（90°屈曲した）手関節を腋窩の方向に動かし（▶図14.45）、これにより肩関節を内旋する。運動の最後に、小さくスラストを内旋方向に加える。

　その後、患者の患側の上肢を開始位置に戻す。治療家は両手の位置を変更する。（患側と）対側の手で、橈側から患者の手関節を握る。上述したのと同様に、母指を掌側から手関節の線（橈骨手根関節）に置き、示指と中指を前腕に置き、環指と小指を手背に置く。その上で、患者の肘関節を再び屈曲し（▶図14.46）、肩関節を外旋し（▶図14.47）、運動の最後にスラストを加える。

　フロッグレッグ・テクニックによる回旋（内旋および外旋）は何度も行わなければならない場合が多い。このテクニックを行う目的は、回旋の可動性を少しずつ改善することである。

さらに詳しく

ティパルドスによる肩の症状の診断法

ティパルドスの著述の中で、肩の症状についての記述はかなりの部分を占める。肩の症状は、日々の診療で高い頻度で見られ、多くは急性の外傷により生じる。ティパルドス自身も救急科に勤務した時代に、急性外傷による肩の症状を多く診療した。

ティパルドスは、肩の症状の診断と治療の手順を整理してまとめ、これを推奨している。これは治療にとって重要であるとともに、(肩の症状という)複雑な問題の的確な解決の手がかりにもなる。また、治療の流れがフローチャートとして記録されており、患者への説明にも役立つ。

ティパルドスは、まず肩の症状を急性症状と慢性症状に分けている。

肩の急性症状

肩の急性症状では、問診の最初の質問で、肩の運動全般の制限の有無を尋ねる。ティパルドスによれば、答えが「有り」であれば、次の4つの可能性が考えられる[114]p.144。

1. 骨折(fracture)
2. 肩脱臼(dislocation)
3. 肩鎖関節の捻挫(acromioclavicular sprain)
4. 上腕の深部の痛み(deep pain in upper arm)

さらに、それぞれにつき、診断と治療のアプローチが明確に示されている。

1. 上腕骨の骨折:外科的治療。同時に筋膜ディストーションの治療
2. 肩脱臼:整復(すなわちuFDのアンフォールディング)
3. 肩鎖関節の捻挫:トリガーバンドとコンテニアムディストーションの治療
4. 上腕の深部の痛み:シリンダーディストーションの治療

このように整理し体系化することは役に立つ。それは、日々の診療で出会う症状とその診断について明らかに示されているからである。

1. 先に述べた通り、**骨折**もまた筋膜ディストーション(トリガーバンドとコンテニアムディストーション)である(4.3章)。骨折は筋膜ディストーションが骨基質にまで広がったものとされる。当然ながら、骨片を整復し治療を促す外科的治療は重要である。ただし、ティパルドスは、これと並行して筋膜ディストーションの治療を推奨する。筋膜ディストーションの治療により、機能回復や治療が促進され、痛みが大幅に軽減するからである。
2. **肩脱臼**は、2000年以上も前からヒポクラテス法による整復が行われてきた。これは、上肢を牽引し、上腕骨頭を強制的に元の位置に戻すものであり、FDMのuFDのアンフォールディングの手順もこれとほぼ同じである。
3. 鎖骨の損傷の速やかな機能的回復には、筋膜ディストーション(鎖骨上ヘルニアトリガーポイント(SCHTP)、トリガーバンド、コンテニアムディストーション)の治療が必要である。ティパルドスは、それ以外の処置は必要ないとしている。
4. 上腕の深部の痛みは、**シリンダーディストーション**によるものと考えられる。これは、衝撃力を受けとめるシリンダー筋膜の酷使により生じ、外傷後に見られる。例えば、転倒して腕をぶつけると、直後に腕全体が痛み、腕が動かないように感じる。さらにその後、肩の運動が完全に制限される。

問診で、肩の運動全般の制限が「無し」であれば、他の可能性が考えられる。ただし、その際の治療の道筋も次のとおり明確である。

まず、外転の改善が必要であり、SCHTPやトリガーバンドを治療する。次に外旋を見る。ティパルドスによれば、外旋はトリガーバンドとコンテニアムディストーションにより制限される。最後に内旋を見る。内旋は、全種の筋膜ディストーションにより制限される可能性がある。

肩の慢性症状

肩の慢性症状(長期にわたる肩の症状)についても、上述と同様に、妥当な治療の道筋がある。すなわち、(ほぼ常に)まずSCHTPを治療する。その後トリガーバンドやコンテニアムディストーションを治療し、その他の筋膜ディストーションが存在すればこれらを治療する。このように体系化された道筋は、どんな場合も立ち返るべき原点となる。一つの治療が終わればその都度、変化を検証する。これにより、治療の透明性が増し、治療成果が直ちに明らかな形で分かる。

14.2.7 医学的診断

摩耗・損傷・炎症

　肩の症状に対する医学的診断は、インピンジメント症候群、回旋筋腱板断裂、滑液包炎など様々ある。これらにほぼ常に共通して見られる臨床所見は、痛みを伴う運動制限と、筋力低下である。整形外科的には主に摩耗、損傷、炎症過程などがあると見られる。治療は、保護、理学療法、薬物療法などが行われる。症状が改善しなければ、最終的に肩の関節鏡視下手術を行う場合もある。

　これまで述べた通り、FDMでは、肩のあらゆる症状は筋膜ディストーションに帰される（14.2.6章）。HTPに加えて、トリガーバンドやコンテニアムディストーションが多い。他種の筋膜ディストーションが存在する場合もある。重要なことは、患者が通常の負荷での活動を再開し、これにより組織の修復と再生を可能にすることである。

石灰沈着性腱板炎

　石灰沈着性腱板炎は、画像で筋停止部の石灰沈着が見つかることで診断される。多くの場合、患者は荷重時に刺すような痛みを訴え、運動が制限される。

　FDMから見ると、石灰沈着性腱板炎は、コンテニアムディストーションとトリガーバンドにより生じる。これらにより、バンド状筋膜のコンテニアムにおいて、カルシウムが靭帯性部分に移動する。ティパルドスはこの過程を「ロードブロック効果」（roadblock effect）として記述している[114] p.64。この過程では骨の材料（カルシウム）の輸送が阻害される。筋膜ディストーション（コンテニアムディストーションとトリガーバンド）を治療すれば、患者の症状は大幅に軽減し、通常の活動を再開できるようになる。

凍結肩

　「凍結肩」と診断される肩の硬直性は、しばしばテクトニックフィクセーションと考えられる。しかし、これは大体において正しくない。患者は強い痛みを有するため、他種の筋膜ディストーションが示唆される。痛みを生じさせる筋膜ディストーションを全て解消した後に硬直性が残ることはまれではない。これは、痛みを避けるため長期にわたり肩を保護し、これによりテクトニックフィクセーションが生じたためと考えられる。

　多くの場合、数回の治療でモビリゼーションを集中的に行うと、患者は肩を正常に動かせるようになる。

肩鎖関節の損傷

　肩鎖関節の損傷は、一般にTossy分類（TypeⅠ～TypeⅢ）や、最近ではRockwood分類（TypeⅠ～TypeⅥ）により分類される。治療は、以前はほとんどが外科的治療（手術）であったが、現在は保存的治療を優先することが多い。ただし、必ず患部の保護や固定が行われる。

　患者は、痛みのある場所として鎖骨、肩鎖関節、肩などを指し示す。これにより、コンテニアムディストーションとトリガーバンドが示唆される。先に見た通り、ティパルドスは、肩鎖関節の損傷（捻挫）では、筋膜ディストーションを治療し、その外の治療は必要ないとしている。したがって、保護や固定も不要である。

※ 症例B

肩鎖関節の損傷（35歳女性トライアスリート）
既往歴：35歳の女性アスリート。4週間前にトレーニング中に自転車で転倒し、右の肩鎖関節を損傷した。Tossy分類のTypeⅢ（Rockwood分類のTypeⅢ。肩を安定させる烏口鎖骨靭帯の完全断裂）と診断され、タイトロープ固定術を受けた（人工繊維糸で鎖骨を烏口突起に固定し、肩鎖関節の安定化をはかる低侵襲手術）。併用療法として6週間の三角巾固定、理学治療家による他動的モビリゼーション（外転を最大
▼

90°までとする）をおこなった。その後、時間をかけて運動を再開し、4か月かけて全荷重のトレーニングを行うようになった。

この患者は、2年前にも、膝の症状でトレーニングを長く休止しなければならず、筆者のもとを受診した。当時も、長期の安静を処方され、症状は改善していなかった。筆者のもとで4回の治療を受けた後、トレーニングを再開し、数か月後にマラソンで自己ベストを更新した。このように患者は筆者が行うFDMの治療を理解しており、信頼関係が出来ていた。

1回目の治療
診察： 自動運動で肩の外転は約150°で制限され、外旋と内旋は可動域の最後近くで制限されていた。肩の全ての運動は良好に制御して行うことができた。患者は筋力の低下を訴えた。
ボディランゲージ： 動かすと痛みがあり、鎖骨から肩まで線を引いた。
目標： 上肢の自由な運動、トレーニングの再開、グループトレーニングのキャンプへの参加、これらを6週間で実現する。
治療：
- SCHTP：HTPテクニック（再検査で外転が容易になり、可動域が広がった）
- 肩―上肢の前部のトリガーバンド、鎖骨下のトリガーバンド（複数の経路）：トリガーバンド・テクニック
- 肩鎖関節の治療：コンテニアム・テクニック（再検査で肩の全ての運動がより容易になったと感じられた）

筆者は患者に次のように状況を説明した。すなわち、手術をおこなった医師から見ると、運動の制限（保護や固定）には意味がある。強い運動により、手術で固定した部分が切断し、手術の成果が無に帰する恐れがあるからである。これに対し、FDMから見ると、運動の制限（保護や固定）、さらに手術自体にあまり意味がない。組織は運動や負荷を通じて最適な仕方で治癒しうるからである。手術で固定した部分が運動により切断せず維持されるかを筆者は保証できない

が、切断しても基本的に問題はない。患者自身が自分にとっての治療の目標をどのような仕方で実現するかを決定しなければならない。

筆者が推奨したのは、まずは肩の全ての運動を自動運動で行い、軽度の筋肉トレーニングを開始し、それにより修復に必要な刺激を筋膜に与えることである。患者の自宅は遠方にあったため、次の治療を10日後に設定し、いつでも電話で連絡を取れるようにした。

2回目の治療（10日後）
患者は、肩の運動が大幅に改善したと感じていた。自転車で2時間かけて来院したため、項部が緊張していた。痛みがあるとして、鎖骨の前方に線を引いた。
治療：
- 両側（左右）のSCHTP：HTPテクニック
- 肩―上肢の前部および後部のトリガーバンド、右の鎖骨のトリガーバンド：トリガーバンド・テクニック
- 肩鎖関節の治療：コンテニアム・テクニック

再検査で運動をより容易に行えるようになった。負荷（2kgのダンベル）があっても痛みはほとんど生じなかった。

3回目の治療（さらに14日後）
患者は、前日にX線検査のため主治医を受診した。医師は、自動運動の可動域の改善に驚き、全可動域での運動を許可したが、時間をかけて負荷を増やすことを勧めた。患者は、既に通常の約80％の量のトレーニングをこなしていること、数時間連続して自転車に乗るのを再開していることを医師に語らなかった。
患者は、問題なく運動を行えるが、トレーニング時にのみ上肢の軽度の痙攣があると訴えた。
治療： 2回目の治療と同じ治療を行い、左右の項部のトリガーバンドの治療を追加した。次回の治療を設定せず、必要があれば患者が連絡することにした。

その後の経過： 患者は、グループトレーニングのキャンプに参加し、全荷重のトレーニングをこなした。そして見事にトライアスロンを完走した。

総括：対立する見方が示された場合、患者はいずれが自分にとって納得できるものか、いずれが自分にとって治療として望ましいかを自ら決定しなければならない。なぜなら、治療家は、治癒を確約できず、絶対にこうなるという経過を予言できず、自らの見解を提示するしかできないからである。ある治療に対する同意または拒否は、患者が自分の責任で決定することである。

症例 C
肩の痛みと重度の運動制限（75歳女性）
既往歴：右肩に重度の運動制限と痛みを抱えて受診した女性。5年前に転倒して以来、これらの症状を有する。当時、MRI所見に基づきインピンジメント症候群、関節症、回旋筋腱板の慢性炎症、肩峰下滑液包炎と診断された。1年前に再び転倒し、MRI検査でさらに棘上筋腱の部分断裂と診断された。それ以来、症状は悪化の一途をたどっている。重度の運動制限のため、医師から人工肩関節全置換術を勧められ、手術の日程も決まっていたが、MRSA（メチシリン耐性黄色ブドウ球菌）を保菌していたため手術ができなかった。知人に教えられ、筆者のもとを受診した。

1回目の治療
診察：右肩の外転は約45°まで可能だが、肩と上肢に痛みがある。アプレースクラッチテストで、外旋は重度の制限、内旋は軽度の制限が確認された。
ボディランゲージ：最も強い痛みがあるとして、肩—上肢に線を引いた。
目標：日常生活で痛みを伴わず肩を動かせる
治療：
- SCHTP：HTPテクニックを右側で数回おこなった（再検査で肩の外転が約160°まで可能となった）
- 肩—上肢の前部および後部のトリガーバンド：トリガーバンド・テクニックを右側で数回おこなった（再検査で右肩の外旋が大幅に改善した。患者は、「運動がとても楽になり、背中からリュックサックがなくなったような感じ」と述べた）。

2回目の治療（5日後）
患者は、1回目の治療後にさらに肩の可動性が改善したため、満足した様子だった。上肢に目立つ血腫が見られた。
診察：右肩の外転は約160°まで可能。0.5kgの負荷による誘発検査で、外転の大幅な低下が認められた。
ボディランゲージ：引き続き、痛みがあるとして、肩—上肢の前部と後部に線を引いた。
治療：
- 右側のSCHTPの治療
- 肩—上肢の前部および後部のトリガーバンド：トリガーバンド・テクニックを右側で数回おこなった。その際、母指で両方向（上方へ、下方へ）に押して治療した（再検査で、1kgの負荷による誘発検査で、外転が可能となった）。

その後の治療
3回目（7日後）と4回目（さらに10日後）の治療も、2回目と同じ治療をおこなった。治療後に、肩の可動性は完全に回復した。患者は、日常生活の肩の運動を改善するため、自分でエクササイズを考案し実行していた。患者は、他の症状をそれほど大きな問題と見ず心配していなかった。このため、次回の治療を設定せず、治療を終了した。

その後の経過：4年後に患者に連絡すると、引き続き肩の調子は良好であり、それ以外の点でもアクティブな日常生活を送っていた。

FDMによる解釈：患者は、肩の痛みと運動制限を有する場合に最もよく見られる筋膜ディストーション、すなわちSCHTPとトリガーバンドを有していた。これらは筋力低下も生じさせるため、患者は軽量の重りさえ持ち上げられなかった。トリガーバンドは慢性化しており、まず癒着を解消しなければならなかった。重要なことは、手術をしなくても機能回復が可能であることを患者が理解し認識したことである。患者は日常生活で肩を十全に使えるようになり、MRI診断で適応とされた手術を行わずにすんだ。

15　上肢

　上肢の症状は複数の部位が重複して関与することが多い。ただし、本章では、上肢の症状を特定の部位との関連で記述する。これには明らかな利点がある。こうすることで、(上肢の症状という) 複雑な問題の根底に存在する筋膜ディストーションの認識および治療が可能になる。

15.1　上腕

　上腕の症状はしばしば肩の症状とともに生じる。ただし、上腕に特有の筋膜ディストーションもある。例えば、上腕には関節が存在しないが、筋間中隔 (IMS) でフォールディングディストーション (FD) が発生する。これは、長期にわたる症状の原因となることがある。

　上腕の症状を有する場合、診察で、まず肩の運動検査により可動性や痛みの誘発を調べる。さらに、重りを持ち上げたり、患者が不快と感じる位置を調べる。

　上腕の症状を有する場合のボディランゲージと診断 (既往歴、診察、ディストーション、治療) は、▶表15.1の通りである。

▶表15.1　上腕の症状のボディランゲージと診断

ボディランゲージ	既往歴	診察	ディストーション	治療
線				
上腕の前部に線を引く	上腕の前部に引っ張られるような痛み, 筋力低下	痛みを伴う肩の運動制限	肩―上肢の前部のトリガーバンド	トリガーバンド・テクニック
上腕の後部に線を引く	上腕の後部に引っ張られるような痛み, 筋力低下	痛みを伴う肩の運動制限	肩―上肢の後部のトリガーバンド	トリガーバンド・テクニック
点				
指で三角筋粗面の骨上の点を指す	骨上の点に痛み	肩の位置に応じて痛みが生じる, 特に外転や回旋	コンテニウムディストーション	コンテニウム・テクニック
面				
上腕の深部の筋をつかむ	上肢の深部に痛み	運動制限はほぼない, 上肢の回旋で痛みが生じる	筋間中隔 (IMS) のFD	チキン・ウィング・テクニック, アンカレッジ・ツイスト, (Dr. ブライネルによる) 逆方向の回旋スラスト, 縦方向のアンフォールディング
上腕の浅部の三角筋をつかみ, これを持ち上げようと試みる	筋の深部に痛み	運動制限はほぼない, 上肢の回旋で痛みが生じる	三角筋の筋間中隔 (IMS) のFD	三角筋の筋間中隔 (IMS) のアンフォールディング
上腕をさする	上腕の面 (深部の筋) に痛み, 異常感覚	運動制限が全くない場合と, 重度の運動制限がある場合がある	シリンダーディストーション	スクイージー・テクニック, カッピング
上腕のあちこちをもむ	上腕の面 (深部の筋) に痛み, 異常感覚	運動制限が全くない場合と, 重度の運動制限がある場合がある	シリンダーディストーション	ピンチ・テクニック, クランプ・テクニック
上腕の狭い面をこする	上腕の面に痛み, 異常感覚	運動制限はほぼない	シリンダーディストーション	両母指テクニック

15.1.1 トリガーバンド

上腕で発生するトリガーバンドは次の2つである。
- 肩—上肢の前部のトリガーバンド（14.2.1章）
- 肩—上肢の後部のトリガーバンド（14.2.1章）

15.1.2 HTP

ティパルドスによれば、HTPはごくまれに上腕にも発生する。例えば、過度に肥満した患者、上肢の手術を受けた患者、上肢の深部（の組織）を損傷した患者などでは、上腕に間隙ができ、組織がこれを通り抜けて突出し、HTPが発生することがある[114] p.159。

患者は複数の指で軟部組織まで押す。これによりHTPが示唆されれば、HTPテクニックにより治療する。

上腕にできる間隙はそれ自体病的なものであり、上腕のHTPは再発の恐れがある。このため、ティパルドスは、それぞれの場合に応じて、（HTPを発生させる）間隙を閉じる外科的処置を行うことを推奨している。

15.1.3 コンテニアムディストーション

上腕に点状の痛みがあると訴える患者がいる。これは外傷により生じることが多い。ティパルドスが「骨性の打撲」（bony contusion）[114] p.160と呼んだこの上腕のコンテニアムディストーションは、しばしば三角筋の停止部である三角筋粗面で見つかる。そこでは痛みのある点が複数存在することもある。肩の外転と回旋を組み合わせて行うと、痛みが生じることが多い。上腕のコンテニアムディストーションは、コンテニアム・テクニックにより治療する。

上腕のコンテニアム・テクニック

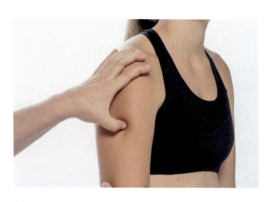

▶図15.1　上腕のCD

患者の開始肢位：座位

治療家は、患者の患側の上肢の側方に立ち（または座り）、骨上の痛みのある点を押す（▶図15.1）。力のベクトルは、患者の痛みが最も強くなる方向である。このベクトルは、バンド状の筋膜が走行する方向（やや尾側へ）である場合が多い。治療直後に運動検査を行い、治療の成果を検証する。

15.1.4 フォールディングディストーション

筋間中隔（IMS）のFDは、上肢の深部の痛みを生じさせる。患者は自己治療を試み、上腕の筋を強く押すと同時に上肢を回旋し組織をモビリゼーションしようとする。これにより、様々な方向に牽引され、筋間中隔が正しい仕方でアンフォールディングされる。筋間中隔のFDを治療するテクニックはいずれも、強い力で行わなければならない。

筋間中隔のFDの治療テクニックは2種類に分けられる。

- 骨と筋の逆方向の回旋（チキン・ウィング・テクニック、アンカレッジ・ツイスト、Dr.ブライネスルによる回旋スラスト、三角筋の筋間中隔のアンフォールディング）
- 縦方向のアンフォールディング（骨と平行にスラストを加える）

15.1 上腕

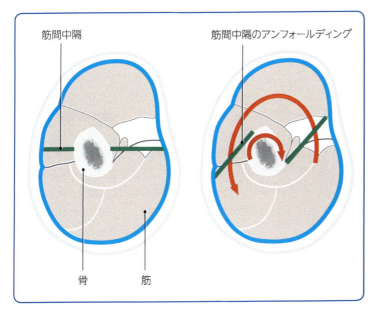

▶図15.2
筋間中隔の治療：
逆方向の回旋の作用原理

さらに詳しく

筋間中隔の治療：逆方向の回旋の作用原理

▶図15.2が示す通り、骨と筋（軟部組織）を逆方向に回旋すると、骨に付着する隔膜（筋間中隔）が牽引される。この逆方向の回旋の最後に、短いスラストを加える。これは、これまでに述べたスラスト・テクニックの手順（組織を事前に緊張させ、牽引の最後にスラストを加える）と同じである。治療成果を得るには、ベクトル（方向）を様々に変更してスラストを加える必要がある。

チキン・ウィング・テクニック

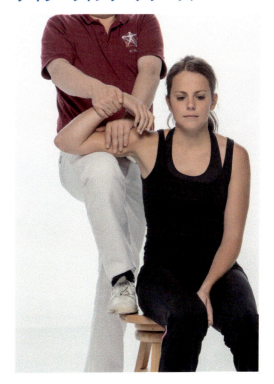

▶図15.3　上腕の筋間中隔のFDのチキン・ウィング・テクニック（座位）。対側の手で筋を前方・外側に回旋する

治療家は、まず（患側と）対側の手掌を患者の患側の上腕の筋に置き、上腕の筋を上腕骨を軸にして前方・外側に押し動かし軸回旋する。また、（患側と）同側の手で患者の手関節をつかみ、上腕骨を外旋位に動かす（▶図15.3）。これにより（筋間中隔の）組織を事前に緊張させ、可動域の最後に、短く強いスラストを数回加える。

その後、治療家は両手の位置を変更する。（患側と）同側の手掌を患者の患側の上腕の筋に置き、上腕の筋を上腕骨を軸にして前方・内側に押し動かし軸回旋する。また、（患側と）対側の手で患者の手関節をつかみ、（この場合も）上腕骨を外旋位に押し動かす（▶図15.4）。これにより（筋間中隔の）組織を事前に緊張させ、可動域の最後に、スラストを数回加える。

様々な方向にスラストを加えることにより、（筋間中隔の）様々な方向に走行する線維がアンフォールドされる。スラストを加える度に、矯正音がする。

患者の開始肢位：腹臥位

チキン・ウィング・テクニックは、別法として、患者を腹臥位にして行うこともできる（▶図15.5）。患者の上肢を治療台の上に置くため、より安定した状態でテクニックを行うことができる。

アンカレッジ・ツイスト

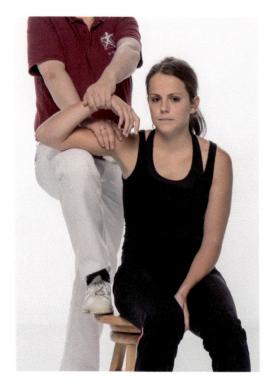

▶図15.4 上腕の筋間中隔のFDのチキン・ウィング・テクニック（座位）。同側の手で筋を前方・内側に回旋する

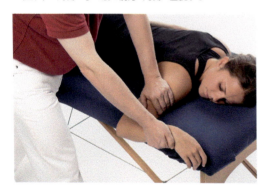

▶図15.5 上腕の筋間中隔のFDのチキン・ウィング・テクニックの別法（腹臥位）

「チキン・ウィング」という名前は、上肢の位置がローストチキンの手羽を想起させることに由来する。

患者の開始肢位：座位。背もたれのないイスに座る。

治療家は、患者の患側の上肢の後方に立つ。（患側と）同側の下肢を曲げ、足を患者が座っているイスに置く。患者は、患側の上肢を90°外転し、上腕を治療家の大腿に置く。治療家は、患者の前腕を曲げ回旋の中間位に置く。

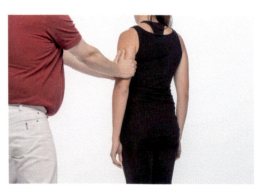

▶図15.6 上腕の筋間中隔のFDのアンカレッジ・ツイスト。両手で上腕の筋をつかむ

15.1 上腕

Dr.ブライネスルによる回旋スラスト

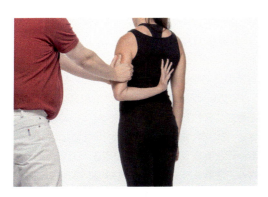

▶図15.7　上腕の筋間中隔のFDのアンカレッジ・ツイスト。患者は上肢を自動運動で内旋位にする

アンカレッジ・ツイストは、チキン・ウィング・テクニックと反対の方向に回旋する。アンカレッジ・ツイストという名前は、このテクニックが最初に発表されたのが（米アラスカ州）アンカレッジで開かれたFDMの第2回の会議であったことに由来する。

患者の開始肢位：立位

治療家は、患者の側方（患側）に立ち、両手掌で患者の上腕の筋をつかむ（▶図15.6）。その際、両上肢を伸ばした状態にし、十分な力を加えることができるようにする。患者は、（アプレースクラッチテストの後半の動きと同様に）上腕を自動運動で内旋する（▶図15.7）。その際、治療家は患者の上腕の筋を引き止める。これにより、筋と骨が逆方向に回旋する。これにより（筋間中隔の）組織を事前に緊張させ、可動域の最後に短いスラストを加える。

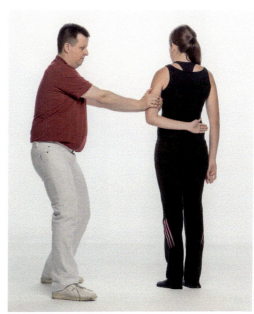

▶図15.8　上腕の筋間中隔のFDのDr.ブライネスルによる回旋スラスト。両手で上腕をつかむ

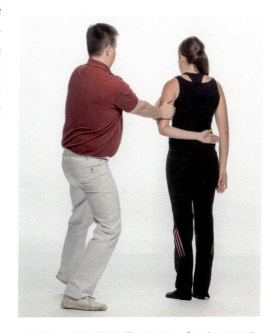

▶図15.9　上腕の筋間中隔のFDのDr.ブライネスルによる回旋スラスト。外旋方向にスラストを加える

案したものであり、簡単で実践しやすい。この方法は、上腕を内旋および外旋することで、筋間中隔をアンフォールディングする。

患者の開始肢位：立位

アンカレッジ・ツイストと同様に、患者は患側の手を背部に置く（アプレースクラッチテストの後半の動き）。その際、肘の屈曲は最大90°までとする（▶図15.8）。治療家は、両手掌で患者の上腕の筋をつかみ、上腕を外旋位に動かす（▶図15.9）。これにより（筋間中隔の）組織を事前に緊張させ、可動域の最後にスラストを加える。

その後、患者は上肢の位置を変更する。すなわち、患側の手掌を腹部に置き、肘を90°に屈曲する（▶図15.10）。治療家は、再び両手掌で患者の上腕の筋をつかみ、上腕を内旋位に動かす（▶図15.11）。これにより（筋間中隔の）組織を事前に緊張させ、可動域の最後にスラストを加える。

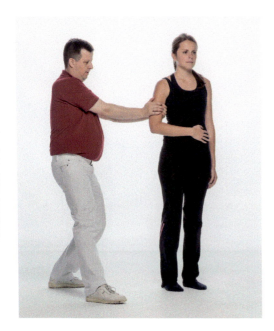

▶図15.10　上腕の筋間中隔のFDのDr.ブライネスルによる回旋スラスト。
両手で上腕をつかむ

縦方向のアンフォールディング

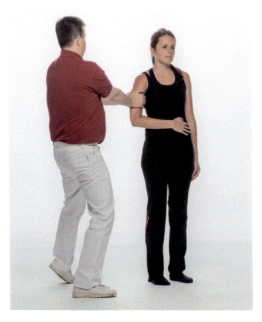

▶図15.11　上腕の筋間中隔のFDのDr.ブライネスルによる回旋スラスト。
内旋方向にスラストを加える

この回旋スラストは、ウィーンの医師マルカス・ブライネスルがアンカレッジ・ツイストの別法として考

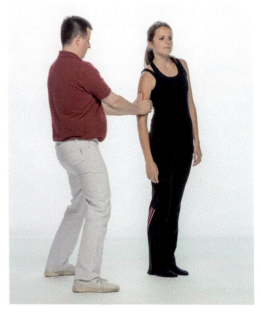

▶図15.12　上腕の筋間中隔の縦方向のFD

患者の開始肢位：立位

患者は、患側の上肢を中間位にし力を抜いて下垂する。治療家は、両手掌で患者の上腕の筋をつか

み、上腕を尾側に牽引する（▶図15.12）。これにより（筋間中隔の）組織を事前に緊張させ、可動域の最後に、スラストを加える。

このテクニックの治療効果を高めるための別法として、スリングショット・テクニックがある。すなわち、上腕を勢いよく引っ張り加速をつけ、スラストを強化する。

三角筋の筋間中隔（IMS）のアンフォールディング

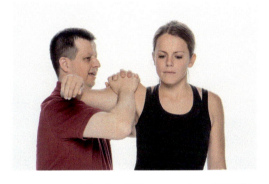

▶図15.13　三角筋の筋間中隔のFD。両手で三角筋を挟む

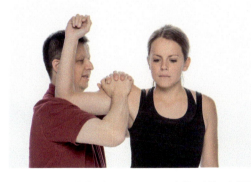

▶図15.14　三角筋の筋間中隔のFD。患者は上肢を自動運動で外旋する

ティパルドスは、必要性に応じて、様々なテクニックを考案した。筆者もこれに倣い、三角筋の筋間中隔のアンフォールディングを考案した。このテクニックは、当初ある女性患者の治療でおこなっていたが、治療効果が高いことから、他の患者の治療でも行うようになったものである。

患者の開始肢位：立位

治療家は、患者の側方（患側）で、両脚を軽く開いて立つ。患者は患側の上肢を90°外転し、これを治療家の（患側と）同側の肩に置く（▶図15.13）。治療家は、両手を患者の上腕に置いて組み、両手根で頭側から三角筋をしっかりはさむ。それから、患者は、前腕（肘）を90°に屈曲し（▶図15.14）、肩関節を外旋および内旋する。

このテクニックは、アンカレッジ・ツイストと同様に、患者の自動運動（外旋と内旋）を通じて、筋間中隔のアンフォールディングを行う。

15.1.5　シリンダーディストーション

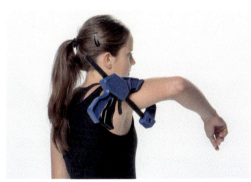

▶図15.15　上腕のCyDのクランプ・テクニック

14.2.5章で述べた肩のシリンダーディストーションと同様に、上腕のシリンダーディストーションの治療には、特にスクイージー・テクニックが適している。非徒手治療では、カッピングやクランプ・テクニック（▶図15.15）が特に有効である。

> **要注意**
>
> 上腕ではブレンネッスル・テクニック（＝indian burn）を行ってはならない。特に上腕の内側に存在するシリンダー筋膜は脆弱であり、このテクニックは適さないとされる。また、ブレンネッスル・テクニックを行うことで、上腕のシリンダーディストーションが悪化する恐れもある。

症例 D
肩と上腕の症状（42歳女性）

事務職の42歳女性。肩と上腕に重度の症状を抱えて受診した。既往歴で患者が語った所によると、数週間前に転倒した後、ぶつけた側で肩の症状（痛みを伴う運動制限など）が生じた。整形外科医を受診したが、X線検査で骨折は認められず、徒手療法を処方された。徒手療法の専門家を訪ねると、時にかなり強い力も伴う関節のモビリゼーションが行われた。当初は可動性が改善したように思われたが、数回の治療の後、症状は再び悪化し、上肢をほとんど使えなくなった。上肢が腫れたように感じることが時々あった。また安静にしても痛みに耐えがたい時もあった。その後、症状が良くなる時期もあったが、長く続かなかった。患者は、手で上肢の面をさすり、筋肉をもむボディランゲージをおこなった。

FDMによる診断：上腕のシリンダーディストーション
仮説：患者が受けた徒手療法により、シリンダー筋膜にもつれが生じたと考えられる。徒手療法を行う専門家は、施術にあたりこの可能性（徒手療法によりシリンダー筋膜がもつれる可能性）を念頭に置くべきである。特に上腕の内側に存在するシリンダー筋膜はもつれが生じやすい。手技を上腕で行う場合、この特性を考慮し、手技を行うべきかよく検討すべきである。

治療：シリンダーディストーションの治療として、両母指テクニックとスクイージー・テクニックをおこなった。
その後の経過：治療を2回おこなった後、症状はほとんどなくなった。痛みを伴わずに肩を動かすことができるようになった後、転倒の際に発生したと思われるそれ以外の筋膜ディストーションの存在が指し示された。

15.2 肘

肘の症状を有する場合、診察で、可動性を調べるため肘の屈曲と伸展、痛みの誘発を調べるため（前腕の）回内と回外を行う。さらに、重りを持ち上げたり（痛みが誘発されるか）、患者が不快と感じる位置を調べる。

肘の症状を有する場合のボディランゲージと診断（既往歴、診察、ディストーション、治療）は、▶表15.2の通りである。

▶表15.2　肘の症状のボディランゲージと診断

ボディランゲージ	既往歴	診察	ディストーション	治療
線				
指で上腕骨外側上顆をなでる	肘の外側部に焼けるような痛みや引っ張られるような痛み, 筋力低下	痛みを伴う運動制限（腕の伸展, 屈曲, 回内, 回外などの制限）	前腕の外側部のトリガーバンド, 肩―上肢の後部のトリガーバンド	トリガーバンド・テクニック
指で上腕骨内側上顆や肘をなでる	肘の内側部や腹側部に焼けるような痛みや引っ張られるような痛み, 筋力低下	痛みを伴う運動制限（腕の伸展, 屈曲, 回内, 回外などの制限）	前腕の内側部のトリガーバンド, 肩―上肢の前部のトリガーバンド	トリガーバンド・テクニック
点				
指で上腕骨外側上顆や上腕骨内側上顆の骨上の点を指す	1つまたは複数の点に痛み	腕の位置に応じて痛みが生じ, 多くは回内や回外で痛みが生じる	コンテニウムディストーション	コンテニウム・テクニック

表15.2 肘の症状のボディランゲージと診断（続き）

ボディランゲージ	既往歴	診察	ディストーション	治療
面				
肘関節をつかむ	肘関節の深部の痛みがあり、圧縮で強まる	肘の進展や屈曲の最終域で痛みが生じる、回内や回外の最終域で痛みが強まる、牽引を快と感じる	uFD	牽引、牽引スラスト、スリングショット・テクニック、フロッグレッグ・テクニック、リバース・フロッグレッグ・テクニック、腕橈関節のアンフォールディング
肘関節をつかむ、指で肘関節を横切って線を引く	肘関節の深部の痛みがあり、牽引で強まる	肘の進展や屈曲の最終域で痛みが生じる、回内や回外の最終域で痛みが強まる、圧縮を快と感じる	rFD	圧縮、圧縮スラスト
膝関節上の面を拭く・もむ	肘に痛みや異常感覚	肘の運動はほぼ正常である、圧を加えても痛みは強まらない	シリンダーディストーション	ブレンネッスル・テクニック（＝インディアン・バーン）、両母指テクニック、ピンチ・テクニック、ミニ・クランプ・テクニック
その他				
自分で肘関節のモビリゼーションを試みる	肘に硬直感	痛みを伴わない運動制限	テクトニックフィクセーション	テクトニック・ポンプ、フロッグレッグ・テクニック、リバース・フロッグレッグ・テクニック

15.2.1 トリガーバンド

肘の領域では様々なトリガーバンドが発生しうる。これにより肘の症状を生じる。患者は、近位に向かって（すなわち肩の方向に）線を引いたり、遠位に向かって（すなわち前腕や手の方向に）線を引く。よく見られるトリガーバンドは次の4つである。
- 肩―上肢の前部のトリガーバンド（14.2.1章）
- 肩―上肢の後部のトリガーバンド（14.2.1章）
- 前腕の外側部のトリガーバンド
- 前腕の内側部のトリガーバンド

患者が肘の外側部に線を引く場合、肩―上肢の後部のトリガーバンドに加え、前腕の外側部のトリガーバンドが示唆される。トリガーバンドの正確な経路は触診により特定しうる。トリガーバンドが上肢全体を走行することはまれである。横方向のバンドが途中に存在するため（多くは移行部に存在する）、トリガーバンドが途切れずに上肢全体を走行することは考えにくい。他方、経路の異なる複数のトリガーバンドが同時に発生することはまれではない。

肩―上肢の前部のトリガーバンドと肩―上肢の後部のトリガーバンドの治療については、肩のトリガーバンドの項（14.2.1章）を参照されたい。

前腕の外側部のトリガーバンド

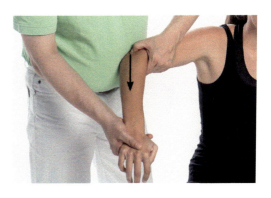

▶図15.16　前腕の外側部のTB。肘より遠位で開始する

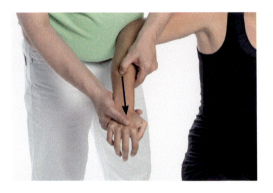

▶図15.17　前腕の外側部のTB。前腕の後面を走行する

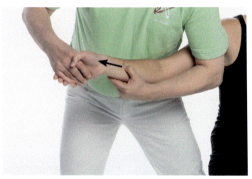

▶図15.19　前腕の内側部のTB。前腕の前面を走行する

　前腕の外側部のトリガーバンドは、上腕骨外側上顆で起始し、前腕の後面を走行し、手関節（時に指の背面）で停止する。

患者の開始肢位：座位

　治療家は、患者の患側の上肢を、自分の（踏み出した）下肢の上に置き、上腕骨外側上顆を開始点としてトリガーバンドを解消する（▶図15.16）。多くの場合、患者はどこが開始点かを感知している。治療家は、母指で（前腕の）伸筋のバンド状の筋膜の捻れを手関節まで押していく（▶図15.17）。患者が（手関節より先の）手や指にも痛みを訴える場合、手や指の方向へ最後まで押す（ヘッドライト効果。6.3.1章）

　手の位置の変更（掌屈など）により、トリガーバンドが走行する領域の組織を事前に緊張させると、治療の効果が高まる。

前腕の内側部のトリガーバンド

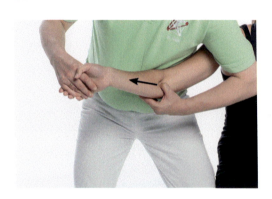

▶図15.18　前腕の内側部のTB。肘の内側部や肘窩から開始する

　前腕の内側部のトリガーバンドは、上腕骨内側上顆で起始し、前腕の前面を走行し、手関節（あるいは手掌や指）で停止する。

患者の開始肢位：座位

　治療家は、（患側と）同側の手で患者の手を握って固定し、対側の手の母指で上腕骨内側上顆を開始点としてトリガーバンドを押して治療する（▶図15.18）。母指で肘窩から（前腕の）屈筋を通り手関節まで走行するトリガーバンドを押す（▶図15.19）。この場合も、患者が指まで痛みを訴える場合、母指で指先まで押す。

　手の位置の変更（背屈など）により、トリガーバンドが走行する領域の組織を事前に緊張させると、治療の効果が高まる。

15.2.2　コンテニアムディストーション

　コンテニアムディストーションによる骨上の点の痛みは、上腕骨外側上顆や上腕骨内側上顆で表れることが多い。患者は、1本の指で明確にこれらの骨上の点を指す。また、特定の姿勢や特定の活動により、痛みが誘発される。

　また、コンテニアムディストーションは肘窩で発生することもある。肘を最終域まで伸展できない場合、肘窩のコンテニアムディストーションがしばしば関与している。

上腕骨外側上顆の
コンテニアムディストーション

患者の開始肢位：座位

　治療家は患者の側方に座り（または立ち）、コンテニアム・テクニックを行う（▶図8.4）。重要なことは、最適な点（痛みが最も強い点）を強い圧で押し、移行部の構成を中立状態に戻すことである。すなわち、最適なベクトルの力を、骨中のバンド状の筋膜に加える。治療効果を高めるには、母指の位置の調整が重要であり、母指の指先の面をできるだけ小さくする。

上腕骨内側上顆の
コンテニアムディストーション

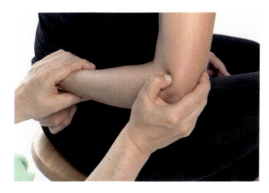

▶図15.20　上腕骨内側上顆のCD

患者の開始肢位：座位

　治療家は患者の側方（やや後方）に座る（または立つ）。患者は患側の手を腰にあてる（アプレースクラッチテストの後半の動き）。これにより治療家は上腕骨内側上顆に後方から近づきやすくなる。その上で、コンテニアム・テクニックを行う（▶図15.20）。重要なことは、最適な点（痛みが最も強い点）を強い圧で押し、移行部の構成を中立状態に戻すことである。治療効果を高めるには、母指の位置の調整が重要であり、母指の指先の面をできるだけ小さくする。

肘窩のコンテニアムディストーション

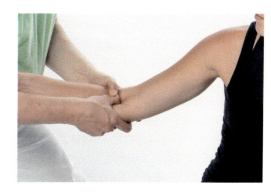

▶図15.21　肘窩のCD

患者の開始肢位：座位

　治療家は患者の側方かつやや前方に座り（または立ち）、コンテニアム・テクニックによる治療を行う。一方の手で患者の前腕をつかんで動かないようにし、他方の手で肘窩を触診する。痛みが最も強い点はしばしば上腕二頭筋の停止部（橈骨上にある）に存在する（▶図15.21）。治療の際は、肘窩の血管や神経をしめつけてはならない。治療は短時間で最大の圧で骨を押して行う。

15.2.3　フォールディングディストーション

　フォールディングディストーション（FD）が存在する場合、患者は肘関節の深部の痛みを訴え、手で肘の面をつかむボディランゲージをする。FDのタイプ（uFD、rFD）に応じて、牽引で痛みが生じる場合と圧縮で痛みが生じる場合がある。uFDの治療（アンフォールディング）では牽引力、rFDの治療（リフォールディング）では圧縮力を用いる。治療で用いる力は、引き金となった外傷で作用した力と同じである。

アンフォールディングディストーション

肘のアンフォールディング：牽引スラスト

　牽引は、肩のFDと同様の手順で行う（14.2.4章）。その際、患者の肢位は背臥位または立位（柱のそばに立つ）のいずれでもよい。牽引スラストを

加える際は、肘に重点的に加える。

肘のアンフォールディング：スリングショット・テクニック

スリングショット・テクニック（筆者のオリジナルな手法）は、肘のアンフォールディングにも適している。肩の場合と同様に、屈曲した上肢を尾側に振り下ろし、加速により強いスラストを生じさせ、牽引を強化する。このテクニックは立位で行うのがよい（▶図14.30, ▶図14.31）。スラストを数回加える必要がある場合もある。治療が成功すれば、矯正音がはっきりと聞こえる。

肘のアンフォールディング：肘屈曲位での牽引スラスト

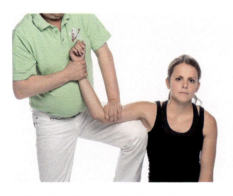

▶図15.22　肘のuFD。屈曲位での牽引

患者の開始肢位：座位。背もたれのないイスに座る。

治療家は、患者の側方（患側）に立ち、（患側と）同側の手で、患者の前腕の遠位部（手関節の近く）をつかむ。（患側と）対側の下肢を曲げ、足を患者が座っているイスに置き、患者の上腕を自分の大腿に載せる。（患側と）対側の手で患者の上腕の遠位部（肘の近く）を自分の大腿の上で固定し、他方の手で患者の肘を様々な方向に牽引する（▶図15.22）。（牽引の）力のベクトルを変更するため、肘を屈曲位にしたり、前腕を回内位や回外位にする。牽引の最後で必ずスラストを加える。

別法：このテクニックは、腹臥位でも行える（患者は患側の前腕を治療台の側方で自由に動かせる状態にする）。この場合、治療家は、患者の上腕を固定してはならず、両手を使って様々な方向に牽引するとよい。

フロッグレッグ・テクニックとリバース・フロッグレッグ・テクニック

前腕を通じて肘に力（内側方向の力や外側方向の力）が作用して生じた肘のFDは、フロッグレッグ・テクニックとリバース・フロッグレッグ・テクニックにより治療する。

内側方向のアンフォールディング（フロッグレッグ・テクニック）

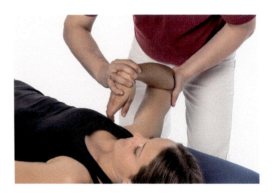

▶図15.23　肘のuFDのフロッグレッグ・テクニック。内側方向のアンフォールディング

患者の開始肢位：背臥位

治療家は、患者の側方（患側）に立つ。（患側と）同側の手で、尺側から患者の手関節を握る。その際、母指を掌側から手関節の線（橈骨手根関節）に置き、示指と中指を前腕に置き、環指と小指を手背に置く。その上で、患者の患側の肘関節を屈曲し、患者の手関節を90°に屈曲しこれを尾側に動かし、これにより肘を内側に動かす（▶図15.23）。可動域の最後に、小さいスラストを加える。治療が成功すれば、矯正音がする。

外側方向のアンフォールディング（リバース・フロッグレッグ・テクニック）

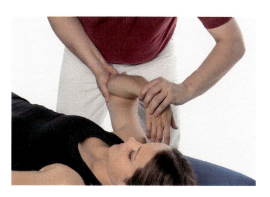

▶図15.24　肘のuFDのリバース・フロッグレッグ・テクニック。外側方向のアンフォールディング

患者の開始肢位：背臥位

治療家は、患者の側方（患側）に立つ。（患側と）対側の手で、橈側から患者の手関節を握る。その際、母指を掌側から手関節の線（橈骨手根関節）に置き、示指と中指を前腕に置き、環指と小指を手背に置く。その上で、患者の肘関節を屈曲し、患者の手関節を90°に屈曲しこれを後方に動かし、これにより肘を外側に動かす（▶図15.24）。可動域の最後に、小さいスラストを加える。治療が成功すれば、矯正音がする。

腕橈関節のアンフォールディング

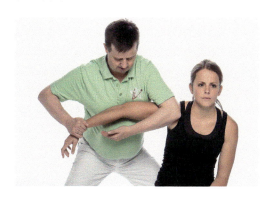

▶図15.25　腕橈関節のuFD

患者の開始肢位：座位

治療家は、患者の側方（患側）に立つ。（患側と）同側の手で、患者の患側の手関節を握り、上肢を持ち上げ外転する。患者の上腕（肘より近位の部分）を自分の胸骨にあて、近位の肘（患者に近い側の肘）で患者の患側の肩を引き込み位で固定した上で、（患者の手関節を握った）手で自分の胸骨をテコにして患者の腕橈関節を牽引する（▶図15.25）。その際、患者の前腕を回内と回外の中間位で維持しなければならない。遠位の手（患者の手関節を握った手）で短いスラストを加え、腕橈関節をアンフォールディングする。その際、矯正音がはっきりと聞こえる。

リフォールディングディストーション

肘のリフォールディング：圧縮スラスト

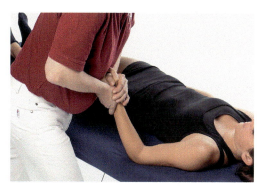

▶図15.26　肘のrFD。前腕の位置を様々に変更して圧縮スラストを加える

患者の開始肢位：背臥位

治療家は、患者の側方（患側）に立つ。同側の手で患者の手を握り、肘を様々な角度に屈曲した上で、肘を圧縮する（▶図15.26）。その際、自分の体重を使って圧縮する。また、（前腕を）回内と回外の間で動かすことで、圧縮スラストの方向を変更する。スラストは何度も加える必要がある場合が多い。スラストを加えると、クリック音が聞こえる。

15.2.4 シリンダーディストーション

シリンダーディストーションは、限局されない肘全体の痛みをもたらす。患者は、既往歴の聞き取りで、しばしば包帯やシーネによる固定を報告する。

ブレンネッスル・テクニック（＝indian burn）により治療し、1回目の治療後に十分な効果が得られなければ、CCV（圧縮シリンダー・バリアント）を行う。

小さい面に存在するシリンダーディストーションには、両母指テクニックやピンチ・テクニックが適している。ピンチ・テクニックは患者が自分で行うこともできる。患部の組織をつまみ、生じたひだをクリップで固定した上で、自動運動で肘を動かす。小さいクリップを使う場合でも治療の効果は得られる。

15.2.5 テクトニックフィクセーション

痛みを伴わない運動制限を有する場合、テクトニックフィクセーションの発生が考えられる。テクトニックフィクセーションは、テクトニック・ポンプ、フロッグレッグ・テクニック、リバース・フロッグレッグ・テクニックにより治療する。

テクトニック・ポンプ

テクトニック・ポンプは、15.2.3章の「肘のリフォールディング：圧縮スラスト」と同じ肢位で行う。この肢位で、肘を強く圧縮した状態で、上肢（前腕）を（肘の）可動域の限界まで描円運動で動かす。テクトニック・ポンプは、（肘の）可動域を広げる目的で行う。

フロッグレッグ・テクニックとリバース・フロッグレッグ・テクニック

フロッグレッグ・テクニックとリバース・フロッグレッグ・テクニックも、肘のモビリゼーションに適している。

患者の開始肢位： 背臥位（図は省略した）
治療家は、患者の側方（患側）に立つ。（患側と）同側の手で、尺側から患者の患側の手関節を握る。その際、母指を掌側から手関節の線（橈骨手根関節）に置き、示指と中指を前腕に置き、環指と小指を手背に置く。その上で、患者の患側の肘関節を屈曲し、患者の手関節を90°に屈曲しこれを内側に動かす。運動の最後に、小さいスラストを加える。その後、治療家は両手で患者の患側の手関節を握る。その際、（患側と）対側の手で橈側から手関節を握り、母指を掌側から手関節の線（橈骨手根関節）に置き、示指と中指を前腕に置き、環指と小指を手背に置く。その上で、患者の患側の肘関節を屈曲し、患者の手関節を90°に屈曲しこれを外側に動かす。運動の最後に、小さいスラストを加える。

このモビリゼーション（肘を外側方向と内側方向に交互に動かす）は繰り返し行う。これは、（肘の）可動域を広げる目的で行う。

15.2.6 医学的診断

上腕骨上顆炎

肘の症状の診断名として多いのは、いわゆるテニス肘（上腕骨外側上顆炎）やゴルフ肘（上腕骨内側上顆炎）である。運動時や荷重時に（強弱はあるものの）痛みが生じる。患者のボディランゲージや愁訴には個人差がある。最も多いのは、肘の骨上の点の痛み（コンテニアムディストーション）や、前腕の引っ張られるような痛み（トリガーバンド）である。ただし、フォールディングディストーションやシリンダーディストーションが関与している場合もある。

FDMから見ると、（上腕骨上顆炎という）分かりやすい医学的診断は、患者の症状を十把一絡げにするものである。上腕骨上顆炎という名前には「炎」が含まれ、炎症が前提とされているが、実際に炎症があることはまれである。正統医学のモデルは、患者の症状をひとまとめにして見る。このため、正統医学では様々な治療法が試みられるが、その多くは症状の（長期的な）改善をもたらさない。

FDMでは、各種の筋膜ディストーションを適切な仕方で治療する。そして患者は良好な状態で活動を再開できるようになる。多くの場合、いくつかのテクニックを行うと、患者の症状は大幅に軽減または消失する。

ただし、特定の活動に伴う負荷が引き金となり症

状が再発するリスクは排除できない（以下の「さらに詳しく　過用症候群という診断」を参照）。

尺骨神経溝症候群

正統医学では、尺骨神経溝症候群の症状（痛み、異常感覚）は、肘領域の浅層を走る尺骨神経の圧迫に帰される。基本的に、尺骨神経が肘領域で損傷される可能性は排除できないが、FDMでは、症状（痛み、異常感覚）は筋膜ディストーション（トリガーバンド、フォールディングディストーション、シリンダーディストーション）に帰される。また、FDMでは、治療の成果として、症状の軽減に加え、上肢の自動運動の回復も重視する。

15.3 前腕

前腕は、腕を回す運動（回内と回外）にとって重要である。この運動は、人間（やヒューマノイド）にのみ可能である。この運動は、主に橈骨と尺骨の間の骨間膜（IOM）のフォールディングディストーションにより制限される。ティパルドス自身、かつて前腕を骨折し、前腕の運動を制限され、不自由を強いられる経験をした。その際、治療できる医者がおらず、直感的に自分でおこなったマニピュレーション（後に骨間膜のアンフォールディングとして記述される）によりようやく前腕の可動性が回復した。ティパルドスのフォールディングディストーションについての見解には自分の経験が刻まれている。

前腕の症状を有する場合、診察で、前腕の回内と回外に加えて、肘や手関節の屈曲と伸展を調べる。いずれの運動も、左右を比較し、抵抗を加える検査も併せて行う。

前腕の症状を有する場合のボディランゲージと診断（既往歴、診察、ディストーション、治療）は、▶表15.3の通りである。

さらに詳しく

過用症候群という診断

ティパルドスは、同じ活動の反復や継続により生じる損傷や症状を「反復使用性損傷」（repetitive use injuries）と呼んだ[114]p.79。これは、正統医学でいう「過用症候群」であり、腱鞘炎や上腕骨上顆炎がこれにあたる。長期にわたる負荷の反復により典型的な症状が生じる。症状は、患者が行う活動（仕事や日常的活動）により異なる。

ティパルドスは、反復使用性損傷を次の2つに分けている。

累積反復性損傷

「累積反復性損傷」（cumulative repetitive injuries：CRI）は、同じ形式（パターン）の運動を反復することで生じる。運動を行う度に、筋膜の線維に微小な断裂が生じ、微小な損傷が累積し、最終的に筋膜ディストーション、すなわちトリガーバンドが生じる。トリガーバンドの治療では、分離した線維を寄せ集める。ティパルドスは、トリガーバンドが完全に治癒する前に活動を再開すると、症状が再発することがあるとしている[114]p.80。

確率的反復性損傷

「確率的反復性損傷」（probability repetitive injuries：PRI）は、同じ形式（パターン）の運動を何回か行い、そのうちの1回により発生するものである。すなわち、同じ運動を反復して行い、その都度何ら問題は生じない。しかし、ある1回により、例えばフォールディングディストーションが発生する。この場合、フォールディングディストーションだけを治療する。通常の活動は妨げられず引き続き行うことができる。

▶表15.3　前腕の症状のボディランゲージと診断

ボディランゲージ	既往歴	診察	ディストーション	治療
線				
複数の指で前腕の後面を上下方向になでる	前腕および手の運動で引っ張られるような痛み,筋力低下	痛みを伴う運動制限(腕の伸展,屈曲,回内,回外などの制限)	前腕の外側部(後面)のトリガーバンド	トリガーバンド・テクニック
複数の指で前腕の前面を手の方向になでる	前腕および手の運動で引っ張られるような痛み,筋力低下	痛みを伴う運動制限(腕の伸展,屈曲,回内,回外などの制限)	前腕の内側部(前面)のトリガーバンド	トリガーバンド・テクニック
点				
尺骨や橈骨の骨上の点を指す	回内や回外で骨上の点に痛み	腕の位置に応じて痛みが生じ,運動制限に抗して回内や回外を行うと痛みが強まる	コンテニアムディストーション	コンテニアム・テクニック,スラスト・テクニック
面				
指で尺骨と橈骨の間を押し,両骨を離そうとする	前腕に深部の痛み,多くは回内や回外で生じる	痛みを伴う運動制限,特に手の橈屈や尺屈の制限	骨間膜のFD	アンフォールディングやリフォールディング,それぞれに適した方向にスラストを加える
前腕の後面の組織を引き離そうとする	前腕の後面の組織に深部の痛み	腕を最終域まで回内や回外できない,回内や回外で痛みが誘発される	筋間中隔のFD	FDの治療
前腕のあちこちを何度ももむ	前腕に深部の痛みがあり,痛む場所が頻繁に変わる	運動制限はほぼない,指や手の伸展で痛みが誘発される	シリンダーディストーション	プレンネッスル・テクニック(=インディアン・バーン)
手掌で前腕を拭く	前腕に深部の痛みがあり,痛む場所が頻繁に変わる	一時的にきわめて重度の痛みや完全な運動制限が生じ,その後これらが消失する時期が来る	シリンダーディストーション	スクイージー・テクニック

15.3.1 トリガーバンド

　前腕のトリガーバンドは、背側の伸筋(前腕から手まで走行する伸筋)の領域を走行するものと、腹側の屈筋(前腕から手まで走行する屈筋)の領域を走行するものがある。前腕のトリガーバンドは、痛みや運動制限に加えて、前腕の筋の筋力低下をももたらす。強く握手するだけでも、筋の障害の程度について重要な情報が得られる。

　前腕のトリガーバンドの治療の手順については、肘のトリガーバンドの項(15.2.1章)を参照されたい。

15.3.2 コンテニアムディストーション

　コンテニアムディストーションは、橈骨と尺骨の間の骨間膜の移行部に発生する。その際、前腕を(回内と回外の間の)特定の位置に置くと、点状の痛みが誘発される。

　コンテニアム・テクニックをおこなっても、必ず治療効果が得られるとは限らない。痛みのある点はしばしば(筋腹の組織の)深部に存するからである。その場合、別法として、フロッグレッグ・テクニックやリバース・フロッグレッグ・テクニックによりスラス

トを加える。これらの手順については肘のFDの項（15.2.3章）を参照されたい。

15.3.3 フォールディングディストーション

本章の冒頭で述べた通り、骨間膜や筋間中隔のフォールディングディストーション（FD）は、前腕の症状に大きく関与している。患者は、前腕の痛みに加えて、肘や手の様々な症状を訴える。これらは前腕や手のシリンダーディストーションも関与して生じることが多い。

したがって、前腕のFDの治療戦略は次の2つに分かれる。運動制限を主訴とする患者では、まずFDを治療する。異常感覚を主訴とする患者では、まずシリンダーディストーションを治療する。日本人のFDMの正式なインストラクターであるケイスケ・タナカも強調する通り、治療成果を長く持続させるには、多くの場合、治療の一つ一つの手順を繰り返し何度も行う必要がある。

骨間膜（IOM）のフォールディングディストーション

患者は、前腕の深部の痛みを訴え、複数の指で尺骨と橈骨の間の組織を深部まで押す。同時に、（組織のモビリゼーションを試みるかのように）前腕の回内と回外を行う。

患者のボディランゲージと既往歴からは、骨間膜のFDのタイプ（uFD, rFD）を明確に区別できない。骨間膜のFDは、様々な方向に力を加えることで両方のタイプを治療するのがよい。骨間膜の機能や可動性の回復には、多くの小さいスラストを加える必要があるからである。

骨間膜（IOM）のアンフォールディング

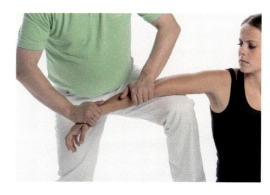

▶図15.27　前腕の骨間膜のuFD。45°のモビリゼーション

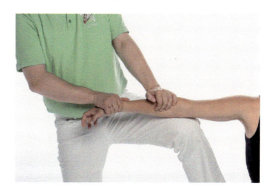

▶図15.28　前腕の骨間膜のuFD。135°のモビリゼーション

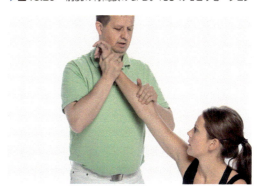

▶図15.29　前腕の骨間膜のuFD。牽引下のアンフォールディング

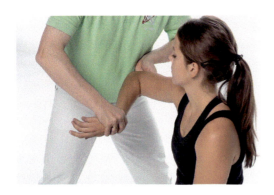

▶図15.30　前腕の骨間膜のuFD。前腕の回内（フロッグレッグ・テクニック）

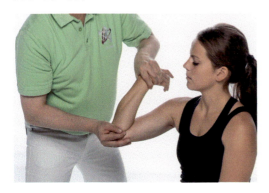

▶図15.31　前腕の骨間膜のuFD。前腕の回外（リバース・フロッグレッグ・テクニック）

患者の開始肢位：座位。背もたれのないイスに座る。

治療家は、患者の側方（患側）に立ち、近位（患者に近い側）の下肢を曲げ、足を患者が座っているイスに置き、患者の外転した上肢を自分の大腿に置く。遠位の手で、患者の前腕の遠位部の橈骨まわりを握る。近位の手の手根を、患者の前腕の近位部の橈骨に置き、橈骨を（前腕縦軸に対して）45°の角度で押し動かす（▶図15.27）。これにより（骨間膜の）組織を事前に緊張させ、可動域の最後に、スラストを加える。近位の手を橈骨に沿って遠位に移動させていき、骨間膜の様々な部分をアンフォールディングする。

さらに、方向（角度）を変更して治療を行う。すなわち、近位の手を再び前腕の近位部の橈骨に置き、橈骨を（尺骨から離れる方向に）約135°の角度で押し動かす（▶図15.28）。橈骨を押す方向の角度は、骨間膜の線維の走行方向に合わせて変更する。

別法として、上肢を軽く牽引して骨間膜をアンフォールディングする方法もある（▶図15.29）。また、フロッグレッグ・テクニックとリバース・フロッグレッグ・テクニックも、骨間膜のアンフォールディングに効果がある。その際、前腕を回内する方向（▶図15.30）または回外する方向（▶図15.31）にスラストを加える。これらは、前腕の骨間膜のコンテニアムディストーション（15.3.2章）の治療でも行う。

以上のように、骨間膜をアンフォールディングのテクニックは様々あるが、これらはそれぞれの患者に合わせて行う必要がある（手の位置など）。また、スラストは、1回だけ加えるのではなく、小さいスラストを数回加える。骨間膜の機能の回復にはそうする必要がある。スラストの効果は、スラストを加える前に組織を事前に緊張させたり、加速を通じて高まる。スラストは速いほど効果が高い。ただしスラストを加える際は必ず痛みが生じないようにしなければならない。

骨間膜のリフォールディング

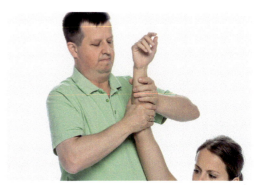

▶図15.32　前腕の骨間膜のrFD

患者の開始肢位：座位

治療家は、患者の側方（患側）に立ち、両手で患者の患側の上肢を持ち上げ、この上肢を力を抜いた状態にし、自分の胸骨の前に置く。両手掌を患者の前腕に置く。その際、（患側と）同側の手をより近位で尺骨上に置き、対側の手をより遠位で橈骨上に置く。その上で、両手で前腕の2つの骨（尺骨と橈骨）を圧縮し、これにより（骨間膜の）組織を事前に緊張させ、圧縮の最後に、ハサミ状に圧縮スラストを加える（▶図15.32）。その後、両手を前腕上

で遠位に移動させていき、骨間膜の様々な部分をリフォールディングする。

筋間中隔（IMS）の
フォールディングディストーション

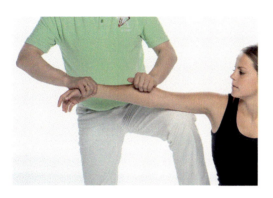

▶図15.33　前腕の筋間中隔のFD

　筋間中隔（IMS）のフォールディングディストーションは、主に前腕の後面で症状を生じさせる。患者は、自分でこの部分の組織を持ち上げようとする。

患者の開始肢位：座位。背もたれのないイスに座る。

　治療家は、患者の側方（患側）に立ち、近位（患者に近い側）の下肢を曲げ、足を患者が座っているイスに置き、患者の外転した上肢を自分の大腿に置く。遠位の手で、患者の前腕の遠位部を握る。近位の手で、患者の前腕の後面の組織をつかみ、この組織を前腕から離す方向に引っ張り、スラストを加える（▶図15.33）。その際、マジックテープをはがすような音がする。このような手順で、前腕の後面のあちこちで、様々な方向にスラストを加える。

15.3.4　シリンダーディストーション

　異常感覚や組織の深部の痛みは、前腕のシリンダーディストーションの存在を示唆する。ただし、多くの場合、前腕の運動制限を伴わない。先に述べた通り、前腕のシリンダーディストーションは、しばしば骨間膜（IOM）や筋間中隔（IMS）のFDとともに発生する。患者の愁訴やボディランゲージから、筋膜ディストーションの種類を区別するのは難しい。臨床では、これら全ての筋膜ディストーションを順番に治療する。治療成果を得るには、治療の一つ一つの手順を何度も繰り返し行う必要がある。

　シリンダーディストーションの徒手治療として、ブレンネッスル・テクニック（＝indian burn）とスクイージー・テクニックを行う。

前腕のブレンネッスル・テクニック

患者の開始肢位：座位

　治療家は、両手で患者の前腕をつかむ。その際、両手を数cm離して置く。それから、両手を互いに離れる方向に動かす。ただし、両手を皮膚表面だけで滑り動かすのではなく、両手で深部の組織を引き離す。これにより、もつれたシリンダー筋膜が牽引される。さらに、両手を逆方向に回旋し、前腕の組織の緊張がやや緩和するまで、この状態を維持する（▶図10.12）。その後、両手の位置を変更し、再び前腕をつかみ、同様の手順を繰り返す。

別法

　ブレンネッスル・テクニックでは、両手を逆方向に回旋するが、これにより十分な治療成果が得られなければ、方向を変更して逆方向に回旋を行う。また、牽引して十分な効果が得られない場合、CCV（圧縮シリンダー・バリアント）により圧縮するとよい。

15.3.5　医学的診断

橈骨骨折

　FDMでは、あらゆる骨折と同様に、前腕の骨折も様々な筋膜ディストーションが併発したものと見る。急性の骨折では、直後にコンテニアムディストーション、トリガーバンド、シリンダーディストーションを適切に治療すればよい。また、理論的にはFDも存在する。ティパルドスが望ましいとしたのは、整形外科医が（固定術や骨片の整復など）手術を行う際に前腕の骨間膜や筋間中隔を適切にリフォールディングあるいはアンフォールディングすることである[114] p.67。

　「前腕、手首、足首、下肢などの骨折の整形外科的

処置（術中またはギプス固定の前後）に、骨間膜のフォールディングディストーションの矯正を含めるべきである」

ティパルドスがこのように言うのは、患者はしばしば骨折の治癒後に症状を訴えるからである。例えば、腕を回す運動（回内と回外）の大幅な制限は、FDが矯正されていないことによる。このような場合、FDの集中的な治療を行わなければならない。

手根管症候群

手根管症候群は、手や前腕の痛みや異常感覚などの症状に対して正統医学が下すことの多い診断名である。

ティパルドスは、これらの症状を次の2つに分類した。すなわち、真性手根管症候群（True Carpal Tunnel Syndrome：TCTS）と、擬似手根管症候群（Carpal Tunnel-Like Syndrome：CTLS）に分けた。この分類は、FDMの診断に有用であり、必要かつ有効な治療の手順の選択に役立つ[114]p.67。

真性手根管症候群

真性手根管症候群（TCTS）の患者は、母指球の領域を拭く・もむ、母指・示指・中指などの指を引っ張る、屈筋支帯の領域を強く押すなどのボディランゲージを行う。また、主に母指・示指・中指などの指の掌側に異常感覚があると訴える。診察では、ティネル徴候が認められる。すなわち屈筋支帯の領域を叩くと症状が強まる。進行すると、母指の筋力低下、母指球の筋萎縮が生じる。

これらの症状が生じる原因は、正中神経の圧迫である。多くの場合、手術は患者にとって有益である。手術により正中神経の圧迫は軽減する。ただし、術後の瘢痕形成を最小にとどめるよう注意が必要である。そうでなければ、すぐに症状が再発することもある。

FDMから見れば、TCTSの患者はトリガーバンドとシリンダーディストーションを有する。このため、トリガーバンド・テクニック（集中的な治療による癒着の解消）とシリンダー・テクニック（シリンダー筋膜のもつれの解消）を行う。どのテクニックを選択するかは、患者の意思と実際の症状により決定する。異常感覚に加えて既に筋力低下や筋萎縮が生じている場合は、必ず手術を勧める。神経の持続的損傷は絶対に回避しなければならないからである。

擬似手根管症候群

擬似手根管症候群（CTLS）の患者は、複数の指で前腕から指（の背側や掌側）まで線を引く、前腕・手・指などの面を拭く・もむなどのボディランゲージを行う。また、患者は、前腕から指にかけての引っ張られるような痛みや焼けるような痛み、時に上肢全体のしびれを訴える。全般的な手の筋力低下があるが母指球に限局した筋萎縮がない場合、ティネル徴候の検査で陰性となる。

CTLSはTCTSよりも頻度が高い。CTLSの患者では、手根管を広げる手術が有益となることは少ない。むしろ症状から示唆される筋膜ディストーションを治療する方がよい。主にトリガーバンド、シリンダーディストーション、筋間中隔（IMS）や骨間膜（IOM）のFDを治療する。

CTLSの患者は、肩—項部の症状を有することもまれではない。これを神経を通じた症状の広がりと推定する医学者も多い。FDMでは、筋膜ディストーションの場所を特定し、その一つ一つを治療する。肩—項部の症状の併発は、筋膜の連続性により説明可能である。ただし、このようにモデルで説明できるにしても、それにより筋膜ディストーションの治療の仕方に変化が生じることはない。

ズデック病

正統医学でいうズデック病（反射性交感神経性ジストロフィー）は、様々な筋膜ディストーションの併発として解釈できる。

患者は、前腕に重度の痛みを有し、神経が圧迫されることが多い。その原因はシリンダーディストーションである。シリンダー筋膜のもつれは、ほぼ常に、筋間中隔（IMS）や骨間膜（IOM）のFDを伴うか、これらを通じて発生する。さらに前腕のトリガーバンドも加わる。これらの筋膜ディストーションは、

血管収縮をもたらし、これにより組織の栄養供給や排液（ドレナージ）が悪化する。

患者は重度の痛みを有するが、強い力を用いるテクニックに耐えることができる。

15.4 手関節

手関節の症状を有する場合、診察では、手関節の全ての運動、すなわち背屈と掌屈、尺屈（ulnar abduction）と橈屈（radial abduction）、回内と回外を行う。また、手をつく動作を調べることも重要である。症状が事故後に発生した場合、患者から聞き取る受傷機転が診断に役立つ。

手関節の症状を有する場合のボディランゲージと診断（既往歴、診察、ディストーション、治療）は、▶表15.4の通りである。

▶表15.4 手関節の症状のボディランゲージと診断

ボディランゲージ	既往歴	診察	ディストーション	治療
線				
指で前腕から手背まで線を引く	手関節の背側（手の伸筋の領域）に引っ張られるような痛み	痛みを伴う運動制限、多くは手の伸展（背屈）の制限	前腕の背側のトリガーバンド	トリガーバンド・テクニック
指で前腕から手根まで線を引く	手関節の掌側（手の屈筋の領域）に引っ張られるような痛み	痛みを伴う運動制限、多くは手の屈曲（掌屈）の制限	前腕の腹側のトリガーバンド	トリガーバンド・テクニック
指で手関節の橈側や尺側に線を引く	手関節の領域に引っ張られるような痛み	痛みを伴う運動制限があり、特に手の橈屈や尺屈の制限	橈側または尺側のトリガーバンド	トリガーバンド・テクニック
点				
指で手関節の背側の点を指す	手関節を最終域まで伸展（背屈）できない	手の背屈の制限	手首の後部のコンテニアムディストーション（PWCD）	コンテニアム・テクニック
指で手関節近くの点を指す	橈骨茎状突起や尺骨茎状突起の骨上の点に痛み	手の位置に応じて痛みが生じ、しばしば手の橈屈や尺屈で痛みが生じる	コンテニアムディストーション	コンテニアム・テクニック
面				
手関節をつかむ、手を引っ張る	手関節に深部の痛み、不安定感、牽引を快く感じる	運動制限はほぼない、手をつくと（＝圧縮）痛みが生じる	uFD	牽引、牽引スラスト、スリングショット・テクニック
手関節をつかむ、手関節を横切って線を引く	手関節に深部の痛みがあるが、圧縮すると軽減する	運動制限はほぼない、牽引すると痛みが生じる	rFD	圧縮、圧縮スラスト
手関節の周りを拭く	手関節にチクチクする感覚やずきずきする感覚	運動制限はほぼない、圧痛はない	シリンダーディストーション	スクイージー・テクニック、プレンネッスル・テクニック（＝インディアン・バーン）
その他				
手関節をつかみ、自分でモビリゼーションを試みる	手関節の硬直感、しばしば固定の既往	痛みを伴わず運動全般が制限される	手関節のテクトニックフィクセーション	スロー・テクニック・ポンプ、スリングショット・テクニック

15.4.1 トリガーバンド

トリガーバンドにより、手関節で引っ張られるような痛みが生じる。トリガーバンドは、手関節の背側および掌側、尺側および橈側を走行する。手関節より近位で起始し、指先まで走行し停止することもまれではない。

手関節のトリガーバンドは、トリガーバンド・テクニックにより治療する。その際、母指でトリガーバンドを近位から遠位へ、また遠位から近位へ押していく。

15.4.2 コンテニアムディストーション

患者はしばしば橈骨茎状突起や尺骨茎状突起の骨上の点を指し示す。手関節を特定の位置に動かすと、茎状突起で痛みが誘発される。茎状突起のコンテニアムディストーションは、コンテニアム・テクニックにより治療する。

ただし、これよりも多いのは、手関節の背側に発生する手首の後部のコンテニアムディストーション（Posterior Wrist Continuum Distortion：PWCD）である。PWCDは、しばしば手首捻挫の後に発生し、（手関節の）背屈を妨げる。このため、患者は手をつくことが難しくなる。患者は必ずしも手関節の背側（手首の後部）の点を指し示すわけではないが、背屈の運動制限があれば、まずPWCDを矯正し、その後に他種の筋膜ディストーションを治療する。

手首の後部のコンテニアムディストーション

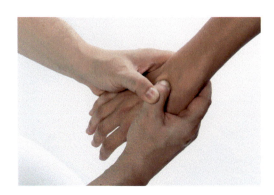

▶図15.34　手関節背側のPWCD

手首の後部のコンテニアムディストーション（PWCD）は、手関節の関節腔の真ん中で見つかることが多い。位置を特定するには、手を背屈するとよい。複数のPWCDが存在することが多い。

患者の開始肢位：座位

治療家は、両手で患者の患側の手関節を握る。その際、母指を手背に、その他の指を手掌に置く。一方の母指で、痛みのある点を押し、他方の母指でこの母指を支える（▶図15.34）。力のベクトルは、痛みが最も強くなる方向である。組織のリリースが生じるまで、母指で押す。最長で1分間押し続ける。

15.4.3 フォールディングディストーション

患者は、手関節の深部の痛みを訴えることがある。手関節のuFDでは圧縮（手をつく）により痛みが生じ、手関節のrFDでは牽引により痛みが生じる。uFDとrFDは、患者が快と感じる方向に手関節を動かして治療する。

uFDとrFDを併発することもある。例えば、橈骨または尺骨の方向に向かって力が発生し、これが手関節に作用して発生する。

アンフォールディング：牽引スラスト

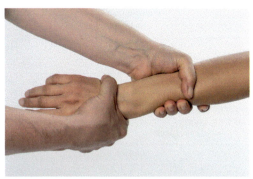

▶図15.35　手関節のuFDの牽引

患者の開始肢位：座位

治療家は、（患側と）対側の手で患者の前腕（遠位部）を握り、同側の手で患者の手を握り、患者の手関節を牽引する（▶図15.35）。牽引の最後に、すばやく牽引スラストを加える。治療が成功すれば、矯正音がはっきりと聞こえる。

別法

牽引スラストの別法として、スリングショット・テクニックもある（▶図14.30, ▶図14.31）。これにより、牽引スラストを強化することができる。

アンフォールディング：尺側の区画の牽引スラスト

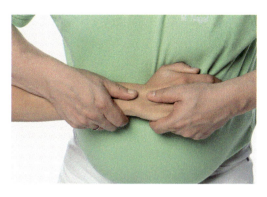

▶図15.36　尺側の区画のuFDの牽引

治療家は、両手で患者の患側の手の尺側の面をつかむ。その際、一方の手で手関節より近位を、他方の手で手関節より遠位をつかむ。患者の手を自分の胸骨にあて、自分の肩を引き込み、これにより（手関節の）尺側の区画に牽引スラストを加える（▶図15.36）。

アンフォールディング：橈側の区画の牽引スラスト

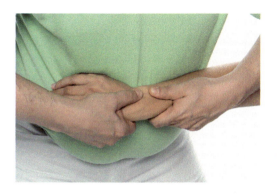

▶図15.37　橈側の区画のuFDの牽引

治療家は、両手で患者の手の橈側の面をつかむ。一方の手で手関節より近位を、他方の手で手関節より遠位をつかむ。患者の手を自分の胸骨にあて、自分の肩を引き込み、これにより（手関節の）橈側の区画に牽引スラストを加える（▶図15.37）。

リフォールディング：圧縮スラスト

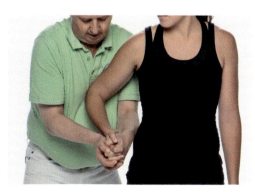

▶図15.38　手関節のrFD。圧縮スラストを様々な方向に加える

患者の開始肢位：座位

治療家は、（患側と）対側の手で患者の前腕（遠位部）を握り、同側の手で患者の手掌を握り、患者の手関節を様々な方向に圧縮する。圧縮の最後に、圧縮スラストを加える。スラストを加えると、クリック音が聞こえる。

別法

治療家は、（立位の）患者の患側の肘を自分の胸骨にあて、両手で患者の患側の手を握る（▶図15.38）。それから、手関節を圧縮しながら、様々な方向にスラストを加える。

15.4.4　シリンダーディストーション

手関節のシリンダーディストーションを有する場合、患者は手関節の異常感覚を訴える。この場合、ブレンネッスル・テクニック（＝indian burn）とスクイージー・テクニックが適している。これらを行う際、前腕のシリンダーディストーションの項（15.3.4章）で述べたように、他種の筋膜ディストーション（骨間膜のFDなど）の存在を考慮する必要がある。

15.4.5 テクトニックフィクセーション

痛みを伴わない全般的な運動制限は、シーネやギプスによる固定の後にほぼ常に生じる。固定により、滑動性（滑りやすさ）が失われる。

テクトニックフィクセーションは、テクトニック・ポンプやスラスト・テクニックにより治療する。

手関節のテクトニック・ポンプ

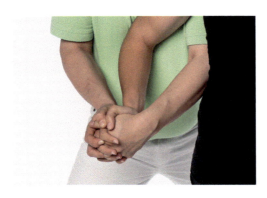

▶図15.39　手関節のテクトニック・ポンプ。圧縮したまま描円運動を行う

患者の開始肢位：立位

治療家は、患者の側方（患側）に立ち、一方の手で患者の患側の手を握る。患者の肘を90°に曲げ、この肘を自分の胸骨にあてる。他方の手も患者の手を握り、両手で患者の手関節を強く圧縮する（▶図15.39）。手関節を圧縮したままゆっくり描円運動で動かし、全方向にモビリゼーションする。このモビリゼーションは数分かけて行う。

手関節のスラスト・モビリゼーション

先に述べたスリングショット・テクニック（15.4.3章）のように、牽引スラストを様々な方向に加えることで、手関節のモビリゼーションが可能である。その際、橈骨と手根骨の間および尺骨と手根骨の間を牽引する。

患者の開始肢位：座位（図は省略した）

治療家は、（患側と）対側の手で、患者の（手関節より近位の）前腕の尺側をつかみ、同側の手で、患者の（手関節より遠位の）手の橈側（母指、手の面）をつかむ。スリングショット・テクニックで加えるような牽引スラストを様々な方向に加え、橈骨と手根骨の間（橈骨手根関節）をモビリゼーションする。

次に、両手の位置を変更する。（患側と）同側の手で、患者の（手関節より近位の）前腕の橈側をつかみ、対側の手で、患者の（手関節より遠位の）手の尺側をつかむ。スリングショット・テクニックで加えるような牽引スラストを様々な方向にスラストを加え、尺骨と手根骨の間をモビリゼーションする。

15.4.6 医学的診断

手首捻挫

手首捻挫において存在する筋膜ディストーションは、患者のボディランゲージ・愁訴・受傷機転により、次のように分類される。

手首捻挫では、引っ張られるような痛みがあれば、トリガーバンドが存在する。手をつき手関節に痛みがあれば、rFDが存在する。手を牽引しこれを快と感じる場合、uFDが存在する。

この分類により、正しい治療法に迅速にたどりつける。患者にとって重要なことは、手関節の機能や可動性の速やかな回復である。そのためには、いかなる固定も禁忌である。

❋ 症例E
手首捻挫後の痛みと運動制限（52歳男性）
既往歴：3カ月前に手首を捻挫し、右の手関節と前腕に症状が表れ、悪化し続けている。患者はパン職人であり、工房で作業中に手を掌屈位で打ちつけた。当初は重度の痛みがあった。X線検査で骨折は認められず、医師からシーネ固定を処方され、手首を固定した状態で仕事を続けた。数週間後、痛みがさらに悪化し、特に手の背屈で強い痛みが生じるようになった。夜間の痛みがひどく、手の置きどころがない状態となった。日中の活動時は痛みに耐えることができた。医師はMRI所見に基づき変形性関節症と診断し、手術を勧めた。
▼

1回目の治療
診察：手の背屈が大幅に制限され、前腕の回内と回外に痛みが伴う。手をつく、タオルをしぼる、物をつかむなどにより、痛みが誘発される。物をつかむ動作で筋力低下が認められる。

ボディランゲージ：手関節上の複数の点（痛みのある点）を指し示し、前腕から手関節にかけて複数の線を引く。また、前腕の遠位部を握りながら前腕を回内および回外する。

目標：包帯を外して仕事をする。手の全ての運動で痛みが生じない

治療：
- PWCD：コンテニアム・テクニックを2回おこなった（再検査で、背屈が自由になり、ほぼ痛みを伴わず手をつくことが可能となった）
- 前腕から指まで走行する複数のトリガーバンド：トリガーバンド・テクニック（再検査で、タオルをしぼる動作で痛みが軽減した）
- シリンダーディストーション：前腕と手関節でブレンネッスル・テクニック（＝indian burn）（再検査で、患者は手の全ての運動がより自由になったと感じた）

治療後、筆者は患者に包帯を外して仕事をすることを勧めた。

2回目の治療（1週間後）
2回目の治療に訪れた患者は、喜んだ様子で、症状が完全になくなったと報告した。このため、さらなる治療は不要となった。しばらく期間をおいて電話をする約束をし、4週間後に電話をすると、患者はその後も運動制限はないと報告した。

FDMによる考察：外傷により、急性の手関節のコンテニアムディストーションが発生した。シーネで固定したため、組織は良好に修復せず、トリガーバンドが発生した。ただし、患者は仕事を続けていたので、癒着は形成されなかった。しかし、包帯をしていたため、シリンダーディストーションが発生し、安静時や夜間の重度の痛みが生じる原因となった。治療により筋膜ディストーションが矯正され、組織は正しい仕方で再形成されたため、治療は1回で終了した。疑問として残ったのは、医師が何のために手術を勧めたのかということである。

15.5 手と指

手の症状は、日常生活やスポーツで過大な負荷や力が手に加わることにより生じる。

手の症状を有する場合、診察で、手と指の全ての運動を行い、左右を比較する。痛みの誘発検査として、重りを持ち上げる、タオルをしぼる動作などを行う。これにより、患者は痛みの場所を正確に指し示し、症状を明瞭に説明できるようになる。

手と指の症状を有する場合のボディランゲージと診断（既往歴、診察、ディストーション、治療）は、▶表15.5の通りである。

▶**表15.5** 手と指の症状のボディランゲージと診断

ボディランゲージ	既往歴	診察	ディストーション	治療
線				
母指で手根に深く短く線を引く	指や手の屈曲による引っ張られるような痛み	指の開閉（内転や外転）で痛みを伴う、物を持つ力や握力の低下	手掌のトリガーバンド	トリガーバンド・テクニック
指で患指に線を引く	指の屈曲や伸展による引っ張られるような痛み	指の曲げ伸ばし（屈曲や伸展）で痛みを伴う、左右比較で握力の低下	母指やその他の指のトリガーバンド	トリガーバンド・テクニック

▶表 15.5　手と指の症状のボディランゲージと診断（続き）

ボディランゲージ	既往歴	診察	ディストーション	治療
点				
母指で手掌を押し，痛みのある点を指す	手掌の骨上の点に痛み	手の位置に応じて痛みが生じる	コンテニアム・ディストーション	コンテニアム・テクニック
指で患指の関節上の点を指す	患指の関節上の点に痛みがあり，荷重時に強まる	物を握ると痛みが生じる，握力の低下	コンテニアム・ディストーション	コンテニアム・テクニック
面				
手で患側の手を握って動かす	手の深部に痛み	手を拳状に握ると痛みが生じる，あるいは指を伸ばすと痛みが生じる	中手骨のFD	圧縮スラストまたは牽引スラスト
手で患指の関節を握る	関節に痛み，不安定感	荷重時に痛みが強まる，牽引を快と感じる	母指やその他の指のuFD	牽引，牽引スラスト，スリングショット・テクニック
手で患指の関節を握る，患指の関節を横切って線を引く	関節に痛み，不安定感	荷重時に痛みが強まる，圧縮を快と感じる	母指やその他の指のrFD	圧縮，圧縮スラスト
手で患側の手をもむ・こする	手にチクチクする感覚やずきずきする感覚	運動制限はほぼない，圧痛はない	シリンダー・ディストーション	両母指テクニック
患指を拭く	指にひりひりする感覚やしびれ	運動制限はほぼない，圧痛はない	シリンダー・ディストーション	スクイージー・テクニック，プレンネッスル・テクニック（＝インディアン・バーン）
その他				
自分で患指のモビリゼーションを試みる	指の硬直感	他動運動でも運動制限がある	テクトニック・フィクセーション	スロー・テクニック・ポンプ，スリングショット・テクニック，横方向のスラスト

15.5.1　トリガーバンド

　手や指のトリガーバンドにより、手掌や指に引っ張られるような痛みが生じる。指には複数のトリガーバンドが発生しうる。それぞれの指に、少なくとも4種類のトリガーバンド、すなわち指の橈側と尺側、指の背側と掌側にトリガーバンドが発生しうる。治療成果を得るには、患者とのコミュニケーションにより、トリガーバンドの正確な経路を把握し、これを治療することが重要である。

　トリガーバンドはトリガーバンド・テクニックにより治療する。手掌のトリガーバンドの治療はしばしば強い力を要する。

母指背側のトリガーバンドの治療

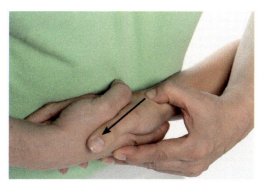

▶図15.40　母指のTB

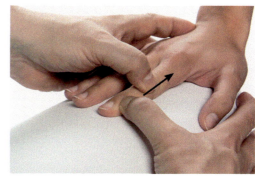

▶図15.42　指のTBの反復テクニック。他方の母指も同じ開始点に置く。両母指で並行にTBを押していく

患者の開始肢位：座位

治療家は、一方の手で、患者の患側の手を握る。その際、患者の母指が自分の母指と示指の間の橈骨小窩に来るようにする。他方の手の母指で、患者の手関節（の遠位部）から開始し（▶図15.40）、母指の指先までトリガーバンドを押していく。

指のトリガーバンドの治療：反復テクニック

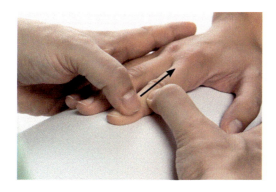

▶図15.41　指のTBの反復テクニック。患指の遠位部から開始する

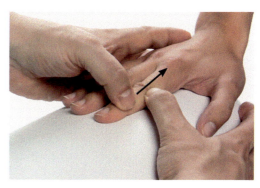

▶図15.43　指のTBの反復テクニック。両母指で交互にTBを押しながら近位へ進む。両母指でゆっくり強く押す

反復テクニックは、トリガーバンド・テクニックをやさしく行うための別法であり（筆者のオリジナルな手法）、手の指や足趾のトリガーバンドの治療で行う。ティパルドスによれば、手の指や足趾のトリガーバンドはきわめて小さく、その大きさや形状は塩粒ほどである。

反復テクニックでは、まず一方の母指を患者の指先に置き、トリガーバンドを近位へ2cmほど押し動かす（▶図15.41）。次に、他方の母指を同じ開始点に置き、（トリガーバンドの）同じ線を再び押していく（▶図15.42）。さらに、母指を交替させ、母指を置く位置を（やや近位に）更新する（▶図15.43）。このように両母指で交互に押す過程を数回行う。少しずつ進みトリガーバンドの経路全体を押し、捻れを最後（トリガーバンドの停止部＝手）まで完全に解消する。

15.5.2 コンテニアムディストーション

患者は、刺すような点の痛みがあるとして、手掌や指関節の骨上の点を指し示す。しばしば複数のコンテニアムディストーションが小さい場所に存在する。

コンテニアムディストーションはコンテニアム・テクニックにより治療する。すなわち、組織のリリースが生じるまで、痛みのある点を押す。

15.5.3 フォールディングディストーション

FDが存在すると、手や関節に痛みが表れる。痛みは牽引または圧縮のいずれかにより生じる。FDの治療はこれら（牽引または圧縮）を通じて行う。

中手骨のフォールディングディストーション

患者のボディランゲージと説明だけでは、FDのタイプ（uFD, rFD）を正確に判別できないため、様々なベクトルの力を中手骨間の筋膜に加えてみる。最も効果的なのは、中手骨に対し斜め方向のベクトルである。

患者の開始肢位：座位

治療家は、両手で橈側および尺側から患者の手をつかむ。その際、両母指球を手背に置き、その他の指を手掌に置く。患者の手を外側に傾けることにより、患者の手の中手骨が互いに離れ、これにより（中手骨間が）牽引される（▶図15.44）。その後、中手骨を互いに寄せ、これにより（中手骨間を）圧縮する。以上の手順を全ての中手骨に対して行う。

さらに、患者の手を裏返し、再び両手で橈側および尺側から患者の手をつかむ。その際、両母指球を手掌に置き、その他の指を手背に置く（▶図15.45）。それから、橈側の中手骨と尺側の中手骨に交互にスラストを数回加え、これにより2つの中手骨を引き離す。これにより（中手骨間を）アンフォールディングする。最後に、圧縮スラストを手関節の方向に加える。以上の手順を全ての中手骨に対して行う。

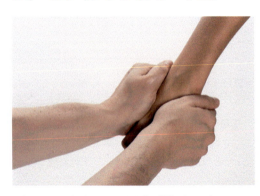

▶図15.44　中手骨のFD。両手で背側からつかむ

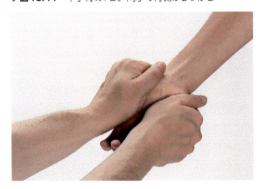

▶図15.45　中手骨のFD。両手で掌側からつかむ

患者が手の深部の痛みを訴え自分で手を握る場合、おそらく中手骨のFDが存在する。

指のアンフォールディング

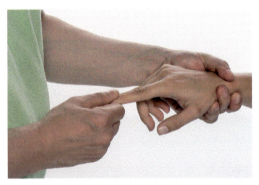

▶図15.46　指のuFD。牽引

15.5 手と指

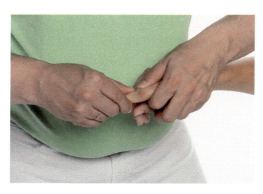

▶図15.47　指のuFD。橈側に牽引する

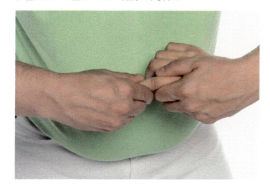

▶図15.48　指のuFD。尺側に牽引する

患者の開始肢位：座位

　治療家は、患者の指の関節（uFDを有する関節）の近位をつかみ、スリングショット・テクニックと同じように加速して動かし、指を牽引する（▶図15.46）。その際、矯正音がはっきりと聞こえる。

　また、このアンフォールディングを橈側または尺側の方向に行う（▶図15.47，▶図15.48）。橈側または尺側の方向の力が指に作用し、uFDが発生することがあるからである。

母指手根中手関節のアンフォールディング

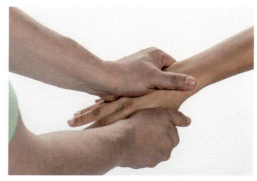

▶図15.49　母指のuFD。外側・掌側に牽引する

　母指手根中手関節のアンフォールディングでは、牽引スラストを斜めの方向すなわち外側・掌側の方向に加える必要がある。

患者の開始肢位：座位

　治療家は、（患側と）同側の手掌で患者の母指を握り、母指球を患者の母指手根中手関節よりやや遠位に置く。他方の手で患者の患側の手を動かぬように固定する（▶図15.49）。患者の母指を握っている手をスリングショット・テクニックと同じように加速して動かし、回内位かつ尺屈位にし、スラストを加える。その際、矯正音がはっきりと聞こえる。

指のリフォールディング

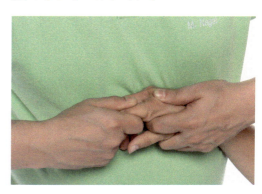

▶図15.50　指のrFD。様々な方向に圧縮する

　母指やその他の指のリフォールディングでは指の関節を圧縮する。その際、指の関節を様々な方向（回旋方向、橈側、尺側）に圧縮する（▶図15.50）。多くの場合、小さいクリック音が何度か聞こえる。

15.5.4 シリンダーディストーション

患者は、母指やその他の指に異常感覚を有し、しばしば指を自分で引っ張る。その動作は、手袋を外そうとしているかのように見える。患者が異常感覚を訴えこのようなボディランゲージを行う場合、シリンダーディストーションが存在すると考えられる。

スクイージー・テクニックとブレンネッスル・テクニック

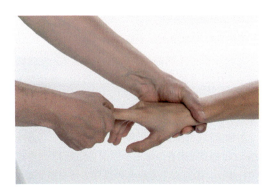

▶図15.51　指のCyD。スクイージー・テクニック。指の面を引っ張る

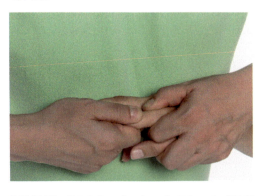

▶図15.52　指のCyD。ブレンネッスル・テクニック。指を牽引し捻る

指のシリンダーディストーションの治療には、スクイージー・テクニック（▶図15.51）とブレンネッスル・テクニック（＝indian burn）（▶図15.52）が適している。これらにより十分な効果が得られない場合、別法としてCCV（圧縮シリンダー・バリアント）がある。

患者が自分で行う治療として、マッサージリングを使用してもよい。

15.5.5 テクトニックフィクセーション

指の硬直性は、固定後に生じることが多い。指の硬直性（テクトニックフィクセーション）の治療には、スロー・テクトニック・ポンプとスラスト・モビリゼーションが適している。

テクトニック・ポンプ

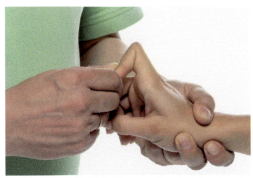

▶図15.53　指のTFのポンプ・テクニック。指を圧縮する

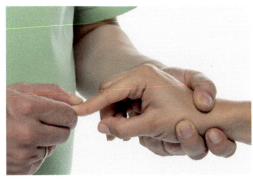

▶図15.54　指のTFのポンプ・テクニック。指を牽引する

治療家は、患者の指の末節骨をつかみ、指を圧縮し、その状態のまま描円運動で全方向に動かす（▶図15.53, ▶図15.54）。これにより、指の末節骨より近位の全ての関節がモビリゼーションされる。

スラスト・モビリゼーション

スラスト・モビリゼーションでは、指の関節を全方向にモビリゼーションするとともに短いスラストを加える。これにより指の関節の関節面を互いに解放される。

15.5.6 医学的診断

骨折と捻挫

指の捻挫や骨折で表れるあらゆる症状の根底には、筋膜ディストーションが存在する。多くの場合、トリガーバンド、コンテニアムディストーション、FD、シリンダーディストーションなどを併発すると考えらえる。患者にとって重要なことは、できるだけ速やかに指の運動を回復し、痛みを軽減し、再び指を使えるようになることである。治療はかなりの痛みを伴う瞬間もあるが、患者は直ちに機能の改善を感じ取る。

腱鞘炎

正統医学では、母指の腱の痛みは腱鞘炎と診断されることが多い。FDMから見ると、痛みのある腱には複数のトリガーバンドが存在し、これにより引っ張られるような痛みが生じる。痛みが累積反復性外傷（15.2.6章）により生じる場合、筋膜の組織の再構成と修復をはかるため、集中的な治療を数回にわたり行う治療計画を立てる必要がある。

母指手根中手関節症

FDMでは、母指の関節症（母指手根中手関節症）や指の関節摩耗などの診断は役に立たない。患者が症状を有する場合、筋膜ディストーションの存在こそが重要であり、これを徒手で治療する。その際、X線所見も重要な役割を有さない。

ティパルドスは、指に痛みがあれば、（指を走行する）トリガーバンド、コンテニアムディストーション、FD（uFDやrFD）の治療を行うことを勧めている。これにより、指の機能が大幅に改善し、痛みが軽減し、患者の生活の質は向上する。

ばね指

ばね指は、どの指にも発生しうる現象であり、指の自動的な曲げ伸ばしが制限される。正統医学では、ばね指は、指の屈筋の腱の肥厚により生じると説明される。肥厚した腱が腱鞘の中で動けなくなり、このような状態になった指を動かすため、患者は他方の手で他動的に指を動かす。

FDMから見ると、このような腱の変化はトリガーバンドとFDにより生じる。そして、これらの筋膜ディストーションを集中的に治療する。多くの場合、数回の治療により、指の機能は大幅に改善する。

✳ 症例F
両手のばね指（27歳女性）

既往歴： ばね指を有する事務職の女性。ばね指は両手の母指以外の全ての指に発生している。10年前に両示指で最初に発生し、他の指にも広がった。様々な症状があり、痙攣の症状が表れる時もあれば、指が屈曲位で動かなくなり他方の手で他動的に戻さなければならない時もある。指の曲げ伸ばしの度に、典型的な音（クラッキング）が聞こえる。また、指の力が低下し、コーヒーの入ったマグカップを指で持っていられない。このような状態であるため、パソコンによる事務作業にも制限が生じている。リウマチ疾患や手根管症候群の検査では、結果は陰性だった。整形外科医から、全ての指の手術を勧められ、まず左環指の手術を受けたが、大きな改善はなかった。

1回目の治療

診察： 指の曲げ伸ばしで、ばね現象の音がはっきり聞こえた。何度か環指と示指が動かない状態になった。物をつかむ力が低下していた。痛みがわずかに誘発された。

ボディランゲージ： 患者は指の背側に線を引いた。痙攣の症状について尋ねると、指を握りもむ動作をした。

目標： 痙攣の症状を減らす。物をつかむ力を強くする。長期的には手術を回避する。

治療：
- トリガーバンド：両手の全ての指の背側と掌側で集中的な治療をおこなった。
- シリンダーディストーション：ブレンネッスル・テクニックを前腕と手関節で行い、両母指テクニックを手掌腱膜で行い、スクイージー・テクニックを全ての指でおこなった。

▼

- 再検査で患者は「治療がなされた」ように感じたが、変化はほとんど生じなかった。

2回目の治療（10日後）
1回目の治療後、軽度の筋の硬直が生じた。それ以外の変化はほとんどなかった。
治療：
- 1回目と同じ治療をおこなった。
- 追加の治療として、全ての指でリフォールディングとアンフォールディングをおこなった。

3回目の治療（さらに10日後）
患者は大きな変化があったと報告した。痙攣の症状がなくなり、物をつかむ力が強まり、ばね現象がなくなったとのことだった。
2回目と同じ内容および強度の治療をおこない、それ以降の治療は、患者が必要な時に連絡して行うことにした。また、筋膜の滑動性を保つため、手と指をよく動かすことを勧めた。
仮説： ばね現象の原因となった指の組織の変化がなぜ生じたのかは不明である。このため、治療成果を維持するには、期間をおいて治療を繰り返し行うことが有効と考えられる。

その後の経過： 1年以上経ってから、患者から、指を打撲し、痛みがあると連絡があった。この時点でも、ばね指の症状は再発していなかった。
2年後、患者は再び受診した。通常以上の大量の手書きの作業をおこなった後、右手に急性症状が生じたためだった。ばね指による症状は、3年以上が経過しても再発していなかった。

デュピュイトラン病

デュピュイトラン病は、手掌腱膜の組織の短縮という病変が進行して発症する。病変が生じる原因は不明である。デュピュイトラン病で見られる組織の異常増殖（線維腫の形成）は、身体の他の部位でも見られる（足で見られるのがレダーホーゼ病である。18.5.6章を参照）。

FDMから見ると、ここで中心的役割を果たしているのは、癒着を伴うトリガーバンドである。これらを少しでも解消するため、トリガーバンド・テクニックを集中的に行う。これにより、一時的に手や指の機能が改善する。定期的に治療を行うことで、病変の進行を遅らせることができ、うまくいけば進行を止めることもできると考えられる。

トリガーバンド母指

ティパルドスは、「トリガーバンド母指」（Trigger-band Thumb）という現象について特筆している[114] p.286。これは、日々の診療でトリガーバンドを治療しているFDMの治療家の母指に発生するrFDである。休暇などで母指を休めた時に初めて気づくことが多い。診療を再開すると、この母指のrFDは自然に修復される。

16 体幹

体幹には様々な領域があり、それぞれの領域で様々な症状が生じる（例えば背部では背部痛、腹部では腹痛）。また、症状には、事故により生じる症状もあれば、夜通し続く症状もある。FDMでは、患者の感覚（患者が行うボディランゲージや愁訴）に基づいて診断を行う。FDMの視点に立つと多面的な問題を理解し、治療の道を提示することができる。

16.1 中背部と胸郭

胸郭（胸椎、肋骨、胸骨から成る）は、生命を維持する重要な臓器（肺や心臓）を外力から保護している。外力を受けとめる胸郭では、外傷（スポーツ事故、交通事故など）や、日常生活の（過剰な負荷を伴う）運動により、様々な症状が生じる。

胸郭の症状を有する場合、診察で、体幹のあらゆる運動（屈曲・伸展、回旋、側屈）を調べる。上位肋骨の症状を有する場合、肩の内旋と外旋も調べる。さらに、様々な運動を組み合わせて行い、痛みが誘発されるかを調べる。患者から与えられる情報に基づき、咳や深呼吸を行う場合もある。

中背部や胸郭の症状を有する場合のボディランゲージと診断（既往歴、診察、ディストーション、治療）は、▶表16.1の通りである。

▶表16.1 中背部や胸郭の症状のボディランゲージと診断

ボディランゲージ	既往歴	診察	ディストーション	治療
線				
胸椎の傍脊柱に線を引く	脊柱に沿って引っ張られるような痛み	体幹の屈曲,伸展,回旋などで痛みが生じる	脊柱周囲のトリガーバンド	トリガーバンド・テクニック
肋骨に沿って線を引く	肋骨に沿って引っ張られるような痛み	体幹の回旋や側屈で痛みが生じる,呼吸や咳で痛みが生じる	肋骨のトリガーバンド	トリガーバンド・テクニック
胸骨に沿って線を引く	胸骨の領域に引っ張られるような痛み	肩の内旋や外旋で痛みが生じる	胸骨のトリガーバンド	トリガーバンド・テクニック
脊柱を横切って線を引く	不安定感	運動制限はほぼない,体幹の屈曲を不快と感じ,圧縮を快と感じる	胸椎のrFD	圧縮（肩車のテクニック）,圧縮スラスト

16 体幹

▶表16.1　中背部や胸郭の症状のボディランゲージと診断（続き）

ボディランゲージ	既往歴	診察	ディストーション	治療
点				
母指で第12肋骨の下方を強く押す	指で示された部分に鈍い痛み	腹圧の上昇により痛みが強まる，体幹の回旋や側屈により痛みが強まる	側腹部のHTP（16.2.2章）	HTPテクニック（16.2.2章）
指で椎骨上の点を指す	指で示された椎骨上の点に痛み	体幹の位置（側屈や回旋）に応じて痛みが生じる	コンテニアム・ディストーション	コンテニアム・テクニック，スラスト・テクニック
指で肋骨上の点を指す	指で示された肋骨上の点に痛み	体幹の位置に応じて痛みが生じる，呼吸や咳で痛みが生じる	コンテニアム・ディストーション	コンテニアム・テクニック
面				
手を拳状または広げて胸椎に置く	荷重時に痛みが表れる，不安定感	運動制限はほぼない，体幹の伸展を不快と感じ，牽引を快と感じる	胸椎のuFD	ハレルヤ・テクニック，ウォール・テクニック，チェア・テクニック，インバージョンセラピー
手を拳状または広げて胸椎に置く	免荷時（夜間）に痛みが表れる，不安定感	運動制限はほぼない，体幹の屈曲を不快と感じ，圧縮を快と感じる	胸椎のrFD	圧縮（肩車のテクニック），圧縮スラスト
手を項部に置き，項部を押すことで上位肋骨を押す	項部の側屈で痛みが表れる，上位肋骨の上縁に圧迫感	頭部を対側に側屈すると痛みが表れる	第1肋骨のrFD	第1肋骨のリフォールディング（スイマーポジション）
手を広げて肋骨に置く	荷重時に胸郭に痛みが表れる	運動制限はほぼない，体幹を患側に側屈すると痛みが生じる	肋骨のuFD	肋骨のリフト，スター・アンフォールディング
手を広げて肋骨に置く	荷重時に胸郭に痛みが表れる	運動制限はほぼない，体幹を健側に側屈すると痛みが生じる	肋骨のrFD	肋骨の圧縮，スター・リフォールディング
胸郭の領域をもむ・拭く	異常感覚や痙攣，時に重度の痛み	運動制限が全くない場合と，重度の運動制限がある場合がある	シリンダー・ディストーション	スクイージー・テクニック，ピンチ・テクニック，カッピング，コーム・テクニック
その他				
自分で胸椎のモビリゼーションを試みる	背部に硬直性があり，これをこじ開けなければならないと感じる	痛みを伴わない運動制限	テクトニックフィクセーション	横方向のスラスト・テクニック，両豆状骨テクニック，ドッグ・テクニック

16.1.1 トリガーバンド

患者はしばしば、運動制限を伴う引っ張られるような痛みを訴える。中背部や胸郭でよく見られるトリガーバンドは次の5つである。

- スター・トリガーバンド（14.1.1章）
- 肩—上肢の後部のトリガーバンド（14.2.1章）
- 脊柱周囲のトリガーバンド
- 肋骨のトリガーバンド
- 胸骨のトリガーバンド

スター・トリガーバンドと肩—上肢の後部のトリガーバンドは、その症状が（肩や上肢を越えて）中背部にまで及ぶことがある。5つのトリガーバンドはいずれもトリガーバンド・テクニックにより治療する。

脊柱周囲のトリガーバンド

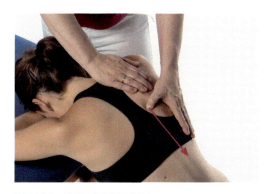

▶図16.1　胸部の脊柱周囲のTB

脊柱周囲のトリガーバンド（paravertebral trigger-band）は短いトリガーバンドであり、胸椎と平行に走行する。頸胸椎移行部で起始し、下位胸椎で停止する。

患者の開始肢位： 治療台を正面にして膝をついて座り、治療台の上で両上肢を組み、前額部を両前腕に置く。

治療家は、患者の側方に立ち、母指を患者の脊柱の側方に置き、トリガーバンドを尾側に押していく（▶図16.1）。複数のトリガーバンドが平行に走行することもある。母指で押す方向を変更してもよい（頭側に押していく）。

肋骨のトリガーバンド

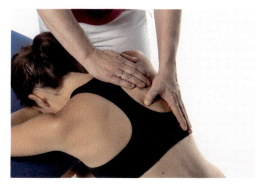

▶図16.2　肋骨のTB

肋骨のトリガーバンドは、外傷（打撲など）を引き金として生じることが多い。肋骨のトリガーバンドは胸郭上を斜めに走行し、胸骨で停止するとされるが、腹側に向かう途中で停止することも多い。胸郭上には至る所にクロスバンドが存在し、バンド状の筋膜の捻れを阻止しているとされるからである。また、肋骨のトリガーバンドは、肋骨と平行に走行したり、肋間を走行するものもある。

患者の開始肢位： 治療台を正面にして膝をついて座り、治療台の上で両上肢を組み、前額部を両前腕に置く（または座位で患側の手を対側の肩に置く）。

治療家は、患者の後方に立ち、母指を脊柱の側方に置き、トリガーバンドを尾側・外側に押していく（▶図16.2）。患者にはトリガーバンドの経路が事前に分かっている。トリガーバンドは胸郭の側方部を走行し、（途中で停止せず）胸骨まで走行することもある。複数のトリガーバンドが平行に走行することが多いため、これらも治療する必要がある。

胸骨のトリガーバンド

胸骨のトリガーバンドは短いトリガーバンドであり、頻度はやや低い。また、痛みはそれほど強くないことが多い。

患者の開始肢位： 座位。背もたれのあるイスに座る（図は省略した）

治療家は、母指を胸骨より尾側に置き、トリガーバンドを頭側に向かって胸鎖関節まで押していく。胸骨のトリガーバンドも、しばしば複数のトリガーバンドが

平行に走行しており、これらを治療する必要がある。

16.1.2　HTP

解剖学的に見て、胸郭や中背部でHTP（組織の突出）が発生する可能性はない。とはいえ、胸郭や中背部の症状に関与するHTPは2つある。鎖骨上ヘルニアトリガーポイント（SCHTP。14.1.2章）と、側腹部のヘルニアトリガーポイント（16.2.2章）である。これらはいずれも中背部の症状を生じさせることがある。その場合、これらのHTPの治療が必要である。

16.1.3　コンテニアムディストーション

コンテニアムディストーション（CD）は、胸郭や中背部のあらゆる椎骨や肋骨で発生しうる。患者は、特定の姿勢になると、刺すような点の痛みを感じる。イスにもたれるだけで、痛みが生じることもある。ティパルドスによれば、胸郭や中背部で発生するCDの多くはインバーテッド・コンテニアムディストーション（iCD）である。コンテニアム・テクニックにより治療し、時にスラストを加える治療も行う。

椎骨のコンテニアム・テクニック

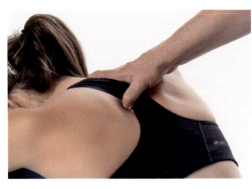

▶図16.3　胸椎のCD

患者の開始肢位： 座位

痛みのある点を特定するため、患者は上体を少し前方に曲げる。椎骨のCDの触診には、この姿勢が適している（▶図16.3）。治療では、患者は再び上体を真直ぐに立てる。必要であれば、さらに（脊柱を）伸展位にする。その上で、痛みが最も強い点（治療効果が最も高い点）を押す。組織のリリースが生じるまで押し続ける。

肋骨のコンテニアム・テクニック

患者の開始肢位： 座位（図は省略した）

肋骨のCDの触診と治療を行う際、患者の上肢帯（shoulder girdle）を患側から離れる方向に回旋するとよい。これにより、痛みのある点を特定しやすくなり、この点を押して治療するのも容易になる。さらに（脊柱を）側屈すると、力のベクトルを最適なものに調整することができる。その際、痛みのある点から離れる方向に側屈した方がよい場合と、痛みのある点に向かう方向に側屈した方がよい場合がある。痛みのある点を押す際は、組織のリリースが生じるまでこの点を押し続ける。

椎骨のコンテニアムディストーション：スラスト・テクニック

椎骨のインバーテッド・コンテニアムディストーション（iCD）の治療では、移行部の構成が中立状態に戻るのを促すため、スラスト・テクニックを行うこともある。ティパルドスも、この方法で体幹の刺すような点の痛みを治療したとされる[114] p.35。

椎骨のCDの治療に適しているのは、回旋や並進を介してスラストを加えるテクニックであり、次の2つがある。

- ドッグ・テクニック（16.1.6章）
- チェア・テクニック（16.1.6章）

スラスト・テクニックを行う際に重要なことは、（椎骨の周囲の）組織を事前に緊張させることと、痛みが生じないようにすることである。この条件を守れる場合にのみ、スラストを加える。

16.1.4　フォールディングディストーション

FDは、受傷機転に応じて、治療の仕方を変更する。また、背部（中背部）と胸部（肋骨）では治療の仕方は異なる。

中背部のuFDでは、患者は背部痛を訴える。この背部痛は、荷重時や1日の時間の経過とともに痛みが強まる。基本的に牽引による治療を行うが、いくつか別法もある。他方、中背部のrFDでは、荷

重時に痛みが軽減する。圧縮による治療を行い、治療家は自分の身体に作用する重力を活用するとよい。

　肋骨のuFDでは、患者は胸郭の痛みを訴え、圧縮すると不快に感じる。肋骨のuFDの治療では、肋間膜のアンフォールディングを行う。他方、肋骨のrFDでは、患者は胸郭の痛みを訴え、牽引すると不快に感じる。患者は自分で肋骨の圧縮を試みる。肋骨のrFDの治療では、肋間膜のリフォールディングを行う。

補記
ティパルドスは、スター・トリガーバンドが走行する領域で生じる肋骨間のFDを「スター・フォールディングディストーション」と呼んだ[114]p.284。

中背部のアンフォールディング：ハレルヤ・テクニック

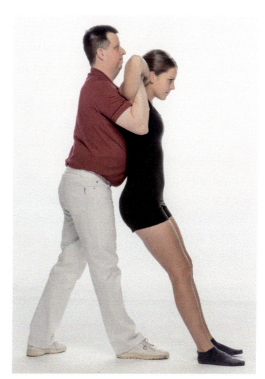

▶図16.5　中背部のuFDのハレルヤ・テクニック。身体に作用する重力を通じたアンフォールディング

　ハレルヤ・テクニックは、特に中背部の上部に発生するuFDの治療に適している。このテクニックでは、治療家は、患者の身体に作用する重力を利用してアンフォールディングを行う。

患者の開始肢位：立位。項部の後方で両手を組む。

　治療家は、患者の後方で、片脚を踏み出して立つ。両上肢で腹側から患者の両上肢を挟み、両手を患者の項部の位置で組む。また両上腕で患者の左右の体側を固定する（▶図16.4）。その上で、患者に後方に倒れかかるよう指示する。その際、患者の背部が伸展位にならないよう注意する。患者が倒れかかると、治療家は重心を後方の下肢に移し、同時に両上肢を通じて患者（の体幹）を頭側に引き上げたまま固定する（▶図16.5）。患者の体重（重力）を通じて、牽引スラストが生じる。その際、矯正音がはっきりと聞こえる。

　ハレルヤ・テクニックを行う際は次の点に注意する。
- 牽引スラストが生じる前や生じる瞬間は、患者の頭部を屈曲してはならない。そのためには、両上腕で患者の体側をしっかり固定する。

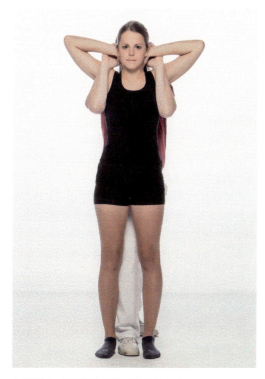

▶図16.4　中背部のuFDのハレルヤ・テクニック

- 治療家は、両手を患者の項部の位置で組む代わりに、両手を患者の両前腕に置いてもよい。治療家の上肢が短いため両手を組めない場合、この代替法を用いる。
- ハレルヤ・テクニックを行うには、患者の体格が治療家のそれよりも小さいことが望ましい。そうでない場合、患者は開脚して立つ、あるいは治療家が少しかがむなどして、体格上の難点を補う。
- ハレルヤ・テクニックは、患者を座位にして行うこともできる。この場合、患者の体重(重力)を利用できないため、治療家はかなりの力を用いて患者を頭側に引き上げ、アンフォールディングを行わなければならない。

中背部のアンフォールディング：ウォール・テクニック

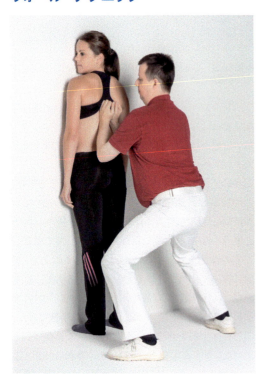

▶図16.6　中背部のuFDのウォール・テクニック。両手の豆状骨を置く

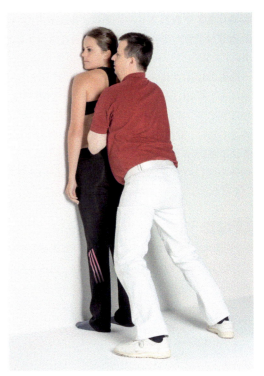

▶図16.7　中背部のuFDのウォール・テクニック。組織を事前に緊張させ、スラストを頭側に加える

　ウォール・テクニックは、特に中背部の下部に発生するuFDの治療に適している。

患者の開始肢位：立位。壁に向かって立つ。

　治療家は、患者の後方で少し離れて立つ。その際、膝を曲げ腰を落とす。患者は両足先を壁につける。治療家は、これ以降の手順で、いずれかの手を患者の背部に置くようにする（患者が後方に倒れないようにするため）。患者は、両上肢をU字位にし、両手掌を壁につけ、頭部を不快と感じる方向に回旋する。あるいは代替法として患者は両上肢を中間位にして下垂する(▶図16.6)。

　治療家は、両手をゆるく拳状に握り、両手の豆状骨を、患者の中背部の下部で脊柱の側方に置く。さらに、両上肢を完全に屈曲し、両手を脊柱の両側方で頭側に動かす。その際、自分の胸骨を患者の中背部にあて、（自分の体幹を直立させながら）両手を頭側に動かす。これにより、脊柱周囲の筋膜（の組織）を事前に最大に緊張させる(▶図16.7)。両手を動かす際の力のベクトルは、頭側・やや腹側で

ある。可動域の最後で、治療家は、自分の体幹を介して、スラストを頭側に1回加える。その際、矯正音がはっきりと聞こえる。

ウォール・テクニックを行う際は次の点に注意する。
- 壁に固めのパッドを置いたり、タオルを置いてもよい。
- スラストは頭側に加えるのであり、腹側に加えるのではない。
- 複数の場所のuFDを治療するため、場所（脊柱の高さ）を変更して同じ手順を行う。

中背部のアンフォールディング：チェア・テクニック

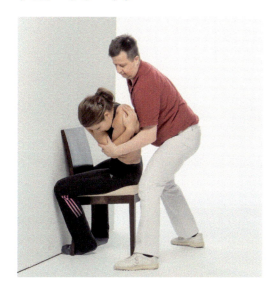

▶図16.8　中背部の右側部のuFDのチェア・テクニック

チェア・テクニックは、典型的なティパルドス法の一つであり、開始肢位は常に同じである。手の位置や力のベクトルを変更すれば、様々な種類の筋膜ディストーションの治療に用いることができる（例えばテクトニックフィクセーション。16.1.6章）。

中背部のアンフォールディングは、回旋と牽引を組み合わせて行う。チェア・テクニックはこれに適している。以下、中背部の**右側部のアンフォールディング**の手順について述べる。

患者の開始肢位：座位。イスを前後逆向きにし、壁に向かって座る。

患者は、両足をイスの後脚につけて固定する（治療家はこれを確認する）。また両膝を壁につける。さらに、両上肢を（交差して）組み、両手を両肩に置いて固定する。その際、右上肢が上側になるようにする。

治療家は患者の後方に立つ。左上肢を（患者の右肩に向かって）回し、左前腕で患者を抱え、患者の体幹を屈曲・側屈・左回旋する（▶図16.8）。右手を患者の脊柱周囲の右側の胸郭に置き、手全体と指を頭側に向ける。この右手で、脊柱周囲の右側部分を頭側に牽引し、この部分の組織を事前に緊張させる。可動域の最後に、両手を一緒に動かし、牽引スラストを加える。その際、矯正音がはっきりと聞こえる。

このテクニックで重要なことは、組織を事前に緊張させることと、スラストを加える速さである。これらが治療効果を左右する。

必要であれば、中背部の両側でアンフォールディングを行う。

中背部のアンフォールディング：インバージョンセラピー

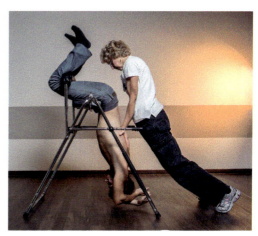

▶図16.9　中背部のuFD。インバージョンの肢位でスラストを頭側に加える

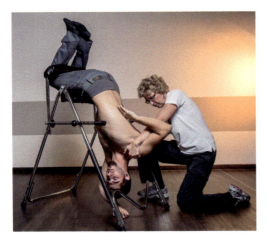

▶図16.10　中背部のuFD。インバージョンの肢位で体幹を回旋する

　中背部のアンフォールディングは、インバージョンの肢位で行うことも可能である。これは、身体の上下が逆さになる肢位（頭部が下方の位置になる）である。この肢位により、体幹に作用する重力を利用して牽引を行う。これに適した器具はInvertrac®である。器具を用いる利点は、患者が自己治療（モビリゼーション）を行えることにある。治療家が行う場合、スラストを頭側に加え、これにより重力による牽引を強化する（▶図16.9）。あるいは患者の体幹を回旋する（▶図16.10）。

中背部のリフォールディング：圧縮

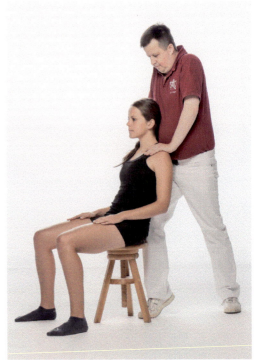

▶図16.11　胸椎のrFD。両上肢による圧縮（座位）

患者の開始肢位：座位

　治療家は、患者の後方に立ち、両手掌を患者の両肩に置く。患者は上体を直立させ、治療家に少し寄りかかる。それから、治療家は、両上肢を伸ばすことで患者の体幹を圧縮し、自分の体重を使って患者の中背部を圧縮する（▶図16.11）。さらに、この姿勢のまま、圧縮スラストを加える。

　その後、患者の肢位を変更して、圧縮を加える。すなわち、患者の体幹を様々な方向に回旋したり側屈して圧縮を加える。圧縮を加えると、クリック音が聞こえる。

中背部のリフォールディング：肩車のテクニック

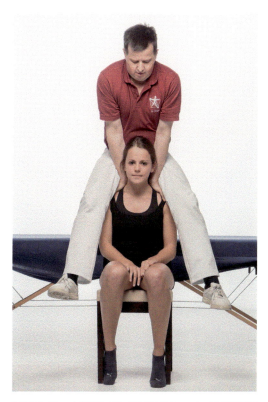

▶図16.12 中背部のrFDの肩車のテクニック。患者の両肩に両手を置き、その上に座る

中背部のリフォールディングは、肩車のテクニックにより強化できる。肩車のテクニックでは、治療家が全体重を患者の肩にかけて圧縮を行う（▶図16.12）。これにより圧縮力がかなり高まるため、スラストを加える必要はない。スラストを加える代わりに、治療家は患者に自動運動を行うよう指示してもよい。このような肢位で治療を行うことには違和感があるかもしれないが、治療効果は高い。ただし、当然ながら、肩車のテクニックはどの患者にも適しているわけではない。

この方法も、マジョリー・カーステンがFDMに導入した治療法である。

肋骨のスター・アンフォールディング（腹臥位）

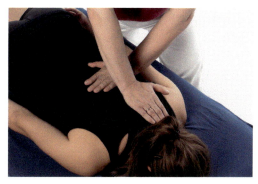

▶図16.13 肋骨のuFDのスター・アンフォールディング。スラストを頭側に加える

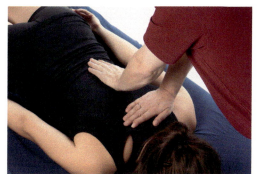

▶図16.14 肋骨のuFDのスター・アンフォールディング。スラストを尾側に加える

いわゆる「スター・トリガーバンド」の側方で、肋骨のuFDが発生することがある。このuFDの治療の原則は、まず上位の肋骨を頭側にモビリゼーションし、その後に下位の肋骨を尾側にモビリゼーションすることである。

患者の開始肢位： 腹臥位。両上肢を体側に置き、頭部を真直ぐにする。

治療家は、患者の側方（患側）に立つ。（患側と）同側の手を下位の肋骨より尾側に置き、指を内側（medial）に向ける。対側の手を上位の肋骨より頭側に置き、指を頭側に向ける。頭側の手（対側の手）で上位の肋骨を上方に押す一方、尾側の手（同側の手）で下位の肋骨を動かぬよう固定する（▶図16.13）。これにより2つの肋骨がある部分の組織を事前に緊張させ、可動域の最後で、短いスラス

トを頭側に加える。さらに、他の肋骨も治療するため、位置を変更し、同じ手順を行う。

　その後、治療家は手の位置と立つ位置を変更する。尾側の手（同側の手）を離し、患者の頭部の側方に立つ。頭側の手を回転させ、指を内側に向ける。その上で、尾側の手（同側の手）を再び下位の肋骨より尾側に置き、指を尾側に向ける。この尾側の手で下位の肋骨を下方に押し、頭側の手で上位の肋骨が動かぬよう固定する（▶図16.14）。これにより2つの肋骨がある部分の組織を事前に緊張させ、可動域の最後に、短いスラストを尾側に加える。さらに、他の肋骨も治療するため、位置を変更し、同じ手順を行う。

肋骨のスター・アンフォールディング（座位）

患者の開始肢位：座位（図は省略した）

　治療家は、患者の側方（患側）に立つ。両手で患者の患側の手関節を持ち、患者の上肢を持ち上げる。その際、この上肢と下位の肋骨が一直線をなす位置（高さ）まで持ち上げる。その上で、上肢帯（shoulder girdle）を通じて上位の肋骨を牽引する。これにより2つの肋骨がある部分の組織を事前に緊張させ、牽引の最後に、牽引スラストを加える。この方法は容易に行うことができ、肩や項部の痛みを有する患者にも行うことができる。

肋骨のリフト：アンフォールディング

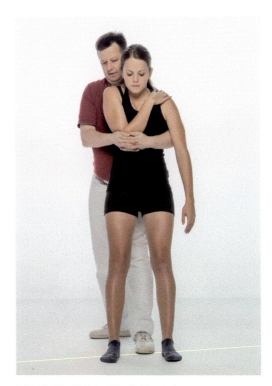

▶図16.15　肋骨のuFD。肋骨のリフト

　肋骨のリフトもまた、重力を利用したテクニックであり、これにより肋間膜を牽引する。

患者の開始肢位：立位。患側の手を対側の肩に置く。

　治療家は、患者の後方かつ側方（患側）に立ち、（患側と）対側の片脚を踏み出す。両手を（後方から）患者の体幹を囲むように回し、患者の患側の（屈曲した）肘をつかむ。その際、対側の上肢を患者の健側の上肢と体幹の間に置く。また、自分の胸郭の（健側の）半分を、患者の患側の肩甲骨および肋骨にコンタクトさせる（▶図16.15）。

　その上で、患者に後方に倒れかかるよう指示する。患者が倒れかかると、治療家は重心を後方の下肢に移す一方、両上肢および胸郭を通じて患者の上肢帯（shoulder girdle）を頭側に引き上げたまま固定する。これにより、患者の体重（重力）を通じて、下位の肋骨に対して牽引スラストが生じる。

　肋骨のリフトを行う際は次の点に注意する。

- 患者の体格が治療家のそれよりも小さいことが望ましい。そうでない場合、患者は開脚して立つ、あるいは治療家が少しかがむなどして、体格上の難点を補う。
- 肋骨のリフトは、患者を座位にして行うこともできる。この場合、重力を利用できないため、治療家はかなり大きな力を用いて肋骨を頭側にアンフォールディングしなければならない。

肋骨のスター・リフォールディング

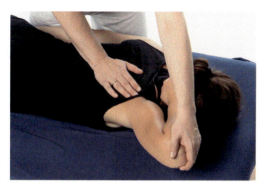

▶図16.16　肋骨のrFDのスター・リフォールディング

いわゆる「スター・トリガーバンド」の側方で、肋骨のrFDが発生することがある。このrFDの治療の原則は、肩を通じて下位の肋骨の肋間膜を圧縮することである。

患者の開始肢位：腹臥位。頭部を真直ぐにし、患側の手を項部に置く。

治療家は、患者の側方（健側）に立ち、身体を患側の肋骨に向ける。頭側の手で患者の患側の（屈曲した）肘をつかみ、尾側の手を患側の肋骨に置き、指を外側（lateral）に向ける（▶図16.16）。その上で、頭側の手で患者の患側の上肢を天井方向に持ち上げる（この上肢をテコとして用いてスラストを加えるため）。同時に、尾側の手で患者の肋骨を頭側に押す。これにより肋骨がある部分の組織を事前に緊張させ、可動域の最後で、患者の患側の上肢を通じてスラストを加える。さらに、他の肋骨も治療するため、位置（脊柱の高さ）と力のベクトルを変更し、同じ手順を行う。

第1肋骨のリフォールディング（スイマーポジション）

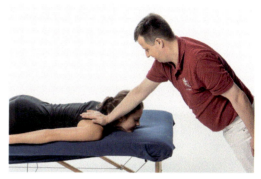

▶図16.17　第1肋骨のrFD。第1肋骨を尾側に圧縮する

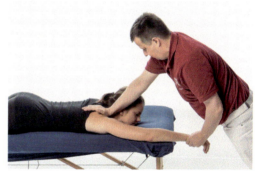

▶図16.18　第1肋骨のrFD。患側の上肢を前方挙上する

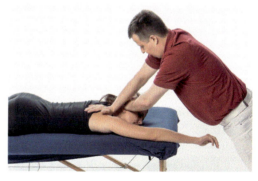

▶図16.19　第1肋骨のrFD。頭部を対側に回旋する

第1肋骨のリフォールディングは、いわゆる「スイマーポジション」（腹臥位の一種）で行うこともできる。

患者の開始肢位：腹臥位。頭部を真直ぐにし、顎を治療台につける。両上肢を体側で治療台の上に置く。

治療家は、治療台の頭側で、治療台から少し離れ

て立つ（上半身と同じくらいの距離をあける）。このように離れて立つのは、自分の体重を最適に使って治療を行うのに必要だからである。その上で、上半身を前方に曲げ、（患側と）同側の手の母指球を患者の第1肋骨に置く。これにより自分の身体を支える（▶図16.17）。これにより圧縮が生じる。この圧縮は、これ以降の手順を行う間ずっと維持する。さらに、対側の手で患者の患側の上肢（手関節）をつかみ、これを前方挙上（anteversion）の位置まで動かす（▶図16.18）。これにより患者はクロールで泳ぐ時の姿勢になる（スイマーポジション）。さらに、治療家は、対側の手掌を、外側（lateral）から患者の後頭部に置き、後頭部を患側から離れる方向に押す（▶図16.19）。これにより、第1肋骨のある部分の組織を事前に強く緊張させる。可動域の最後で、第1肋骨に置いた手で、スラストを加える。その際、クリック音がはっきりと聞こえる。

この第1肋骨のリフォールディングを行う際は次の点に注意する。
- 患者の第1肋骨に置いた手（の母指球）のコンタクトを維持しなければならない。これが失われると、（スラストを加える前に）組織を事前に緊張させることができない。
- 患者の後頭部を押す際、耳を押して痛みが生じさせてはならない。
- このテクニックは、力のベクトルを少し変更すると、項部のアンフォールディングにもなる。その際、頭部（後頭部）に置いた手で押す力の方向を外側（lateral）ではなく、むしろ頭側（cranial）に向ける（項部を牽引する方向）。その上で、頭部に置いた手で牽引スラストを加える。

16.1.5　シリンダーディストーション

中背部や胸郭の異常感覚や痙攣は、シリンダーディストーションにより生じうる。さらに重度の痛みや運動制限が生じることもある。

徒手治療

スクイージー・テクニック

広い面の集中的な治療には、スクイージー・テクニックが適している。中背部の広い面を頭側から尾側に向かって引き伸ばす。あるいは肋骨領域の面を背側から腹側に向かって引き伸ばす。また、胸郭でもスクイージー・テクニックを行うことができる。

両母指テクニック

重度の痛みがある場合、両母指テクニックだけで治療する。これは、治療による刺激が強くなりすぎないようにするためである。両母指テクニックによる広い面の治療にはかなりの時間がかかるが、患者のためにはこのテクニックを選択すべきである。治療後すぐに、患者は痛みの軽減を感じる。

ピンチ・テクニック

ピンチ・テクニックは、中背部や胸郭のどの部分でも行うことができる。治療家は両手で組織をつまみ、患者に自動運動を行うよう指示する。

非徒手治療

カッピングと運動の併用

患者は、患部に複数のカップを装着した状態で、身体を様々な方向に動かす。これにより、シリンダー筋膜のもつれが解きほぐされる。約30分後、カップを装着する場所を変え、再び身体を動かす。カッピングと運動の併用（cupping-with-movement）は、患者が自宅で自分で行うこともできる（10.3.3章）。

コーム・テクニック

コーム・テクニックは、ティパルドスがいう癒着を伴うシリンダーディストーション（adhesive cylinder）の治療で行う。癒着を伴うシリンダーディストーションとは、トリガーバンドの癒着によりシリンダーディストーションが固定化されたものである。これを治療するには、癒着解消のためのトリガーバンド・テクニックとシリンダー・テクニックを併せて行う必要がある。

コーム・テクニックは、シリンダー筋膜のもつれを解きほぐすと同時に、その下に存在するバンド状の筋膜の癒着を解消する(10.3.3章)。

鍼マット

鍼マットは、患者が自己治療を行う際に使う。一定の時間、鍼マットの上で臥位になり、シリンダー筋膜の組織を牽引する(鍼マットの針により組織が引き離される)。これにより、筋膜の組織は良好に再構成され再生される(10.3.3章)。

16.1.6 テクトニックフィクセーション

テクトニックフィクセーションを有する患者は、動きにくさや硬直性を感じる。特定の運動を行い自分でモビリゼーションを試みる患者もいる。

徒手療法やカイロプラクティックの多くのスラストテクニックは、中背部のテクトニックフィクセーションの治療に適していると考えられる。これらを行う際に重要なことは、並進や回旋を通じて横方向(transversal)の力を作用させることである。また、プランジャーを使う非徒手治療もある。

ドッグ・テクニック：
横方向のスラスト・モビリゼーション

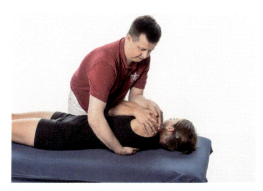

▶図16.20　中背部のTFのドッグ・テクニック。手を胸椎に置く

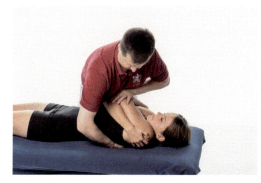

▶図16.21　中背部のTFのドッグ・テクニック。患者の両上肢を通じてスラストを背側に加える

ドッグ・テクニックは、米国ではカークスビル・クランチ（Kirksville Crunch）とも呼ばれている[114] p.132。この呼び名は、A.T.スティルの活動拠点であったミズーリ州カークスビル市に由来する。ドッグ・テクニックには多くの別法があるが、いずれも脊柱の2分節間を横方向にモビリゼーションするものである。

患者の開始肢位：背臥位

治療家は、患者の側方で、患者の体幹の高さの位置に立ち、視線を患者に向ける。患者は両手でそれぞれ対側の肩をつかむ。両上肢を重ねる際、治療家に近い側の上肢を下側にする。治療家は、頭側の手で患者の（向こう側の）肩を持ち上げる。尾側の手の手掌を患者の脊柱（胸椎）に置く。その際、指部分と手根をそれぞれ脊柱の両側（前者を自分に近い側、後者を遠い側）に置く（▶図16.20）。スラストを加える際、この尾側の手で固定する。それから、（持ち上げた）患者を背臥位に戻し、頭側の手を患者の両肘に置き、両肘を押すことで患者の体幹を治療台に押しつける（▶図16.21）。これにより生じる力が、（脊柱の両側に置いた）尾側の手に作用し、尾側の手の頭側で横方向の並進が生じる。これにより（尾側の手を置いた部分の）組織が緊張し、短い緊張の後、スラストを加える。最も簡単にスラストを加える方法は、自分の身体を使う方法である。すなわち、患者の上方の空中で身体を動かし、重力を通じて必要な力を発生させる。

他の胸椎も治療するため、位置（脊柱の高さ）を変更し、同じ手順を行う。

ドッグ・テクニックを行う際は次の点に注意する。
- 患者は両上肢をなるべく交差させないようにする。これは、治療家が両肘を押す際に不快に感じないようにするためである。
- 患者は両手を肩に置き身体を固定する。
- （脊柱の両側に置いた）固定のための手の形は変更してもよい。手掌を置く以外に、手を広げたり拳に握ってもよい。
- ドッグ・テクニックは、片側だけで十分な場合が多いが、両側で行う方がよいこともある。

両豆状骨テクニック

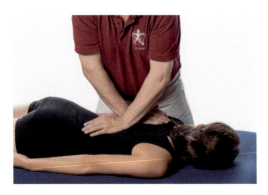

▶図16.22　中背部のTFの両豆状骨テクニック

　両豆状骨テクニックは、腹臥位で行う古典的なモビリゼーションであり、両手の豆状骨を通じて横方向にスラストを加える。

患者の開始肢位：腹臥位。頭部を真直ぐにし、両上肢を体側に置く。

　治療家は、患者の側方に立ち、両手の小指球を胸椎の側方（脊柱の両側）に置く。その際、両上肢を交差させ、（両前腕の）傾斜を緩やかにする。尾側の手を（脊柱の両側のうち）自分に近い側に置き、指を頭側に向ける。頭側の手を（脊柱の両側のうち）自分から遠い側に置き、指を尾側に向ける（▶図16.22）。

　治療家は、重心を両上肢に移し、その最後に、短く高速のスラストを治療台の方向に加える。

　他の胸椎も治療するため、位置（脊柱の高さ）を変更し、同じ手順を行う。スラストを加える度に、クリック音が聞こえる。

チェア・テクニック：回旋を通じたスラスト・モビリゼーション

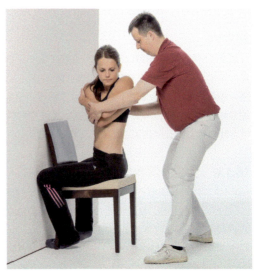

▶図16.23　中背部のTFのチェア・テクニック。胸椎の左回旋

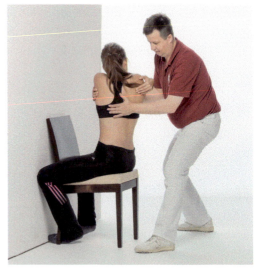

▶図16.24　中背部のTFのチェア・テクニック。胸椎の右回旋

　中背部のテクトニックフィクセーションは、（胸椎の）回旋モビリゼーションによっても治療できる。これにはチェア・テクニックが適している。以下、チェア・テクニックによる**左回旋のモビリゼーション**の手順について述べる。

患者の開始肢位：座位。イスを前後逆向きにし、壁に向かって座る。

患者は、両足をイスの後脚につけて固定する（治療家はこれを確認する）。また上体を直立させ、テクニックを行う間この中間位を維持する。さらに両上肢を（交差して）組み、両手を両肩に置いて固定する。

治療家は、患者の左後方に立つ。左上肢を（患者の右肩の方向に向かって）回し、左肘で患者を抱え、患者の体幹を回旋する（▶図16.23）。右手を患者の脊柱周囲の右側の胸郭に置き、指を外側（lateral）に向ける。回旋の最後に、両手で同時にスラストを回旋方向に加える。

このチェア・テクニックでは、スラストを加える速さが重要であり、これが治療効果を左右する。

多くの場合、この回旋モビリゼーションは両側で行う（▶図16.24）。

プランジャーによる非徒手治療

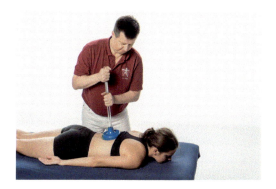

▶図16.25　中背部のTF。プランジャーによる非徒手治療

プランジャーによる非徒手治療は、組織中の液体を動かすために行う。治療の際、患者はマットを敷いた上に腹臥位になる。治療家は、プランジャーを患者の中背部の面に置き、吸引圧（陰圧）を生じさせ、円滑性筋膜の筋膜間の組織液を動かす（▶図16.25）。

さらに、中背部の他の場所の面も治療するため、位置を変更し、同じ手順を行う。

> **さらに詳しく**
>
> **セラピーボールを使った治療**
>
> マジョリー・カーステン（ティパルドスの助手を長く務めた）は、理学治療家としての経験に基づき、早くからセラピーボールを治療に取り入れてきた。彼女は、セラピーボールを使った独自の治療法を考案している。その際、主に使用するのは、ピーナッツ型セラピーボールである。このボールは、主要な球面が2つであり、安定性が高い。
>
> この方法では、患者はボール上で様々な臥位になり、この状態で項部、体幹、股関節などの筋膜ディストーションを治療する。ここでは、2つの例を挙げる。
>
> 1. **中背部のアンフォールディング**：患者は、ピーナッツ型セラピーボールの縦方向の球面の上に腹臥位になる。治療家は、患者に覆いかぶさるように、膝を曲げて立つ。両手の豆状骨を脊柱の両側に置く。やさしい（soft）スラストを頭側に加え、牽引する。その際、自分の体重を使ってスラストを強化する（▶図16.26）。
> 2. **肋骨の片側のアンフォールディング**：患者は、ピーナッツ型セラピーボールの横方向の球面の上に側臥位になる。これにより、（側臥位で）上側になった肋骨がアンフォールディングされる。これをさらに強化するには、治療家は、両手で、上位の肋骨と下位の肋骨を互いに離れる方向に押す（▶図16.27）。この場合も、比較的やさしい力で押す。
>
> 治療の原則を理解すれば、様々な型のセラピーボールを、身体の様々な面にあてて治療することが可能である。必要に応じて、患者が自己治療を行ってもよい。

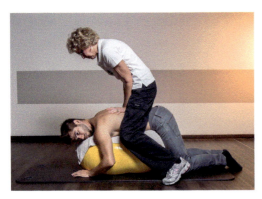

▶図 16.26　中背部のuFDのアンフォールディング。ピーナッツ型セラピーボールを使う

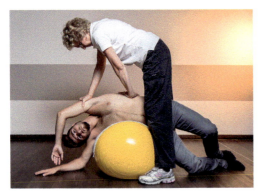

▶図 16.27　肋骨の片側のuFDのアンフォールディング。ピーナッツ型セラピーボールを使う

16.1.7　医学的診断

肋骨の挫傷と骨折

　肋骨の挫傷は、患者にとってつらいものである。息を吸う、笑う、咳をするなどだけで痛みが生じる。また、動いても横になっても痛みがある。脱臼を伴わない肋骨の骨折も同様であり、鎮痛薬以外に特に治療法がない。

　FDMから見ると、肋骨の挫傷や骨折では、多くの場合、様々な筋膜ディストーションが存在する。すなわち、コンティニアムディストーション、トリガーバンド、時にFDやシリンダーディストーションが存在する。これらの筋膜ディストーションを治療すれば、痛みは大幅に軽減し、機能が改善する。治療はかなりの痛みを伴うが、受傷の直後に行うのがよい。患者は、

症状の軽減を直ちに感じることができるため、通常、治療に耐えることができる。

肋間神経痛

　肋間神経痛では、肋骨領域に帯状に痛みが表れる。この痛みは、（息を吸うなど）胸腔内の圧の上昇により強まる。正統医学では、痛みの原因は神経に帰される。

　患者は、しばしば引っ張られるような痛みを訴え、その場所に線を引く。また、体幹の側屈（肋骨が互いに離開または圧縮される）により、痛みが生じうる。さらに、異常感覚や痙攣を訴えることもある。

　FDMでは、筋膜ディストーション（多くはトリガーバンド、FD、シリンダーディストーション）が存在するとして、これらを治療する。シリンダーディストーションは、患者は指導を受けた上で自己治療（カッピングなど）を行うこともある。多くの場合、少しの治療により、痛みが軽減し、機能が回復する。

▨ 症例G
中背部の痛み（82歳女性）
既往歴： 中背部に重度の痛みを抱えて受診した82歳女性。この痛みは10年前に突然発生した。患者はその前日に長時間ガーデニングをしていた。痛みは朝の起床時に悪化する。

患者は、当初、整形外科医を受診し、X線検査を受けたが、詳細な情報は得られなかった（多数の線や陰影が画像に写っていたため）。急性の損傷には分類されなかった。整形外科医は、脊柱は「破滅的」（catastrophic）であるとだけ述べた。治療として鎮痛薬の処方がなされたが、服用しても痛みはほとんど変化しなかった。

患者は高齢にも関わらずとても活動的である。自分で家事をし、キッチンガーデンの手入れもしている。散歩によく出かけ、自転車にも乗る。

▼

16.2 下背部

1回目の治療

診察：患者は、痛みのある部分に線を引き、体幹の回旋や屈曲など特定の姿勢で刺すような痛みがあると説明した。体幹の屈曲は痛みのため制限されるが、体幹の伸展は問題なく行える。やや強い胸椎後弯を有する。

服用している薬：ASS100（ASS＝アセチルサリチル酸。患者いわく「頸動脈が肥厚しているため」）、ビソプロロール（高血圧の治療薬）、イブプロフェン（鎮痛薬）

FDMの診断：コンテニアムディストーション、トリガーバンド、rFDを有する。これらは椎体骨折により生じたと考えられる。

治療：最初に、痛みのある点をコンテニアム・テクニックにより治療した。次に、トリガーバンドをトリガーバンド・テクニックにより治療した。最後に、中背部のrFDを様々なベクトルの力を加えて治療した。

治療後の再検査：体幹の屈曲の制限は大幅に改善した。他の運動に伴う痛みも軽減した。筆者は、今後も活動的に過ごし、身体を保護しすぎないように助言した。

その後の治療 1週間おきに5回の治療をおこなった後、痛みがなくなった。

FDMによる説明：FDMから見ると、椎体骨折（骨基質の加齢性変化を基礎として生じた）は、rFDの一種であり、コンテニアムディストーションも関与することが多い。治療では、適切な力を用いて圧縮を行い、フォールディング筋膜が再び広がることができるようにする。

下背部の痛みすなわち腰痛（low back pain）はしばしば国民病と呼ばれる。腰痛は誰もが一度は経験するからである。ただし頻繁に発生する人もいれば、時々発生するだけの人もいる。

腰痛の原因の研究は重視されており、治療のアプローチの幅も広がっている。先に述べた通り、腰痛になった人の8割は、何の治療もせず、経過観察し通常の生活を続けていれば、4週間後には回復するとされる（2.6.4章）。ただし、これには異論も出ている。というのも、腰痛を一度経験すると再発の可能性があることには統計的妥当性があるからである[35]。

FDMから見ると、いずれの立場もそれなりに合理性がある。FDMの見方では、身体は自己修復するものであり、活動し続けることにより、組織は修復に必要な正しい情報を得ることができる。したがって、治療的介入は必ずしも必要ではない。ただし、長期の永久的な症状を有する場合、HTPやFDが存在すると考えられ、これらは適切な治療によってのみ解消される。

また、FDMでは、治療家と患者の双方が、なぜ症状が存在し、これらの制御にはどのような手順で治療するのが有効かを理解することが重要とされる。

下背部の症状を有する場合、診察では、体幹のあらゆる運動（屈曲・伸展、回旋、側屈）を調べる。また、様々な運動を組み合わせて行う、重りを持ち上げるなどにより、痛みが誘発されるかを調べる。

下背部の症状を有する場合のボディランゲージと診断（既往歴、診察、ディストーション、治療）は、▶表16.2の通りである。

16 体幹

▶表16.2 下背部の症状のボディランゲージと診断

ボディランゲージ	既往歴	診察	ディストーション	治療
線				
腰椎の脊柱の周囲に線を引く	脊柱に沿って引っ張られるような痛み	体幹の屈曲,伸展,回旋などが制限される	腰椎のトリガーバンド	トリガーバンド・テクニック
腸骨稜の上方を外側に進み下肢まで線を引く	下背部に引っ張られるような痛み	体幹の屈曲,伸展,回旋などが制限される	大腿の外側部のトリガーバンド（17.1.1章）	トリガーバンド・テクニック
腸骨稜から後方に行き下肢まで線を引く	下背部に引っ張られるような痛み	体幹の屈曲や伸展で痛みが生じる	大腿の後部のトリガーバンド（17.1.1章）	トリガーバンド・テクニック
側腹部から腹側に行き鼡径部に向かって線を引く	背部や鼡径部に引っ張られるような痛み	体幹の回旋や側屈で痛みが生じる	側腹部のトリガーバンド	トリガーバンド・テクニック
腰椎を横切って線を引く	不安定感,折れるような感覚	運動制限はほぼない,体幹の屈曲を不快と感じ,圧縮を快と感じる	腰椎のrFD	圧縮,圧縮スラスト,チェア・テクニック
点				
母指で側腹部を強く押す	指し示された部分に鈍い痛み	腹圧の上昇により痛みが強まる,体幹の回旋や側屈により痛みが強まる	側腹部のHTP	HTPテクニック
母指で腸骨稜の上方を押す	指し示された部分に鈍い痛み	体幹の屈曲や伸展が制限され,痛みが誘発される	ベルトのHTP	HTPテクニック
複数の指で殿部を強く押す	殿部に鈍い痛み	体幹の屈曲や伸展,また股関節の屈曲や伸展が制限され,痛みが誘発される	ブルズアイのHTP（17.1.2章）	HTPテクニック（17.1.2章）
指で椎骨上の点を指す	指し示された椎骨上の点に痛み	体幹の位置（側屈や回旋）に応じて痛みが生じる	コンテニアムディストーション	コンテニアム・テクニック,スラスト・テクニック

▶表 16.2　下背部の症状のボディランゲージと診断（続き）

ボディランゲージ	既往歴	診察	ディストーション	治療
面				
手背や拳状の手を下背部に置く	荷重時に痛みが表れる，不安定感	運動制限はほぼない，体幹の伸展を不快と感じる，牽引を快と感じる	腰椎のuFD	チェア・テクニックによる牽引，側臥位のシザーズ・テクニック，インバージョンセラピー
手背や拳状の手を下背部に置く	免荷時（夜間）に痛みが表れる，不安定感	運動制限はほぼない，体幹の屈曲を不快と感じる，圧縮を快と感じる	腰椎のrFD	チェア・テクニックによる圧縮，圧縮スラスト
胸郭の領域をもむ・拭く，症状のある部分を母指と指示で囲む（C字サイン）	異常感覚や痙攣，時に重度の痛み	運動制限が全くない場合と，重度の運動制限がある場合がある	シリンダーディストーション	スクイージー・テクニック，ピンチ・テクニック，カッピング，コーム・テクニック
その他				
両手を両側の腸骨稜に置いて支える，自分で下背部のモビリゼーションを試みる	背部に硬直性があると訴える，関節をポキッと鳴らしたいと感じる	痛みを伴わない運動制限	テクトニックフィクセーション	チェア・テクニックによる横方向のスラスト，ランバー・ロール，背臥位のシザーズ・テクニック

16.2.1　トリガーバンド

トリガーバンドを有する患者は、痛みを伴う運動制限を有し、引っ張られるような痛みを訴える。下背部でこれらの症状を有する患者によく見られるトリガーバンドは次の4つである。

- 大腿の外側部のトリガーバンド（17.1.1章）
- 大腿の後部のトリガーバンド（17.1.1章）
- 腰椎の脊柱周囲のトリガーバンド
- 側腹部のトリガーバンド

大腿の外側部および後部のトリガーバンドは高い頻度で見られる。これらは身体の様々な部位で症状を引き起こす。下背部もその一つである。これら2つのトリガーバンドについては、17章（骨盤と股関節）で記述する。

腰椎の脊柱周囲のトリガーバンド

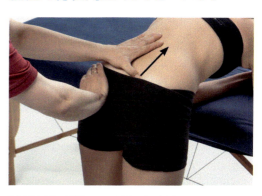

▶図16.28　腰部のTB。尾骨から開始する

腰椎の脊柱周囲のトリガーバンド（paravertebral lumbal triggerband）は、尾骨から起始し、まず仙骨に沿って（＝やや外側（lateral）に行き、再び内側（medial）に戻る）走行する。さらに脊柱に沿って頭側に進む。多くのトリガーバンドが平行に走行しているため、経路の特定には、患者からの情報が重

要な手がかりとなる。

患者の開始肢位： 立位。両上肢を治療台につく。

治療家は、母指でトリガーバンドを押していく。すなわち、尾骨から開始し（▶図16.28）、仙骨をめぐり（＝やや外側に行き、再び内側に戻る）、そこから脊柱に沿って進み、ほぼ胸腰椎移行部で終了する。

ただし、腰椎の脊柱周囲のトリガーバンドは、さらに頭側に走行することもある。理論上、脊柱周囲のトリガーバンドは、尾骨から起始し脊柱の側方を通り（同側の）乳様突起で停止すると考えられるからである。とはいえ、実際には、複数の別々のトリガーバンドに分かれて走行することが多く、これらのトリガーバンドが存在する部分（脊柱の高さ）で治療する。

側腹部のトリガーバンド

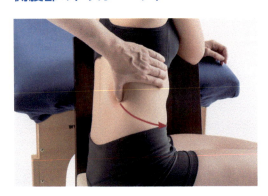

▶図16.29　側腹部のTB

側腹部のトリガーバンドを有する患者は、肋骨の下方で外側・腹側に向かって線を引く。鼠径部まで線を引く患者もいる。ティパルドスは、しばしば、側腹部のトリガーポイントが腎疝痛や腹部症状に関与する例を目にしていた（後述）。

患者の開始肢位： 立位。両手を治療台につく。

治療家は、母指で、肋骨の下方の体側（＝側腹部）を、内側から外側に向かって、鼠径部まで押していく（▶図16.29）。その際、トリガーバンドが走行する部分の組織を事前に緊張させるため、患者は体幹を対側に側屈したり回旋するとよい。

16.2.2　HTP

下背部ではHTPがよく発生する。これは、腹圧の上昇により、組織が間隙を通り抜け、突出しやすいことによる。腹圧上昇による組織の突出は、身体を鍛えるエクササイズ（重量上げ、腹筋運動）でも発生しやすい。

患者は、点状の鈍い痛みを訴え、母指などの指で痛みの場所を強く押す。痛みがあまりに強い場合、患者はその場所を押したままでなければ立ち上がれないこともある。患者が訴える痛みは強いものであり、しばしば疝痛に匹敵する。

下腹部のHTPが典型的に発生する場所は次の2つである。

- 第12肋骨の下方：側腹部のHTP（上腰三角のHTP）
- 腸骨稜の上方：ベルトのHTP（下腰三角のHTP）

これらのHTPはHTPテクニックにより治療する。患者を四つ這い位にすると、治療しやすい。

また、下背部の症状に関与するHTPとして、ブルズアイのHTPもある（17.1.2章）。

側腹部のHTP

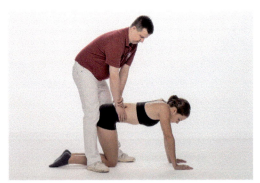

▶図16.30　側腹部のHTP

側腹部のHTPの位置を特定するには、第12肋骨の外側端を見つける。ここは、上腰三角という解剖学的間隙にあたる。これは、特に内臓オステオパシーで重視されており、この間隙を通じて（腹側に存在する）腎臓にコンタクトする。

患者の開始肢位：マットを敷き、四つ這い位になる（または、治療台を正面にして膝をついて座り、体幹を曲げ、両上肢を治療台に置く）。

治療家は、患者に覆いかぶさるようにして上体を曲げて立ち、患者が指し示した痛みのある点を押す（▶図16.30）。その際、腹側・やや内側に向かって押す。患者は四つ這い位であるため、重力の作用により、（突出した組織が）元に戻りやすくなる。同時に、患者は骨盤を側方に傾斜させる（最も快と感じる位置まで）。これにより、間隙の周囲の組織の緊張が弱まり、（突出した組織が）元に戻りやすくなる。

さらに詳しく

腎疝痛

ティパルドスは、緊急の腎疝痛で救急搬送されてきた患者が側腹部のHTPを有するのを何度も目にした。通常の治療（鎮痛薬の注入、X線検査で示された結晶（結石）を排出するための洗浄液の注入など）を行うにせよ、その一方で、腎疝痛という病態は筋膜ディストーションにより説明が可能である。

ティパルドスによれば、腎疝痛の患者はしばしば2種類の筋膜ディストーション、すなわち側腹部のHTPと側腹部のトリガーバンドを有する。ただしHTPが圧倒的に多い。HTPが発生しこれにより尿路が狭まると、通常であれば腎臓から排出される結晶化物質が滞留する。そして尿が逆流し激しい痛みが生じる[114] p.115。HTPを治療すれば、痛みは大幅に軽減し、他の通常の治療も容易に行える。最終的には尿路の閉塞も解消される。

このようなHTPによる尿路の閉塞は、まさに筋膜ディストーションにより生じる機能的症状の典型である。この場合、FDMの治療家が治療としてなしうるのは、患者自身がおこなっていること、すなわち痛みのある点を押すことだけである。

ベルトのHTP

腸骨稜上には、骨や筋により境界づけられる解剖学的間隙、すなわち下腰三角がある。患者は、痛みのある点として、この下腰三角や、それ以外の腸骨稜より上方に位置する部分を指し示すことがある。

患者の開始肢位：マットを敷き、四つ這い位になる（または、治療台を正面にして膝をついて座り、体幹を曲げ、両上肢を治療台に置く）。

治療家は、患者に覆いかぶさるようにして上体を曲げて立ち、患者が指し示した痛みのある点を押す。その際、腹側・やや尾側に向かって押す。患者は四つ這い位であるため、重力の作用により、（突出した組織が）元に戻りやすくなる。同時に、患者は骨盤を（最も快と感じる方向に）傾斜する。これにより、間隙の周囲の組織の緊張が弱まり、（突出した組織が）元に戻りやすくなる。

16.2.3　コンテニアムディストーション

下背部のコンテニアムディストーションを有する患者は、腰椎や腸骨稜の骨上の点を指し、特定の姿勢を取ると点状の痛みがあると訴える。下背部のコンテニアムディストーションは、コンテニアム・テクニックやスラスト・テクニックにより治療する。

臨床では、下背部や腸骨稜を標的としてスラストを加える治療はしばしば有効である。ただし、これは、インバーテッド・コンテニアムディストーション（iCD）の治療で行う。また、iCDに適した治療として、シザーズ・テクニックがある。シザーズ・テクニックには、側臥位で行う方法（16.2.4章）と、背臥位で行う方法（16.2.6章）がある。シザーズ・テクニックでは、尾側の手を上後腸骨棘（PSIS）の高さに置き、大腿の延長線に合わせてスラストを加える。このテクニックでは痛みは生じない。

16.2.4　フォールディングディストーション

下背部では、様々な力の作用により、FDが発生する。uFDとrFDの併発もまれではない。患者は、手（手背、拳状にした手など）を脊柱に置き、背部の深部の痛みを訴える。

- 体幹の伸展により痛みが生じる場合、おそらくuFDが存在する。この場合、牽引を快と感じる。
- 体幹の屈曲により痛みが生じる場合、おそらくrFDが存在する。この場合、圧縮を快と感じる。

下背部の**アンフォールディング**では、次の4つの方法が可能である

- チェア・テクニックによる牽引
- 通常の牽引と回旋の組み合わせ
- 側臥位のシザーズ・テクニック
- インバージョンセラピー（屈曲位または伸展位）

荷重時に痛みが軽減する場合、患者は背部の**rFD**を有する。この場合、背部を圧縮して治療する。下背部のrFDは、体幹に作用する重力（による負荷）を通じて自然に矯正されうる。また、患者は指導を受けた上で、体幹への負荷（圧縮）を高める活動（重りを持つ、トランポリンなど）を行う。また、患者の体幹に作用する重力だけでは不十分な場合、治療家は自分の体重（身体に作用する重力）を使ってrFDの治療（圧縮）を行う。

下背部のアンフォールディング：チェア・テクニック

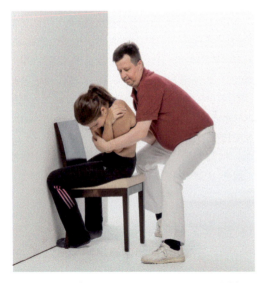

▶図16.31　腰部のuFD。チェア・テクニックにより右側をアンフォールドする

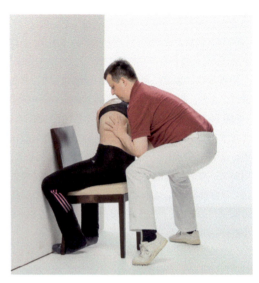

▶図16.32　腰部のuFD。チェア・テクニックにより左側をアンフォールドする

チェア・テクニックは、典型的なティパルドス法の一つであり、開始肢位は常に同じである。手の位置や力のベクトルを変更すれば、様々な種類の筋膜ディストーションの治療に用いることができる。

下背部のアンフォールディングは、回旋と牽引を組み合わせて行う。チェア・テクニックはこれに適している。以下、下背部の**右側部のアンフォールディング**の手順について述べる。

患者の開始肢位：座位。イスを前後逆向きにし、壁に向かって座る。

患者は、両足をイスの後脚につけて固定する（治療家はこれを確認する）。また両膝を壁につける。両上肢を組み、右手で左肩をつかみ、左手を右肩の下方の胸郭に置く。それから、体幹を前方に曲げる。

治療家は患者の後方に立つ。左手で患者の右上腕をつかみ、自分の左上肢を背側に引き、患者の体幹を左側屈・回旋位にする（▶図16.31）。また、右手を患者の腰椎の右側に置き、手全体と指を頭側に向ける。この右手で、脊柱の右側を頭側に牽引し、この部分の組織を事前に緊張させる。牽引の最後に、牽引スラストを加える。その際、矯正音がはっきりと聞こえる。

このテクニックで重要なことは、組織を事前に緊張させることと、スラストを加える速さである。これらが治療効果を左右する。

必要であれば、下背部の両側でアンフォールディングを行う（▶図16.32）。

チェア・テクニックの別法

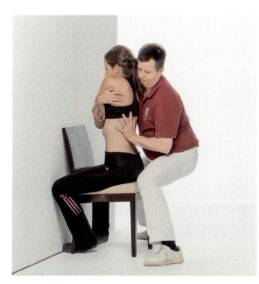

▶**図16.33** 腰部のuFD。チェア・テクニックの別法。中間位で牽引する

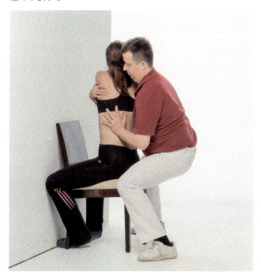

▶**図16.34** 腰部のuFD。チェア・テクニックの別法。右側に回旋する

患者が体幹を屈曲できない場合、体幹を中間位にして、牽引と回旋を行う。以下、下背部の**左側部のアンフォールディング**の手順について述べる。

患者は、両上肢を（交差して）組み、両手を両肩に置いて固定する。その際、左上肢が上側になるようにする。治療家は患者の後方に立つ。（患者の左肩の方向に向かって回した）右上肢で患者を抱える（その際、右前腕が患者の両上肢の下方に来る）。また、左手を患者の腰椎の左側に置き、手全体と指を頭側に向ける。それから、両上肢で患者の体幹を持ち上げて牽引し（▶図16.33）、さらに患者の体幹を右側に回旋する（▶図16.34）。このような牽引スラストを数回繰り返し加える。必要であれば、下背部の両側でアンフォールディングを行う。

この別法は、患者にとってはやさしく、治療家にとっては労力を要するものだが、椎間板ヘルニアの徴候を有する患者にも行うことができる（16.2.7章の「坐骨神経痛」を参照）。この別法によるアンフォールディングにより、脊柱周囲の筋膜の緊張が和らぐ。

下背部のアンフォールディング：側臥位のシザーズ・テクニック

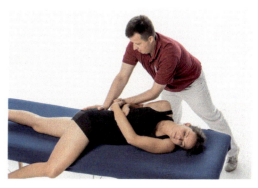

▶**図16.35** 腰部のuFD。シザーズ・テクニック。スラストを尾側に加える

シザーズ・テクニックは、骨盤と胸郭を逆方向に回旋する古典的なテクニックである。側臥位で行うシザーズ・テクニックは、下背部のuFDの治療に適している。力のベクトルを変更してスラストを加えると、腸骨稜のインバーテッド・コンティニュアムディストーション（iCD）の治療も可能である（16.2.3章）。

患者の開始肢位： 側臥位

患者は、上側の上肢の力を抜いて身体の上に置く。治療家は、患者の後方に立ち、患者の下側の上肢の手を、これと同側の手（頭側の手）で握る。その際、患者は（下側の）上肢を体幹上に置き、（下側の）手を後方に動かし、この手を治療家が握る。それから、治療家は、患者の上側の下肢を他動的に屈曲し、治療台の端から下垂させる（▶図16.35）。これにより、患者の骨盤は向こう側（治療家から離れる方向）に回旋する。治療家は、尾側の手を患者の仙骨上に置く。その際、手の指を尾側に向ける。これにより、仙骨上の組織を事前に緊張させ、最後に、尾側の手を使って牽引スラストを加える。

下背部のアンフォールディング：インバージョンセラピー

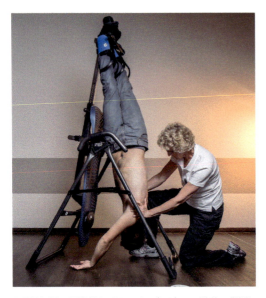

▶図16.36　下背部のuFD。インバージョンの肢位で背部を他動的に回旋する

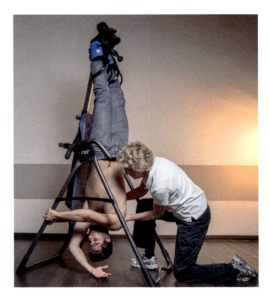

▶図16.37　下背部のuFD。インバージョンの肢位で背部を自動的に回旋する

　下背部のアンフォールディングは、インバージョンの肢位でも可能である。これは、身体の上下が逆さになる肢位である。インバージョンテーブル（例えばTeeter®）を用いてこの肢位になると、体幹に作用する重力により牽引がなされる。インバージョンテーブルには幾つかのシリーズがあるが、そのいずれかを使って、患者の全身を伸ばした状態にし、体幹を回旋する（▶図16.36）。インバージョンテーブルを使うことの利点は、患者が自分でモビリゼーション（体幹の自動的回旋）を行えることにある。患者が自分でモビリゼーションを行う場合、スラストを加える必要はない（▶図16.37）。また、全身を完全に伸ばさず、屈曲してもよい。屈曲した肢位でも、下背部のアンフォールディングは可能である（▶図16.9，▶図16.10）。

　ティパルドスがインバージョンのセラピーを特に推奨したのは、長期にわたる症状を有する患者である[114]p.45。これらの患者では、スラストを加えるだけでは十分な治療成果が得られないことがあるからである。

下背部のリフォールディング：チェア・テクニック

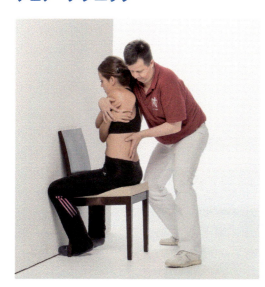

▶図16.38 腰部のrFDのチェア・テクニック。伸展位で圧縮する

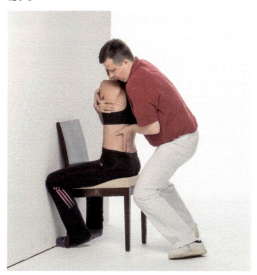

▶図16.39 腰部のrFDのチェア・テクニック。圧縮下で回旋する

下背部のリフォールディングは、圧縮と回旋を組み合わせて治療する。これに適しているのがチェア・テクニックである。以下、下背部の**左側部のリフォールディング**の手順について述べる。

患者の開始肢位：座位。イスを前後逆向きにし、壁に向かって座る。

患者は、両足をイスの後脚につけて固定する（治療家はこれを確認する）。また両膝を壁につける。さらに、両上肢を（交差して）組み、両手を両肩に置いて固定する。その際、左上肢が上側になるようにする。上体を直立させて座り、この肢位を維持する。

治療家は患者の後方に立つ。右上肢を（患者の左肩に向かって）回し、右前腕で患者を抱える。その際、自分の右肩を患者の右肩にあてる。それから、自分の右上肢と体幹を使って、患者の体幹を強く圧縮する。また、左手を患者の腰椎の左側に置き、手全体と指を尾側に向ける。この左手で、（圧縮により生じた）組織の事前の緊張を強化する（▶図16.38）。その上で、治療家は、患者の体幹を圧縮した状態のまま右側に回旋する（▶図16.39）。その際、ネジを回すように回旋する。可動域の最後で、圧縮スラストを数回繰り返し加える。スラストを加えると、クリック音が聞こえる。

このチェア・テクニックでは、組織を事前に緊張させることと、スラストを加える速さが重要である。これらが治療効果を左右する。

必要であれば、下背部の両側でリフォールディングを行う。

チェア・テクニックの別法：圧縮の強化

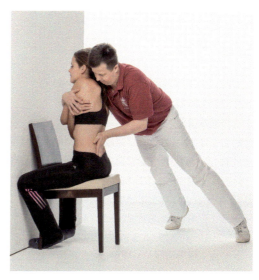

▶図16.40 腰部のrFD。圧縮を強化するため、全体重を使って最大圧縮する

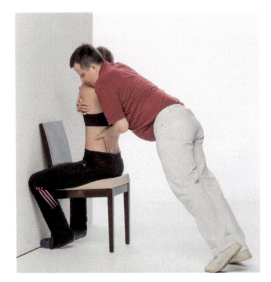

▶図16.41　腰部のrFD。圧縮下で回旋する

チェア・テクニックにより目標とする圧縮の効果を十分に得られない場合、治療家は、自分の右肩を患者の右肩にしっかり押しあて、自分の両足をイスから最大に離れた位置に置く（▶図16.40）。それから、患者の周りを円を描くように移動していき、最後に小さいスラストを数回加える。この小さいスラストは、両足を地面から離して短くジャンプすることにより加える（▶図16.41）。

下背部のリフォールディング：圧縮スラスト

やさしく圧縮スラストを加えるための別法として、座位で行う方法がある。

患者の開始肢位：座位

治療家は、患者の後方に立ち、両手掌を患者の両肩に置く。患者は上体を直立させ、治療家に軽く寄りかかる。それから、治療家は、両上肢を伸ばし、これにより患者の体幹を圧縮し、自分の体重を使って下背部を圧縮する。さらに、この状態のまま、圧縮スラストを加える（▶図16.11）。

その後、患者の肢位を変更して、圧縮を加える。すなわち、患者の体幹を様々な方向に回旋したり側屈して圧縮を加える。圧縮を加えると、クリック音が聞こえる。

16.2.5　シリンダーディストーション

下背部における重度の痛みや運動制限は、しばしばシリンダーディストーションにより生じる。患者は、痛みのある部分の組織をもみ、その部分の面を拭く。また、下背部の両側で、痛みのある部分（面）を母指と示指で囲んで示すこともある。このボディランゲージはC字サインと呼ばれる（母指と示指でCの字の形を作るため）。

徒手治療

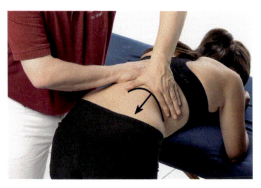

▶図16.42　腰部のCyD。スクイージー・テクニック

広い面の集中的な治療には、スクイージー・テクニックが適している（▶図16.42）。下背部の広い面を頭側から尾側に向かって引き伸ばす。

重度の痛みがある場合、両母指テクニックだけで治療する。これは、治療による刺激が強くなりすぎないようにするためである。両母指テクニックによる広い面の治療にはかなりの時間がかかるが、患者のためにはこのテクニックを選択すべきである。治療後すぐに、患者は痛みの軽減を感じる。

ピンチ・テクニックは、下背部のどの部分でも行うことができる。治療家は両手で組織をつまみ、患者に自動運動を行うよう指示する。

非徒手治療

カッピングと運動の併用

患者は、患部に複数のカップを装着した状態で、身体を様々な方向に動かす。これにより、シリンダー筋膜のもつれが解きほぐされる。約30分後、カップ

を装着する場所を変え、再び身体を動かす。カッピングと運動の併用（cupping-with-movement）は、患者が自宅で自分で行うこともできる（10.3.3章）。

コーム・テクニック

コーム・テクニックは、ティパルドスがいう癒着を伴うシリンダーディストーションの治療で行う。癒着を伴うシリンダーディストーションを治療するには、癒着解消のためのトリガーバンド・テクニックとシリンダー・テクニックを併せて行う必要がある。コーム・テクニックは、シリンダー筋膜のもつれを解きほぐすと同時に、その下に存在するバンド状の筋膜の癒着を解消する（10.3.3章）。

鍼マット

鍼マットは、患者が自己治療を行う際に使う。一定の時間、鍼マットの上で臥位になり、シリンダー筋膜の組織を牽引する（鍼マットの針により組織が引き離される）。これにより、筋膜の組織は良好に再構成され再生される（10.3.3章）。

16.2.6　テクトニックフィクセーション

患者が下背部の動きにくさを感じ、硬直性を訴え、（関節を）ポキッと鳴らさなければならないと感じると語る場合、テクトニックフィクセーションの存在が考えられる。

多くの場合、下背部のテクトニックフィクセーションは、スラストを加えて治療する。オステオパシーやカイロプラクティックには多くのスラストテクニックがあり、これらは下背部のテクトニックフィクセーションの治療に適している。FDMで行うテクニックとしては次の3つがある。

- チェア・テクニックによる回旋スラスト
- 背臥位のシザーズ・テクニック
- ランバー・ロール

これらに加えて、プランジャーによる非徒手治療もある。

チェア・テクニック：回旋を通じたスラスト・モビリゼーション

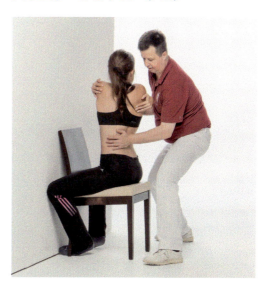

▶図16.43　下背部のTFのチェア・テクニック。腰椎の右回旋

下背部のテクトニックフィクセーションは、（腰椎の）回旋モビリゼーションにより治療する。これに適しているのがチェア・テクニックである。以下、チェア・テクニックによる**右回旋のモビリゼーション**の手順について述べる。

患者の開始肢位：座位。イスを前後逆向きにし、壁に向かって座る。

患者は、両足をイスの後脚につけて固定する（治療家はこれを確認する）。また上体を直立させ、治療中はこの中間位を維持する。さらに両上肢を（交差して）組み、両手を両肩に置いて固定する。

治療家は、患者の右後方に立つ。右上肢を（患者の左肩に向かって）回し、右肘で患者を抱え、患者の体幹を回旋する（▶図16.43）。また、左手を患者の腰椎の左側に置き、指を外側（lateral）に向ける。回旋の最後に、両手で同時にスラストを回旋方向に加える。

このチェア・テクニックでは、スラストを加える速さが重要であり、これが治療効果を左右する。

多くの場合、この回旋モビリゼーションは両方向に回旋して行う。

背臥位のシザーズ・テクニック

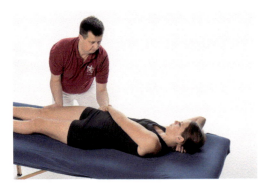

▶図16.44　下背部のTF。背臥位のシザーズ・テクニック。体幹を固定する

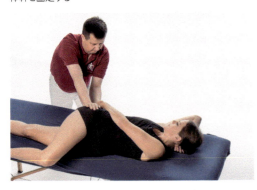

▶図16.45　下背部のTF。背臥位のシザーズ・テクニック。骨盤を逆方向に回旋する

背臥位のシザーズ・テクニックでは、側臥位で行う場合と同様に、骨盤と胸郭を逆方向に回旋してモビリゼーションを行う。背臥位のシザーズ・テクニックは、下背部のテクトニックフィクセーションの治療に適している。力のベクトルを変更してスラストを加えると、腸骨稜のインバーテッド・コンテニアムディストーション（iCD）の治療も可能である（16.2.3章）。

患者の開始肢位：背臥位

治療家は、患者の側方で、骨盤の高さの位置に立つ。患者は、治療家に近い側の手を頭部の下に置く。また、患者は視線を天井に向けたままにする。治療家は、近位の手で患者の（向こう側の）手を握り、患者の上腕を患者の体幹の上に置き、患者の手を患者の鼡径部に置く。これにより患者の体幹を固定する（▶図16.44）。

さらに、治療家は、遠位の手で、自分に近い側の患者の下肢をつかみ、患者の下肢と骨盤を向こう側（自分から離れる方向）に回旋する（患者の下肢が治療台の端から下垂するまで）。これにより、（スラストを加える前に必要な）組織の事前の緊張を生じさせる。さらに、遠位の手を、上側の上後腸骨棘（PSIS）に置く。その際、指を骨盤と平行に置く。それから、遠位の手でスラストを横方向の回旋方向に加える（▶図16.45）。

このシザーズ・テクニックを行う際は次の点に注意する。
- 患者は、頭部を一緒に回旋してはならない。また、体幹を固定した状態で維持するが、骨盤の回旋に伴いある程度動くのはやむを得ない。
- 組織の事前の緊張を生じさせたら、直ぐにスラストを加え、これにより骨盤の回旋を促す。

ランバー・ロール

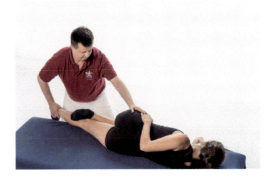

▶図16.46　下背部のTF。ランバー・ロール。下側の下肢を伸ばす

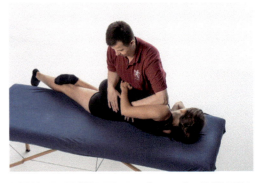

▶図16.47　下背部のTF。ランバー・ロール。体幹と骨盤を逆方向に回旋する

ランバー・ロールは、オステオパシーやカイロプラクティックで行われる下背部のモビリゼーションである。オステオパシーで行う場合、（脊椎）分節の難しいポジショニングが必要であるが、テクトニックフィクセーションのモビリゼーションとして行う場合はより簡単である。

患者の開始肢位：側臥位

患者は、下側の上肢を曲げ、手を頭部の下に置く。治療家は、患者の側方で、患者の腹部の高さの位置で、足を少し踏み出し、患者に向かって立つ。その際、身体をやや頭側に向ける。さらに、治療家は、患者の下側の下肢を伸ばし、上側の下肢を曲げる。その際、上側の足が下側の下肢の膝窩の位置に来るようにする（▶図16.46）。

患者は、上側の肩をやや伸展し、上側の手を胸部に置きこの位置を維持する。治療家は、近位の前腕を、患者の胸筋のある領域に置き、患者の体幹を向こう側（自分から離れる方向）に回旋する。また、遠位の前腕を患者の骨盤上に置き、手掌を殿筋上に置き、患者の骨盤を手前（自分に近づける方向）に回旋する（▶図16.47）。これにより患者の体幹と骨盤を逆方向に回旋する。この回旋の最後に、スラストを加える。

ランバー・ロールを行う際は次の点に注意する。

- 治療家は、前腕を患者の胸筋のある領域に置く際、広く面状に置くようにし、痛みが生じないようにする。
- 組織の事前の緊張を生じさせたら、直ぐにスラストを加え、これにより骨盤の回旋を促す。
- 治療家は、患者に覆いかぶさるようにして上体を曲げ、組織を事前に緊張させたりスラストを加える際、自分の体重を使う。

プランジャーによる非徒手治療

プランジャーによる非徒手治療は、組織中の液体を動かすために行う。治療の際、患者は治療台やマットの上で腹臥位になる。治療家は、プランジャーを患者の下背部の面に置き、吸引圧（陰圧）を生じさせ、円滑性筋膜の筋膜間の組織液を動かす。さらに、下背部の他の場所の面も治療するため、位置を変更し、同じ手順を行う。

16.2.7　医学的診断

坐骨神経痛と擬似坐骨神経痛

坐骨神経のある領域の痛みは、坐骨神経痛と呼ばれる。正統医学では、この痛みの原因は坐骨神経の圧迫や損傷に帰される。典型的な痛みとして、大腿の後面で牽引痛が生じる。

ティパルドスは、坐骨神経痛を真性と偽性（擬似）の2種類に分けている[114] p.90。

坐骨神経痛

真性の坐骨神経痛は、神経の圧迫により生じる痛みであり、（偽性の坐骨神経痛と比べて）少数である。電気ショックのような痛みが突発的に生じる。痛みの再現は可能である（ラセーグテストで陽性になる）。

FDMから見ると、真性の坐骨神経痛は、傍脊柱の筋膜でトリガーバンドやuFDが発生し、これにより椎間板が牽引され、その結果として椎間板が脱出し、脱出した椎間板が神経を押すことで発生する。患者の症状に応じて、筋膜ディストーションを治療すると、痛みは大幅に軽減する。異常感覚を有する場合、シリンダーディストーションの治療を行う。

ただし、特定のミオトーム（筋分節）やデルマトーム（皮膚分節）において重度の異常症状がある場合、外科的治療を検討すべきである。

擬似坐骨神経痛

坐骨神経痛のうち多数を占めるのは偽性（擬似）の坐骨神経痛である。擬似坐骨神経痛の患者も、坐骨神経の支配領域で痛みを有するが、これらの患者は筋膜ディストーションを明瞭な仕方で指し示す。したがって、指し示された筋膜ディストーションを適切な方法で直ぐに治療すればよい。

擬似坐骨神経痛で典型的に見られるのは、大腿の後面のトリガーバンドである。このトリガーバンドは慢性化していることが多く、したがって癒着を伴うことが多い。他に、FD、シリンダーディストーション、テクトニックフィクセーションなどが存在することもあ

り、これらの治療も必要である。ティパルドスは、長期の症状を有する患者にはインバージョンセラピーも推奨している。また、しばしば（大腿だけでなく）下肢全体の治療が必要である。その場合、筋膜ディストーションをひとつずつ治療していく。治療が進むにつれ、患者の痛みは軽減する。

> **さらに詳しく**
>
> **椎間板ヘルニア**
> 椎間板ヘルニアの診断の根拠は画像検査である。ただし、前に述べた通り、正統医学の診断では、画像から誤った結論が引き出されることもある（2.6.4章）。様々な研究が示す通り、X線検査で椎間板ヘルニアの存在が確認されても、それは直ちに（腰痛などの）症状を有することを意味しない[11] [43]。反対に、症状を有していても、椎間板ヘルニアが存在しないこともある。慢性の非特異的腰痛の原因は、むしろ胸腰筋膜の微小な損傷にあると考えられ、その蓋然性は高い[36]p.73（4.2.3章）。このように、（腰痛などの）症状と椎間板の間には必ずしも因果関係はない。
> とはいえ、下背部の症状があれば直ちに「椎間板ヘルニア」と診断する状況に変わりはない。これがもたらす影響は大きい。というのも、椎間板ヘルニアという概念（診断名）は、コミュニケーションの中で頻繁に使用されることにより、ある種の意味領域（semantic field）を獲得し、単なる「腰痛」以上の意味を持つようになるからである。すなわち、椎間板ヘルニアという概念は、（基本的に）予後が悪いことを意味し、これにより患者の行動を制限するものとなる。自分の痛みに診断名がついたことを喜ぶ患者は多いが、それにより彼らの生活は制限されるようになるのである。
> 筆者も、日々の診療で、椎間板ヘルニアという診断名を恣意的に使用する患者に出会うことがある。推定にすぎない事実（＝診断）により生活を一変させられる患者は多い。すなわち、まず周囲の者が心配して危険と思われる活動を患者にさせなくなり、患者も次第にそれに同調するようになる。楽しみの一つであったスポーツをやらなくなり、身体の一部（＝椎間板）

が損傷してしまいおそらく回復不可能であるという暗い考えを抱えて生活するようになる。
望むべくは、正統医学における変化、特に医師の考え方が変わることである。多くの場合、神経学的異常の可能性は、簡単な臨床検査により排除できる。したがって、これを排除できる場合には、画像検査を通常の検査として行うのを止めるべきである（しかも画像検査の結果には不確実性が伴っている）。最新の米国の臨床ガイドライン（米国内科学会および米国疼痛学会による）でも、非特異的腰痛の診断で画像検査を通常の検査として行わないことが推奨されている（2.6.4章）。

脊椎すべり症

脊椎すべり症も、X線の異常所見を根拠に診断される。ただし、（椎間板ヘルニアと同様に）患者は必ずしも症状を有さない（むしろ症状を有することは少ない）。脊椎すべり症の原因は不明であるが、（椎骨の）摩耗が関与していると推定されている。したがって原因を治療する方法はない。重度の脊椎すべり症（頻度は低い）では、椎体の摩耗の進行を阻止するための手術が行われるが、この手術は様々な問題をもたらす。ほぼ常に手術後の運動が禁止されることに加え、術中に身体の一部が傷つき、手術前より痛みが増すこともまれではないからである。

脊椎すべり症についても、FDMによる治療は可能である。まず患者の症状を確認する。患者は痛みのある場所を指し示し、痛みの強さを説明する。治療家は、これらを手がかりにして、筋膜ディストーションが存在すると考え、治療を行う。その際、常に患者とコミュニケーションをとり、これにより自分の推定が正しいか、治療が適切であり有効かを確かめながら、治療を進める。

脊柱管狭窄症

脊柱管狭窄症の患者は、典型的症状として下背部の痛みを有する。この痛みは特に伸展位で生じる。このため、患者はしばしば体幹を前方に曲げ、脊椎や脊柱管の負担を和らげようとする。多くの場合、X線検査で変性が確認される。ただし、この変性は人間に特有の直立二足歩行を原因とするものである。

ティパルドスによれば、このような患者では、屈曲位でアンフォールディングを行う [114] p.90。このアンフォールディングは何度も行う必要がある。あるいは、チェア・テクニックやインバージョンの肢位によるアンフォールディングも可能である。また、ほぼ常に、uFDと共にトリガーバンドも存在する。トリガーバンドは、最初に集中的な治療を行う（週に2、3回）。数回の治療の後、下背部の痛みは大幅に軽減する。

脊柱管狭窄症における下背部の痛みは、FDMから見ると、次のように説明することができる。（腰椎の）フォールディング筋膜は圧縮できなくなっており、このため伸展を不快と感じる。アンフォールディングが成功した瞬間、圧縮が再び可能となる。したがって、脊柱管狭窄症という診断を下さずとも、機能の完全な回復は可能である。

ぎっくり腰

いわゆるぎっくり腰は、突発的に発生する腰痛であり、しばしば体幹を曲げた姿勢のまま動けなくなる。既往歴を聞き取ると、患者は、このような突発的な腰痛が一定期間をおいて何度もあると語る。ぎっくり腰の引き金は、負荷の小さい動き（洗面所で身体を曲げて歯磨きをする）である場合もあれば、負荷の大きい力仕事（重い物を持ち上げる）である場合もある。

ぎっくり腰の患者では、次の2種類の典型的な筋膜ディストーションが明瞭に指し示される。

- 面における痛みではシリンダーディストーション
- 点における痛みではヘルニアトリガーポイント

これらの筋膜ディストーションは、互いが存在の条件となっている。すなわち、HTPはシリンダー筋膜を固定し、その機能を損なわせる。負荷が加わると、シリンダー筋膜がもつれ、突発的に重度の痛みを発生させる。

また、ぎっくり腰の患者は、トリガーバンドを有することもまれではない。しばしばそれは癒着を伴うトリガーバンドである。癒着を伴うトリガーバンドも、シリンダー筋膜の弾力性に悪影響を与える。ぎっくり腰による重度の痛みは、これら3種類の筋膜ディストーションの治療を進めると、次第に軽減していく。

症例H
重度の腰痛とびまん性の異常感覚（54歳男性）
既往歴：中小企業の経営者の54歳の男性。腰痛の悪化により、立つ・歩く・座るのが困難となっている。右側臥位で左下肢をやや内転・屈曲した姿勢になると痛みに耐えることができる。

痛みの始まりは、3週間前にスポーツをおこなった後に発生した軽度のぎっくり腰だった。患者は、整形外科医を受診し、2回の注射を受けたが、効果はなかった。むしろ、症状はその後も悪化した。患者は自分の判断でマッサージ師を訪ねたが、強いマッサージを受け、症状はいっそう悪化した。このため、医師を受診し、MRI検査を受けたが、結果は異常なしだった。医師の診断は、軽度の変性、脊柱の側弯症、仙腸関節の異常が認められるというものだった。

2週間以上が経過し、症状が重症化し（痛みが左下肢まで広がった）、患者は入院した。神経根周囲療法（PRT）による注射を受け、さらに鎮痛薬の点滴を受けた。1回目のPRTの注射の後の数時間、一時的に痛みは改善した。しかし、2回目の注射は効果がなかった。その後、患者は鎮痛薬による薬物療法を受け、イブプロフェン600（非ステロイド系抗リウマチ薬）を日に3回、Targin（オピオイド鎮痛薬）を朝と夜、Tillidin（オピオイド鎮痛薬）を夜に服用していた。患者は、自分の判断と責任で、病院にかかるのをやめ、筆者のもとを受診した。

▼

1回目の治療

診察： 患者は20メートルほどしか歩けず、歩いた直後は横にならずにいられない。また、患者は、大腿の後面の引っ張られるような痛み、背部全体の痛み、左膝のしびれ（背部まで続く）があると訴えた。

ボディランゲージ： 患者は、複数の指で左殿部を押し、大腿の面を拭いた。

目標： 痛みを伴わずに歩き立つことができる。また痛みを伴わず1時間座ることができる。

治療： 全ての治療を、患者を右側臥位にしておこなった。

- 下背部の左側のブルズアイのHTP：HTPテクニック
- 左大腿の後部および外側部のトリガーバンド：トリガーバンド・テクニック
- 左大腿のシリンダーディストーション：スクイージー・テクニック（複数の方向に引き伸ばす）

治療終了後、筆者はFDMによる診断を説明し、危険な状態ではないと伝えた。ただし、筋膜ディストーションを引き続き治療するため、翌日も来院することを求めた。また、修復に必要な情報を筋膜に与えるため、可能な範囲で動くように指示した。

2回目の治療（翌日）

可動性はやや改善したが、患者は引き続き重度の痛みを訴えた。患者は、早朝に少し長い時間立ってシャワーを浴びることができた。また、前夜に病院にかかるのを止めることを決め、鎮痛薬の使用量も減らし始めた。

1回目の治療と同じ治療をおこない、下背部のシリンダーディストーションのコーム・テクニックを追加した。

3回目の治療（3日後）

患者の症状はかなり落ち着いた。患者は、鎮痛薬の使用をさらに減らした。より長い時間歩いたり立つことができるようになり、1時間座ることができるようになった。

治療： 患者を（身体を前方に曲げて手をつく）立位にして治療をおこなった。

- 下背部の左側のブルズアイのHTP：HTPテクニック
- 下背部の両側、左大腿の後部および外側部のトリガーバンド：トリガーバンド・テクニック
- 下背部のシリンダーディストーション：コーム・テクニックによる集中的な治療
- 左大腿のシリンダーディストーション：スクイージー・テクニック

4回目の治療（さらに4日後）

全ての症状に改善が見られた。ほぼ問題なく座れるようになり、立つこともよくできるようになった。歩くことは、長い距離を歩くと痛みを感じる一方、左下腿で痛みが強くなった。患者は左腓腹の面を拭いた。患者は、鎮痛薬の使用を完全に止めていた。

3回目の治療と同じ治療をおこない、左腓腹のシリンダーディストーションのスクイージー・テクニックを追加した。

その後の経過： その後、5回の治療をおこなった。それぞれ14日の間隔をあけて治療をおこなった。治療の目標をスポーツ（ジョギング、マウンテンバイク）に定め、ジョギングは1週間後に達成できた。

仮説： 下背部の2種類の筋膜ディストーション、すなわちブルズアイのHTPとシリンダーディストーションの両方またはいずれかが原因となり、症状が生じたと考えられる。これらは互いに強化しあう関係にあったと考えられる。また、整形外科で受けた痛み止めの注射やマッサージ師による強いマッサージにより、シリンダーディストーションが悪化し、患者はどの姿勢でも痛みが生じる状態となったと考えられる。治療で重要なことは、保護と症状悪化の悪循環を断ち切ること、また適度な運動の再開を患者に動機づけることである。

16.3 腹部

腹痛は誰にでも起こる症状である。「お腹が痛い」と言えば、非特異的な痛みであり、原因がはっきりしない場合が多い。実際、誰でも時々は腹痛を有するが、そのほとんどは身体の自己修復により自然に消失する。腹部には消化管が存在するが、消化管は

人体の中で最大の免疫器官とされ、あらゆる感染症に備えて活動し、感染時には真っ先にその影響を受ける。

ティパルドスは、救急科で勤務していた際、重度の（時に生死に関わるほどの）腹痛を抱えて搬送されてくる患者の治療にも携わった。救急の現場で診断と治療を行う傍ら、これとは別に、筋膜ディストーションが患者の腹痛に関与しているという認識を持っていた。全ての内臓は筋膜で覆われ、（形状や位置を）筋膜により維持されている。（多くの内臓が存在する）腹部では、これらの筋膜のディストーションが発生する。これらは、厳密に調べた上で、外科的治療が必要となる場合もある。

ティパルドスは、2002年に出版された最後の改訂版（第4版）で、腹部の筋膜ディストーションについて記述している。すなわち、腎疝痛や胆疝痛[114] p.115-118、膵炎[114] p.119、虫垂炎[114] p.279などの治療について記述している。これらの記述は例として役に立つ。FDMの治療家は、痛みの主な原因は筋膜ディストーションであることを、自分と患者に対して納得できる形で理論的に説明できなければならないからである。

> **要注意**
>
> FDMの治療を腹部で行う場合、必ず、事前に鑑別のための考察が必要である。また、必要時にいつでも救命治療が可能な状態を確保しておかねばならない。これらは、特に、他の医師にかからず直接FDMの治療を受けに来た急性の腹痛の患者を治療する場合などに必要である。ティパルドスも強調する通り、例えば疝痛の患者では、筋膜ディストーションを治療すると痛みが大幅に軽減するものの、筋膜ディストーションの治療は医学的な検査や治療（外科的介入）を補完するにすぎず、これらの代わりにはならない。FDMの治療家は（正統医学による）医学的処置の必要性について確かな判断を下せるよう、その基礎となる医学的知識を有していなければならない。

腹部の症状を有する患者は、腹部だけでなく、身体のあらゆる場所に痛みを訴えることも多い。その際、線を引き、点を押すことにより、痛みのある部分を指し示す。また、痛みを焼けるような痛みや鈍い痛みと描写する。特定の姿勢や運動により痛みが誘発されることもある。

これらの情報に基づき、どの種類の筋膜ディストーションが存在するかを診断し、筋膜ディストーションの治療を行う。

腹部の症状を有する場合のボディランゲージと診断（既往歴、診察、ディストーション、治療）は、▶表16.3の通りである。

▶表16.3　腹部の症状のボディランゲージと診断

ボディランゲージ	既往歴	診察	ディストーション	治療
線				
肋骨の下方で線を引く	肋骨の下方に引っ張られるような痛み	体幹の屈曲, 伸展, 回旋などが制限される	肋下のトリガーバンド	トリガーバンド・テクニック
腹部（腹直筋の領域）で縦方向に線を引く	腹部で縦方向に引っ張られるような痛み	体幹の屈曲や伸展で痛みが生じる	トリガーバンド	トリガーバンド・テクニック
小骨盤の領域を横切って線を引く	下腹部に引っ張られるような痛み	股関節の屈曲で痛みが生じることがある	トリガーバンド	トリガーバンド・テクニック

▶表16.3　腹部の症状のボディランゲージと診断(続き)

ボディランゲージ	既往歴	診察	ディストーション	治療
点				
複数の指で上腹部を強く押す	上腹部に鈍い痛み	嚥下や摂食などで機能的症状がある	食道裂孔のHTP(食道裂孔ヘルニア)	食道裂孔のモビリゼーション
複数の指で臍の領域を押す	臍の領域に鈍い痛み	腹圧の上昇により痛みが誘発される	臍のHTP	HTPテクニック
複数の指で腹部の痛みのある点を押す	腹部に鈍い痛み	しばしば強い腹痛が生じ、様々な方向の運動が制限される	腹部のHTP	HTPテクニック
面				
腹部を拭く・もむ	腹部の面の痛み、消化管の機能的症状、痙攣、疝痛	痛みはほぼ誘発できない、主に機能的症状が見られる	シリンダーディストーション	両母指テクニック、スクイージー・テクニック、カッピング
その他				
—	腹部の機能的症状、腹部の組織の張り	痛みはほぼ誘発できない	テクトニックフィクセーション	内臓の組織のモビリゼーション

16.3.1　トリガーバンド

　腹部の引っ張られるような痛みを有する患者は、横方向の線（例えば肋骨の下方）や、縦方向の線（例えば腹直筋の領域）を引く。また、（切開後の）瘢痕を指し示す患者もいる。これらのボディランゲージから、トリガーバンドが存在すると考えられる。

トリガーバンド・テクニック

患者の開始肢位： 背臥位（図は省略した）

　腹部のトリガーバンドは、トリガーバンド・テクニックにより治療する。治療家は、触診を行い、圧痛を手がかりとして、トリガーバンドの経路を特定する。そして、母指でトリガーバンドを終点まで押す。母指の圧は、トリガーバンドが走行する部分の組織の緊張の強さに合わせて調整する。

16.3.2　HTP

　患者は、痛みのある点を押し、鈍い痛みがあると語る。これにより、HTPが存在すると考えられる。組織の突出（HTP）は、腹部のどこにでも発生しうる。発生場所として多いのは、臍、上腹部、鼠径部などである。HTPは時に重度の痛みを生じることもある。

食道裂孔のHTP：モビリゼーション

　食道裂孔のHTPは、組織が腹部から頭側に向かって突出し間隙を通り抜け横隔膜に入るものをいう。このHTPは、突出した組織を尾側に動かして治療する。

患者の開始肢位： 背臥位。両下肢をそろえる（図は省略した）。

　治療家は、患者の右肩の側方に立ち、視線を患者の足先の方向に向ける。両母指で、患者の剣状突起の下方の部分を、背側に（腹部の内部に向かって）ゆっくり押す。その際、母指以外の手全体は腹部の面に置く。それから、両母指で押してへこんだ部分で、深部の組織を尾側・やや左側へ、すなわち胃の方向に動かす。最適な方向は患者が教えてくれる。

腹部のHTP

患者の開始肢位：背臥位（図は省略した）。

腹部のHTPは、HTPテクニックにより治療する。すなわち、患者により指し示された点を押し、突出した組織を押し戻す。組織の突出を元に戻すには、力の方向を様々に変更して押さなければならない。

> **要注意**
> 急性虫垂炎の患者においても、HTPが示唆されることがある。これについては、正統医学による解明が必要である。

16.3.3 シリンダーディストーション

腹部の痙攣や機能的症状は、シリンダーディストーションにより生じることもある。この場合、両母指テクニックが適している。すなわち、両母指で腹部をあらゆる方向に押す。腹部のシリンダー筋膜は、様々な方向に走行し、体幹を取り巻いているからである。また、母指の圧の強さを様々に変更する。腹部のシリンダー筋膜は様々な層（深さ）に存在するからである。

16.3.4 テクトニックフィクセーション

手術後に腹部の機能的症状を訴える患者は多い。患者は、腹部全体が固着し動きにくく感じると訴える。FDMから見ると、これらは癒着やテクトニックフィクセーションにより生じる。したがって、腹部の深部の組織の固着を解消する必要がある。

腹部のモビリゼーション

患者の開始肢位：背臥位（図は省略した）

治療家は、腹部の深部の筋膜の層（浅葉や深葉）を標的としたモビリゼーションを行う。これは、腹部深部のマッサージとの類似点が多い。加える力の方向は、深部の組織が動きやすくなり、これにより機能的症状が軽減しうる方向である。

16.3.5 医学的診断

先に述べた通り、ティパルドスは、急性の疝痛、膵炎、虫垂炎などの患者も治療した。ただし、これらを治療するには、日常的にこれらを有する患者を診療し、治療の経験を積む必要がある。患者はあらゆる症状を抱えているものであり、治療家は、患者の感覚と説明を真摯に受け止め、それらにより示される筋膜ディストーションを治療することが求められる。

症例 I
反復性腹痛（8歳女児）

既往歴：患者は8歳女児であり、反復性腹痛を抱えて受診した。母親によれば、幼稚園児の頃から既に反復性腹痛を有しており、乳児期には乳児疝痛を有していた。

小児科医による腹部の診察を何度も受けたが、異常は見つからなかった。アレルギーもなかった。症状のない期間があり、それは比較的長く、場面（学校、自由時間）に関わりなく症状がなくなる。通常の食事をとり、消化管の異常は特にない。両親によれば、自己主張が苦手であり、それが心因性の腹痛として表れているかもしれないとのことであった。

患者は、面状の鈍い痛みがあると訴え、臍の周囲を指し示した。痛みは朝の起床後に生じることが多い。夜間は腹臥位で眠ることが多い。

1回目の治療
FDMの診断：
1. 臍のHTP
2. おそらく臍の領域にシリンダーディストーション

治療：
- HTP：HTPテクニック（臍で組織の突出が触知された）
- シリンダーディストーション：両母指テクニック

その後の治療

経過：1回目の治療後も、弱い腹痛が何度か生じた。3回目の治療で、腹痛は完全になくなっていた。この状態は1年以上続いている。

▼

説明： 先述した通り、臍はHTPの好発部位である。患者を診た小児科医は、超音波検査でヘルニアが認められず、臍に異常はないと解釈した。臍のHTPはX線検査などでは確認できない。しかし、患者のボディランゲージと愁訴は明瞭にこれを示すものだった。FDM以外の医学概念であれば、別の説明をし、別の治療（緊張を和らげる）を行っていたことだろう。患者は、乳児期から既に臍の組織の突出を有していた可能性がある。乳児疝痛の既往のある小児が腹部のHTPを有することはまれではない。筆者も臨床でしばしばこれを確認している。

筆者が症状の原因を母親に説明すると、母親は初めて娘の症状を合理的に説明してもらえたと述べた。合理的であることや理解できるようになることは、FDMの強みである。これにより、患者は自分の身体を信頼できるようになる。

さらに詳しく

内臓オステオパシー

FDMの教育では運動器系の問題に重点が置かれている。このため、FDMは運動器系の症状にのみ有効という印象を持たれることが多い。しかし、ティパルドスは、早くから、筋膜ディストーションは身体のどこにでも発生しうるものであり、適切な方法により治療可能であると認識していた。彼のいう筋膜ディストーションの発生場所には腹部も含まれている。

腹部には多くの内臓が存在する。このため、腹部は内臓オステオパシーが扱う領域と見なされている。内臓オステオパシーでは、内臓（の運動、固定、さらに固着）について様々な考察がなされている。内臓の運動が十分に行われなければ、排液（ドレナージ）が悪化し、様々な機能が阻害される。その結果、機能障害（dysfunction）が生じる。機能が阻害されて生じる機能障害を治療するため、様々な手技が考案され行われている。

内臓の可動性（mobility）が重要であることに疑問の余地はない。ただし、機能障害という考え方には難があると思われる。というのも、内臓オステオパシーでは、（内臓を）動かす際の強さや方向、触診における指標や定位について見解が一致していないからである。

とはいえ、事実として、内臓オステオパシーの多くの手技は驚くべき成果（症状の改善）をもたらしている。FDMはどの治療法に対しても中立であり、オステオパシーの内臓の手技の多くは、腹部の筋膜ディストーションにも有効と考えられる。例えば、オステオパシーの強く点を押すテクニックは、FDMのHTPテクニックとして解釈できる。また、深部の組織の硬直性を解消するテクニックは、FDMの癒着を伴うトリガーバンドに有効と考えられる。さらに、オステオパシーには、内臓の面のモビリゼーションもあり、これはシリンダーディストーションに有効と考えられる。他にも、腹部深部のマッサージは、臓器間の滑動性の改善に役立つ。

FDMの強みは、患者の感覚を中心に据え、様々な手技を目的に合わせて適切に用いることにある。FDMの治療家は、手作業を行う職人のようなものである。患者の指示に従い、組織を元の状態に直す。

17 骨盤と股関節

骨盤や股関節の症状は、背部や下肢のそれと明確に区別できることはまれである。とはいえ、骨盤や股関節に特異的な症状をもたらす筋膜ディストーションは存在する。骨盤の症状は機能的症状が多い。すなわち、痛みが主ではなく、多くは運動制限や骨盤内臓器の問題である。

17.1 骨盤

骨盤の症状を有する場合、診察で、下背部および下肢のあらゆる運動、すなわち体幹の屈曲・伸展、股関節の屈曲・伸展、体幹の側屈と回旋、骨盤の傾斜・直立を調べる。ジャンプにより痛みが生じることもある。

骨盤の症状を有する場合のボディランゲージと診断（既往歴、診察、ディストーション、治療）は、▶表17.1の通りである。

▶表17.1　骨盤の症状のボディランゲージと診断

ボディランゲージ	既往歴	診察	ディストーション	治療
線				
仙骨から腸骨稜を通り外側に行き下肢まで線を引く	背部に引っ張られるような痛み	体幹の屈曲,伸展,回旋などが制限される	大腿の外側部のトリガーバンド	トリガーバンド・テクニック
仙骨から殿部を通り後方に行き下肢まで線を引く	背部や殿部に引っ張られるような痛み	体幹の屈曲や伸展が制限される	大腿の後部のトリガーバンド	トリガーバンド・テクニック
仙骨から腸骨稜を通り鼠径部に向かって線を引く	背部や鼠径部に引っ張られるような痛み	体幹の回旋と側屈で痛みが生じる	鼠径部のトリガーバンド	トリガーバンド・テクニック
点				
複数の指で殿部を強く押す	殿部上の点に鈍い痛み	体幹の屈曲や伸展で痛みが強まる,荷重時に痛みが強まる	ブルズアイのHTP	HTPテクニック
複数の指で骨盤底を押す	骨盤底の痛み,骨盤底の機能的症状	痛みはほぼ誘発できない,腹圧の上昇（バルサルバ効果）により症状が強まる	骨盤底のHTP	HTPテクニック
指で仙骨上や腸骨稜上の点を指す	骨上の点に痛み	骨盤の位置（傾斜や直立）に応じて痛みが生じる	コンテニアムディストーション	コンテニアム・テクニック,シザーズ・テクニック
指で恥骨上の点を指す	骨上の点に痛み	骨盤や股関節の位置に応じて痛みが生じる,荷重時（歩行,ジャンプ）に痛みが生じる	コンテニアムディストーション	コンテニアム・テクニック

▶表17.1　骨盤の症状のボディランゲージと診断（続き）

ボディランゲージ	既往歴	診察	ディストーション	治療
面				
殿部の領域をもむ・拭く	殿部の領域に異常感覚や痙攣，時に重度の痛み	運動制限が全くない場合と，重度の運動制限がある場合がある	シリンダー・ディストーション	スクイージー・テクニック，カッピング，コーム・テクニック
その他				
自分で骨盤のモビリゼーションを試みる	骨盤の領域に硬直性	痛みを伴わない運動制限	テクトニックフィクセーション	骨盤（仙腸関節）のモビリゼーション，フロッグレッグ・テクニック，リバース・フロッグレッグ・テクニック

17.1.1　トリガーバンド

　トリガーバンドを有する患者は，痛みを伴う運動制限を有し，引っ張られるような痛みを訴える。よく見られるトリガーバンドは次の4つである。
- 大腿の外側部のトリガーバンド
- 大腿の後部のトリガーバンド
- 鼠径部のトリガーバンド
- 骨盤底のトリガーバンド

　これらのトリガーバンドは，トリガーバンド・テクニックにより治療する。

大腿の外側部のトリガーバンド

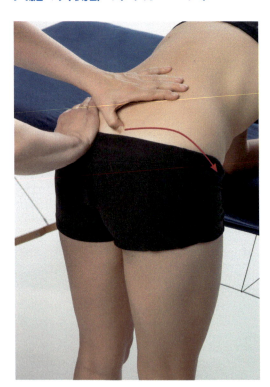

▶図17.1　大腿の外側部のトリガーバンド。腸骨稜の領域を走行する

17.1 骨盤

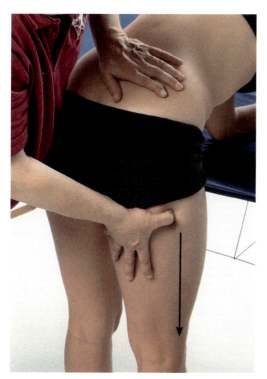

▶図17.2　大腿の外側部のトリガーバンド。大腿の外側部を走行する

大腿の外側部のトリガーバンドは、縦方向に走行するトリガーバンドであり、ティパルドスも記述している。尾骨で起始し、仙骨上を頭側に走行し、腸骨稜に沿って外側に進み股関節に向かい、さらに大腿の外側部を下行し、膝で停止する。膝より遠位の前面または後面で停止することもあれば、膝より近位で停止することもある。

大腿の外側部のトリガーバンドは、長い経路を走行するため、様々な部位、すなわち背部、骨盤、股関節、膝などで症状が生じる原因となりうる。大腿の外側部のトリガーバンドを有すると、股関節や体幹の屈曲が制限され（痛みを伴う）、片脚立位に不安定性が生じる。また、バランス機能や感受性も低下する。これは、固有感覚が損なわれ、筋が最適な仕方で活性化しなくなるからである。

患者の開始肢位：立位。両上肢を治療台に置いて身体を支える。

治療家は、母指でトリガーバンドを押していく。すなわち、尾骨から開始し、トリガーバンドの経路に従って頭側に行き、さらに腸骨稜の領域を外側に進み（▶図17.1）、そこから向きを変えて大腿の外側面を下行し（▶図17.2）、膝に到達する。

ただし、患者からの情報によっては、押す方向を「近位から遠位へ」ではなく「遠位から近位へ」に変更する場合もある。また、組織が硬いと感じられる部分では、進むテンポを下げ、ゆっくり押す。このような部分にはおそらく癒着が存在するので、これを解消しなければならない。

大腿の後部のトリガーバンド

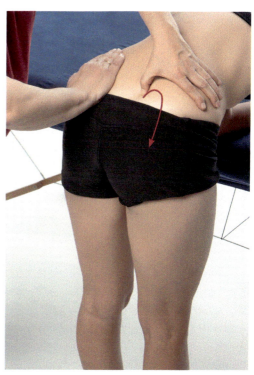

▶図17.3　大腿の後部のトリガーバンド。殿部を走行する

※日本で行うと医師法違反となる内容が含まれております。
　ドイツの一例として参考程度に捉えてお読みください。

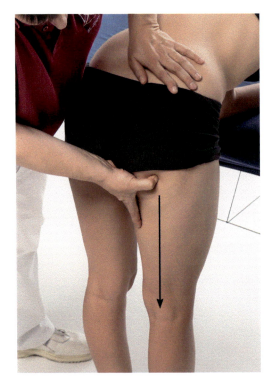

▶図17.4　大腿の後部のトリガーバンド。大腿の後部を走行する

　大腿の後部のトリガーバンドも、尾骨で起始し、仙骨上を頭側・外側に走行し、（杖の持ち手のように弧を描いて）腸骨稜で向きを変え、殿部を通り、大腿の後面を下行し、膝で停止する。膝より遠位の外側面または内側面で停止することもあれば、膝より近位で停止することもある。

　大腿の後部のトリガーバンドも、長い経路を走行するため、様々な部位、すなわち背部、骨盤、股関節、膝などで症状が生じる原因となりうる。大腿の後部のトリガーバンドを有すると、股関節や体幹の屈曲が制限される（痛みを伴う）。また、大腿の後部のトリガーバンドの経路には坐骨神経があるため、このトリガーバンドによる症状は「坐骨神経痛」と呼ばれることが多い。

患者の開始肢位：立位。両上肢を治療台に置いて身体を支える。

　治療家は、母指でトリガーバンドを押していく。すなわち、尾骨から開始し（▶図17.3）、トリガーバンドの経路に従って頭側に行き、さらに外側に進む。殿部を通り、大腿の後部に向かう（▶図17.4）。患者にはトリガーバンドの経路が事前に分かっている。さらに、大腿の後面を下行し、膝に到達する。

　ただし、患者からの情報によっては、押す方向を「近位から遠位へ」ではなく「遠位から近位へ」に変更する場合もある。

鼡径部のトリガーバンド

　鼡径部のトリガーバンドはいくつかの経路を有する。すなわち、仙骨で起始し、腸骨稜を通り、前方に行き、鼡径部に向かうこともあれば、上後腸骨棘（PSIS）で起始し、恥骨で停止することもある。いずれにせよ、患者は事前にその経路を知っている。このようにいくつかの経路を有するのは、骨盤のバンド状の筋膜が様々な方向に伸びていることの反映である。骨盤のバンド状の筋膜は、短い走行がいくつも重なって出来ている。というのも、骨盤には多くのクロスバンドが存在し、トリガーバンド（捻れ）がさらに広がるのを阻止しているからである。鼡径部のトリガーバンドは、体幹や骨盤の運動に伴い引っ張られるような痛みを生じさせる。

　治療を行う際の患者の開始肢位は、トリガーバンドの経路により異なる。仙骨で起始する場合、上述の大腿の外側部のトリガーバンドと同じ開始肢位（立位）が適している。鼡径部を走行する場合、背臥位が適している。

患者の開始肢位：背臥位（図は省略した）

　治療家は、母指でトリガーバンドを押していく。すなわち、上後腸骨棘（PSIS）の外側から開始し、トリガーバンドの経路に従い、ゆっくり同じ圧で恥骨まで押す。

骨盤底のトリガーバンド

　骨盤底を走行するトリガーバンドもある。このトリガーバンドは、荷重時痛（アスリートに多い）や、機能的症状（17.1.2章の「さらに詳しく　骨盤底」を参照）を生じさせる。骨盤底のトリガーバンドは、短い経路のものが多く、仙骨または尾骨で起始し、恥骨で停止する。

　治療を行う際の患者の開始肢位は、立位が適し

17.1.2 HTP

骨盤領域では、殿筋間で組織の突出（HTP）がよく見られる。解剖学的には、殿部のヘルニアとして記述されることもある。殿筋間のHTPを有する患者は、複数の指で殿部を強く押し、鈍い痛みがあると言う。また股関節の屈曲や伸展が制限される。

また、HTPは骨盤底に発生することもある。これにより、骨盤底で痛みが生じ、骨盤内臓器の機能的症状が生じることもある（後述の「さらに詳しく　骨盤底」を参照）。さらに、HTPは鼠径部に発生することもある（17.2.2章の「鼠径部のHTP」を参照）。

じるのが、適切なベクトルである。

必要な強さの力を加えるには、体重を使う。その際、母指に他方の手を重ねるとよい。また、ヘルニア門を調整するため、患者に股関節を回旋するよう指示する。患者は足を内側または外側に回し、快と感じる位置が適切な位置である。

治療後すぐに、患者は症状の改善を感じる。すなわち、痛みが軽減し、可動性が改善する。ただし、経験的に言えば、完全に整復するには、治療が数回に及ぶことが多い。

興味深いことに、ティパルドスは、ブルズアイのHTPの下から骨盤骨のコンテニアムディストーションが現れることがあると述べている[114]p.271。このコンテニアムディストーションは、コンテニアム・テクニックや、深部まで到達する強い押圧により治療する。

ブルズアイのHTP

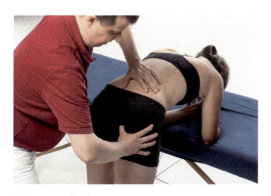

▶図17.5　ブルズアイのHTP

ティパルドスがある患者の治療で殿部の痛みのある点を押そうとした際、患者が「ブルズアイ（命中させろ）！」と声をかけた。ブルズアイとは、ダーツボードの中心の赤い的であり、この的に命中させ最高得点を挙げることをいう。

患者の開始肢位： 立位。両上肢を治療台に置いて身体を支える。

治療家は、母指で、患者により示された痛みのある点を押す。その際、力のベクトルを、突出した組織が深部の位置に戻りうるようなベクトルに調整する（▶図17.5）。多くの場合、治療中に力のベクトルを変更する必要がある。押した時に強い抵抗を感

骨盤底のHTP

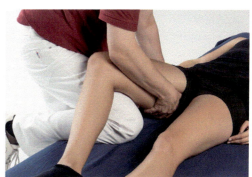

▶図17.6　骨盤底のHTP

骨盤底のHTPは、骨盤底の機能的症状に関与することが多い（後述の「さらに詳しく　骨盤底」を参照）。骨盤底のHTPは、正中線のやや外側に位置する。女性では、次の3つの部位に好発する。
1. 恥骨のすぐ後方
2. 骨盤底の中央、すなわち膣と直腸の間
3. 尾骨の腹側

男性では、次の2つの部位に好発する。
1. 直腸の前方
2. 尾骨の腹側

骨盤底のHTPの定位には解剖学が役立つ。とはいえ、骨盤底のHTPの位置や、治療で加える力のベクトルの方向について、最良の情報を与えてくれるのは患者である。

患者の開始肢位：背臥位

治療家は、患者の側方（患側）に立つ。片側の膝を治療台に置き、この膝の上に患者の患側の下肢を置き、やや屈曲・外転・外旋位にする（▶図17.6）。治療家は、患者が示した点に母指を置き、組織の突出を頭側に押す。その際、患者が治療家の手を持って動かすとよい。

> **要注意**
>
> 骨盤底のHTPの治療は、患者の陰部で行う治療である。このため、事前に治療の手順を患者に説明し、治療への同意を得る必要がある。また、治療を行う間、同僚の治療家など第三者が立ち会い、無用の誤解が生じるのを避けることを推奨する。

※日本で行うと医師法違反となる内容が含まれております。ドイツの一例として参考程度に捉えてお読みください。

自己治療

骨盤底のHTPは、存在する場所によっては、患者が指導を受けた上で自己治療を行う。自己治療には、徒手治療と非徒手治療（小さい器具の使用）がある。後者では、例えば患者はゴルフボールの上に座るなどして、骨盤底のHTPを治療する。

> **さらに詳しく**
>
> **骨盤底**
>
> 骨盤底は、骨盤内臓器を下方で支え、これらが尾側に滑り落ちるのを防止している。骨盤底は、様々な方向に走行する筋層で構成されている。これらの骨盤底筋は、協働して（骨盤底の）安定性を生み出したり、排泄を随意的に制御している。骨盤底筋による制御（筋が緊張し、弛緩し、反射的に収縮することによる制御）には、その前提として固有感覚が良好であることが必要である。

骨盤底筋の筋力低下はよく見られるものであり、特に女性に多い。骨盤底筋の筋力が低下すると、失禁や尿意切迫感が生じ、生活の質が大きく低下する。また、骨盤内臓器が下垂することもある。

FDMから見ると、骨盤底の生理的な腔は、構造的に弱い部位であり、筋膜がこの腔から外側に突出することがある。また、骨盤底では、バンド状の筋膜が骨盤底筋に沿って走行しており、このバンド状の筋膜が捻れることもある。したがって、骨盤底ではHTPやトリガーバンドがよく発生する。

これらの筋膜ディストーションの結果として、骨盤底筋の機能が低下する。すなわち、一方で不随意的な筋力低下が生じ（これにより頻尿や尿失禁が生じる）、他方で筋収縮の強まりが生じる（排泄に必要な筋の弛緩が起こらず、尿が完全に排出されず、残尿が生じる。さらに尿閉や反復性尿路感染症を発症することもある）。骨盤底の構造には性差があり、女性ではHTP、男性ではトリガーバンドの発生が多い。これらの診断と治療には、経験が必要である。これらは骨盤底や恥骨に存在するため、必ずしも患者により明瞭に指し示されないからである。とはいえ、患者に十分な説明を行い同意を得た上で、最適な治療は可能である。

17.1.3　コンテニアムディストーション

患者が骨上の痛みのある点を指し示す場合、コンテニアムディストーションが存在すると考えられる。患者がしばしば指し示すのは、腸骨稜、仙腸関節、坐骨結節、恥骨結合、恥骨などの骨上の点である。

コンテニアムディストーションは、コンテニアム・テクニックにより治療する。ただし、腸骨稜や仙腸関節のコンテニアムディストーションには、スラスト・テクニックも有効であり、シザーズ・テクニックなどを行う（16.2.4章と16.2.6章）。

また、恥骨のコンテニアムディストーションは、患者を痛みが誘発される肢位にして治療する。例えば内転筋が伸張される肢位などである。

※日本で行うと医師法違反となる内容が含まれております。ドイツの一例として参考程度に捉えてお読みください。

17.1.4 フォールディングディストーション

骨盤のFDは、仙腸関節で発生すると考えられる。骨盤のuFDのアンフォールディングには、側臥位のシサーズ・テクニックが適している。これは、下背部のuFDやCDの治療で行うのと同じものである。また、骨盤のrFDは、下背部のリフォールディングと同様の方法で、圧縮して治療する（16.2.4章）。

側臥位のシサーズ・テクニック

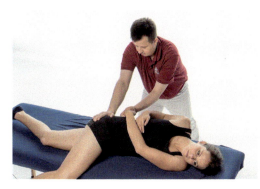

▶図17.7　骨盤のuFD。側臥位のシサーズ・テクニック

シサーズ・テクニックは、骨盤と胸郭を逆方向に回旋する古典的なテクニックである。

患者の開始肢位： 側臥位

患者は、上側の上肢の力を抜いて身体の上に置く。治療家は、患者の後方に立ち、患者の下側の手を、これと同側の手（頭側の手）で握る。その際、患者は（下側の）上肢を体幹上に置き、（下側の）手を後方に動かし、この手を治療家が握る。それから、治療家は、患者の上側の下肢を他動的に屈曲し、治療台の端から下垂させる。これにより、患者の骨盤は向こう側（治療家から離れる方向）に回旋する。治療家は、尾側の手を患者の腸骨上に置く。その際、この手の指を（患者の上側の）下肢の延長線上に合わせて向ける（▶図17.7）。これにより、腸骨上の組織を事前に緊張させ、最後に、尾側の手を使って牽引スラストを加える。

17.1.5 シリンダーディストーション

シリンダーディストーションは、骨盤領域において面状の痛みや痙攣を生じさせる。多くの場合、背部や下肢において同様の症状を伴う。

徒手治療として、スクイージー・テクニックを行う。その際、患者の開始肢位は、上体を前方に曲げ両上肢を治療台に置いて身体を支える立位である。これにより（患部の）組織を事前に緊張させる。

また、非徒手治療として、カッピングやコーム・テクニックを行う（16.2.5章）。

17.1.6 テクトニックフィクセーション

テクトニックフィクセーションを有する患者は、自分でモビリゼーションを試みることが多い。その際、骨盤を様々な方向に揺らす。この自己モビリゼーションは、（硬直した部分を）「ポキッと鳴らさなければならない」と感じるため行われる。また、患者は腸骨稜をつかみ、固くなっていると感じると語る。

骨盤領域のテクトニックフィクセーションの治療には、骨盤と体幹を逆方向に回旋するモビリゼーションと、リバース・フロッグレッグ・テクニック（17.2.6章で後述）が適している。

骨盤のモビリゼーション：逆方向の回旋

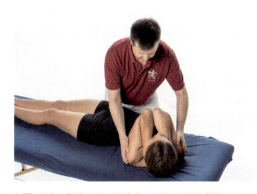

▶図17.8　骨盤のTF。逆方向の回旋。体幹を側屈する

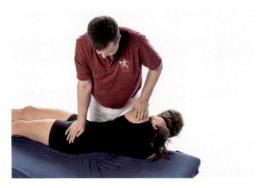

▶図17.9　骨盤のTF。逆方向の回旋。体幹を回旋し、骨盤にスラストを加える

患者の開始肢位：背臥位

　患者は両手で項部をつかみ、両肘を頸部の前方に引き寄せる。治療家は、患者の側方に立ち、患者の両肩をつかみ、患者の体幹を向こう側（自分から離れる方向）に側屈させる（▶図17.8）。さらに、治療家は、頭側の手で、患者の（向こう側の）肩をつかみ、患者の体幹を手前（自分に近づける方向）に回旋する。その際、患者の体幹を側屈位にしたまま回旋する。同時に、尾側の手を患者の（向こう側の）上前腸骨棘（ASIS）に置いて固定する（▶図17.9）。このような回旋により、（骨盤領域の）組織を事前に緊張させ、最後に、骨盤を通じてスラストを加える。これにより、音を伴いモビリゼーションがなされる。

17.1.7　医学的診断

仙腸関節症候群

　整形外科では、多くの場合、骨盤や背部の痛みや運動制限の原因は、仙腸関節に帰される。オステオパシーにおいても、これらの痛みや運動制限について様々な記述がなされる（腸骨の前方変位や後方変位、仙腸関節の機能障害など）。

　ただし、仙腸関節（の変位や機能障害）を原因として様々な痛みが生じる仕組みは分かっていない。詳細に観察すると、仙腸関節は加齢性の強直により動揺関節（flail joint）となっている場合がある。この場合、モビリゼーションにより改善すべきはどのような運動制限だろうか？　また、生体力学的に見れば、仙腸関節は骨盤輪（pelvic ring）における力の均等な配分を助けている。とはいえ、実際には、個人の仙腸関節には左右差があり、関節面の形状、空間内の角度（傾斜）などが異なる。つまり、基本的に骨盤は位置的な逸脱（ずれ）を有するのが普通である。

　正統医学では、症状の原因が仙腸関節にあるのか不明であるにも関わらず、「仙腸関節症候群」という診断がしばしばなされている。このことの問題点は、患者が「仙腸関節症候群」という診断に適応させられることにある。診断が下されると、一切が病気に関連づけて理解される。そして、多くの患者は、効果のない様々な治療を長期間受けさせられる。これらの治療は、健康であれば必要のないはずのものである！

　FDMでは、仙腸関節症候群という概念や説明は役に立たない。FDMでは、仙腸関節の領域の症状は筋膜ディストーションに帰される。この認識は患者のボディランゲージから得られるものである。このように認識することで、治療家と患者の双方が明確な見方や展望を持つことができる。筆者から見ると、FDM以外の医学概念（正統医学など）は、それらが行う治療法が成果をもたらさない（欠陥がある）ことを隠すため、言い逃れや窮余の策を講じているように思われる。

　仙腸関節は、妊娠期間中には他の構造とともに（その後の出産に必要な）骨盤の適応を助けている。特に妊娠後期には、妊娠に伴う様々な変化により、筋膜ディストーションが（痛みとともに）発生する。このような筋膜ディストーションは、速やかかつ効果的に治療することが可能である。

恥骨結合炎

　恥骨（恥骨結合）の痛みは、アスリートや、妊婦や経産婦の女性が有することが多い。アスリートは、荷重時に刺すような点の痛みがあると訴える。この痛みは下肢や鼠径部に広がることもある。妊婦や経産婦の女性は、痛みに加えて、恥骨結合がゆるんでいると語る。

　多くの場合、痛みはきわめて強く、しばしば簡単な日常的活動も制限される。患者は、痛みのある場所として、恥骨領域の点を指し示す。痛みは下肢や腹部にも広がることがある。

患者のボディランゲージや愁訴から示唆されるのは、コンテニアムディストーションとトリガーバンドである。これらを元に戻すと、直ちに痛みは大幅に軽減する。これらを完全に元に戻すには、治療が数回に及ぶこともある。

※日本で行うと医師法違反となる内容が含まれております。
　ドイツの一例として参考程度に捉えてお読みください。

尾骨痛

尾骨痛は、きわめて強い痛みであり、難治性の痛みとされる。患者が原因として報告するのは、まず転倒であり、次いで骨折である。女性は、出産をきっかけに尾骨痛が生じることもある。痛みは座位で表れることが多い。

患者は、痛みのある場所として、尾骨領域で点や線を指し示す。これらの患者にはトリガーバンド・テクニックやコンテニアム・テクニックを行う。

尾骨領域には、多くのバンド状の筋膜が集まり走行している。これが、尾骨という小さい部位の損傷が、きわめて強い痛みを生じさせる理由である。尾骨の痛みという症状から、挫傷と骨折の判別はできない。治療の際に重要なことは、トリガーバンドやコンテニアムディストーションが存在する場所に到達することである。そのためには、まず触診で尾骨尖を特定する。これはトリガーバンド・テクニックの開始点となる。治療はゆっくり行う。また治療には強い痛みが伴う。

※日本で行うと医師法違反となる内容が含まれております。
　ドイツの一例として参考程度に捉えてお読みください。

✳ 症例J　尾骨痛（40歳男性）

既往歴：患者は尾骨の重度の局所痛により受診した。この痛みは座位で必ず生じる。仕事はデスクワークが主であり、様々なクッションを使いながら仕事をしているが、痛みはなくならない。患者によれば、きっかけは2年前に庭仕事中に発生したぎっくり腰であり、それ以来、尾骨の痛みが続いている。
医師を受診し、MRI検査を受け、痛みの原因は炎症であると告げられたが、血液像（ヘモグラム）に異常はなかった。コルチゾンの局所注射を受け、一時的に痛みは和らいだが、しばらくすると以前と変わらぬ強さで再発した。
薬物療法（鎮痛薬の処方）を受けているが、ジクロフェナク（非ステロイド性抗炎症薬）は全く効かなかった。現在はテトラゼパムを朝と晩に服用し、痛みは若干和らぐが、完全には消えない。副作用がないわけではないので、患者は薬の使用を止めたいと思っている。

1回目の治療
診察：患者は、座位で尾骨に強い点状の痛みがあると訴えた。
ボディランゲージ：患者は、一本の指で尾骨上の点（尾骨尖）を指し示し、さらに指をやや尾側に動かした。また、体幹を屈曲し、尾骨から仙骨を通り下背部まで線を引いた。
目標：患者の希望は、座位で痛みが生じないこと、薬を使用しなくてよい状態になることである。
治療：
- 指し示された尾骨上の複数の点：コンテニアム・テクニック
- 尾骨尖から起始し仙骨まで走行する短いトリガーバンド：トリガーバンド・テクニック

筆者は、クッションの使用や薬の服用を減らすことを勧めた。というのも、これらがなくても痛みを伴わず座ることができれば、1回目の治療が成功したと考えられるからである。

2回目の治療（1週間後）
尾骨の痛みは大幅に軽減し、自宅でくつろいで座る際に痛みはほとんどなく、職場でもまだ痛みを感じるものの改善が見られた。患者は、クッションの使用や薬の服用を止めた。
1回目と同じ治療を行い、腰椎の脊柱周囲のトリガーバンドの治療を追加した。
2回の治療を経て、座位で痛みが表れなくなった。このため、筆者は患者に、さらなる治療が必要になった時に連絡するように言い、治療を終了した。

その後の経過：患者は3年後、急性の項部痛で再び受診した。尾骨の痛みは2回目の治療以降は発生していない。
仮説：患者の既往歴からは、なぜコンテニアムディストーションが発生したのかは分からない。患者には外傷の既往がなかったからである。理論的には、トリガーバンドを伴うコンテニアムディストーションによる

痛みが、ぎっくり腰に似た痛みとなって表れたと考えられる。とはいえ、既往歴の聞き取りの時点で、コンテニアムディストーションが座位で生じる痛みの原因であることが明らかとなった。これは、使用していた薬の効果、すなわちコルチゾンの局所注射後の痛みの軽減や、テトラゼパムの一定の効果（筋弛緩剤であるテトラゼパムはコンテニアムディストーションが存在する部位の緊張を和らげたと考えられる）からも示唆された。FDMの治療により、コンテニアムディストーションの痛みのある点を解消し、トリガーバンドを矯正することで、筋膜の組織が再構成されたと考えられる。

症例K
突発性の夜間頻尿（12歳男児）
4か月前に突然に夜間頻尿を発症した12歳男児（夜尿症は3歳で終了している）。毎朝、寝衣とベッドが排尿で濡れ、本人と両親のストレスとなっている。
夜間頻尿は夏休み中に始まった。まず小児科医を受診し、さらに専門医を受診した。様々な検査を受けたが、器質的な異常は見つからなかった。また、学校や家庭での生活について問診を受けたが、ストレスや学業の負担があるとは推定されなかった。就寝前に必ずトイレに行くことを勧められ、実行したが効果はなかった。

1回目の治療
既往歴と検査：既往歴の聞き取りで、陽気そうな男児は、夏休みの始めに自転車で転倒したと語った。その後しばらく軽度の腹痛と膝痛があったと述べたが、それ以外の詳細は思い出せなかった。運動検査で、両股関節に軽度の外旋制限が認められた。また、男児は、鼡径部の痛みを訴え、複数の指で鼡径部を押した。さらに、恥骨上を横切って線を引き、自転車で転倒して以来、この部分に痛みがあると語った。

仮説：鼡径部と骨盤底にHTPが発生し、さらにトリガーバンドも加わり、固有感覚に異常が生じた。これにより、骨盤内臓器の機能が低下し、夜尿が生じた。
治療：
- トリガーバンド：恥骨から両側の上前腸骨棘（ASIS）までトリガーバンド・テクニック
- HTP：両側の大腿骨および骨盤底の治療
- シリンダーディストーション：恥骨上の骨盤内臓器のある領域で両母指テクニック

治療の結果：1回目の治療後、ほぼ1週間にわたり夜尿がなくなった。

その後の治療
その後4回の治療を行う間に、数回の夜尿はあったものの、状態は安定していった。全5回の治療を経て、症状は完全になくなり、この状態が維持された。

FDMによる説明：治療経過の評価は必ず必要である。治療を「成功」と評価する場合、その根拠を示すのは容易ではない。機能的症状の合理的な説明や、（筋膜ディストーションの治療後の）機能的症状の解消の理解には、最終的には身体の生理学や神経筋に基づく様々なメカニズムを採用する必要がある。

とはいえ、多くの場合、説明は分かりやすいものほど優れている。身体の各部の機能にとって鍵となるのは体性感覚である。体性感覚に異常が生じると、身体の各部は正しく機能しないからである。これは膀胱の機能にもあてはまる。膀胱の機能は、筋の随意的・不随意的な緊張と弛緩の微妙な調整の上に成り立っている。患者のボディランゲージと愁訴により示された筋膜ディストーション（HTPとトリガーバンド）により、筋のこのような調整メカニズムが混乱する。膀胱の機能障害の最大の難点は、患者が明瞭なボディランゲージを行わないことである。この男児の場合も、適切に促すことでボディランゲージが誘発された。とはいえ、手がかりは少なくても、筋膜ディストーションを診断し、そこから治療法を導出することは十分に可能である。

17.2 股関節

股関節の症状を有する場合、診察で、体幹の自動的な屈曲・伸展、股関節の屈曲・伸展、股関節の回旋を調べる。典型的な運動検査として4の字徴候の検査も行う（背臥位で片側の股関節の屈曲・外転・外旋位にする。その際、上から見ると両下肢が数字の4の形になる）。さらに、しゃがみ位やあぐらにより、痛みが誘発されるかを調べる。その他に、患者が設定した目標に合わせて必要な検査を行う。

股関節の症状を有する場合のボディランゲージと診断（既往歴、診察、ディストーション、治療）は、▶表17.2の通りである。

▶表17.2 股関節の症状のボディランゲージと診断

ボディランゲージ	既往歴	診察	ディストーション	治療
線				
骨盤から外側に行き股関節を通り下肢まで線を引く	股関節に引っ張られるような痛み	股関節の屈曲, 伸展, 回旋などが制限される	大腿の外側部のトリガーバンド	トリガーバンド・テクニック
殿筋が走行する部分で遠位に向かって下肢まで線を引く	殿部に引っ張られるような痛み	股関節の屈曲や伸展が制限される	大腿の後部のトリガーバンド	トリガーバンド・テクニック
点				
複数の指で殿部を強く押す	殿部上の点に鈍い痛み	股関節の屈曲や伸展が制限される	ブルズアイのHTP(17.1.2章)	HTPテクニック
複数の指で鼡径部を押す	鼡径部上に鈍い痛み	股関節の屈曲と回旋で痛みが生じる	鼡径部のHTP	HTPテクニック(17.1.2章)
指で大転子の骨上の点を指す	大転子の骨上の点に痛み	股関節を特定の位置に置くと痛みが生じる	コンテニアムディストーション	コンテニアム・テクニック
面				
外側から股関節をつかむ, 手で股関節の内部の方向を指し示す	荷重時に痛みが強まる	運動制限はほぼない, 運動の最終域で痛みが生じる, 牽引を快と感じる	股関節のuFD	牽引, 牽引スラスト, スリングショット・テクニック, 外側方向のアンフォールディング, インバージョンセラピー
外側から股関節をつかむ, 股関節を横切って線を引く	免荷時(夜間)に痛みが強まる	運動制限はほぼない, 運動の最終域で痛みが生じる, 圧縮を快と感じる	股関節のrFD	圧縮, 圧縮スラスト, トランポリンでのジャンプ
股関節の領域をもむ, 拭く	股関節の領域に異常感覚や痙攣, 時に重度の痛み	運動制限が全くない場合と, 重度の運動制限がある場合がある	シリンダーディストーション	スクイージー・テクニック, カッピング, コーム・テクニック
その他				
自分で股関節のモビリゼーションを試みる	股関節に硬直性	痛みを伴わない運動制限	テクトニックフィクセーション	テクトニック・ポンプ, フロッグレグ・テクニック, リバース・フロッグレグ・テクニック

17.2.1 トリガーバンド

患者が大腿の外側部や後部に引っ張られるような痛みを訴える場合、次の2つのトリガーバンドが示唆される。

- 大腿の外側部のトリガーバンド（17.1.1章）
- 大腿の後部のトリガーバンド（17.1.1章）

また、手術後に大転子に瘢痕ができ、その部分を指し示すこともある。この場合のトリガーバンドは強い癒着を伴う。癒着を解消するには、強い力でトリガーバンド・テクニックを行う必要がある。これに加えて大腿の外側部のトリガーバンドの一部分（患者が指し示した部分）を治療する。

17.2.2 HTP

股関節の症状を引き起こすHTPには次の2つがある。

- ブルズアイのHTP（17.1.2章を参照）
- 鼡径部のHTP

鼡径部のHTP

鼡径靭帯の下方には生理的間隙がある。この解剖学的に弱い部分は、正統医学でいう鼡径ヘルニアが発生する場所でもある。鼡径靭帯下の腸管の一部が間隙を通り抜け突出する鼡径ヘルニアとは異なり、鼡径部のHTPは純粋に筋膜だけが突出するものである。このため、鼡径部のHTPは、画像検査（超音波検査など）でほとんど確認できない。画像では、症状をもたらす組織の突出（ヘルニア）と、これが通り抜ける場所（ヘルニア門）が同じ解剖学的構造として写るからである。

とはいえ、患者は、鼡径部の下方で何かが挟まっていると言い、複数の指でこの部分を上方に向かって押す。鼡径部のHTPでは、股関節を屈曲・外旋位にすると、痛みが生じることが多い。

鼡径部のHTPの発生場所はいくつかある。恥骨のすぐ内側（medial）、鼡径部の中央、鼡径部のやや外側（lateral）などである。一人の患者が複数の鼡径部のHTPを有することもある。

鼡径部のHTPの治療：背臥位のHTPテクニック

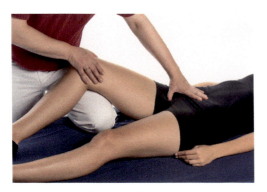

▶図17.10　鼡径部のHTP。背臥位のHTPテクニック。背側・頭側に押す

患者の開始肢位：背臥位

治療家は、患者の側方（患側）に立つ。片側の膝を治療台に置き、この膝の上に患者の患側の下肢を置き、やや屈曲・外転・外旋位にする。尾側から母指を患者が示した（鼡径靭帯上の）位置に置き、組織の突出を背側・頭側・やや内側に向かって押す（▶図17.10）。その際、力が鼡径靭帯下にまで及ぶベクトルで押すことが重要である。患者は、治療の一部始終をはっきりと感じ、治療家がどの方向に押すべきかを正確に教えることもできる。その際、患者は治療家の手を持って動かすとよい。

このHTPテクニックには、より効果の高い別法もある。

- 鼡径部のHTPには、より内部の組織が関与していると思われるものもある。これを元に戻すには、鼡径部の頭側の腹部の深部の組織を触診し、この組織を上方に動かす必要がある。このテクニック（より内部の組織を押し上げる）は、治療家が行うこともできるし、患者が自分で行うこともできる。同じ原理による自己治療も可能である（後述）。

- また、患者の頭部を低い位置に置き、重力を利用して、突出した組織を元に戻す方法もある。最も簡単なのは、治療台の一方の端を下げ斜めにする方法である。また、インバージョンテーブルを用いる方法もある。

> **要注意**
>
> 鼡径部には血管や神経が通る血管裂孔がある。治療の際はこれを押さないようにする。血管裂孔の定位では、これを通る大腿動脈の強い脈拍が手がかりとなる。治療は、血管裂孔の側方で、背頭側（dorsocranial）に向かって（突出した組織を）押す。押している間に患者がチクチクする感覚や軽度のしびれを訴えた場合、力のベクトルを変更しなければならない。（陰部大腿神経の）大腿枝が圧迫されている恐れがあるからである。

※日本で行うと医師法違反となる内容が含まれております。
ドイツの一例として参考程度に捉えてお読みください。

鼡径部のHTPの自己治療

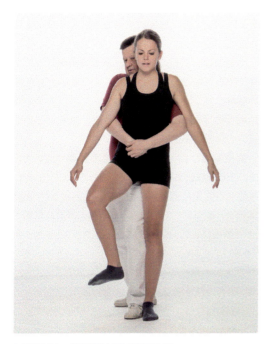

▶図17.11　鼡径部のHTPの自己治療

患者の開始肢位： 立位

治療家は、患者の後方に立ち、（患側と）同側の手を軽く拳状に握り、患者の患側の鼡径部に置き、この部分を（掘るようにして）腹部の内部に向かって押す。この拳状の手に、（患側と）対側の手を重ね、ヘルニア化した組織を頭側に動かす。それから、患者は、患側の下肢を屈曲・外旋位になる方向に強くぐいっと動かす（▶図17.11）。これによりヘルニア門に変化が生じ、整復された状態が強化される。

以上の手順は、患者が治療家の指導を受けた上で、自分で行うこともできる。その際、立位でも背臥位でも行うことができる。

17.2.3　コンテニアムディストーション

コンテニアムディストーションが大転子で発生し、これにより股関節の症状が生じることもある。この場合、患者は、痛みのある場所として、指で骨上の点を指し示す。複数の点が指し示されることが多く、その場合、ほぼ常に大腿の外側部のトリガーバンドを併発している。

治療の順序は、まずトリガーバンドを治療し、次にコンテニアムディストーションをコンテニアム・テクニックにより治療するのが望ましい。

17.2.4　フォールディングディストーション

股関節ではuFDもrFDも発生する。患者は股関節の深部の痛みを訴える。この痛みは、負荷を加えると生じる場合と、負荷をなくすと生じる場合がある。

rFDは、通常、負荷（圧縮）が加わることで自然に矯正される。ただし、時に治療としてリフォールディングが必要な場合もある。ティパルドスは、トランポリンでのジャンプ（自動運動による圧縮の強化）を推奨した[114]p.180。

股関節のuFDは、次の4つのテクニックにより治療する。

- 尾側方向のアンフォールディング：牽引スラスト
- 尾側方向のアンフォールディング：スリングショット・テクニック（18.2.3章を参照）
- 外側方向のアンフォールディング
- インバージョンの肢位のアンフォールディング

尾側方向のアンフォールディング：牽引スラスト

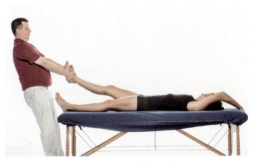

▶図17.12　股関節のuFD。尾側に牽引する

患者の開始肢位： 背臥位

患者は、両上肢を挙上し、両手で治療台の頭側の端をしっかりつかむ。治療家は、治療台の足側に立ち、両手掌で患者の患側の足首をつかみ、両手でぶら下がるようにして自分の全体重を使って患者の

下肢を牽引する（▶図17.12）。これにより、（股関節の）組織を事前に緊張させ、最後にスラストを加える。その際、自分の両肩を後方にぐいっと引くことでスラストを加える。治療が成功すれば、矯正音がはっきりと聞こえる。

さらに、牽引の方向をやや外側に変更してもよい。これにより、（股関節に加えて）膝関節も伸展され、膝のアンフォールディングも可能となる（18.2.3章）。

外側方向のアンフォールディング

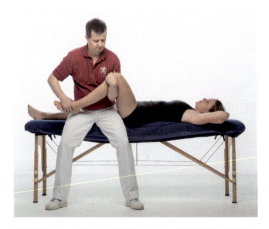

▶図17.13　股関節の外側部のuFD。上肢で患者の膝窩の周りにつかむ

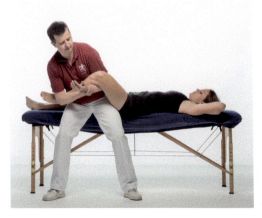

▶図17.14　股関節の外側部のuFD。体幹を側屈・回旋し、患者の股関節の組織を事前に緊張させる

患者の開始肢位：治療台の端近くで背臥位になる。

治療家は、患者の側方（患側）で、大腿の高さの位置に立つ。患者の患側の下肢を治療台から持ち上げ、治療台に座る。その際、患者の両下肢の間に座る。また、自分の骨盤（の後面）で患者の健側の下肢を固定する。患者の患側の下肢を自分の腹部の前方で持つ。

治療家は、近位の上肢で、患者の患側の下肢を後方からつかむ。すなわち、前腕の掌側面を患者の膝窩に置く（▶図17.13）。さらに、遠位の手で近位の手の手関節を背側からつかみ、患者の下腿を自分の体幹にあてて固定する。

治療家は、両手と両上肢をこの位置に置いたまま、自分の体幹を屈曲する。すなわち体幹を患者から離れる方向に側屈・回旋する。これにより、（股関節を）牽引して（股関節の）組織を事前に緊張させ、最後に、自分の体幹を使ってスラストを加える（▶図17.14）。

以上の手順を行う際、次の点に注意する
- 患者は自分の身体を（動かないように）固定する必要はない。固定は、治療台に座った治療家の骨盤によりなされる。
- 治療家は両足をしっかり床につける。
- 治療家は、体幹を屈曲する方向の変更を通じて、（外側方向の）牽引の力のベクトルを変更する。

インバージョンの肢位の
アンフォールディング

股関節のアンフォールディングは、治療家が加える力のみでは不十分であることが多い。その際、別法として、インバージョンの肢位でアンフォールディングを行う。インバージョンテーブルを用いて、患者を、患側の下肢だけを固定したインバージョンの肢位にする。この肢位により、股関節の最大のアンフォールディングがなされるため、スラストを追加する必要はない。

17.2.5　シリンダーディストーション

股関節の領域にびまん性のジャンピングペインがある場合、シリンダーディストーションが存在すると考えられる。シリンダーディストーションは、様々な徒手治療や非徒手治療により治療する。これらは、後述（18.1.4章）の大腿のシリンダーディストーション

の治療と同じであるため、これを参照されたい。

17.2.6 テクトニックフィクセーション

　股関節の硬直性は、比較的よく見られる。それは、長い時間を経て、他種の筋膜ディストーションを原因として生じる。これらの筋膜ディストーションにより、股関節の運動は少しずつ制限される。テクトニックフィクセーションでは、股関節の全方向の運動が制限される。ただし痛みは伴わない。

　テクトニックフィクセーションの治療には時間がかかる。また、治療家は強い力と持久力を要求される。股関節のテクトニックフィクセーションは、次の2つのテクニックにより治療する。

- スロー・テクトニック・ポンプ
- フロッグレッグ・テクニックとリバース・フロッグレッグ・テクニック

スロー・テクトニック・ポンプ

　このテクニックの原理は、股関節を強く圧縮および牽引しながら、他動的に描円運動で動かし、モビリゼーションすることにある。これにより、減少したり粘りの強まった滑液を動かす。

患者の開始肢位： 背臥位（図は省略した）

　治療家は、患者の側方（患側）に立ち、患者の患側の（屈曲した）下肢をしっかりつかむ。それから、自分の体重を使って、この下肢を強く圧縮しながら描円運動で動かす。このモビリゼーションは長い時間何度も行わなければならない（減少したり粘りの強まった滑液を動かすため）。

自己治療

　治療効果を高めるため、患者による自己治療をおこなってもよい。患者は四つ這い位になり、体幹を動かし、これを通じて股関節を全方向に可動域の最後まで動かす。その際、患側の股関節にできるだけ多く体重をかけるようにする。また、（股関節の）圧縮を強化するため、重りを骨盤の上に置いてもよい。この自己治療には、かなりの持久力が必要である（硬直した股関節を再び動くようにしなければならないため）。

フロッグレッグ・テクニックとリバース・フロッグレッグ・テクニック

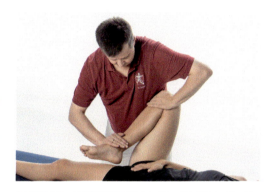

▶図17.15　股関節のTFのフロッグレッグ・テクニック。外旋方向にスラストを加える

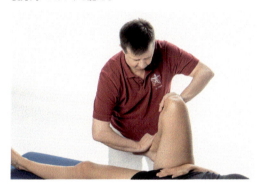

▶図17.16　股関節のTFのリバース・フロッグレッグ・テクニック。内旋方向にスラストを加える

　フロッグレッグ・テクニックは、上下肢に発生する様々な筋膜ディストーションを治療するためのテクニックである。股関節のテクトニックフィクセーションでは、股関節の外旋と内旋を改善するために行う。フロッグレッグ（カエルの脚）という名前は、股関節を外旋した時に典型的に見られる下肢の位置に由来する。

患者の開始肢位： 背臥位

　治療家は、患者の側方（患側）で、股関節の高さの位置に立つ。患側の下肢を持ち、股関節と膝関節を屈曲する。さらに、患者の下腿を自分の体幹にあてて支える（これにより両手を自由に使えるようになる）。下肢のこの位置を開始位置（neutral start position）とする。

　治療家は、（患側と）同側の手掌を患者の足首に

置く。その際、（母指も含め）全ての指を頭側・内側に向ける。また対側の手を患者の膝に置く。この場合も、（母指を含め）全ての指を尾側・外側に向ける。両上肢をそれぞれ指を向けた方向に押し動かし、股関節を外旋する。外旋の最後に、小さくスラストを加える。これにより、下肢は**フロッグレッグの位置**になる（▶図17.15）。

治療家は、患者の患側の下肢を開始位置に戻し、両手の向きを90°回転させる。すなわち、（膝に置いた）近位の手の指を内側に向け、（足首に置いた）遠位の手の指を外側に向ける。両上肢をそれぞれ指を向けた方向に押し動かし、股関節を内旋する。内旋の最後に、短くスラストを加える。これにより、下肢は**リバース・フロッグレッグの位置**になる（▶図17.16）。

フロッグレッグ・テクニックとリバース・フロッグレッグ・テクニックは交互に行う。その際、5-10分間、強い力で集中的に行う。これは体力を消耗させるため、できれば何人かの治療家が交替で行うとよい。また、テクニックを行う目的は、股関節の回旋の改善にあることを念頭に置いて行う。

フロッグレッグ・テクニックとリバース・フロッグレッグ・テクニックを行う際、次の点に注意する。

- 下肢を外旋しフロッグレッグの位置に置く際、患者の踵が患者の股間部分に近づきぶつかる恐れがある。このため、患者に手をこの部分に置いて保護するよう指示する。
- 下肢を内旋しリバース・フロッグレッグの位置に置く際、下肢を内転してはならない。そのためには、下肢が体幹の正中線を超えないようにする。
- 股関節を他動的に回旋する際、患者が（緊張せず）力を抜いた状態でいられるようにするには、治療家は患者の下肢を常に安定した状態で動かす必要がある。

さらに詳しく

人工股関節全置換術

股関節の手術で最も多いのは人工股関節全置換術（Total Hip Arthroplasty : THA）である。これは、股関節を構成する寛骨と大腿骨を完全に人工関節に置き換える手術である。THAの件数はほぼ毎年増えている。ただし、近年、この手術の妥当性や適応の根拠を問う批判的な意見が増えている。THAは、股関節に問題を抱える患者にとって最後の手段のようになっている。THAが適応となる疾患で最も多いのは、いわゆる関節症である（17.2.7章「股関節症」を参照）。統計的にはTHAは有効とされているが、THAが改善をもたらさない例が少なからずあり、THAが悪化をもたらす例さえある。

FDMから見ると、筋膜ディストーションの中でもテクトニックフィクセーションだけはTHAの適応となりうる。関節の置換は、滑動性の低下に好影響を与えると考えられるからである。その際、THAと並行して、術前と術後に（テクトニックフィクセーションの原因となった）筋膜ディストーションを治療する。とはいえ、痛みを伴う（テクトニックフィクセーション以外の）筋膜ディストーションを有する患者でも、THAが奏功することは多い。このため、THAが有益なのはどの筋膜ディストーションなのかという問題が生じる。これについては、現在、観察による研究（医師や治療家による観察）しかなく、詳しい研究はなされていない。臨床的に示唆されるのは、HTPやコンテニアムディストーションを有する患者は、THAが有益となる可能性が高いということである。反対に、トリガーバンドを有する患者は、手術後も同等またはより重度の症状を訴えることが多い。これらについては次のように説明しうる。まず、HTPについては、手術を通じて組織の突出が完全に元に戻るか、少なくとも部分的に整復される。このため手術後に症状は消失する。また、コンテニアムディストーションについては、手術を通じて、バンド状の筋膜に作用する力のベクトルが変化し、このため痛みが誘発されなくなる。最後に、トリガーバンドについては、おそらく手術により瘢痕や癒着が生じ、筋膜の捻れがさらに悪化する。

FDMはどの治療法に対しても中立であり、THAについての考察や治療の実例も有用と考える。これらは、患者にTHAを推奨すべきか否かを吟味し判断するのに役立つ。ただし、FDMから見れば、THAを行う必要のある例は少ない。存在する筋膜ディストーションを有効な方法で治療すれば、おそらく多くの手術を回避できる。

17.2.7 医学的診断

股関節症

誰もが関節症になりうる（さもなければ関節症になる前に死を迎える）ことは、医学の公然の秘密である。股関節、骨盤、下背部などの症状で医師を受診する患者は多い。そのうちの少なからぬ患者が股関節症と診断される。

これらの患者は、X線検査で股関節の構造的変化が確認される一方、筋膜ディストーションを有している。筋膜ディストーションは、それに適したテクニックにより治療すれば、症状が大幅に軽減する。最もよく見られるのはトリガーバンドであるが、それ以外の筋膜ディストーションも発生する。筋膜ディストーションは、長い時間をかけて、関節の可動性や弾力性を低下させる。これにより、滑液の供給が悪化し、軟骨が破壊される。

したがって、重要なことは、（日常的活動を行うための）正常な可動性の回復である。その際、関節症（関節の構造的変形）という診断名は、症状（痛みや運動制限）を説明するものにならない。この診断名は、関節構造の状態を記述するにすぎないからである。筋膜ディストーションの治療が成功しても、関節構造の状態は変化しない。また、治療が成功し症状が消失しても、画像検査（MRI検査やX線検査）では、治療前と同じ病理が確認されるだろう（痛みとX線所見の間に因果関係があると想定することについては、2.6.4章の「さらに詳しく　医学における因果関係」や、16.2.7章の「さらに詳しく　椎間板ヘルニア」を参照）。

股関節症という診断に含まれるマイナスの二次的意味も看過できない。この診断は、医学的になしうることは多くないことを患者に伝えるものだからである。股関節症の治療ではしばしば薬物療法（疼痛治療）と手術が選択肢となる。多くの患者は、大金を払ってこれらの治療を受けるが、症状の持続的改善は得られない。これに対し、自分の身体を修復し再生するシステムとして見ることができれば、希望を持つことができる。FDMは、身体の潜在能力（ポテンシャル）に注目する点でも、患者にとって有益である。

臼蓋形成不全

臼蓋形成不全は、診断時期により2つに分類され、治療の方法が異なる。

先天性の臼蓋形成不全は、新生児が有する股関節の異常であり、通常、生後6週間くらいで超音波検査により診断される。「先天性」に分類された後、推奨される治療が行われる。治療で重要なのは、股関節を外転・回旋位に動かすことである。これには、股関節が広がるようにオムツを巻く、医師がいわゆる開排ズボンを処方するなどの方法がある。その目的は、股関節の骨の正常な形成の促進である。

先天性の臼蓋形成不全では、トリガーバンドやHTPが原因として存在すると考えられる。これらは股関節の可動性を制限する。乳児においてもやさしいテクニックによりこれらを治療することは可能である。また、親が訓練を受けて行うことも可能である。とはいえ、先天性の臼蓋形成不全において、筋膜ディストーションの診断と治療は、小児の診療経験の多い医師や治療家が行うべきである。新生児はボディランゲージと愁訴を通じてコミュニケーションを取ることができず、その診断は難しいからである。また、経験に加えて、小児の出生や発育についての知識も求められる。

成人の臼蓋形成不全は、成人後に診断される股関節の異常であり、多くの場合、患者が背部、骨盤、股関節などに症状（痛み）を訴え、偶然に見つかる。この場合も、X線の異常所見が症状の引き金とみなされる。すなわち、症状と画像上の異常を因果的に結びつける思考の誤りが生じる（2.6.4章や16.2.7章を参照）。臼蓋形成不全と診断されると、しばしば大手術（骨切り術や人工関節置換術）が行われる。その際、関節の摩耗変性が早発し悪化が予想されるという説明がなされる。

成人の臼蓋形成不全と診断された患者の症状も、筋膜ディストーションに帰することができる。筋膜ディストーションを治療すると、症状は消失するか、少なくとも大幅に軽減する。これに対し、手術は患者のその後の人生に重大な影響を与えることは必至であり、可能な限り避けるべきである。

鼡径部痛症候群

鼡径部痛症候群（soft groin）は、アスリートに典型的に見られる股関節領域の痛みである。患者は、荷重時に鼡径部痛を訴える。内転筋の停止部の筋挫傷と診断される場合もある。アスリートは、ほぼ必ずトレーニングや試合出場の休止を余儀なくされる。また、長期にわたる保護を処方されるのが常である。

原因が解消されないため、活動を再開すると痛みが再発する。これは、高い目標を目指すアスリートにとってフラストレーションとなり、スポーツを止めるアスリートも少なからずいる。しかし、これは、身体の筋膜システム全体にとってマイナスとなり、生活の質にも多大な影響を与える（18.1.5章の「さらに詳しく　スポーツ後の再生」を参照）。

FDMから見ると、鼡径部痛症候群と診断される患者は、恥骨領域や鼡径部にコンテニアムディストーションやトリガーバンドを有し、さらに鼡径部のHTPを有すると考えられる。アスリートは、これらを治療した後にトレーニングを再開すべきであり、一定の時間をかけてトレーニングの量を増やすべきである。このようにすれば、トレーニングの長期の休止は必要ない。

✳ 症例 L
腰痛と股関節痛（55歳女性）

重度の腰痛と股関節痛を抱えて受診した55歳の女性。既往歴の聞き取りで、病気続きの人生であり、小児期にくる病を患い、その後は両側性大腿骨頭壊死や骨軟骨症も発症したと語った。両側の股関節で人工股関節全置換術（THA）を受けた（一方の股関節は20年前、他方の股関節は11年前）。歩行時に強い痛みがあり、5年以上前からモルヒネを服用している。7年前からは支えなしに歩けず、車いすに乗る時もある。15年前から障害年金を受給している。

歩行時に体幹が片側に曲がる。過去に、重度の下肢長差、骨盤傾斜があると診断された。最近では、腰痛のため医師を受診した際、MRI検査で椎間板ヘルニアが見つかり、コルチゾンを投与されたが、痛みは軽減しなかった。

目標：患者が語った治療の目標は、痛みを伴わず立って歩くことである。

診断：患者は、両大腿の側方部に線を引いた（背部まで）。また体幹の屈曲・伸展や股関節の運動に重度の制限が認められた。夜間痛（臥位）もある。

治療：初回から3回目までの治療で、大腿の側方部のトリガーバンドを集中的に治療した。さらに、運動や活動を行うことの重要性を患者に説明した。

経過：歩行は改善したが、患者はこれまでと異なる症状を訴えた。すなわち、歩行時に殿部の深部に痛みがあり、時々、痛みが強まり、異常感覚が生じた（これらの表れ方は一様ではなかった）。患者のボディランゲージから、殿部のHTPとシリンダーディストーションの存在が示唆された。

患者は時間をかけて減薬に取り組んだ。危惧に反して、痛みは強まらず、むしろ日常生活に必要な機能が改善した。3か月後、患者は、鎮痛薬の使用を止め、ほぼ痛みなしに歩けるようになり、スポーツを始め、さらに旅行の計画を立てていた。

2年後にフォローアップのため来院した患者は、1年以上前から痛みは完全にないと述べた。あらゆる運動を行うことができ、スポーツにも取り組んでいる。

考察：患者が既往歴として語った長期にわたる複雑な病歴は、治療家を絶望的にさせるのに十分である。しかし、FDMから見れば、手順を踏んで筋膜ディストーションを治療すれば、大きな成果をもたらしうる。患者は、重度の癒着を伴うトリガーバンドを有していた。これは、手術や固定などにより発生したと考えられる。また、患者は、治療の開始時に殿部のHTPを知覚していなかった。これは、運動制限を有していたため、殿部のHTPに気づく機会がなかったからである。また、殿部の痛みと異常感覚はシリンダーディストーションによるものと理解され、適切な方法により治療することができた。

18 下肢

　下肢の症状は、身体的負荷（スポーツなど）による損傷により生じる。受傷機転は診断にとって重要な情報である。しばしば受傷機転を通じて、筋膜ディストーションを迅速かつ正確に認識しうるからである。両下肢は、人間にとって移動に欠かせない重要な身体部分である。このため、患者は、下肢の症状を明確に説明することができる（どんな時に症状が表れるか、日常生活のどのような負荷により生じるか）。

18.1　大腿

　大腿において特に重要な筋膜構造は、バンド状の筋膜（トリガーバンドが発生しうる）と筋間中隔（FDが発生しうる）である。

　大腿の症状を有する場合、診察で、体幹を前後に曲げる運動や、股関節と膝関節の最大屈曲（膝を胸部につけ踵を殿部につける）を行う。また特定の筋（内転筋、ハムストリングなど）が伸ばされる姿勢を取る。さらに、歩行やジャンプなどの負荷により痛みが誘発されるかを調べる。

　大腿の症状を有する場合のボディランゲージと診断（既往歴、診察、ディストーション、治療）は、▶表18.1の通りである。

18.1.1　トリガーバンド

　大腿の症状を有する患者によく見られるトリガーバンドは次の4つである。

▶表18.1　大腿の症状のボディランゲージと診断

ボディランゲージ	既往歴	診察	ディストーション	治療
線				
大腿の外側部に線を引く	大腿の外側部に引っ張られるような痛みや焼けるような痛み	股関節の屈曲や伸展が制限される	大腿の外側部のトリガーバンド	トリガーバンド・テクニック
指で大腿の後部をなでる	大腿の後部に引っ張られるような痛みや焼けるような痛み	股関節の屈曲や伸展が制限される	大腿の後部のトリガーバンド	トリガーバンド・テクニック
指で大腿の前部や内側部をなでる	大腿の前部や内側部に引っ張られるような痛みや焼けるような痛み	膝の屈曲が制限される、大腿の筋が伸ばされる肢位で痛みが誘発される	大腿の前部のトリガーバンド、大腿の内側部のトリガーバンド	トリガーバンド・テクニック
点				
複数の指で大腿の組織上の痛みのある点を押す	患者が示した点で締め付けられる感覚がある	時に運動制限、荷重時（歩行、ジャンプ）に痛みが強まる	HTP	HTPテクニック
面				
複数の指で大腿の外側部や後部の組織を押す、また組織の牽引を試みる	大腿に深部の痛み	痛みはほぼ誘発できない、荷重時（歩行、ジャンプ）に症状が強まる	筋間中隔のFD	逆方向の回旋、縦方向のアンフォールディング
大腿のあちこちをもむ・拭く	大腿にびまん性の症状（異常感覚や痛み）、これに加えて筋力低下	痛みはほぼ誘発できない、時に強い運動時痛	シリンダーディストーション	スクイージー・テクニック、ブレンネッスル・テクニック（＝インディアン・バーン）、ピンチ・テクニック、カッピング、クランプ・テクニック

- 大腿の外側部のトリガーバンド（17.1.1章）
- 大腿の後部のトリガーバンド（17.1.1章）
- 大腿の前部のトリガーバンド
- 大腿の内側部のトリガーバンド

　最もよく見られるのは、大腿の外側部および後部のトリガーバンドである。これらは、尾骨で起始し、骨盤を通り、大腿で停止する。ティパルドスは、自分がしばしば患者の下肢で確認し記述していたバンド状の筋膜の走行が、ゲルラッハとリエルセの論文[29]で解剖学的に記述されているのを見出した（4.2.2章）。

大腿の前部のトリガーバンド

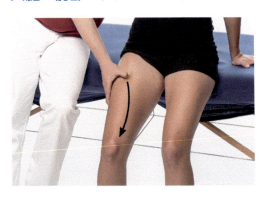

▶図18.1　大腿の前部のTB

　大腿の前部のトリガーバンドは、腸骨稜から膝蓋骨に向かって「縦方向」に走行する場合もあれば（大腿直筋の走行とほぼ同じ）、（近位・外側にある）上前腸骨棘（ASIS）から（遠位・内側にある）膝に向かって「斜め」に走行する場合もある（縫工筋の走行とほぼ同じ）。大腿の前部のトリガーバンドは、スポーツによる負荷により発生することが多い。大腿の前部のトリガーバンドによる痛みは、正統医学（整形外科）では、しばしば筋（大腿直筋や縫工筋）と関連づけられる。

患者の開始肢位： 立位。治療台にもたれて立つ。

　大腿の前部のトリガーバンドは、多くの場合、母指で近位から遠位へ押して治療する。

　治療家は、母指で、骨盤を開始点とし、患者により指し示された経路に沿ってトリガーバンドを押していく（▶図18.1）。トリガーバンドの全経路を押す間、患者は痛みを感じる。治療家は強い圧で押さなければならないため、人間工学を考慮し体重をできるだけ手と母指に集中させ、強い圧を最後まで維持する。

　トリガーバンドは複数が並行して走行することが多い。患者はそれぞれのトリガーバンドにつき、治療により捻れが直されるのを感じる。

大腿の内側部のトリガーバンド

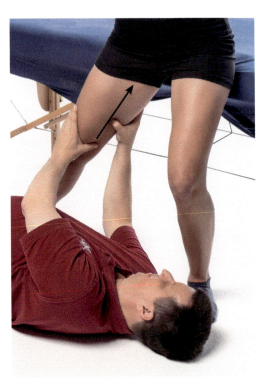

▶図18.2　大腿の内側部のTB

　大腿の内側部のトリガーバンドは、多くは恥骨領域で起始し、膝より近位で停止する。この経路には内転筋群も走行している。このため、大腿の内側部のトリガーバンドによる痛みは、正統医学（整形外科）ではしばしば内転筋群と関連づけられる。

患者の開始肢位： 立位。治療台にもたれて立つ。

　大腿の内側部のトリガーバンドの治療は、多くの場合、母指で遠位から近位へ押して治療する。

　治療家は、母指で、膝より近位の部分を開始点とし、患者により指し示された経路に沿って、恥骨領域まで、トリガーバンドを押していく。多くの場合、最大の力を用いて押す必要がある。（トリガーバンドの）

組織を事前に緊張させると、捻れを矯正しやすくなり、治療効果が高まる。組織を事前に緊張させるには、患者と治療家の双方が特殊な肢位になる必要がある。このような特殊な肢位を取るのは、捻れを解消し、さらに深部の組織の癒着を解消するためである。特に治療効果の高い肢位として、患者はできるだけ大きく脚を広げ、治療家は床上で背臥位になる（▶図18.2）。

18.1.2 HTP

上腕でまれにHTPが発生するのと同様に、大腿でもまれにHTPが発生する（大腿の外側部での発生が多い）。大腿のHTPも、発生の原因は組織の損傷にあると考えられる。すなわち、組織が損傷して間隙が生じ、この間隙を通って組織が突出するとされる。患者は、複数の指で大腿の軟部組織を押す。大腿のHTPはHTPテクニックにより治療する。

大腿のHTPの治療は成功することが多い。ただし大腿のHTPは再発しやすい。再発は、トリガーバンド・テクニックを集中的に行うことで回避できる場合もある。FDMの視点からこれを説明すると、（トリガーバンド・テクニックによる）癒着の解消に伴い、組織の治癒過程が開始し、治癒過程を通じて間隙が生理的に閉じられ、再発しなくなると考えられる。

18.1.3 フォールディングディストーション

大腿の筋間中隔（IMS）でFDが発生すると、大腿のある部分で痛みが生じる。これにより、特にスポーツを行う上で制限が生じる。

大腿の筋間中隔のFDの治療法には次の2つがある。
- 骨と筋の逆方向の回旋
- 縦方向のアンフォールディング（骨と平行にスラストを加える）

逆方向の回旋

骨と筋を逆方向に回旋して大腿の筋間中隔のFDを治療する方法は3つある（それぞれ患者の開始肢位が異なる）。

逆方向の回旋：腹臥位

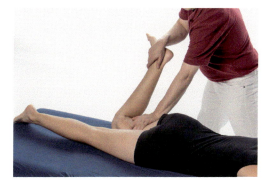

▶図18.3　大腿の筋間中隔のFD。逆方向の回旋（腹臥位）。筋を外旋する

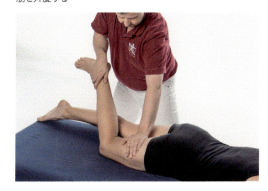

▶図18.4　大腿の筋間中隔のFD。逆方向の回旋（腹臥位）。筋を内旋する

患者の開始肢位：腹臥位

治療家は、最初は、患者の側方（患側）で、大腿の高さの位置に立つ。（患側と）同側の手掌で、患者の患側の大腿の外後部をつかみ、この部分の筋を内側に向かって押す。これにより筋が外旋される。それから、対側の手で患者の患側の足首をつかみ患者の膝を屈曲し、患者の下肢全体を内旋する（▶図18.3）。この内旋により大腿の組織を事前に緊張させ、内旋の最後で、短く強いスラストを加える。治療が成功すれば、矯正音またはクリック音が聞こえる。スラストは数回加える必要があり、その際、同側の手の位置を大腿に沿って上下方向に移動させ、対側の手で膝の屈曲の角度を変更する。これにより（大腿の筋間中隔において）事前に緊張させる部分を変更する。

その後、治療家は、治療台の対側に移動し、上述と同じ手順を行う。同じ手順であるが、治療家が立

つ位置と両手の位置を変更するため、筋が内旋され、骨が外旋されることになる。この場合も、これらと同方向にスラストを数回加える（▶図18.4）。

逆方向の回旋：立位

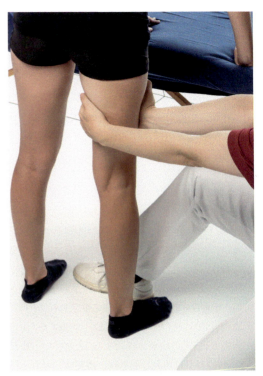

▶図18.6　大腿の筋間中隔のFD。逆方向の回旋（立位）。筋を内旋する

患者の開始肢位：立位

　治療家は、患者の側方（患側）で、床上にしゃがむ。両手で患者の患側の大腿をつかむ。その際、（患側と）同側の手を腹側から、対側の手を背側から患者の大腿に置く。それから、大腿の筋全体をまず外旋し（▶図18.5）、その後内旋する（▶図18.6）。かなり強い力で外旋と内旋を行い、大腿の組織を事前に緊張させる。最後に、短いスラストを数回加える。さらに、両手の位置を大腿上で上下方向に移動させて変更し、同じ手順を繰り返す。

　大腿の筋を回旋する際、下肢全体を一緒に回旋してはならない。治療家は、自分の足や膝を使って、患者の患側の足を固定するとよい。

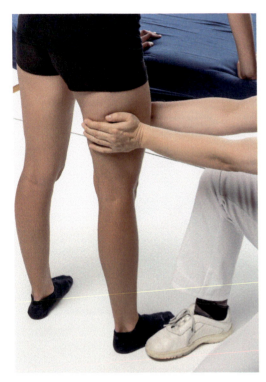

▶図18.5　大腿の筋間中隔のFD。逆方向の回旋（立位）。筋を外旋する

Dr. ブライネスルによる回旋スラスト

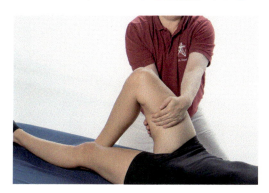

▶図18.7 大腿の筋間中隔のFD。逆方向の回旋。Dr.ブライネスルによる回旋スラストの別法。筋を外旋する

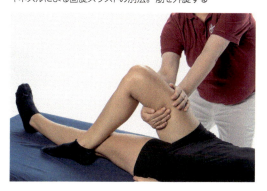

▶図18.8 大腿の筋間中隔のFD。逆方向の回旋。Dr.ブライネスルによる回旋スラストの別法。筋を内旋する

患者の開始肢位：背臥位

　治療家は、患者の側方（患側）で、大腿の高さの位置に立つ。患者は、患側の下肢を曲げ、患側の足を、最初は健側の下肢の膝の内側に置く。治療家は両手をそれぞれ腹側および背側から患者の大腿に置き、大腿の筋を外旋する（▶図18.7）。これにより組織を事前に緊張させ、外旋の最後で、スラストを加える。両手の位置を大腿上で上下方向に移動させて変更し、同じ手順を繰り返す。患者は、患側の足を健側の膝の内側に置くことにより、患側の下肢全体が筋の外旋と一緒に動くのを防止する。

　その後、患者は、患側の足を、健側の下肢の膝の外側に置く。治療家は、両手を上述と同じ位置に置き、大腿の筋を内旋する（▶図18.8）。患者は、患側の足を健側の膝の外側に置くことにより、患側の下肢全体が筋の内旋と一緒に動くのを防止する。

縦方向のアンフォールディング

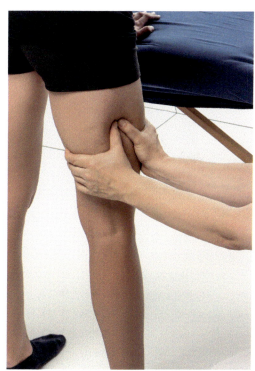

▶図18.9 大腿の筋間中隔の縦方向のFD

患者の開始肢位：立位

　治療家は、患者の側方（患側）で、床上にしゃがむ。両手掌で患者の患側の大腿の筋をつかむ。その際、両母指を大腿の外側部に置く（▶図18.9）。スリングショットの動きを通じて大腿の筋を尾側に動かす（筆者のオリジナルな手法）。すなわち、スラストを加え、これに伴い両手を前方に傾け、その結果、両母指が大腿の組織に深く入り込む。この手順を繰り返し、スラストを数回加える。その際、両手の位置を大腿上で上下方向に移動させて変更する。

18.1.4　シリンダーディストーション

　大腿におけるびまん性のジャンピングペインは、シリンダーディストーションを原因として生じる。シリンダーディストーションの治療法として、様々な徒手治療および非徒手治療がある。

徒手治療

スクイージー・テクニック

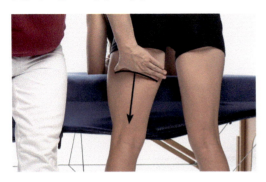

▶図18.10　大腿のCyD。スクイージー・テクニック

患者の開始肢位：立位

　患者が手掌で大腿の面を拭く場合、スクイージー・テクニックが適している。スクイージー・テクニックでは、圧の強さを同じに保ちながら大腿の面を引き伸ばさなければならない。これを最も容易に行うには、近位から遠位に向かって、複数の経路で、大腿の面を引き伸ばすとよい（▶図18.10）。

インディアン・バーン・テクニック（ブレンネッスル・テクニック）

患者の開始肢位：立位（図は省略した）

　治療家は、両手掌で患者の大腿を囲むようにしてつかみ、シリンダー筋膜を牽引する。牽引の最後で、両手を逆方向に回旋する。これにより十分な効果が得られない場合、別法として、牽引ではなく圧縮を行うCCV（圧縮シリンダー・バリアント）を行うとよい。

ピンチ・テクニック

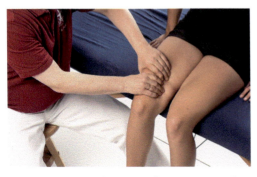

▶図18.11　大腿の前部のCyD。ピンチ・テクニック。膝より近位をつかむ

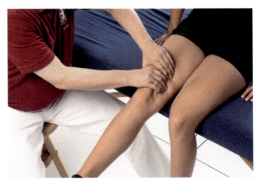

▶図18.12　大腿の前部のCyD。ピンチ・テクニック。患者は膝を伸ばす

　膝を伸ばしにくく、自分で大腿の前部をもむ患者には、ピンチ・テクニックが適している。

患者の開始肢位：座位。治療台に座る。

　治療家は、両手掌で患者の大腿の前部の筋腹を強くつかみ（▶図18.11）、患者に膝を伸ばすよう指示する（▶図18.12）。両手の位置を大腿上で変更し、この手順を繰り返す。

非徒手治療

　大腿のシリンダーディストーションには、カッピングと運動の併用（cupping-with-movement）が有効である（10.3.3章）。患者は、シリンダーディストーションが存在すると考えられる部分の上下の位置に複数のカップを装着した状態で、下肢を強く動かす（例えば膝の曲げ伸ばし）。

　また、クランプ・テクニックも有効である。患部をクランプで挟み、患者は下肢を強く動かす。クランプ・テクニックの原理は、ピンチ・テクニックのそれと同じである。

18.1.5　医学的診断

筋の損傷：筋挫傷、線維裂傷

　先に述べた通り、正統医学（整形外科）では、大腿の痛みは筋（の損傷）に関連づけて理解されることが多い。しかし、FDMでは、大腿の痛み（しばしば荷重時や荷重後に表れる）は筋膜ディストーションに

帰される。したがって、それが「挫傷」であるか、「線維裂傷」であるかは重要ではない。大腿の痛みは（筋膜ディストーションの中でも）トリガーバンドに帰されることが多い。トリガーバンドは強い力を用いて治療しなければならない。特に筋肉がよく発達した患者の治療ではかなりの力が必要である。その際、複数の治療家が交替で治療するとよい。これにより、治療成果が得られるのも早まる。

治療効果を高めるための器具の使用には注意が必要である（市販の徒手療法のための木製・金属製の器具など）。というのも、器具による治療では、母指による治療で感じられる感覚が得られないからである。また、器具による（医原性）損傷が発生する恐れもある。治療効果を高めるには、むしろ、トリガーバンドの組織を事前により強く緊張させる方がよい。

内転筋挫傷

内転筋の走行部分の損傷はアスリートでよく見られる。この場合、大腿の内側部のトリガーバンドや、恥骨領域のコンテニアムディストーションが存在することが多い。恥骨領域のコンテニアムディストーションは必ずしも患者（のボディランゲージ）により指し示されないが、トリガーバンドと併せて治療する必要がある。コンテニアムディストーションを治療しなければ、これを通じてトリガーバンドが再発する恐れがある。

※日本で行うと医師法違反となる内容が含まれております。
　ドイツの一例として参考程度に捉えてお読みください。

さらに詳しく

スポーツ後の再生

アスリートは身体に特殊な仕方で負荷をかけている。これは、球技、陸上、二輪車、格闘技など、種目を問わず同じである。一定のトレーニングを継続すると、全身の筋膜システムがこれに適応し、トレーニングを行わない人が達成できないようなパフォーマンスが可能となる。身体の適応のプロセスを詳細に記述し、パフォーマンスや回復力の向上のための綿密な計画を作成する、トレーニング科学という分野もある。FDMから見ると、人間の身体は負荷を受けた後に筋膜ディストーションを有するのが普通である。アスリートはこれを骨の中で格闘が起きているように感じると表現する。アスリートに限らず、誰もが経験するように、通常と異なる負荷を受けると、これに対する反応が身体に表れる（例えば筋硬直）。この反応は病理ではなく、身体の修復と再生のシステムにより生じる。すなわち、どんな負荷（トレーニングや競技を含む）を受けても、身体は回復し、筋膜ディストーションはその都度修復される。FDMから見れば、身体の再生を早めるには、存在する筋膜ディストーションを直ちに治療することである。これにより、身体のパフォーマンスの回復は早まる。最近では、筋膜ディストーションの治療は、より多くのアスリート、スポーツ医、治療家に知られるようになっており、一定の成果を上げている。例えば、多くのアスリートは、試合や競技の後に大腿のトリガーバンドを有するが、これを試合や競技の直後に治療すれば、さらなる組織の損傷を減らせる。また、筋膜ディストーションの治療は、身体の修復や再生の能力を後押しする。高いパフォーマンスを求められるアスリートには、身体が可能な限り完全に機能することが必要である。とはいえ、アスリートではない多くの人々は、身体がある程度機能すれば、問題なく生活でき、制限があっても気づかないことが多い。

18.2 膝

膝の痛みを抱える人は多い。誰もが生涯のいずれかの時期に膝の痛みを経験する。正統医学（整形外科）には膝の痛みの診断法や治療法が様々あるが、これらは膝の痛みを脚色するもののように筆者には思われる。というのも、基本的に、膝の痛みの多くは、医学的治療を行わなくてもおさまるからである。

膝の症状を有する場合、診察で、様々な運動を行う。すなわち、下肢の最大屈曲（膝を胸部につけ踵を殿部につける）、しゃがみ位、歩行、ジャンプなどを行う。患者が階段の昇降で痛みがあると訴える場合は、階段の昇降も行う。また、他動運動からも

様々な情報が得られる。

　膝の痛みを有する患者は、最初の引き金として、外傷を挙げることが多い。このため、既往歴の聞き取りでは、外傷の有無に注意する。これは、どの種の筋膜ディストーションが存在するかについての重要な手がかりとなる。

　膝の症状を有する場合のボディランゲージと診断（既往歴、診察、ディストーション、治療）は、▶表18.2の通りである。

▶表18.2　膝の症状のボディランゲージと診断

ボディランゲージ	既往歴	診察	ディストーション	治療
線				
指で膝の内側や外側をなでる	引っ張られるような痛みや焼けるような痛み,筋力低下	痛みを伴う膝の屈曲や伸展の制限	膝蓋骨周囲の内側または外側のトリガーバンド	トリガーバンド・テクニック
膝蓋腱の領域に短い線を引く	引っ張られるような痛みや焼けるような痛み,筋力低下	痛みを伴う膝の屈曲や伸展の制限	膝蓋腱のトリガーバンド	トリガーバンド・テクニック
指で膝窩を縦方向になでる	引っ張られるような痛みや焼けるような痛み,筋力低下	痛みを伴う膝の屈曲や伸展の制限	膝窩の内側または外側のトリガーバンド	トリガーバンド・テクニック
点				
指で膝窩の骨上（脛骨の内側縁）で痛みのある点を指す	荷重時に骨上の点に刺すような痛み	膝を最終域まで伸展できない	コンテニアムディストーション	コンテニアム・テクニック
指で脛骨上または膝蓋骨上で1つ以上の痛みのある点を指す	荷重時に骨上の点に刺すような痛み	膝を最終域まで屈曲できない	コンテニアムディストーション	コンテニアム・テクニック
面				
膝関節を握る,自分で膝の牽引を試みる,下肢をゆさぶる	膝関節の深部の痛みが荷重時に生じる,不安定感	運動制限はほぼない,運動の最終域で痛みが生じる,荷重時に症状が強まる,牽引を快と感じる	uFD	牽引,牽引スラスト,スリングショット・テクニック,膝屈曲位の牽引,セーラーのテクニック,サンタクロースのテクニック,フロッグレッグ・テクニック,リバース・フロッグレッグ・テクニック
膝関節を握る,指で膝関節を横切って線を引く	膝関節の深部の痛みが免荷時(夜間)に生じる,不安定感	運動制限はほぼない,運動の最終域で痛みが生じる,牽引を不快と感じ,圧縮を快と感じる	rFD	圧縮,圧縮スラスト,トランポリンでのジャンプ
膝関節上の面をこする,膝をもむ	膝にびまん性の痛み,筋力低下	痛みはほぼ誘発できない	シリンダーディストーション	両母指テクニック,スクイージー・テクニック,ピンチ・テクニック,クランプ・テクニック
その他				
膝が伸びないことによる跛行	膝に硬直性	痛みを伴わない運動制限	テクトニックフィクセーション	テクトニック・ポンプ,フロッグレッグ・テクニック,リバース・フロッグレッグ・テクニック

18.2.1 トリガーバンド

膝でよく見られるのは次の3つのトリガーバンドである。
- 膝蓋骨周囲のトリガーバンド
- 膝蓋腱のトリガーバンド
- 膝窩のトリガーバンド

膝の症状は、大腿のトリガーバンド、特に大腿の外側部および後部のトリガーバンドにより生じることもある（17.1.1章）。いずれのトリガーバンドも、引っ張られるような痛みと運動制限を生じさせる。

膝蓋骨周囲のトリガーバンド

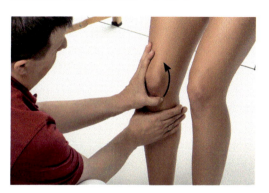

▶図18.13　膝蓋骨の内側のTB

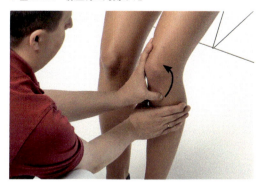

▶図18.14　膝蓋骨の外側のTB

膝蓋骨周囲のトリガーバンドには、内側を走行するもの（▶図18.13）と、外側を走行するもの（▶図18.14）がある。いずれも膝蓋骨の周囲をややC字状に走行する。また、膝蓋骨のすぐ近くを走行することもあれば、膝蓋骨から離れて走行することもある。膝蓋骨周囲のトリガーバンドは、膝蓋骨より遠位の脛骨領域で起始し、膝蓋骨より数cm近位の領域で停止する。膝蓋骨周囲のトリガーバンドは、母指で遠位から近位へあるいは近位から遠位へ押して治療する。

患者の開始肢位： 座位。治療台にもたれて座る。

治療家は、母指で、脛骨領域を開始点として、トリガーバンドを近位に向かって押していく。患者にはトリガーバンドの経路が事前に分かっている。母指で押す際、あまり速く進まないようにする。また、強い圧で押すが、強さはそれぞれの患者に合わせる。トリガーバンドの組織を事前に緊張させる際、緊張を強化するには、患者に下肢を最大屈曲するよう指示する。

膝蓋腱のトリガーバンド

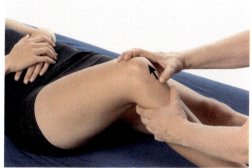

▶図18.15　膝蓋腱のTB

膝蓋腱のトリガーバンドの走行は短い。脛骨粗面にあたる部分で起始し、膝蓋骨尖で停止する。

患者の開始肢位： 座位。治療台にもたれて座る。

治療家は、母指で、脛骨領域を開始点として、トリガーバンドを近位に向かって押していく。その際、ゆっくり進み、強い圧で押す。トリガーバンドの組織を事前に緊張させる際、緊張を強化するには、患者に下肢を屈曲するよう指示する（▶図18.15）。

膝窩のトリガーバンド

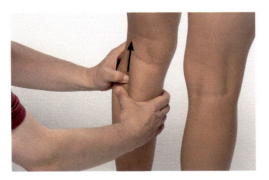

▶図18.16　膝窩のTB

　膝窩のトリガーバンドは、膝窩より数cm遠位で起始し、膝窩より数cm近位で停止する。膝窩のトリガーバンドには、内側を走行するものと、外側を走行するものがある。

患者の開始肢位：立位（治療台にもたれて立つ）または腹臥位（膝をやや屈曲する）

　治療家は、母指で、膝窩より遠位を開始点として、トリガーバンドを近位へ押していく（▶図18.16）。

> **要注意**
> 膝窩を通る血管や神経を不必要に圧迫してはならない。膝窩のトリガーバンドは、これらのやや側方を走行している。

18.2.2　コンテニアムディストーション

　膝には、コンテニアムディストーションが発生しやすい場所がいくつかある。引き金に応じて、発生する場所は異なる。患者がしばしば指し示す場所は次の4つである。
- 脛骨粗面
- 膝蓋骨尖
- 膝関節の内側と外側の関節腔
- 膝窩

脛骨粗面のコンテニアムディストーション

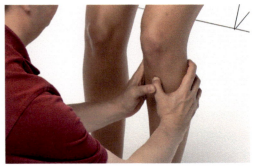

▶図18.17　脛骨粗面のCD

患者の開始肢位：立位

　脛骨粗面のコンテニアムディストーションは、コンテニアム・テクニックにより治療する。患者の開始肢位は、痛みが生じる肢位がよい。患者が最大の痛みを感じる方向が治療（矯正）を行うべき方向である。

　コンテニアムディストーションはしばしば小さい場所に存在する。このため、治療に成功したにも関わらず、治療後の再検査で、患者が同じ（に見える）点を指し示し、別のコンテニアムディストーションが示唆されることがある。この場合、1つ目のコンテニアムディストーションの治療は成功したので、限定的成果と評価する必要はない。同じ場所に見つかった2つ目のコンテニアムディストーションを治療すればよいだけのことである。コンテニアムディストーションが一つ治療されれば、患者は別のコンテニアムディストーションを知覚できるようになる。治療成果の正当な評価は、治療戦略にとって重要である。誤った評価をすれば、治療の目標（患者が自分の身体の能力を信頼できるようになる）を見失う恐れがある。

膝窩のコンテニアムディストーション

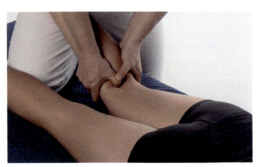

▶図18.18　膝窩のCD。腹臥位

膝窩のコンテニアムディストーションは、膝の後面において、大腿骨の内側顆や外側顆、脛骨の内側顆や外側顆で見つかる。急性の膝伸展障害は、膝窩のコンテニアムディストーションを主な原因として生じる。

患者の開始肢位：立位（治療台にもたれて立つ）または腹臥位（膝をやや屈曲する）

治療家は、母指の指先で、最大の力を用いて、痛みのある点を押す（▶図18.18）。移行部の構成が中立状態に戻るまで押す。

> **要注意**
> 膝窩を通る血管や神経を不必要に圧迫してはならない。膝窩のコンテニアムディストーションは骨上に存在する。

18.2.3　フォールディングディストーション

膝は、外傷により、牽引または圧縮され、さらにねじれることがある。その際、膝は様々な位置（様々な角度の屈曲位や回旋位、内反位や外反位）に置かれる。

患者は、膝関節をつかみ、膝関節の症状を訴える。引き金に応じて、牽引を不快と感じる場合と、圧縮を不快と感じる場合がある。受傷機序は患者により異なる。このため、患者に合わせてテクニックを選択する。以下、膝のアンフォールディングおよびリフォールディングの様々なテクニックについて述べる。

膝のアンフォールディング

膝のアンフォールディング：膝伸展位の牽引スラスト

膝のアンフォールディングの最も簡単な方法は、膝伸展位で牽引とスラストを組み合わせて行うものである。その際、力を膝関節に集中させる。また組織を事前に緊張させる際、痛みを生じさせてはならない。具体的な手順は、股関節で行う場合の手順（17.2.4章）を参照されたい。

膝のアンフォールディング：スリングショット・テクニック

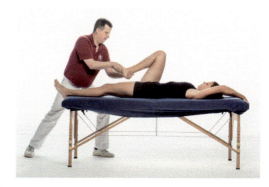

▶図18.19　膝のuFD。スリングショット・テクニック。まず膝の最大屈曲する

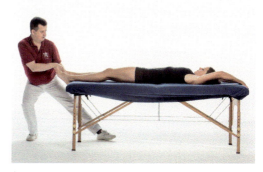

▶図18.19　膝のuFD。スリングショット・テクニック。膝を最大牽引し伸展する

牽引スラストは、スリングショット・テクニックにより強めることができる。すなわち、加速により牽引力を数倍強めることができる。このテクニックを行う前に、通常の牽引を行い、アンフォールディングでよいか、痛みが生じないかを調べる。

患者の開始肢位：背臥位

患者は、両上肢を挙上し、両手で治療台の頭側の端をしっかりつかむ。治療家は、治療台の側方（患側）で、患者の足の高さの位置で、近位の下肢を踏み出して立つ。両手掌で患者の患側の足首をつかみ、まず患者の患側の膝関節と股関節を最大屈曲する（▶図18.19）。その際、重心を近位の下肢に移動させる。

それから、患者の患側の下肢を、加速をつけて勢いよく伸ばす。その際、重心を遠位の下肢に移動させる。これにより、患者の下肢は最大牽引されると

ともに、治療台の上に置かれる（▶図18.20）。治療が成功すると、矯正音がはっきりと聞こえる。注意すべきは、（最大牽引する前に）患者の下肢を完全に伸ばしてしまわないことである。下肢を完全に伸ばした上で、最大牽引すると、膝関節が過伸展され、患者が不快に感じる恐れがある。

このテクニックはかなりの力を要する。治療効果を得るには、中途半端な力を用いず、（重心の移動により）全身を使って加速をつけて牽引しなければならない。

このテクニックによる牽引は、膝より近位の領域（股関節や骨盤）にも及ぶため、膝関節に加えて股関節のアンフォールディングもなされる。

使って、患者の膝を牽引する。これにより、（膝の）組織を事前に緊張させ、可動域の最後に、短いスラストを牽引方向に加える。この牽引方向は、脛骨の前方並進と同じ方向である。治療が成功すれば、矯正音が短く聞こえる。

どのテクニックを行う場合も、組織を事前に緊張させることができれば、治療は半ば成功である。組織を事前に緊張させるには、自分の体重を適切に使う必要がある。

膝のアンフォールディング：膝屈曲位の牽引（背臥位）

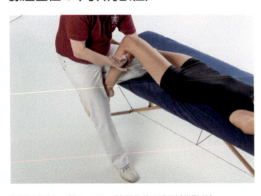

▶図18.21　膝のuFD。膝屈曲位の牽引（背臥位）

患者の開始肢位：治療台の端近くで背臥位になる。

患者は、両上肢を挙上し、両手で治療台の頭側の端をしっかりつかむ。治療家は、患者の側方（患側）で、患者の膝の高さの位置に立ち、身体を患者の頭部の方向に向ける。（治療台に近い側の）膝を曲げて治療台に置き、足首を他側の下肢（支持脚）の膝窩にあてる。患者の患側の下肢を持ち上げ、患者の下腿を自分の（治療台に置いた）下肢にあてる。この肢位のまま、治療台に近い側の上肢で、内側から患者の患側の膝をつかむ。その際、前腕を回外位にして患者の膝窩に置く。治療台から遠い側の手を回外位にし、患者の膝窩に置いた上肢の手関節をつかむ（▶図18.21）。

治療家は、上体を後方に動かし、自分の体重を

膝のアンフォールディング：膝屈曲位の牽引（腹臥位と立位の混合）

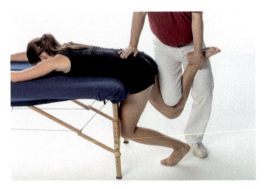

▶図18.22　膝のuFD。膝屈曲位の牽引（腹臥位と立位の混合）

患者の開始肢位：腹臥位と立位の混合

治療家は、患者の側方（患側）に立つ。患者は患側の膝を曲げ、この曲げた下肢の足首を、治療家は（患側と）対側の手でつかむ。また、治療家は、他方の手を患者の仙骨上に置き、これにより自分の身体を支える。それから、自分の（患側と）同側の膝を曲げ、これを患者の膝窩に置く（▶図18.22）。患者の膝の屈曲を強め、これにより（膝の）組織を事前に緊張させる。短いスラストを加えると同時に、自分の膝を患者の膝窩に押し込む。その際、（患者の足首をつかんだ手で）患者の下腿が動かぬよう固定する。その結果、テコの作用により膝のアンフォールディングが生じ、矯正音が聞こえる。

膝のアンフォールディング：セーラーのテクニック

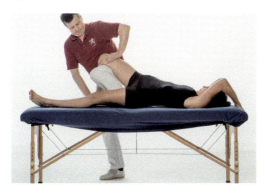

▶図18.23　膝のuFD。セーラーのテクニック

患者の開始肢位： 背臥位

　患者は、両上肢を挙上し、両手で治療台の頭側の端をしっかりつかむ。治療家は、患者の側方（患側）で、患者の膝の高さの位置に立ち、患者の患側の股関節と膝関節を屈曲する。治療家は、近位の足を治療台に載せ、患者の患側の殿部に接する位置に置く。患者の患側の膝を自分の近位の下肢の付け根（鼠径部）に置く。近位の手を患者の（膝より近位の）大腿に置き、遠位の手で患者の患側の足首をつかむ。それから、治療家は、自分の体幹を斜めに傾ける。すなわち、患者から離れる方向に、自分の支持脚を越えて体幹を傾け、セーラー（船乗り）のポーズ（筆者のオリジナルな表現）になる。これにより（患者の膝の）組織を事前に強く緊張させる（▶図18.23）。最後に、遠位の手で、患者の膝の屈曲を強めるように、スラストを加える。テコの作用で膝がアンフォールディングされ、矯正音が聞こえる。

膝のアンフォールディング：サンタクロースのテクニック

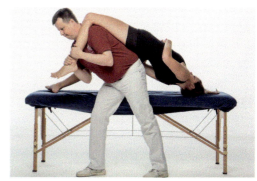

▶図18.24　膝のuFD。サンタクロースのテクニック

　サンタクロースのテクニックは、体重が軽い患者（小児など）に適している。体重が軽いために他のテクニックでは（膝の）組織を事前に十分に緊張させることができない場合に行う。

患者の開始肢位： 背臥位

　患者は（両手で治療台の頭側の端をつかむなどして）自分の身体を**固定してはならない**。治療家は、治療台の側方で、患者の膝の高さの位置で、患者に背を向けて、治療台に座る。患者の患側の下肢をつかみ、患者の患側の膝を自分の（治療台から遠い側の）肩に置く（左膝は左肩に、右膝は右肩に置く）。両手で患者の足首をつかむ。それから、上体を起こし、重い袋をかつぐように患者の下肢を持ち上げる（▶図18.24）。これにより、患者の上体がぶら下げられ状態になり、患者の体重を通じて、患者の膝が強く牽引される。これだけでアンフォールディングは十分になされるが、必要であれば膝の屈曲を強めることを通じてスラストを加える。スラストを加えると、矯正音が聞こえる。その後、患者（の上体と下肢）を静かに治療台の上に置く。

　このテクニックによる牽引は、股関節にも及ぶため、股関節のアンフォールディングとして行うこともできる。

膝のリフォールディング

　膝のrFDの多くは、重力を通じて負荷（圧縮）が加わることで自然に解消される。このため、臨床で

診療する機会は少ない。

とはいえ、患者が膝のrFDを有する場合は、これを治療する。膝のリフォールディングは、多くは膝屈曲位で行う。膝伸展位でのリフォールディングは、患者が自己治療として行うことができる（トランポリンでのジャンプなど）。

膝のリフォールディング：膝屈曲位の圧縮スラスト

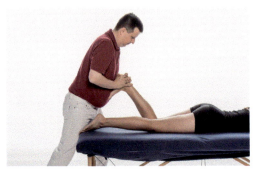

▶図18.25　膝のrFD。膝屈曲位の圧縮スラスト

患者の開始肢位：腹臥位

治療家は、両手で患者の患側の足をつかみ、患者の患側の膝を屈曲する（屈曲の角度は様々に変更してよい）。自分の体幹を患者の膝の方向に向かって動かし、これにより患者の膝を圧縮する（▶図18.25）。その際、脛骨を回旋したり、膝を内反や外反の方向に動かしてもよい。最も快と感じる方向を患者に尋ね、最後にその方向に圧縮スラストを加える。スラストを加えると、クリック音が聞こえる。

膝のリフォールディング：別法

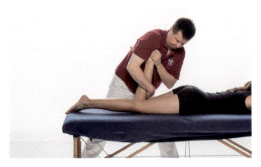

▶図18.26　膝のrFD。別法1

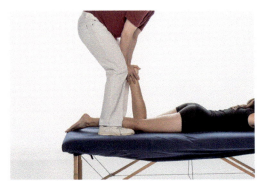

▶図18.27　膝のrFD。別法2

膝屈曲位の圧縮の別法として、患者の患側の足を自分の腋窩にあて、自分の体幹を動かすことにより、患者の膝を圧縮する（▶図18.26）。圧縮を強めるには、自分の全体重を使って圧縮する。例えば、治療台の上に立ち、患者の膝を90°屈曲位にして圧縮する（▶図18.27）。

膝のuFDとrFDの併発

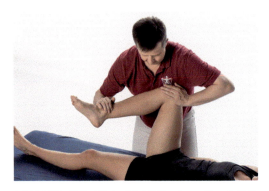

▶図18.28　膝のuFDとrFDの併発。フロッグレッグ・テクニック

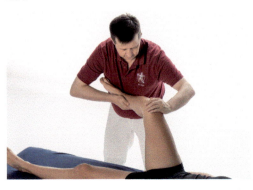

▶図18.29　膝のuFDとrFDの併発。リバース・フロッグレッグ・テクニック

膝は、膝を内反または外反する力にもさらされている。このため、膝ではuFDとrFDの併発もまれではない。例えば、内反の圧力を受けると、膝の内側の区画でrFDが生じ、膝の外側の区画でuFDが生じる。

ティパルドスは、uFDとrFDを併発する場合、まず（rFDの）リフォールディングを行い、その後に（uFDの）アンフォールディングを行うことを推奨している[114] p.41。ただし、膝では、uFDとrFDの同時の治療が可能である。その際、受傷機序と同じ位置に膝を置いて治療を行う。治療で行うのは、フロッグレッグ・テクニック（▶図18.28）とリバース・フロッグレッグ・テクニック（▶図18.29）である。これらの手順は、股関節のテクニックフィクセーションで行う手順（17.2.6章）とほぼ同じである。相違点は、股関節を回旋する方向にスラストを加えるのではなく、下腿を内反（フロッグレッグ・テクニック）あるいは外反（リバース・フロッグレッグ・テクニック）する方向にスラストを加えることである。患者は、快と感じる方向（内反か外反か）を正確に指示することができる。フロッグレッグ・テクニックとリバース・フロッグレッグ・テクニックは、膝の屈曲（の角度）を調整して行う。

18.2.4　シリンダーディストーション

膝のシリンダーディストーションは多く見られるものではない。ただし、包帯、シーネ、ギプスなどで膝を固定すると、重症化する恐れがある。患者はびまん性の痛みを訴えるが、多くの場合、痛みの誘発（再現）は困難である。

膝のシリンダーディストーションは、スクイージー・テクニックにより治療する。小さい場所に存在するものは、両母指テクニックにより治療する。必要に応じて、患者は自己治療としてカッピングと運動の併用を行う。

18.2.5　テクニックフィクセーション

膝の硬直性は、多くは長期固定の後にしか発生しない。膝の硬直性を有する場合、滑動性の回復が必要である。また、必ず（原因となった）他種の筋膜ディストーション（トリガーバンドやコンテニアムディス

トーション）を併せて治療しなければならない。

膝のテクトニック・ポンプ

患者の開始肢位： 腹臥位（図は省略した）

治療家は、患者の患側の下腿をつかみ、患者の足を自分の腋窩にあてる。この肢位で、患者の膝を牽引および圧縮しながら全方向に動かす。このテクニックには、かなりの力が必要であり、治療家は全身を使ってこれを行う。

フロッグレッグ・テクニックとリバース・フロッグレッグ・テクニック

膝のテクニックフィクセーションにおいても、股関節のそれと同様に（17.2.6章）、フロッグレッグ・テクニックとリバース・フロッグレッグ・テクニックによるモビリゼーションを行う。ただし、これらを膝で行う場合、膝を完全には屈曲しない。また、脛骨の回旋と、膝の外旋および内旋を重点的に行う。

18.2.6　医学的診断

膝の捻挫

膝の捻挫は、誰もが一度は経験するものであり、日常生活、職場、スポーツなど様々な場面で発生する。膝の捻挫の直後には、痛みを伴う運動制限が生じる。これは長く続くこともあるが、多くは時間が経つと自動運動や負荷を通じて自然に消失する。FDMから見ると、どんな症状も筋膜ディストーションに帰されうるのであり、筋膜ディストーションを診断し、これを治療することで、機能が十全に回復すれば何ら問題はない。むしろ、問題が発生するのは、様々な医学的検査を通じて診断が下されることによってである。診断が下されると、修復できない欠陥があるかのような印象を引き起こす。診断は事象（症状）を脚色するのである。これにより、患者の活動範囲は大きく制限される。医師も患者自身も今後どうなるかを予め決めつけてしまうからである。

半月板や靭帯の損傷

　半月板や靭帯の損傷を有すると診断された患者がFDMの治療者を受診し、ボディランゲージや症状の説明を行うと、様々な種類の筋膜ディストーションが示唆される。これらを治療すれば、患者はすぐに膝を動かしたり、膝に負荷をかけることができるようになる。

　とはいえ、機能が回復したとしても、損傷それ自体はどうなっているのか？　症状（痛みや運動制限）だけが解消され、損傷は存在し続けているのではないか？　これは、筆者が多くの患者から受ける質問でもある。この問いには疑いが混じっている。すなわち、重度の損傷（例えば十字靭帯断裂）であっても、保存的治療（例えばFDM）は外科的治療（例えば手術）と同程度に有効であり支持しうるものなのかという疑いである。これについて、筆者は、外科的治療（手術）の是非を述べるのではなく、いくつかの論点を以下に提示しておく。

診断

　患者はしばしば、主治医から受けた診断（例えば靭帯断裂）を筆者に伝える。彼らは、診断を受けたにも関わらず、何らかの理由により（FDMという）徒手治療を見つけ受診している。

　整形外科で診断される損傷の存在（実際に存在するのか）は、それほど自明のことではない。整形外科の臨床では、X線所見に基づき損傷の存在が診断される。またMRI（磁気共鳴断層撮影法）もしばしば併用される。しかし、MRI検査の結果は限定的な妥当性しか有さない。ステファン・ヴィルトはその学位論文で、膝の病変のMRI検査の信頼性を関節鏡検査と比較して検討している[121]。すなわち、1989年から1998年までに実施された14件の研究を検証した所、これらの研究では前十字靭帯損傷の診断のためのMRI検査の感度（損傷のある患者を損傷ありと正しく診断する割合）が44-100%であったのに対し、ヴィルトの研究では71.8%であった[121] p.66。また、前十字靭帯以外の部位（半月板、膝蓋骨、軟骨など）の損傷についても調べた所、MRI検査の感度は（前十字靭帯の場合と）同程度の範囲内にあった。ヴィルトは、MRI検査による診断の正確性は医師の経験に大きく左右されるとし[121] p.76、次のように結論づけている[121] p.77。

> 「既往歴や臨床検査により明らかな臨床所見が得られる場合、MRI検査は行わなくてよい。臨床検査は、MRI検査と比べて遜色のない感度と特異度を有している」

　ヴィルトによれば、MRI検査は、通常の検査として行うのではなく、不十分な臨床所見しか得られない場合にのみ行うべきである。MRI検査による診断は、蓋然性や確率を示すにすぎない。したがって、膝内障の診断では臨床検査をより重視すべきである。

　とはいえ、膝の損傷が実際に存在する場合でも、FDMの治療が排除されるわけではない。むしろ、最近では、正統医学においても手術の適応とするのに慎重である傾向が見られる。

治療

　膝の損傷（例えば十字靭帯断裂）の治療は、以前は手術が通常の治療であったが（手術しなければ膝の安定性が回復しないという理由による。現在もこのように言われることがしばしばある）、現在はむしろ経過観察が推奨されている。

　フロベルらは、スポーツにより前十字靭帯を断裂した120人（18-35歳）を対象にしたランダム化比較試験をおこなっている[28]。その際、被験者を、負傷後10週までに手術を行うグループと、手術を行わないグループに分けた。ただし、後者のグループのほぼ半数は膝の不安定感を理由にその後手術を受けた。5年後、全ての被験者は同程度に良好な膝機能を有していた。また、膝関節症の始まりを示す徴候についても大差はなかった。フロベルらは、これらの結果に基づき、十字靭帯断裂ではまず経過観察を行うことを推奨している[28]。

　現在広く行われている治療が実際に有効とは限らない。例えば、膝の損傷の治療で広く行われているのが膝関節鏡手術である。これは、ドイツで最も件数の多い手術の一つであり、膝関節に内視鏡を入れ、生

理食塩水で洗浄し、半月板や軟骨に病変があれば除去する。しかし、膝関節鏡手術の有用性は証明されていない。これについては、最近、ドイツ医療品質・効率性研究機構（IQWiG）も認めている[40]（この他にも関節鏡下半月板切除術とプラセボ手術を比較した研究もある[92]）。

「患者本位というエンドポイント（指標）で見ると、比較のために行われる有効性のない介入、例えばプラセボ手術と比べて、関節鏡視下手術が治療法として有用であるという根拠、示唆、証拠は示されなかった」

再生

身体は、再生し自己治癒する潜在能力（ポテンシャル）を有する。手術後に認められる治療効果は必ずしも介入（手術）によるものではない。治療効果がないと公けにも確認された手術が、患者にとって有用である（症状を軽減し機能を改善しうる）とされている例もある（上述の関節鏡下手術）。これはプラセボ効果に帰されるものであり、手術にもプラセボ効果がある。プラセボ手術は、目的をもった介入であるかのように見せかけた偽手術であり、手術に付随する状況（麻酔、皮膚切開、内視鏡の使用、縫合など）は本物と同じにする。ワートロースら[118]は、被験者を外科的手術とプラセボ手術に分けて行われた53件のランダム化比較試験のシステマティックレビューを行っており、それによると、全試験の74%（39件）でプラセボ手術を受けた患者の症状が改善し、51%（27件）で2グループ間の手術後の結果に大差がなく、45%（23件）で外科的手術の統計的に有意な有用性は確認されなかった。プラセボ手術は（比較試験の対照の手法として）基本的に容認される。また救命のための緊急手術の有用性に疑いの余地はない。とはいえ、上述のシステマティックレビューの興味深い結果が示す通り、一般に手術後の治療効果は、その全てが手術に帰されるわけではない。

自己治癒

身体が自己治癒することは、広くしられるようになっている。最近の研究として、徒手治療による前十字靭帯の完全な再生について報告した研究がある。この治療を行っているのは、モハメド・ハリーファ（エジプトのカイロ出身でオーストリア在住）という十字靭帯断裂の徒手治療の専門家である。ハリーファによる再生療法（RegentK）の機序を解明するため、現在、5つの大学で研究が行われており、スポーツ医学者のミヒャエル・オフナーがその統括責任者を務めている。この研究の最初の結果が公表されている。それによれば、ハリーファによる治療を受けた患者の90%が、膝を制限なく動かすことができ、スポーツを行うことができるようになった。また、患者の50%が、3か月後のMRI検査で十字靭帯が無傷の状態にあるとされた（断裂した十字靭帯が完全に再生したと考えられた）[8][68]。一方、治療の機序について明らかになったことはわずかであり、治療中に血液の酸素飽和度が上昇すること、幹細胞の数が増加することが確認された。これらはおそらく身体で進行する治療過程（靭帯の再生）の鍵となっていると考えられる。この学際的研究の重点は、必ずしも新しいアプローチ（RegentK）を正式な治療法として認めさせることにあるのではなく、靭帯の再生システムを促進するものとして理解することに置かれている。

この研究では、今の所、靭帯がどのように再生するかについての詳細は解明されていない。その一方で、重要な見識が示されており、「身体を信頼することは有効な選択肢の一つである」とされている[8]。これはFDMの治療にもあてはまる。FDMでは、治療家が新しい思考を求められるだけでなく、患者も自分の身体を信頼することを求められるからである。

症例M
十字靭帯断裂（39歳男性）
既往歴：3週間前にスポーツで負傷し左膝に痛みを有する39歳男性。バレーボールでジャンプした後に斜めに着地し、左膝がねじれた。医師を受診し、X線検査とMRI検査を受けた。
診断：前十字靭帯断裂および内側側副靭帯断裂と診断され、3週間後に手術することになった。それまで

の期間、膝に装具を装着し、膝屈曲を最大70°に制限された。

1回目の治療
診察：跛行が顕著であり、荷重時の痛みを訴えた。膝の伸展が制限され、屈曲は約70°以上になると強い痛みが生じた。しゃがむことができず、左の片脚ジャンプで強い痛みが生じた。患者は左下肢の不安定感を訴え、片脚立位で不安定性が認められた。
ボディランゲージ：痛みがある部分として、膝の内側に線を引いた。
目標：サイクリング、ダンス、バレーボール、山歩きができるようになる。
治療：
1. 膝窩のコンテニアムディストーション：コンテニアム・テクニック
2. 膝の内側のトリガーバンドと大腿の外側部のトリガーバンド：トリガーバンド・テクニック
3. 膝のuFD：牽引スラスト、スリングショット・テクニック（再検査で膝の運動が大幅に改善した）

治療後、筆者は患者に自転車に乗ることを勧めた。これは、膝に通常の負荷を与え、膝の装具を外すためである。

2回目の治療（4日後）
患者は自転車で来院した。
診察：膝の屈曲は90°までは問題がないが、90°以上になると痛みが生じた。片脚立位で安定性が増した。片脚ジャンプで安定性が増し、より高く跳ぶことができた。
ボディランゲージ：痛みがある部分として、膝の内側に線を引き、大腿の前部を拭きもむ動作をした。
治療：
- 膝の内側のトリガーバンド：集中的なトリガーバンド・テクニックを両方向におこなった
- 膝のuFD：膝伸展位および膝屈曲位の牽引スラスト
- 大腿の前部のシリンダーディストーション：スクイージー・テクニック

3回目の治療（7日後）
自転車に乗ることに加え、通常の負荷で歩行が可能となった。左下肢の安定性が大幅に改善した。
診察：しゃがむ運動で、膝を最終域まで屈曲すると痛み（膝内部のやや鈍い痛み）を感じた。
ボディランゲージ：軽い痛みがある部分として、膝の内側に線を引いた。
治療：
- 膝内側のトリガーバンド：集中的なトリガーバンド・テクニックを両方向におこなった。
- 膝のuFD：牽引スラスト、片側の下肢を固定したインバージョンの肢位によるアンフォールディング

4回目の治療（10日後）
患者は手術の中止を決めた。患者の状態は全体としてきわめて良好だった。山歩きに一度でかけ、膝の安定を感じることができた。
診察：しゃがむ運動でまだ（膝の内側に）痛みを感じた。
治療：膝内側のトリガーバンドにつき、集中的なトリガーバンド・テクニックを両方向に行った。
最終検査：左の片脚ジャンプ（約50cmの高さの治療台から跳び下りる）で、膝が安定しほぼ痛みが生じないことを確認した。

その後の治療：治療から数年が経過し、患者はその後も時々、別の症状で受診している。膝は運動制限と痛みのない状態が維持されている。山歩きを含めあらゆるスポーツを問題なく行うことができている。

FDMによる考察：膝の捻挫によりトリガーバンドとFDが発生し、これらを通じて、膝で痛みを伴う運動制限と不安定感が生じた。不安定感は、筋膜が損傷しこれにより固有感覚や筋協調などの機能が低下して生じた。治療は患者にとってかなりの痛みを伴うものであったが、治療を行うことで膝の機能は速やかに回復した。患者は手術の選択肢を最後まで残していたが、自分の膝を信頼することができて初めて手術の中止を決めた。筆者は、治療者として、患者が手術を不要と認識できるように、なるべく短期間に大きな改善をもたらしたいと考えていた。とはいえ、最終的な決定は必ず患者に委ねなければならない。

ベーカー囊腫

ベーカー囊腫は、膝窩に組織液がたまった状態をいう。ベーカー囊腫と診断された患者は、膝窩のトリガーバンドとコンテニアムディストーションを指し示す。筆者の見解として、膝窩のトリガーバンドの捻れが、堰（せき）のように組織液の排出を妨げると考えられる。

オスグッド・シュラッター病と膝蓋腱炎

オスグッド・シュラッター病や膝蓋腱炎と診断された患者も、筋膜ディストーションを有する。主にトリガーバンドとコンテニアムディストーションが示唆される。ティパルドスは、膝蓋腱では、腱の線維に負荷による微小外傷が生じたり（トリガーバンド）、カルシウムの輸送が妨げられ石灰化（しばしばX線画像で確認される）が生じるとしている[114] p.192。これらの筋膜ディストーションを治療すると、わずかな治療でも膝の弾力性が完全に回復する。保護や固定はいかなる理由でも行うべきではない。

症例N
オスグッド・シュラッター病と診断された膝の痛み（15歳男子学生）

既往歴：1年半前から両膝に痛みのある15歳の男子学生。痛みの始まりはスポーツであり、学校でサッカーと陸上競技をおこない、かなりの運動量となっていた。医師の勧めでスポーツを数週間休み、その後再開したが、前と同じ痛みが再発した。医師は、両膝にオスグッド・シュラッター病を発症と診断し、緊急処置として膝の徹底した保護を勧めた。また軽度の理学療法によるトレーニングを処方したが、負荷をかけることを禁止した。半年以上が経つと、軽い負荷でも痛みが生じるようになった。

医師は、典型的な病変が脛骨粗面や膝蓋腱に存在するのを確認すべく、MRI検査をおこなった。そして、自分が下した診断を確認するとともに、病変の全体は長い範囲に及ぶものであると推定した。患者は、この間、スポーツを一切行うことができなかった。そして、学校でのスポーツ活動から離脱するように医師から言い渡された。

患者はスポーツに熱心であり、学校生活の中でスポーツが重要な位置を占めていた。このため、人から勧められて筆者のもとを受診した。

1回目の治療
診察：患者は、膝領域のうち脛骨と膝窩で複数の痛みのある点を指し示した。膝の90°屈曲位で、強い痛みがあるとして、両膝の膝蓋骨の左右に線を引いた。両膝の伸展が制限され、最終域まで伸ばすことができなかった。また、ジャンプと階段昇降で両膝に痛みが生じた。

目標：患者の希望は、痛みを伴うことなくスポーツをできるようになることである。

治療：
- 膝窩のコンテニアムディストーション：コンテニアム・テクニック（治療後の再検査で、膝の進展が最終域まで可能となった）
- 膝蓋骨周囲のトリガーバンド：トリガーバンド・テクニックを膝蓋骨の内側と外側で複数の経路でおこなった（再検査で、膝の屈曲がほぼ最終域まで可能となった。ただし最終域でなお痛みが生じた）。
- 脛骨粗面のコンテニアムディストーション：コンテニアム・テクニック。膝蓋腱のトリガーバンド：トリガーバンド・テクニック（再検査で、ジャンプと階段昇降で痛みが大幅に軽減した）

これらの治療を両膝で集中的におこなった。治療後、筆者はスポーツを再開するように患者に勧め、帰宅させた。

その後の治療 1回目の治療後にすでに痛みが大幅に軽減したため、患者はトレーニングを再開する意欲を持った。4週間後、患者はEメールで、学校でのスポーツ活動で高い評価を得たと報告した。その後2回の治療をおこなったが、患者の自宅が遠方にあったため、各回の間に時間的間隔が生じた。いずれの回でも、コンテニアムディストーション、トリガーバンド、FDの治療をおこなった。最終的に、患者の膝の痛みは完全に消失した。そして、本人の希望どおり、スポーツを中心とした学校生活を送っている。膝の痛みはその後も表れていない。

FDMによる説明：患者は様々な種類の筋膜ディストーションを有していた。すなわち、トリガーバンドとコンテニアムディストーションに加えて、FDも有していた。これらは、日常の活動に加えてスポーツによっても生じた。1回目の治療後にスポーツを再開したため、身体は正しい情報に基づき修復することができた。もし（医師の指導による）スポーツの長期の休止がなければ、回復までの期間はさらに短くなっていたかもしれない。

膝の関節症

先に述べた股関節症（17.2.7章）と同様に、膝の関節症と診断された患者は、様々な種類の筋膜ディ

ステーションを有し、これらにより痛みを伴う運動制限を有する。筋膜ディストーションを治療すれば、患者の生活の質は大幅に改善する。

18.3 下腿

下腿は、解剖学的特徴として、脛骨と腓骨の間に骨間膜（IOM）を有する。下腿は前腕と似ており、いずれも骨間膜を有し、運動の仕方には違いがあるが、負荷を受けた際に（筋膜の一種である）骨間膜がこれに適応し力を吸収しなければならない点は共通している。骨間膜は筋を区画（コンパートメント）に分けており、これによる負荷にもさらされている。

下腿の症状を有する場合、診察で、膝および足の全ての運動を行う。これには、しゃがむ動作、つま先歩行、片脚ジャンプなども含まれる。

下腿でよく見られる筋膜ディストーションは、トリガーバンドとシリンダーディストーションである。下腿に特徴的なのは、シリンダーディストーションが、しばしば骨間膜（IOM）や筋間中隔（IMS）のFDを伴って発生することである。骨間膜のFDと筋間中隔のFDは、患者のボディランゲージから明確に区別できないことが多い。このため、治療戦略を立てる際、これらの診断と治療をよく整理しておく必要がある。

下腿の症状を有する場合のボディランゲージと診断（既往歴、診察、ディストーション、治療）は、▶表18.3の通りである。

18.3.1 トリガーバンド

下腿でよく見られるのは、下腿の前面で脛骨に沿って走行するトリガーバンド（脛骨のトリガーバン

▶表18.3 下腿の症状のボディランゲージと診断

ボディランゲージ	既往歴	診察	ディストーション	治療
線				
複数の指で（脛骨に沿って）下腿の外側をなでる	引っ張られるような痛みや焼けるような痛み	歩く・立つなどで痛みが生じ、踵歩行で痛みが誘発される	脛骨のトリガーバンド	トリガーバンド・テクニック
指で下腿の後面（腓腹部や、アキレス腱から踵まで）をなでる	腓腹に引っ張られるような痛みや焼けるような痛みが生じ、しばしばアキレス腱にまで及ぶ	歩く・立つなどで痛みが生じ、つま先歩行やジャンプで痛みが誘発される	腓腹部のトリガーバンド、アキレス腱のトリガーバンド	トリガーバンド・テクニック
点				
脛骨上の複数の点を指す	脛骨上の点に痛み	特定の負荷により点状の刺すような痛み	コンテニアム・ディストーション	コンテニアム・テクニック
面				
手で内側または外側から腓腹筋をつかむ、指で腓腹筋（の筋腹）の間を押す	腓腹の筋間の深部に鈍い痛み	運動制限はほぼない、荷重時痛がある	筋間中隔（IMS）のFD	筋間中隔のFDの治療
複数の指で腓腹の外側部を押す、またこれを前後方向に押し動かす	下腿の深部に鈍い痛み	運動制限はほぼない、荷重時痛がある	骨間膜（IOM）のFD	骨間膜のFDの治療
手で腓腹上を何度も拭く	下腿にびまん性のジャンピングペイン、異常感覚、痙攣	痛みはほぼ誘発できない、夜間痛もある	シリンダーディストーション	スクイージー・テクニック、カッピング
手で腓腹のあちこちを何度ももむ	下腿にびまん性のジャンピングペイン、異常感覚、痙攣	痛みはほぼ誘発できない、夜間痛もある	シリンダーディストーション	ブレンネッスル・テクニック（＝インディアン・バーン）、ピンチ・テクニック、クランプ・テクニック

ド）と、下腿の後面で腓腹筋に沿って走行するトリガーバンド（腓腹部のトリガーバンド、アキレス腱のトリガーバンド）である。

脛骨のトリガーバンド

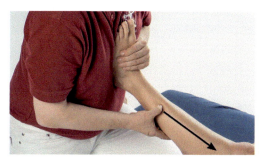

▶図18.30　脛骨のTB

　脛骨のトリガーバンドは、下腿の前外側または前内側において脛骨とほぼ平行に走行するトリガーバンドであり、引っ張られるような痛みを生じさせる。脛骨のトリガーバンドは、トリガーバンド・テクニックにより治療する（▶図18.30）。その際、母指でトリガーバンドを近位から遠位へまたは遠位から近位へ押していく。患者は、しばしば痛みの方向（いずれの方向に引っ張られるように感じるか）をボディランゲージや愁訴により示す。したがって、患者が示す方向に母指で押して治療する。

腓腹部のトリガーバンド，アキレス腱のトリガーバンド

　下腿の後面を走行するトリガーバンド、すなわち腓腹部のトリガーバンドとアキレス腱のトリガーバンドは、下腿の後外側および後内側において縦方向にアキレス腱まで走行する。膝より近位で起始するものもあれば、かなり短い経路のものもある（アキレス腱の領域でわずか数cmのトリガーバンドが確認されることもある）。とはいえ、多くは、筋間中隔（IMS）の横方向のバンドで起始または停止する。下腿の後面を走行するトリガーバンドの経路は多様であるため、患者のボディランゲージや愁訴を通じて、その経路を特定する必要がある。

　下腿の後面を走行するトリガーバンドの治療では、（トリガーバンドの）組織を事前に緊張させるとよい。また、母指で遠位に向かって押す場合、患者の開始肢位は立位がよい。近位に向かって押す場合、腹臥位がよい。

腓腹部およびアキレス腱のトリガーバンド・テクニック（立位）

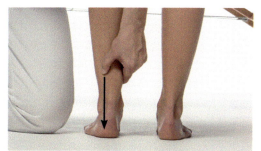

▶図18.31　アキレス腱の外側のTB

患者の開始肢位：立位

　患者は、患側の下肢を少し後方に動かし、踵を床につけ、これにより腓腹部をやや緊張させる。治療家は、患者が痛みの開始点として指し示した部分に母指を置き（▶図18.31）、トリガーバンドを踵まで押していく。

腓腹部およびアキレス腱のトリガーバンド・テクニック（腹臥位）

患者の開始肢位：腹臥位（図は省略した）

　治療家は、患者の患側の下肢を持ち上げ、患者の膝を少し屈曲し、さらに患者の足を背屈（dorsal extension）して自分の体幹にあててこれを押す。これにより（下腿の後面の）組織を事前に緊張させる。治療は踵から開始する。すなわち、アキレス腱を開始点とし、近位に向かって、トリガーバンドの停止部まで、母指で捻れを押していく。

18.3.2　コンテニアムディストーション

　下腿のコンテニアムディストーションを有する患者は、点状の刺すような痛みがあるとして、脛骨上の点を指し示す。この点でコンテニアム・テクニックを行い、コンテニアムディストーションを治療する。

18.3.3 フォールディングディストーション

下腿では、骨間膜（IOM）と筋間中隔（IMS）にFDが発生することがある。

骨間膜（IOM）のフォールディングディストーション

骨間膜のFDの原因は、多くは外傷である。すなわち、外傷により、脛骨や腓骨が牽引または圧縮の力を受け、さらにねじれる。通常、患者のボディランゲージや愁訴からは、外傷時に作用した力の方向を判別できない。また、様々な方向に力が作用し、骨間膜は3次元的に障害され、機能が阻害されると考えられる。このため、通常、骨間膜のアンフォールディング（脛骨を腓骨から引き離す）とリフォールディング（腓骨と脛骨を押して近づける）を併せて行う。

骨間膜（IOM）のアンフォールディング

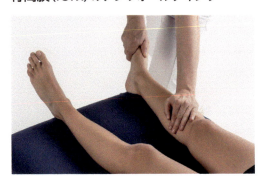

▶図18.32　下腿の骨間膜のアンフォールディング。下肢を伸展する

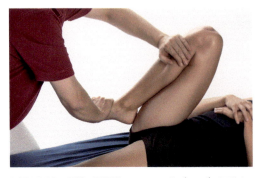

▶図18.33　下腿の骨間膜のアンフォールディング。下肢を屈曲する

骨間膜（IOM）のアンフォールディングの原理は、様々なベクトルのスラストを加え、脛骨を腓骨から引き離すことにある。基本的に、患者の開始肢位は、患側の下肢を伸展した背臥位である。ただし、別の肢位（患側の下肢を屈曲した背臥位）でも可能である（後述）。

患者の開始肢位：背臥位。両足の踵を治療台の足側の端から出す。

治療家は、治療台の足側に立ち、身体を内側（medial）に向ける。遠位の手で患者の患側の足の内側縁をつかみ、近位の手を患者の患側の脛骨の内側縁に置く（▶図18.32）。遠位の手で患者の足をすばやく回外し、これにより腓骨を外側・尾側に動かす。同時に、近位の手で脛骨を内側・頭側に押す。これにより骨間膜を短く牽引する。

脛骨へのスラストは、強く、スタッカートのように歯切れよく加える。近位の手の位置を変更し（脛骨上で近位または遠位に動かす）、スラストを数回加える。スラストを加える度に、短く矯正音が聞こえる。また、スラストのベクトルを、（伸ばした）近位の上肢を通じて調整し変更する。

別法：遠位の手で患者の患側の足の踵をつかみ、前腕を動かすことで患者の足を回外し、この位置で維持する。この別法では、主に脛骨にスラストを加える（図は省略した）。

骨間膜のアンフォールディングは、患者を別の肢位にして行うこともできる。すなわち、患者は、患側の下肢を屈曲した背臥位になり、治療家は、患者の患側の足を回外し、これにより腓骨を外側・尾側に動かす（▶図18.33）。

骨間膜（IOM）のリフォールディング

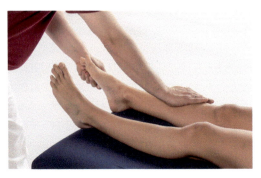

▶図18.34　下腿の骨間膜のリフォールディング。下肢を伸展する

18.3 下腿

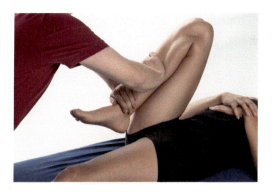

▶図18.35　下腿の骨間膜のリフォールディング。下肢を屈曲する

骨間膜のリフォールディングの原理は、様々なベクトルのスラストを加え、脛骨を腓骨に向かって押すことにある。基本的に、患者の開始肢位は、患側の下肢を伸展した背臥位である。ただし、別の肢位（患側の下肢を屈曲した背臥位）でも可能である（後述）。

患者の開始肢位： 背臥位。両足の踵を治療台の足側の端から出す。

治療家は、治療台の足側に立ち、身体を外側（lateral）に向ける。遠位の手で患者の患側の足の外側縁をつかみ、近位の手を患者の患側の脛骨の内側縁に置く（▶図18.34）。遠位の手で患者の足をすばやく回内し、これにより腓骨を内側・尾側に動かす。同時に、近位の手で脛骨を外側・頭側に押す。これにより骨間膜を短く圧縮する。

脛骨へのスラストは、強く、スタッカートのように歯切れよく加える。近位の手の位置を変更し（脛骨上で近位または遠位に動かす）、スラストを数回加える。スラストを加える度に、小さいクリック音が聞こえる。また、スラストのベクトルを、（伸ばした）近位の上肢を通じて調整し変更する。

別法： 遠位の手で患者の患側の足の踵をつかみ、前腕を動かすことで患者の足を回内し、この位置で維持する。この別法では、主に脛骨にスラストを加える（図は省略した）。

骨間膜のアンフォールディングは、患者を別の肢位にして行うこともできる。すなわち、患者は、患側の下肢を屈曲した背臥位になり、治療家は、患者の患側の下肢の脛骨と腓骨を互いに近づける方向に押し、これにより（骨間膜の）圧縮を生じさせる（▶図18.35）。

筋間中隔（IMS）の フォールディングディストーション

筋間中隔のFDは、スラストを加えて治療する。その際、内側または外側に逸れていく方向にスラストを加える方法と、縦方向にスラストを加える方法がある。

筋間中隔（IMS）の治療： 内側に逸れる方向のスラスト

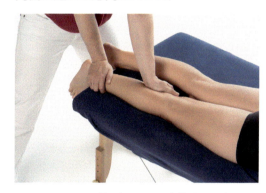

▶図18.36　下腿の筋間中隔のFD。内側に逸れる方向にスラストを加える

患者の開始肢位： 腹臥位。患側の足を治療台の足側の端から出す。

治療家は、治療台の足側に立ち、身体を頭側に向ける。遠位の手で患者の患側の足首を内側からつかみ、踵を外側に回す。近位の手で患者の患側の腓腹の内側部をつかみ、これを内側に向かって押し動かす。すなわち脛骨を軸として小さく内側に軸回旋する（▶図18.36）。両上肢を逆方向に動かし、これにより（腓腹の）組織を事前に緊張させ、可動域の最後で、短いスラストを筋間中隔に加える。その際、クラッキングの音が聞こえる。近位の手の位置を変更し（腓腹上で近位または遠位に動かす）、スラストを数回加える。また、スラストのベクトルを、（伸ばした）近位の上肢を通じて調整し変更する。

筋間中隔(IMS)の治療：外側に逸れる方向のスラスト

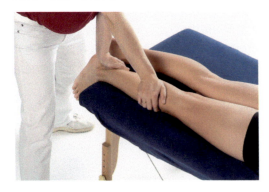

▶図18.37　下腿の筋間中隔のFD。外側に逸れる方向にスラストを加える

患者の開始肢位：腹臥位。患側の足を治療台の足側の端から出す。

　治療家は、治療台の足側に立ち、身体を頭側に向ける。遠位の手で患者の患側の足首を外側からつかみ、踵を内側に回す。近位の手で患者の患側の腓腹の外側部をつかみ、これを外側に向かって押し動かす。すなわち脛骨を軸として小さく外側に軸回旋する（▶図18.37）。両上肢を逆方向に動かし、これにより（腓腹の）組織を事前に緊張させ、可動域の最後で、短いスラストを筋間中隔に加える。その際、クラッキングの音が聞こえる。近位の手の位置を変更し（腓腹上で近位または遠位に動かす）、スラストを数回加える。また、スラストのベクトルを、（伸ばした）近位の上肢を通じて調整し変更する。

筋間中隔(IMS)の縦方向の治療：尾側のスラスト

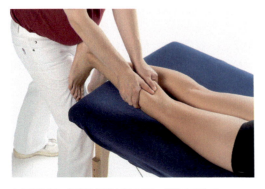

▶図18.38　下腿の筋間中隔のFD。縦方向の治療

患者の開始肢位：腹臥位。患側の足を治療台の足側の端から出す。

　治療家は、治療台の足側に立ち、身体を頭側に向ける。両手掌で内側および外側から腓腹筋をつかむ。その際、両母指を腓腹筋の内側頭と外側頭の間に置く（▶図18.38）。スリングショットの動きを通じて、両手で腓腹筋を尾側に動かす（スラストを加え、これに伴い両手を前方に傾け、その結果、両母指が腓腹筋の組織に深く入り込むという筆者のオリジナルな手法）。両手の手の位置を変更し（腓腹上で近位や遠位に動かす）、スラストを数回加える。

筋間中隔(IMS)の縦方向の治療：別法(立位)

患者の開始肢位：立位（図は省略した）

　治療家は、患者の後側方（患側）で、床上にしゃがむ。両手掌で内側および外側から腓腹筋をつかむ。その際、両母指を腓腹筋の内側頭と外側頭の間に置く。スリングショットの動きを通じて、両手で腓腹筋を尾側に動かす。すなわち、スラストを加え、これに伴い両手をやや前方に傾け、両母指が腓腹筋の組織に深く入り込むようにする。両手の手の位置を変更し（腓腹上で近位や遠位に動かす）、スラストを数回加える。

18.3.4　シリンダーディストーション

　下腿のシリンダーディストーションを有する患者は、痙攣のような症状があると訴えることが多い。また、痛みや異常感覚が生じることも多い。患者のボディランゲージや説明に応じて、適切なテクニックを選択し、シリンダーディストーションを治療する。

徒手治療

スクイージー・テクニック

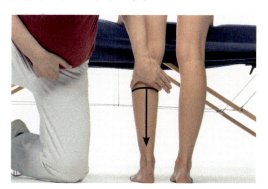

▶図18.39　腓腹のCyD。スクイージー・テクニック

患者の開始肢位： 立位

　患者が手掌で腓腹を拭く場合、スクイージー・テクニックが適している（▶図18.39）。スクイージー・テクニックでは、圧の強さを同じに保ちながら腓腹の面を引き伸ばす。これを最も容易に行うには、近位から遠位に向かって、複数の経路で、腓腹の面を引き伸ばすとよい。

インディアン・バーン・テクニック（ブレンネッスル・テクニック）

　治療家は、両手掌で患者の下腿を囲むようにしてつかみ、シリンダー筋膜を牽引する。牽引の最後で、両手を逆方向に回旋する。これにより十分な効果が得られない場合、別法として、牽引ではなく圧縮を行うCCV（圧縮シリンダー・バリアント）を行うとよい。

ピンチ・テクニック

患者の開始肢位： 腹臥位。患側の足を治療台の足側の端から出す（図は省略した）。

　治療家は、手掌で患者の患側の下肢の腓腹筋をつまみ、患者に足を強く曲げ伸ばすよう指示する。手の位置を変更し、この手順を繰り返す。

非徒手治療

　下腿のシリンダーディストーションには、カッピングやクランプ・テクニックが有効である。これらを使って下腿のシリンダー筋膜の一部を固定した上で、患者は自動運動を行い、固定した部分の周囲の組織を動かす（10.3.3章）。患者は自動運動として、歩行、膝の屈曲、つま先歩行などを行うとよい。これらの運動を交互に行う。

18.3.5　医学的診断

筋挫傷

　腓腹の筋挫傷はしばしば、スポーツなどで強い負荷を受けて発生する。腓腹の筋挫傷には典型的なボディランゲージがあり、患者は引っ張られるような痛みのある部分に複数の指で線を引く。このボディランゲージから、明確な診断（トリガーバンド）が可能である。ティパルドスは、腓腹の筋挫傷とその治療について詳細に記述している[114] p.193。

　トリガーバンド（バンド状の筋膜の捻れ）はトリガーバンド・テクニックにより治療する。トリガーバンド・テクニックはしばしばかなりの力を要する。ティパルドスが推奨する通り、母指で近位から遠位へ押して治療するとよい。

　また、ティパルドスは、保護が一時的な改善をもたらす理由についても述べている。すなわち、保護により筋萎縮が生じ、これにより筋膜の捻れが圧縮されなくなり、患者は問題が改善したように思う。しかし、運動を再開すると、痛みは戻ってくる。原因（トリガーバンド）が解消されていないからである[114] p.76。

脛骨内側痛症候群

　脛骨内側痛症候群（シンスプリント）と診断された患者の多くは、コンテニアムディストーションとトリガーバンドを併発している。したがって、これら2種類の筋膜ディストーションを治療することが重要である。特にコンテニアムディストーションを治療しなければ、これによりトリガーバンドが何度も再発する。

アキレス腱痛

アキレス腱痛は、その名の通り、アキレス腱の痛みをいう。アキレス腱痛では、トリガーバンドが示唆されることが多い。ただし、トリガーバンド以外の筋膜ディストーションが足首や下腿に存在しないか、注意が必要である。例えば、歩行の足の送りが良好でなければ、難治性の足首の前部のコンテニアムディストーション（18.4.2章）が示唆される。あるいは骨間膜（IOM）のFDが存在する場合もある。これらを治療しなければ、アキレス腱の痛みは何度でも再発する。

アキレス腱断裂

アキレス腱断裂は、断裂音が聞こえた瞬間に発生するのではなく、筋膜の多数の小さな変化（長い時間をかけて生じる）の結果として発生する。ティパルドスによれば、外傷を繰り返すことで、縦方向の線維が分離し、これによりアキレス腱の線維が肥厚し、組織液がたまる。このようにして線維は作用力に対して脆弱になり、最終的に腱の線維が断裂する[114]p.71。ただし、腱の線維が断裂しても、筋膜による結合は続いている。ここにも身体による自己修復が認められる。

外科的治療を行うかどうかに関わりなく、トリガーバンドやそれ以外の筋膜ディストーションを治療することで、線維の組織の再生が促進され、アキレス腱の機能は回復しうる。

レストレスレッグス症候群

レストレスレッグス症候群（RLS）は一般に神経疾患とされているが、詳しい病因論は分かっていない。症状や経過の相違に応じて、いくつかのタイプに分類される。患者の多くは、両下肢に痛み、異常感覚、不随意運動などの症状を有する。これらの症状は、特に夜間や安静時に強まる。

FDMから見ると、レストレスレッグス症候群では、シリンダーディストーション、トリガーバンド、骨間膜や筋間中隔のFDが存在すると考えられる。

ウォロシンとシュヴァルツが2006年に指摘したところによると、レストレスレッグス症候群への関心の高まりのきっかけは医学界で発表されたあるレポートであり、これは病気喧伝（disease mongering）の明らかな例であった[122]。病気喧伝は、製薬会社が自社の製品の市場を拡大するために行う活動であり、人々に自分には治療が必要であると思い込ませるものである。したがって、患者がレストレスレッグス症候群と診断されたと報告しても、この診断をそれほど重視する必要はない。むしろ、患者の症状にしっかり向き合い、FDMの診断と治療を行えばよい。

末梢閉塞性動脈疾患

ティパルドスは、著書で、冠動脈を取り上げ、どの種類の筋膜ディストーションにより血管狭窄が発生するかを記述している[114] p.109。全ての血管は筋膜に被覆されており、末梢動脈も筋膜ディストーションに侵される可能性がある。末梢閉塞性動脈疾患（PAOD）は、様々な代謝異常が積み重なった結果であるとともに、運動不足が積み重なった結果でもある。とはいえ、組織の反応性を高めることにより症状を軽減することはできる。存在する筋膜ディストーション（多くはシリンダーディストーションとトリガーバンド）を治療すれば、生活の質は大幅に改善する。治療は数回に及ぶことが多い。

❋ 症例○
両下腿のしびれ（24歳男性）
既往歴：患者は学生であり、座位で過ごす時間が長い。2年以上前から、特に長時間座ると、両下腿にしびれが生じ、車の長い運転（約2時間）でもしびれが強まるようになった。長時間座ると、中背部の痛みも生じる。この痛みは動くと軽減する。全体的に見て痛みは悪化している。患者はしびれや痛みが始まったきっかけを何も思いつかなかった。医師を受診すると、背部の痛みが転じ下腿の異常感覚が生じていると説明された。このため徒手治療（特に背部）を何度か受けた。背部の痛みは一時的に改善したが、下腿のしびれに変化はなかった。さらにオステオパスによる背部の治療も受けた。

1回目の治療
診察：体幹の屈曲と右回旋、右股関節の屈曲を行う
▼

と、中背部の右側で引っ張られるような痛みが生じた。両下腿のしびれは誘発できなかった。
ボディランゲージ：患者は、強い痛みがあるとして、脊柱の中位の右側に線を引いた。また、両手掌を下腿に置き、マフのようにして下腿を覆い、両手を上下方向に押し動かした。最後に腓腹を短くもんだ。これらを両下腿でおこなった。
目標：車を長く運転しても下腿の感覚がまひしない。長時間座ってもしびれや中背部の痛みが生じない。
治療：
- 中背部の脊柱周囲のトリガーバンド：脊柱の中位の両側でトリガーバンド・テクニックをおこなった。脊柱の右側では母指で強い力で上下方向に押して治療した。
- 中背部のuFD：最初にウォール・テクニック、次にInvertrac®を用いたインバージョンの肢位（重力による牽引）（再検査で体幹や股関節の運動に伴う痛みがなくなった）
- 両下腿のシリンダーディストーション：集中的なスクイージー・テクニック、さらにクランプと運動の併用

治療後、筆者は下腿のしびれと中背部の痛みに直接的関連はないだろうと患者に伝えた。というのも、下腿の皮膚分節（デルマトーム）に対応する脊髄分節は、脊髄（脊柱）の中位の分節ではないからである。

2回目の治療（2週間後）
全ての症状（しびれ、痛み）は軽減したものの、まだ残っている。とはいえ、運動検査では自動運動に伴う痛みは生じなかった。1回目と同じ治療をおこない、特にインバージョンの肢位の治療を集中的におこなった。
その後の経過：3回目の治療は、患者が事前に電話でキャンセルした。症状がない状態が2週間以上続き、とても満足しているが、治療費がさらにかかるのを避けたいとのことだった。
FDMによる説明：この症例で興味深かったのは、患者が受診した医師らが、患者の症状をまともに受け止めず、背部の痛みが下腿に広がった（放散）という説明

をしたことである。このような説明は解剖学的に成り立たないことが、意図的に見過ごされた恐れがある。放散痛は問題のある概念である。ティパルドスも関連痛（reffered pain）に対して批判的であり、この概念が神経学的根拠をもって使用されることはごくまれであると述べている。したがって、（関連痛という概念を根拠なく使用しないためにも）症状の引き金として筋膜ディストーションの存在を推定することは重要である[114] p.94。

18.4 足首

足首の症状は外傷により生じることが多い。足首の捻挫は、おそらく誰もが経験したことがあり、しばらくの間足をひきずって歩くことを余儀なくされる。捻挫以外にも、足の運動（足の送り）の異常、足首の痛みや腫脹などがあり、これらが片側または両側の足首で発生する。足首の症状を有する場合、診察で、（可能な範囲で）立つ、歩く、つま先歩行、踵歩行、ジャンプなどの運動を行う。

通常、足首の症状を有する場合、筋膜ディストーションの治療の手順は決まっている。すなわち、ほぼ全ての患者は**足首の前部のコンティニアムディストーション**（Anterior Ankle Contiuum Distortion: AACD）を有している。このAACDは足の背屈を妨げ、したがって足の運動に支障をもたらすものであり、最初にAACDを治療するのが原則である（18.4.2章を参照）。AACDを治療した後、患者のボディランゲージや愁訴により指し示された他の筋膜ディストーションを治療する。

足首の症状を有する場合のボディランゲージと診断（既往歴、診察、ディストーション、治療）は、▶表18.4の通りである。

▶表18.4 足首の症状のボディランゲージと診断

ボディランゲージ	既往歴	診察	ディストーション	治療
線				
指で足首の外側や内側をさする（足首から下腿に向かってさする）	足首（の周り）から下腿にかけて引っ張られるような痛み	つま先歩行やつま先立位で痛みが生じる、足の内返しや外返しで痛みが誘発される、時に足首の内側や外側に腫脹	足首の外側部または内側部のトリガーバンド	トリガーバンド・テクニック

▶表18.4　足首の症状のボディランゲージと診断（続き）

ボディランゲージ	既往歴	診察	ディストーション	治療
点				
足首の前部の点を指す，跛行や下肢長差が見られる	歩行で足の送りができない	足の背屈ができない	足首の前部のコンテニアムディストーション（AACD）	コンテニアム・テクニック
足首で1つ以上の点を指す	足首の骨上の点に痛み	荷重時痛（歩行，ジャンプ）	外果または内果のコンテニアムディストーション	コンテニアム・テクニック
面				
片手または両手で足首を握る	足首の関節の深部の痛み，不安定感	荷重時痛（立つ，歩く，ジャンプ），足首の不安定感，時に足首の両側に腫脹	uFD	牽引，牽引スラスト
手で足首を握る，指で足首の関節を横切ってさする	足首の関節に深部痛，不安定感	免荷すなわち牽引で痛みが生じ，圧縮を快と感じる	rFD	圧縮，圧縮スラスト
複数の指で足首の領域を拭く	足背や足首にびまん性の痛み	痛みはほぼ誘発できない	シリンダーディストーション	両母指テクニック，スクイージー・テクニック

18.4.1　トリガーバンド

　足首のトリガーバンドは、足首の痛み（引っ張られるような痛み、焼けるような痛み）や腫脹を生じさせる。これらは片側の足首だけに生じることが多い。足首のトリガーバンドは、足の内側縁や外側縁、つま先などで起始し、くるぶし（内果や外果）の前方または後方を走行し、多くは下腿の遠位部（靴下の線の高さ）で停止する。足首のトリガーバンドはしばしば複数存在し、それらは並行する経路を走行する。

足首の外側部のトリガーバンド

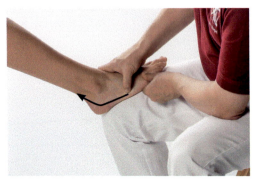

▶図18.40　足首の外側部のTB。しばしば靴下の線の高さまで走行する

患者の開始肢位：座位（治療台に座る）または背臥位
　足首の外側部のトリガーバンドは、トリガーバンド・テクニックにより治療する。母指で押す方向は、患者のボディランゲージや愁訴に合わせる。腫脹がある場合も、同様に治療する。一つの手順が終了するごとに、治療の成果をチェックする。

18.4.2　コンテニアムディストーション

　足首の治療の成功の鍵を握るのが、足首の前部のコンテニアムディストーション（AACD）である。AACDにより足の背屈や足の送りの運動が妨げられる。ただし、AACD以外にも、しばしば外果や内果の領域でコンテニアムディストーションが見つかる。

足首の前部の
コンテニアムディストーション

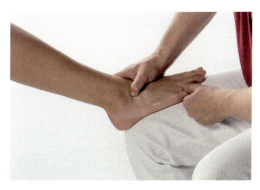

▶図18.41　足首の前部のコンテニアムディストーション（AACD）

　足首の前部のコンテニアムディストーション（AACD）の治療が重要であるのは、AACDにより足の背屈が制限されるからである。とはいえ、AACDが患者のボディランゲージや愁訴から示唆されることはまれである。急性の足首捻挫では、AACD以外の筋膜ディストーションによる痛みの方がより顕著だからである。しかし、足を再び通常の負荷で正常に動かすことができるようにするには、必ず最初にAACDを治療する必要がある。

　AACDはコンテニアム・テクニックにより治療する。ティパルドスは、AACDは脛骨、腓骨、距骨の3つの骨の間に位置するとしている。この場所にはいくつかの靭帯が存在する。足首の外傷が発生すると、これらの靭帯が（骨と靭帯の）移行部を引っ張り、骨性部分の一部が突き出る。ティパルドスによれば、全てのAACDはエバーテッド・コンテニアムディストーション（eCD）である[114] p.210。

患者の開始肢位：治療台の端で座位（または背臥位）

　治療家は、患者からの情報を手がかりにして痛みのある点を見つけ、母指の指先で強い力でこの点を押し、移行部の構成を中立状態に戻す（▶図18.41）。力のベクトルも、患者が教えてくれる。すなわち、患者が不快と感じる方向が（母指で押すべき）正しい方向である。母指による押圧をしばらく維持した後、患者と治療家の双方が組織のリリースが生じるのを感じる。一連の手順を終えた後のチェックで、患者は足の送りを容易に行えるようになる。多くの場合、治療の成果が一目瞭然であることから、患者はその後の治療にも耐えることができる。

　1回目の治療後に足の背屈がなお制限されている場合、他にもAACDが存在すると考えざるをえない。この場合、他のAACDも同様の手順で治療する。

外果や内果の
コンテニアムディストーション

　外果や内果には多くの靭帯結合が存在する。このため、外果や内果では、しばしば、複数のコンテニアムディストーションが同時に発生する。外果や内果のコンテニアムディストーションは、患者が（1つ以上の）痛みのある点を指し示すことで示唆される。

　外果や内果のコンテニアムディストーションは、コンテニアム・テクニックにより治療する。複数のコンテニアムディストーションを一つずつ治療する。治療が成功するごとに、患者の歩行は改善し、痛みは軽減する。

> **要注意**
>
> ティパルドスは、足首のエバーテッド・コンテニアムディストーション（eCD）の治療に成功したら、その後少なくとも24時間は、eCDが存在した領域にスラストを加えないことを推奨している[114] p.109。ティパルドス自身の経験によれば、スラストを加えることで、骨基質から再び骨性部分の一部が突き出る恐れがある。したがって、足首でeCD以外にも筋膜ディストーション（例えばFD）を併発している場合、それらの治療は早くとも翌日に行うべきであるとされる。

18.4.3 フォールディングディストーション

患者が足首の関節の痛みや不安定感を訴える場合、FDが存在すると考えられる。急性のFDによる典型的な症状は、足首の内側部や外側部の腫れである。受傷機序に応じて、uFDまたはrFDのいずれかが発生するが、両方を併発する場合もある。足首の関節の痛み、不安定感、腫れなどの症状は、外傷の発生から長い時間が経過しても存続する場合もある。

足首のアンフォールディング

足首のアンフォールディングには次の3つの方法がある。

- 尾側方向のアンフォールディング
- 回外位のアンフォールディング
- 回内位のアンフォールディング

尾側方向のアンフォールディング

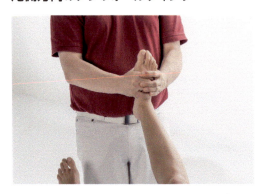

▶図18.42　足首のuFD。尾側方向のアンフォールディング。両手で患者の足をつかむ

患者の開始肢位：背臥位

患者は、両上肢を挙上し、両手で治療台の頭側の端をしっかりつかむ。治療家は、治療台の足側に立ち、両手で患者の患側の足をつかむ。その際、両手の親指を足底に、その他の指を足背に置く。さらに、両手でぶら下がるようにして自分の全体重を使って患者の下肢を牽引する（▶図18.42）。これにより、（足首の）組織を事前に強く緊張させる。この姿勢のまま、患者の足を背屈と底屈の間で最適な位置に調整する。それから、牽引の最後でスラストを加える。その際、自分の両肩を後方にぐいっと引くことでスラストを加える。治療が成功すれば、矯正音がはっきりと聞こえる。

回外位のアンフォールディング

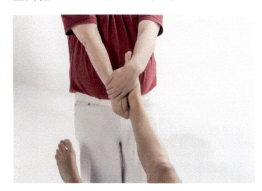

▶図18.43　足首のuFD。回外位のアンフォールディング。一方の手で患者の踵を内側からつかみ、他方の前腕を患者の足背に置く

患者の開始肢位：背臥位

患者は、両上肢を挙上し、両手で治療台の頭側の端をしっかりつかむ。治療家は、治療台の足側に立ち、内側の手で患者の患側の足の踵をつかみ、外側の前腕を患者の足背に斜めに置く。さらに、外側の手で、内側の前腕の遠位部をつかむ。両手と両上肢をこの位置に置いたまま、患者の足を回外位にして（内反して）維持する。それから、両手でぶら下がるようにして自分の全体重を使って患者の下肢を牽引する（▶図18.43）。これにより、（足首の）組織を事前に強く緊張させる。牽引の最後でスラストを加える。その際、自分の両肩を後方にぐいっと引くことでスラストを加える。治療が成功すれば、矯正音がはっきりと聞こえる。

回内位のアンフォールディング

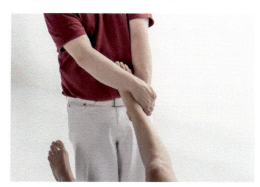

▶図**18.44** 足首のuFD。回内位のアンフォールディング。一方の手で患者の踵を外側からつかみ、他方の前腕を患者の足背に置く

患者の開始肢位：背臥位

　患者は、両上肢を挙上し、両手で治療台の頭側の端をしっかりつかむ。治療家は、治療台の足側に立ち、外側の手で患者の患側の足の踵をつかみ、内側の前腕を患者の足背に斜めに置く。さらに、内側の手で、外側の前腕の遠位部をつかむ。両手と両上肢をこの位置に置いたまま、患者の足を回内位にして（外反して）維持する。それから、両手でぶら下がるようにして自分の全体重を使って患者の下肢を牽引する（▶図**18.44**）。これにより、（足首の）組織を事前に強く緊張させる。牽引の最後でスラストを加える。その際、自分の両肩を後方にぐいっと引くことでスラストを加える。治療が成功すれば、矯正音がはっきりと聞こえる。

足首のリフォールディング

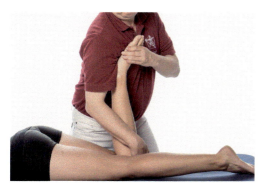

▶図**18.45** 足首のrFDのリフォールディング。遠位の手で患者の足をつかむ

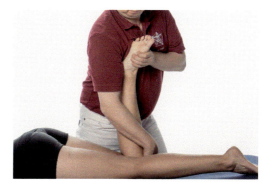

▶図**18.46** 足首のrFDのリフォールディング。患者の足の位置を変更する

　足首のrFDは自然に解消されることが多い。足首は歩行により圧縮されるからである。足首のrFDの多くは重力により解決される。

　自然に改善されない場合、力を加えて圧縮して治療する必要がある。その際、注意すべきは、縦方向のベクトルの力を加えて治療するのではなく、患者の足を特定の位置に置いて治療するということである。

患者の開始肢位：腹臥位。患側の膝を90°に曲げる。

　治療家は、患者の側方（患側）で、背中を頭側（患者の頭部の方向）に向けて立つ。患者の足を自分の（患側と同側の）腋窩にあて、患者の足を下腿軸の軸方向に圧縮する。（患側と）対側の手で、背側から患者の足の内側縁をつかみ（▶図**18.45**）、患者の足の位置を、背屈や底屈、回内（外反）や回外（内反）などに変更する（▶図**18.46**）。患者からの指示を手がかりにして、最適な圧縮方向を見つけ、その方向に圧縮する。（足首の）組織を事前に緊張させ、可動域の最後で、圧縮スラストを加える。スラストを加えると、クリック音が聞こえる。

18.4.4　シリンダーディストーション

　足首のシリンダーディストーションは多く見られるものではない。ただし、シーネや包帯で固定すると、発生することがある。足首のシリンダーディストーションは、外傷によってではなく、むしろ（不要な）固定の副作用として生じる。

　小さい場所に存在するシリンダーディストーションは、両母指テクニックにより治療する。その際、母指の圧を適宜変更する。より大きい面に存在するシリンダーディストーションには、スクイージー・テクニッ

クも適している。

> **要注意**
> ティパルドスは、足首や足のシリンダーディストーションには、インディアン・バーンは適さないとしている。これを行うと、症状が悪化したり、シリンダーディストーションのもつれを強化する恐れがあるからである[114] p.218。

18.4.5　医学的診断

足首の捻挫

　ティパルドスが臨床に従事していた1990年代には、正統医学では、足首捻挫の治療として、シーネや包帯による固定が行われ、場合によっては靭帯の手術も行われていた。

　受傷後すぐのモビリゼーションの是非（治癒を促すか妨げるか）については、研究の結果が分かれている。アイフら[20]は、被験者84人を対象に早期リハビリテーションの効果を調べ、受傷2日後のリハビリ開始（ストレッチ性のある包帯で固定）は受傷10日後の開始（ギプスまたはシーネで固定）に比べて明らかにプラスの効果があることを明らかにした。すなわち、3週間後も痛みを有する人の割合は、前者で57％、後者で87％であり、10日後の時点で復職していた人の割合は、前者で54％、後者で13％であった。これに対し、ギプス（あるいはストレッチ性のある包帯、装具など）による固定が有効とする研究もある。また、まずRICE処置（安静：Rest、冷却：Icing、圧迫：Compression、挙上：Elevationの4つ）を行い、できるだけ早く機能回復のリハビリを開始することを推奨する研究もある。

　FDMの立場はこれらとは全く異なる。すなわち、すみやかな健康の回復にとって運動と負荷は決定的に重要であり、いかなる固定や保護も行うべきではない。これらは治癒過程を妨げるからである。

　ティパルドスの著述の中で、足首捻挫の治療戦略についての記述はかなりの部分を占める。ティパルドスは、（同様の症状を生じさせる）受傷機序を手がかりに、特定の（繰り返し表れる）パターンを認識した。そして、自らの膨大な経験に基づき、足首捻挫の治療の手順を整理した。その際、足首捻挫において存在すると考えられる筋膜ディストーションを順番に記述した。さらに、これらを順番に治療すると、直ちに機能が回復することを何度も確認した。ティパルドスの構想は革命的なものである。それは、パラダイムの転換を意味するからである。

　喜ばしいことに、ここ数年、ティパルドスの構想の一部が医療において実現されているのを感じる。例えば、患者や仲間の治療家から聞くところによれば、足首捻挫の治療では固定が減り、患者に運動を促すことが増えている。医療において変化が起きているようであり、FDMのさらなる普及を願う者にとっては勇気づけられる。今後さらに欠かせないのは、外からの介入がなければ損傷や疾患はどのような経過をたどるのかという観点から、各種の治療法の治療成果を比較することである。

❋ 症例 P

足首の捻挫（49歳男性）

患者は49歳の男性であり、階段の一段で足を滑らせ、足首を捻挫した。強い痛みがあるのは、捻挫した足だけであった。患者は車を手配するので往診してもらえないかと筆者に電話をかけてきた。筆者は往診できないため、受傷機序と現在の症状を尋ね、患側の足に負荷をかけてみるよう指示した。すなわち、足の送りの運動、つま先歩行、踵歩行、最後にジャンプを行うよう指示した。

患者は、これら全ての運動を行うことができたが、かなりの痛みを伴った。特に患側の足でのジャンプは大変な痛みがありながらも可能であった。その後、筆者は患者に次の2つの選択肢があると説明した。すなわち、第1の選択肢は、医者か病院を受診し、決められた検査を受け、足首を包帯かシーネで数週間にわたり固定して治療するというものである。第2の選択肢は、1時間歩き回り、その後の数日は通常どおり足を動かし負荷をかけるというものである。患者は後者を選択した。数日後、患者は、足首の内側と外側に腫れや血種が生じたと報告した。また、相変わらず運動には痛みが伴うが、日に日に改善しているとのことだった。数週間後、患者の足首の状態は（一切の治療的介入を行うこ

▼

となく）ほぼ正常に戻った。日常生活で小さな症状が残っているのを感じる程度であった。とはいえ、患者は、患側の足と健側の足に違いを感じると語った。

数か月後、患者から電話があり、特別な出来事を報告した。患者は再び患側の足首を捻挫した。前回とほぼ同じ仕方で捻挫したが、痛みは前回ほど強くなかった。そして、2回目の捻挫以降、全てが良くなり、患側の足首は1回目の転倒の前の状態に戻ったように感じられた。

FDMによる説明：転倒を通じて筋膜ディストーションが発生したが、これらは自動運動と負荷を通じて自然に修復された。片脚ジャンプが可能であれば、骨折の可能性は99％の確実性で排除できる（後述の「足首の骨折」を参照）。したがって、骨折の可能性が排除された時点で、その他の検査は不要となる。数日後も残っていた小さな症状は、FDがなお存在していたためと説明できる。このFDは、幸運にも再び外傷が発生したことで解消された。

もしこの症例で治療をおこなっていたとすれば、外傷の直後に、まず足首の前部のコンテニアムディストーション（AACD）を治療し、その他のコンテニアムディストーションやトリガーバンドを治療し、その後にFDを治療していただろう。これらを治療することで、おそらく治癒過程が促進されただろう。ただし、この症例が示す通り、これらの介入がなくても、身体は自己修復する。身体の自己修復という点で最も重要なのは、患者の動機づけである。すなわち、当初かなりの痛みがあっても、足首に負荷をかけることを患者に促さなければならない。また、自分の身体を信頼することが必要であると患者に伝えることも、治療成果を得る上でしばしば重要となる。

足首の骨折

FDMから見ると、骨折は第一義的には筋膜ディストーションである。骨と靱帯は同種の筋膜（バンド状の筋膜）であり、骨折はバンド状の筋膜の捻れ（トリガーバンド）が骨基質にまで及んだものである（4.3章）。骨折は、負荷があることで良好に治癒しうる。これは足首の骨折も例外ではない。骨片の変位を伴う骨折では、骨片を正しくつなぎ合わせる骨接合術を行うのが適切であるが、それ以外の骨折では、関与が推定される筋膜ディストーションを治療する。

骨折で確実に存在するとされるのは、トリガーバンドとコンテニアムディストーションである。また、多くの場合、FDとシリンダーディストーションも存在すると考えられる。治療目標として重要なのは、できるだけ早く適切な負荷をかけ適度な運動を再開できるようになることである。

足首の骨折の有無を調べる重要かつ簡単な方法は、患側の足で片脚ジャンプを行うことである。痛みを伴いながらもジャンプできれば、骨折の可能性はほぼ確実に排除される。ジャンプできなければ、骨折の可能性はかなり高い。後者の場合、X線画像が役に立つ。これにより、それ以降のなすべき処置が明確になる。

18.5 足と足趾

足や足趾の症状は、ほぼ常に、荷重時に生じる。足の症状は足底に表れるものが最も多く、立位や歩行など通常の負荷でしばしば痛みが生じる。

足や足趾の症状を有する場合、診察で、足や足趾の全ての自動運動、つま先立位、つま先歩行、踵立位、踵歩行、片脚ジャンプなどを行う。

足と足趾の症状を有する場合のボディランゲージと診断（既往歴、診察、ディストーション、治療）は、▶表18.5の通りである。

▶表18.5　足と足趾の症状のボディランゲージと診断

ボディランゲージ	既往歴	診察	ディストーション	治療
線				
足底弓に線を引く（つま先まで）	足底に焼けるような痛み	立つ・歩くなどで荷重時痛	足底筋膜のトリガーバンド	トリガーバンド・テクニック
足背に線を引く（つま先まで）	足背に引っ張られるような痛みや焼けるような痛み	足の送りやつま先歩行で痛み	足背と足趾のトリガーバンド	トリガーバンド・テクニック

18 下肢

ボディランゲージ	既往歴	診察	ディストーション	治療
つま先の足趾間に短い線を引く	つま先に引っ張られるような痛み	立つ・歩くなどで荷重時痛	足趾のトリガーバンド	トリガーバンド・テクニック,反復テクニック
点				
踵や母趾球の点を指す	指し示された骨上の点に刺すような痛み	立つ・歩くなどで(足を)特定の位置に置くと荷重時痛	コンテニアムディストーション	コンテニアム・テクニック
足趾の関節近くの点を指す	指し示された骨上の点に刺すような痛み	つま先立位で痛みが誘発される	コンテニアムディストーション	コンテニアム・テクニック
面				
片手または両手で前足部を握る	骨間に深部の痛み	立つ・歩くなどで(足を)特定の位置に置くと荷重時痛,時に前足部に腫脹	中足骨のFD	中足骨のリフォールディングまたはアンフォールディング
足趾の関節を握る	(関節の)内部の痛み	足趾の牽引を快と感じ,圧縮で痛みが生じる	uFD	牽引,牽引スラスト
足趾の関節を横切ってさする	(関節の)内部の痛み	足趾の圧縮を快と感じ,牽引で痛みが生じる	rFD	圧縮,圧縮スラスト
足をもむ,足の面をさする	足に異常感覚,チクチクする感覚,しびれ,熱い感じや冷たい感じがある	痛みはほぼ誘発できない,まれに異常感覚がデルマトームで生じる	シリンダーディストーション	両母指テクニック,スクイージー・テクニック
その他				
自分で足趾のモビリゼーションを試みる	足趾に硬直感	痛みを伴わない運動制限	テクトニックフィクセーション	テクトニック・ポンプ,スラスト,モビリゼーション

18.5.1 トリガーバンド

トリガーバンドは、足底と足背のいずれをも走行する。複数のトリガーバンドが並行する経路を走行する場合もある。患者は、痛みのある部分を、線を引いて指し示す。つま先まで線を引くことが多い。また荷重時に引っ張られるような痛みや焼けるような痛みがあると訴える。足や足趾のトリガーバンドは、トリガーバンド・テクニックにより治療する。治療の方向は、近位から遠位へ押すことが多い。

足底のトリガーバンドの治療：トリガーバンド・テクニック

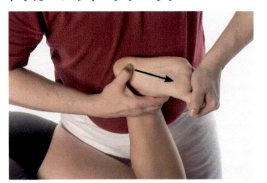

▶図18.47　足底のTB

患者の開始肢位：腹臥位。患側の膝を90°に曲げる。
　治療家は、患者の患側の足の側方に立ち、遠位の手を足趾に置き、この手で足底筋膜(の組織)を事前に緊張させる。さらに、近位の手の母指を踵に

置く（▶図18.47）。踵を開始点として、トリガーバンドを遠位へ押していく。多くの場合、つま先まで押す。足底のトリガーバンドは、最大の力を用いて治療する必要がある。足底筋膜はきわめて強固に出来ているからである。

足趾のトリガーバンドの治療：反復テクニック

反復テクニックは、トリガーバンド・テクニックの別法であり、手の指や足趾の短いトリガーバンドの治療で行う（15.5.1章）。ティパルドスは、手の指や足趾のトリガーバンドの大きさや形状は塩粒ほどであると述べている。

反復テクニックでは、まず一方の母指を、患者の患側の足の遠位部（母趾など）に置き、トリガーバンドを近位へ1-2cmほど押し動かす（▶図18.48）。次に、他方の母指を同じ開始点に置き、（トリガーバンドの）同じ線を再び押す（▶図18.49）。さらに、母指を交替させ、母指を置く位置を（やや近位に）更新する（▶図18.50）。母指を置く開始点は、更新するにつれて次第に近位に移動する。このように両母指で交互に押す過程を数回行う。少しずつ進み、トリガーバンドの全経路を押す（足部分で終了する）。両母指で並行して押しながらトリガーバンドの捻れを解消する。

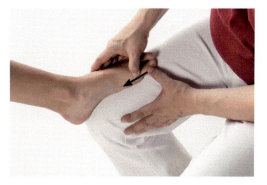

▶図18.48　足趾のTBの反復テクニック。母趾の遠位部から開始する

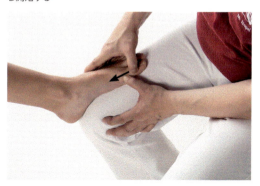

▶図18.49　足趾のTBの反復テクニック。他方の母指を同じ開始点に置く。両母指で並行して押す

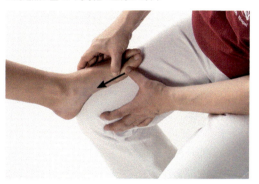

▶図18.50　足趾のTBの反復テクニック。両母指で交互に押しながら近位へ進む。両母指でゆっくり強く押す

18.5.2　コンテニアムディストーション

患者は、点状の刺すような痛みがあるとして、しばしば足底、踵、（第1ないし第5）中足趾節関節などを指し示す。これによりコンテニアムディストーションの存在が示唆される。

足底のコンテニアムディストーション：コンテニアム・テクニック

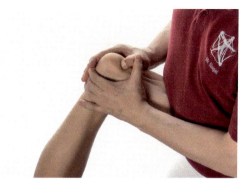

▶図18.51　足底のCD

患者の開始肢位：腹臥位

コンテニアムディストーションは、コンテニアム・テクニックにより治療する（▶図18.51）。足底筋膜はきわめて強固に出来ているため、足底のコンテニアムディストーションの治療にはきわめて強い力が必要である。

18.5.3　フォールディングディストーション

FDによる症状は、足や足趾関節に表れる。急性のFDでは、しばしば腫脹が生じる。症状の引き金に応じて、治療の仕方（牽引か圧縮）は異なる。

中足骨のフォールディングディストーション

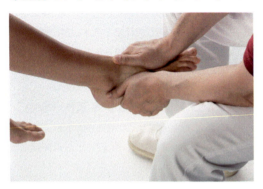

▶図18.52　中足骨のFD。足を傾斜させて外側に動かす

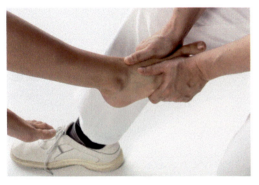

▶図18.53　中足骨のFD。足を剪断運動で遠位および近位に動かす

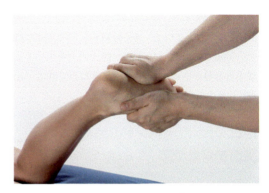

▶図18.54　中足骨のFD。別法（腹臥位）

患者が足の症状を訴え、手掌で足を握る場合、おそらく中足骨のFDが存在する。

患者のボディランゲージと愁訴だけでは、FDのタイプ（uFD，rFD）を判別できない。このため、様々なベクトルの力を中足骨間の筋膜に加える。

患者の開始肢位：座位（治療台に座る）または背臥位

治療家は、両手で外側および内側から患者の患側の足をつかむ。その際、両母指と両母指球を足背に置き、その他の指を足底に置く（▶図18.52）。それから、患者の足を傾斜させ外側に動かす。これにより（足の）中足骨が互いに離れ、その結果、（中足骨間が）牽引される。その後、中手骨を互いに寄せる。これにより（中足骨間が）圧縮される。以上の手順を全ての中足骨間で行う。

さらに、患者の足を剪断運動で動かす。すなわち、隣り合う中足骨を互いに逆方向に動かす。その際、一方の手で（中足骨を）遠位に引っ張り、他方の手で（隣の中足骨を）近位に押し動かす（▶図18.53）。この運動を順番に全ての中足骨間で行う。また両手の位置を変更することで、力のベクトルを変更することもできる。中足骨を互いに逆方向に動かすたびに、クリック音が聞こえたり、（中足骨間が動く）感触が得られる。

別法：患者は腹臥位になる。治療家は両手で患者の患側の足を握る。その際、手の位置を上述のそれと逆にする。すなわち、両母指と両母指球を足底に置き、その他の指を足背に置く。隣り合う中足骨を互いに逆方向に動かし、（中足骨間で）アンフォールディングやリフォールディングを行う（▶図18.54）。

足趾のフォールディングディストーション

足趾のFDの治療では、しばしばuFDとrFDの併発が見られる。このため、牽引と圧縮を交互に行う。これにより最良の治療効果が得られる。

足趾のアンフォールディング

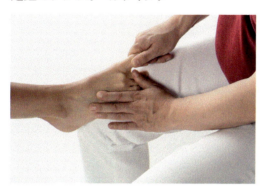

▶図18.55　足趾のuFD。牽引スラストを様々な方向に加える

患者の開始肢位：座位（治療台に座る）または背臥位

治療家は、（uFDを有する）足趾の関節の近位部をつかみ、スリングショットの動き（加速したスラストを加える）により、足趾を牽引する（▶図18.55）。この仕方で様々な方向に牽引する。例えば、外側や内側に向かって牽引する。牽引スラストを加えると、矯正音が聞こえる。

足趾のリフォールディング

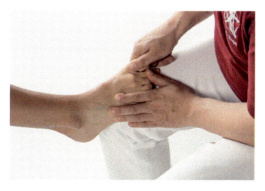

▶図18.56　足趾のrFD。圧縮スラストを様々な方向に加える

足趾のrFDは、足趾を圧縮して治療する。その際、（rFDを有する）足趾の関節を様々な位置に動かして圧縮する。例えば、様々な角度に外旋や内旋して圧縮する。圧縮スラストを加えると、小さなクリック音が聞こえる。

18.5.4　シリンダーディストーション

患者が足や足趾に異常感覚や荷重時痛を有する場合、シリンダーディストーションが存在すると考えられる。足や足趾のシリンダーディストーションは、スクイージー・テクニックや両母指テクニックにより治療する。

18.5.5　テクトニックフィクセーション

足趾の硬直性は、（包帯やシーネなどによる）固定後に発生することが多い。多くは機能に問題が生じないため、治療は不要である。ただし、歩く、走るなどに支障が生じれば、集中的な治療により可動性を少しずつ改善する。例えばテクトニック・ポンプを行う。また、様々な方向にスラスト・モビリゼーションを行うのも有効である。可動性が改善すると、テクトニックフィクセーション以外の筋膜ディストーション（トリガーバンドなど）の存在が判明することもまれではない。その場合、これらを治療しなければならない。

18.5.6　医学的診断

足や足趾の捻挫

足や足趾の捻挫は、多くの人が経験するものであり、その痛さはよく知られている。（捻挫の）受傷機序から、rFDが発生することが多い。また、痛みの主な原因は、トリガーバンドやコンテニアムディストーションである。包帯による固定により、シリンダーディストーションが生じることもある。

急性の捻挫でFDMの治療を行うと、足を引きずることなく歩くことができるようになる。

疲労骨折

中足骨の骨折は、強い負荷を原因として生じる。ランナーなどによく見られる。多くの場合、診断は既往歴を考慮して下される。中足骨の骨折はX線画像で明瞭に確認されるとは限らないからである。

患者は点状の痛みや引っ張られるような痛みを訴えるため、原因としてコンティニアムディストーションとトリガーバンドが考えられる。また、FDが存在し、それによる症状が表れる場合もある。これらを治療すれば、歩行時の痛みは大幅に軽減するはずである。短期（数日）であれば負荷の軽減が有効な場合もあるが、正統医学でしばしば行われる長期の固定は不要である。

レダーホーゼ病

レダーホーゼ病（足底腱膜線維腫症）では、デュピュイトラン病（15.5.6章）と同様に、足底腱膜の組織の増殖が見られる。組織の増殖が起こる原因は不明であり、現在、原因療法はない。

FDMから見ると、癒着を伴うトリガーバンドが存在しており、これらを少しでも解消するため、強い力を用いてトリガーバンド・テクニックを行うと、症状が軽減する。定期的に治療を行うことで、進行を遅らせることができ、うまくいけば進行を止めることができると考えられる。

踵骨棘と足底筋膜炎

踵骨棘と足底筋膜炎の症状は似ている。いずれの患者も、足底筋膜の領域に点状の痛みや引っ張られるような痛みや焼けるような痛みがあると訴える。これにより、コンティニアムディストーションやトリガーバンドが存在すると考えられる。これらの治療には、かなりの力が必要である。足底筋膜はきわめて強固に出来ているからである。ティパルドスは、まずトリガーバンドを治療し、その後にコンティニアムディストーションを治療するよう勧めている[114] p.200。

正統医学では、踵骨棘と足底筋膜炎は、X線所見での踵骨の石灰化の有無により判別される。石灰化があれば踵骨棘とされ、石灰化がなければ足底筋膜炎とされる。ただし、X線所見は、コンティニアムディストーションの存在を証明するものにはなりえない。X線所見は、負荷に適応することで特殊な病態を呈するに至った足底の靭帯構造を写し出すにすぎず、症状を説明するものではない。X線所見と症状の間の因果関係は証明されていない。

モートン神経腫

モートン神経種と診断された患者は、母趾球の領域に点状の引っ張られるような痛みがあると訴える。正統医学では、この症状の原因は神経の圧迫に帰される。MRI所見で、組織液がたまっているのが確認され、これが神経を圧迫するとされる。FDMから見ると、患者は足趾間に短い線を引くことが多いため、おそらくトリガーバンドが存在し、これが組織液の排出を妨げ、局所に組織液がたまると考えられる。バンド状の筋膜の捻れ（トリガーバンド）を矯正すれば、症状は完全に消失する。

外反母趾

外反母趾（母趾が斜めに変形する）では、変形と痛みという2つの症状がある。両方を有する場合が多いが、変形だけがある場合や、（重度の変形はなく）痛みだけがある場合もある。痛みは、引っ張られるような痛み、焼けるような痛み、時にびまん性の痛みと説明される。

FDMから見ると、トリガーバンド、シリンダーディストーション、FDが存在すると考えられる。足に合わないシューズを履くことで、これらが発生するとされる。

筋膜ディストーションを治療すれば、痛みの軽減や、（母趾の）弾力性の回復は可能である。ただし、変形はほとんど変化しない。変形を改善しうるのは手術だけである。他方、手術をおこなっても、筋膜ディストーションはほとんど変化しない。このため、治療を行う前に患者と話し合い、治療の目的（痛みの軽減か、変形の改善か）を明確にしておく必要がある。

第4部

展望

19　FDMは何に分類されるのか 284
20　FDMの将来 293

19 FDMは何に分類されるのか

19.1 序論：なぜ様々な医学概念が存在するのか

FDMは何に分類されるのか？　正統医学か、オステオパシーか、補完医療か？　FDMは確かにオステオパシーとの関連が強い。ティパルドス自身がオステオパス（D.O）であり、FDMの治療は当初オステオパシーの学校で教えられていた。FDMとオステオパシーは、内容的に類似もあるが相違もあり、これらは興味深い。

FDMの体系的な基盤を固めようとする際、その出発点となるのは、医学概念の構成要素（後述）である。本書の第1部では医学モデルについて述べた。そこで主に述べたのは、医療従事者は現実ではなくモデルに基づき行動しているということである。本章では、議論の射程をさらに広げ、医学モデルに代わり「医学概念」について考察する。医学概念の構成要素とは、例えば治療者と患者の関係、治療（行動）の指針などである（19.2章を参照）。

苦しむ他者を助けようとするという意味での医学概念は、おそらく人類の誕生以来、存在する。とはいえ、何の医学概念にも基づかず、自然に直感的に治療行為を行うことはまれである。確かに、緊急事態で大量に出血している負傷者がいて、反射的に傷口を押さえ出血を止めようとするといったことはあるかもしれない。しかし、多くの場合、治療行為は熟慮の上で行われる。そうでなければ、それは独断的・恣意的に行われる危険がある。そうならないためには、治療者は、自らと患者に対して正当化しうる治療行為を行わなければならない[74] p.6。医学は治療行為を行うものであり、（真空状態のような）抽象的認識の中にではなく、具体的な人間（患者）の中に存在する。具体的な状況に根ざすがゆえに、医学は実学に分類される[119] p.24。

新しい治療は、現行の治療に対する不満から生まれる。A.T.スティルと同様に、ティパルドスもそうであり、急性症状や慢性症状を抱える患者を助けられないことに不満を感じ、そこから新しいモデルを生み出した。新しいメガネで世界を見ると、そこには既に身体言語すなわちボディランゲージがあったのであり、ティパルドスはこれらを記述した。ボディランゲージは、常に目にしながら、誰もその価値に気づかず、重要と思わず、注意を向けて来なかった。筋膜も同様であり、それについて様々な記述がなされてきたが、筋膜の働きはあまりに自明であり、その重要性が認められてこなかった。したがって、ティパルドスがボディランゲージから導出されるものとして筋膜ディストーションを記述したのは、新しい言葉の発見のようなものだった。そして、これは、患者を助けるための全く新たな視点を切り開いた。ここに、FDMの新しさ、独自性、人を惹きつける力がある。

19.2 医学概念の構成要素

どんな医学概念も次の3つの要素を含んでいる。

1. **病気の概念**：どんな医学概念も病気の概念（定義）を含んでいるものである。正統医学では、病気の概念の中心をなすのは病理（pathology）、すなわち正常からの逸脱である。例えば、X線検査の異常所見（正常からの逸脱）は「病的」と評価され、症状の原因とみなされる。同様に、臨床検査における異常値（正常値からの逸脱）も、「要治療」と評価される。検査値は必ずしも患者の状態を正確に表しているとは限らないにもかかわらず、である。
2. **治療者と患者の関係**：治療者と患者の関係も、医学概念の構成要素である。正統医学では、現在に至るまで、医師がエキスパートとされている。病気の原因を明らかにし治療を行うための知識と技術を有するのは医師だからである。
3. **治療者の行動指針**：行動する際、どのように行動するかは重要である。すなわち、どのように行動を決定し、決定の根拠を自分と患者に対してどのように説明するかは重要である。した

がって、治療者の行動指針が、医学概念の第3の構成要素となる。ただし、正統医学では、行動指針は、診断という上位概念よりも下に置かれている。診断はしばしば医師だけに許される専門技能とされる。他方、診断はそれ自体として存在するものにもなりうる（後述）。

さらに詳しく

正統医学における診断

診断とは、ある症状をその根底にある病気の徴候として提示することである（そして根底にある病気は発見され治療されるべきである）。また、診断には鑑別診断もある。これは、治療を要する重病の可能性を確定または排除するために行われ、熟練を要する診断である。患者にとっても診断は重要である。通常、患者は医師から明確に診断されることを期待し、しばしばそれにより医師の技量を測る。また、患者は、しばしば、症状に診断名をつけてもらうことが重要だと思っている。診断がついたからといって症状が軽減するわけでもないにもかかわらず、である。そもそも診断は因果関係を根拠としており、蓋然性の表明にすぎず、常に不確実性がつきまとっている。これは、医学教育の公然の秘密である。例えば、ドイツで鑑別診断の標準テキストとされる『シーゲンターラーの鑑別診断学』では次のように述べられている[90] p.7。「日々の臨床で、われわれ医師は、完全に明確な診断が可能な場合を除き、常に不確実性という状況の中で活動している。すなわち、手段を駆使して、個々の患者に対し、最も蓋然性の高い診断を下し、現時点で最も有望な治療を選択しなければならない。診断や治療の決定という医学の中心をなすプロセスが不確実性の中で進行されていることが学生に教えられることはほとんどない」

診断をめぐる問題

現代はインターネットの時代であり、患者は医師を受診する前に診断について様々な情報を入手している。診断で言い渡される病名は、医師と患者の双方がコミュニケーションの中で何度も使用し、それにより通用する範囲が広がり、ひいてはそれ自体で存在しうるようになる[119] p.36。

診断がもたらす結果として、まず患者は診断に適応するようになる。患者は診断を下されることを望むが、同時に次のことを認識しておくべきである。すなわち、診断を下された瞬間から、（大袈裟にいえば）自由に思考し生活できなくなる。というのも、診断にはしばしば予後などの情報も含まれているからである。例えば、関節症という診断は、同時に「治癒しない」という予後も伝える。あるいは、椎間板ヘルニアや十字靱帯断裂という診断は、リスクを伴う手術が治療の選択肢となることを意味する。診断を下された患者は、診断を優先して生活するようになる。これが、診断が有する問題である。しかし、この問題は依然として軽視されている。

一方、臨床では、あらゆる方法を駆使して診断を下しても、痛み自体は解消されないという状況がしばしば見られる。すなわち、診断の方法はたくさんあるのに、治療の方法はわずかしかないということが多い。さらに、（診断の方法がたくさんあることの弊害として）患者ではなく、診断名である病気を治療するという恐れもある[119] p.95。こうした事態は特に画像診断（X線やMRI）で起こりやすい。最近では、医学（特に整形外科）においても、画像所見の信頼性についての研究が増えており、患者の側からも同様の問題が提起されている。こうした変化が、診断の在り方の再考につながるかが重要である。

以上、医学概念の3つの構成要素について述べたが、次章以下では、これら3つの構成要素がFDMではどのようなものになるのかを見ていく。

19.3 医学概念としてのFDM

19.3.1 病気の概念

FDMでは、結合組織（＝筋膜）の様々な変形（＝ディストーション）が患者の症状の原因であると考える。ティパルドスは、この基本前提を、筋膜研究の知見や画像（例えばMRI画像）に依拠するのではなく、患者の詳細な観察から生み出した。すなわち、患者が症状を訴える際、どのようにして手で指し示すか、どのような言葉を使って説明するかに注意を払い、これらを受け止めた。これにより、様々な筋膜ディストーションとその発生を理解できるようになった。

ティパルドスは筋膜研究の成果に関心を持ちこれらをフォローしていたが、それはそれとして、彼が筋膜についての新しい見方を通じて筋膜ディストーションという独自のコンセプトを生み出したことに変わりはない。すなわち、筋膜を機能的統一体として定義し、様々な種類の筋膜（例えばフォールディング筋膜やシリンダー筋膜）を提示した（ただしこれは筋膜ディストーションを分かりやすく記述するためであった）。筋膜ディストーションの解剖学的相関（解剖学的にどのようなものとして確認されるか）は二次的問題である。ティパルドスが生み出したコンセプト（様々な種類の筋膜およびディストーション）により、きわめて有効な治療が可能となったからである。これらのコンセプトは、治療家に求められる熟慮の上で行われる行動（治療行為）の基盤にもなる。

19.3.2 治療者と患者の関係

FDMにおいて、治療者と患者の関係は明確である。他の医学概念（正統医学やオステオパシー）とは対照的に、FDMでは、患者が自分の身体と症状のエキスパートであるとされる。ティパルドスは患者の感覚を信頼していた。すなわち、患者は自分の症状を知っており、ボディランゲージと説明を通じて治療家に伝えることができると考えていた。したがって、治療家の役割は、患者のボディランゲージと説明から、その根底にある筋膜ディストーションを認識することである。これがFDMの診断であり、診断はその後に続く治療の足がかりにもなる。

診察や治療を行う際、患者と治療家は絶えず情報をやり取りする。患者はボディランゲージと説明を行い、治療家は患者の言葉を聞き、問いを投げかける。患者は治療家を映す鏡のようなものであり、治療中は、治療家が行う治療に応じて、患者の症状は変化し、治療後は、治療成果（症状の変化）は患者によって判定される。FDMにおいて、治療家は、患者の指示に従い手作業を行う職人のようなものである。

FDMでは、患者の感覚が全ての中心である。ここにFDMの独自性がある。患者の感覚を重視し患者を尊重することは、FDMに特有のものであり、FDMの強みであり、これによりFDMは他に類のないものとなっている。

19.3.3 治療者の行動指針

FDMの治療家は、患者から絶えず情報を得、それに基づき行動する（治療行為を行う）。FDMの診断は、患者のボディランゲージと言語的説明（症状をどのように説明するか）に基づいて行われる。これほど患者の感覚を重視する医学概念は他にない。FDMでは、医学的予備知識や先入見が少ない患者ほど、より自然なボディランゲージや説明を行うため、その情報の価値が高いとされる。このようにして得られた情報に基づき診断を行い、さらに診断から直接的に治療（＝行動）を導出する。その際、患者が行うボディランゲージを再現したり強化するだけで治療となりうる。

19.4 医学概念としてのオステオパシー

19.4.1 病気の概念

オステオパシーでは、人体の機能に障害がないことが健康の基礎とされる。すなわち、健康は、器官や組織が自由に動き、体液（血液など）が滞りなく循環することで成り立つとされる。これに対し、病気は妨害や停滞により生じる。

オステオパシーの病気の概念の中心をなすのは体性機能障害である。オステオパシーでは、身体が健康を回復するには、体性機能障害（身体面での機能障害）を治療しなければならないとされる（ただし体性機能障害は精神面の問題から生じることもあ

る)。体性機能障害は、症状が表れている場所とは別の場所に存在することもある。なぜなら、身体は様々な系(循環器系(血液)、内分泌系(ホルモン)、神経系など)から成る機能的統一体だからである。オステオパシーには、全体性の概念があり、全体を構成する全ての部分は相互に関連しているとされる。身体のある部分の障害は、他の部分によって補完(代償)されたり、他の部分において症状をもたらす。スティルも身体を、部分から構成される全体として考えていた。現在のオステオパシーでは、全体の一部として精神面の問題も身体の機能障害に関与すると考えられている。

19.4.2 オステオパスと患者の関係

現在のオステオパシーにおいて、その中心部分をなすのは診察である。診察の目的は、診断を下すことと治療を行うこととされ、通常、両者は連続している。オステオパシーでは、患者は症状がどこから発生するのかが分からないとされ、オステオパスのみが徒手の診察によりこれを見つけることができるとされる。また、患者の身体の組織(tissue)は患者自身より多くのことを「知っている」とされ、組織の機能障害を触診するオステオパスは患者よりも多くのことを知っているとされる。これについて、ジャン・ピエール・バラルD.O.は次のように述べている[5] p.24。

> 「患者の既往歴を信じるのではなく、患者の身体があなたの手に語ることを『聞く』のです。聞きながらその場所に引き寄せられていくのです」

オステオパシーにおける診察は、オステオパスと患者の間のコミュニケーションというより、オステオパスと(患者の)組織の間のそれと見ることができる。

総体的に見れば、確かにオステオパスと患者の間には密接な関係が成立している。ただし、オステオパスは、患者が訴える症状よりも、患者の身体の組織に対して強い関心を有しているように思われる。オステオパスは、自分で機能障害(正常な状態からの逸脱)を見つけ、これを直す。したがって、オステオパスが患者の身体のエキスパートとされる。

とはいえ、患者は、オステオパスとの関係を、正統医学の医師との関係とは異なると感じている。正統医学では、医師は患者のためにほとんど時間を割かない。しかし、オステオパシーでは、患者は、オステオパスにより全人的に受容され認められていると感じる。また、患者は、自覚症状や自分の意思(要望、希望、期待など)を表明できる。これは、オステオパシーの全体性の概念にも適っている。

19.4.3 オステオパスの行動指針

診断

オステオパシーにおいて、診断はきわめて重要とされる[26][95]。診断は診察の重要部分を占める。また、治療成果を得るには、治療全体の少なくとも75%を診断に充てる必要があるとされる[26] p.70。オステオパシーの診断を正統医学のそれと比較すると、次の相違点が見られる。

徒手のみで診断する

正統医学の診断では、診察に加えて、様々な検査(臨床検査、画像検査)を行う。オステオパシーの診断は、オステオパスが手だけを用いて行う。

診断において予測や事前の情報は不要である

正統医学では、既往歴を問診し、幅広い情報(症状の発生、経過、重症度など)を得る。これに対し、オステオパシーでは、患者から症状について情報を聞き出す必要はほとんどない。

オステオパスにとって、自分が診察で得たものだけが頼りである。このため、患者からの情報は邪魔になることさえある。情報を得ると、先入見のない状態で診察を行うことができなくなるからである。例えば、エティーネ・クロエD.O.は次のように述べている[61] p.23 ※孫引き。

「私はスティルの『組織に聞け』という言葉を診断と治療の指針としているが、実際、診断では組織が唯一の指針である。したがって、治療を行う前に、患者についてできるだけ何も知らないようにしている。なぜなら、知ることは、第一の原因の探索を妨げるからである」

これに対し、筆者の同僚であるトルステン・リームは、次のように述べている[53] p.23。

「我々の基本姿勢はシンプルである。すなわち、どうすれば患者が健康になれるかについて期待したり想像するのをやめ、患者について何も知らない状態を脱し、患者や患者の身体の組織とコンタクトを取り、生体(organism)のどこでどのような変化が起きているかを受け止められるようオープンな状態でいることである」

診断は一般的ではなく個別的である

オステオパシーにおいて、診断は個別的(individual)なものである。オステオパシーでは、身体の特定の部位で機能障害を見つけるが、これに特定の病名をあてがわない（これをするのが正統医学の診断である）。オステオパシーでは、一般的(general)な診断(病名)というものはなく、個別の診断しかない。例えば、猩紅熱やテニス肘などの病名を使わず、また患者が下肢に痛みや運動制限を有していれば、骨盤の機能障害という。

診断と治療は連続している

オステオパシーでは、診察（診断の一部として行われる)と治療は切れ目なく連続している。これに対し、正統医学では、医師は患者に診断を伝え、その後に適切な治療を選択する。

診断は主観的なものであり、条件つきで訓練可能である

オステオパシーでは、診断は「純粋に主観的なものであり、治療者間で共通するものではない」[34] p.10。このため、診断は部分的に訓練可能であるに過ぎない。オステオパスが診察で見つけるものは、確定的ではなく議論の余地が残っている。身体において妨害や停滞があれば組織の緊張や肥厚として感じられる。オステオパスは身体に触れてこれらを診察するための触診の訓練を受ける。現在のオステオパシーでは、1人の患者を触診すれば、その所見はオステオパスにより異なるとされる。

オステパスは患者の身体において機能障害を探索するが、この探索は二次的なものであり、より重要なのは患者との関係の構築であると考えるオステオパスもいる。例えば、ユタ・エバーハート=レタナ・メナD.O.は次のように述べている[61] p.135。

「オステオパシーにおいて、患者から既往歴を聞き取るのは、コミュニケーションの基盤となる信頼関係を作り出すためであり、診断を作成するためではない」

また、ジム・ジェラスD.O.は次のように述べている[42]。

「われわれオステオパスは症状を探すのではなく、患者の身体において健康が優位になりつつあることの萌芽を探す」

スティル自身は、主観性(subjectivity)について言及していない。ただし、スティルは、オステオパスは「職人」のように作業を進める("he proceeds as a mechanic")[101] p.20, [33] p.302と述べている。職人の技は訓練により習得可能である。

以上に述べたことから、現在のオステオパシーの診断は、主に次の2つの要素を有するといえる。まず、診断は、「事実」として、徒手で行われている。その際、個々の患者につき個別の診断を行う。さらに、診断は、「要請」として、オステオパスが最大限に開かれた状態(openness)でこれを進めるべきである。すなわち、オステオパスは、患者から得る情報を最小限にとどめ、組織と対話し、見つかったものに驚かされる。

治療

　診断は確かに重要である。しかし、診断を行うだけでは、患者の症状は軽減せず解消されない。これをもたらすのは治療であり、したがって、オステオパスの行動指針の本丸をなすのは治療の指針である。オステオパシーでは、しばしば、診断と治療は連続している。オステオパスは、患者の身体を手で触診し、機能障害が見つかれば、即座にこれを直す。上述したオステオパシーの診断の2つの要素、すなわち徒手で診断することと、開かれた状態でこれを進めることは、治療にもあてはまる。ただし、治療は、診断ほど先入見のない開かれた状態で行うことはできない。治療はそれに先立つ診断に即して行われるからである。とはいえ、治療は「組織を尊重して」行われる[44] p.97。

　このような意味での開かれた状態は、オステオパスの治療の主観性にもつながる。主観性は、オステオパシーに特有のものであるとされ、例えば、ウォルター・ルウェリン・マコーンは次のように述べている[60] p.127。

> 「オステオパスは皆、同じ哲学を実践する。しかし、オステオパスは各々、患者というコンテクストの中で固有の真理を発見しなければならない。オステオパスは無二の存在であり、同じ仕方で行動することはない。オステオパスがそれぞれ異なることは、医学の一領域をなすオステオパシーの強みである。(中略)オステオパシーというものはなく、健康の哲学の実践があるにすぎない。すなわち、患者にとっては、オステオパシーというものはなく、自分を治療してくれるオステオパスがいることが重要なのである」

　オステオパシーの治療は徒手だけで行う。すなわち、機能障害(妨害や停滞)を見つけ、これを解消し、これにより身体は正常な機能を回復し、患者は健康を取り戻すとされる。

19.5　FDMとオステオパシー：相違点と共通点

　これまで述べたことに基づき、以下、FDMとオステオパシーの共通点と相違点をまとめておく。まず、共通点として次の2つが挙げられる。

- 両者はいずれも徒手で診断と治療を行う(ただし、ここでいうFDMは主にティパルドス法を指す。FDMはどの治療法に対しても中立であり、場合によって外科的治療による筋膜ディストーションの矯正もありうるという立場もとる)。
- 両者はいずれも筋膜の役割、特に身体における連続性という側面を強調する(スティルは現在のオステオパシーにもましてこの点を強調していた)

　次に、相違点として次の5つが挙げられる。

- 現在、オステオパシーはやさしい治療とされ、FDMは直接的な治療とされることが多い。

🛈 補記

スティル自身は、オステオパスの治療を戦闘になぞらえている。すなわち、オステオパスは、戦場に出て、病気との戦いで勝利しなければならないとされる("he should go into the combat"[102] p.11)。スティルの記述には、やさしい治療という側面は見られない。

- オステオパシーでは、しばしば、症状の引き金は、症状が表れたり患者が知覚する場所とは異なる場所にあるとされる。これに対し、FDMでは、症状の引き金は、患者が指し示すまさにその場所にあるとされる。
- オステオパスは、患者からの情報をほぼ必要としない。これに対し、FDMの治療家は、患者から多くの情報(痛みの説明、受傷機転の報告、ボディランゲージ)を必要とする。
- 治療者と患者の関係については、正統医学の医師と同じく、オステオパスはエキスパートとされる。オステオパスは、治療に必要な情報を患者の身体から引き出す(「組織に聞く」)からである。これに対し、FDMでは、患者が自分の身

体のエキスパートであり、治療の必要性を決定する主体である。筋膜ディストーションそれ自体は治療すべきものではなく、患者が支障を有する場合にのみ治療が必要となる（例えばテクニックフィクセーション）。

- オステオパシーの健康の概念は、やや抽象的であり、健康は原理的に思考可能なものである。おそらくスティルも健康をこのようなものとして考えていた。スティルが身体の完全性（perfection）や調和（harmony）について述べていることから、そのように推測される（「われわれはそれを完全な健康の中に見る。完全な健康とは、身体の部分ではなく全体における完全性と調和を意味する」[100] p.38）。これに対し、FDMでは、絶対的な健康というものはないとされる。人間の身体では、毎日、生涯を通じて、絶えず筋膜の歪みが生じている。筋膜の歪みは、強い外的刺激がなくても、日常生活の営みにより生じる。例えば、バンド状の筋膜は通常の運動によっても歪むことがある。原則として、このような歪みは、通常の運動や負荷により、自ずと矯正される。したがって、絶対的な健康や完全な健康というものは存在せず、個人が自分にとっての健康を自分で定義する必要がある。これは、個人がそれぞれ、十分な運動を行うなどして、健康を獲得し維持するための環境を自分で作り出す責任があるということである。医師や治療家が患者に代わってこれを引き受けることはできない。

トーステン・フィッシャーは、FDMとオステオパシーの健康の概念の違いについて、次のように述べている[25]。

「FDMとオステオパシーの人間観は根本的に異なる。アンドリュー・テイラー・スティルは健康について語っているが、FDMはこれを語らない。筋膜ディストーションモデル（FDM）において、人体のおよそ15％は常に形成途上の状態にあるとされる。スティーブン・ティパルドス博士からFDMのインストラクターとして認証されたウィーンの医師ギヨーク・ハーラー博士は、身体について『断裂モデル』（tear-model）を提唱している。このモデルでは、身体の組織は裂けたり、突出したりするものであるとされる。これは、例えばオステオパシーや整形外科学がいうところの『磁器モデル』（porcelain-model）と対極をなす」

さらに詳しく

3つの医学概念の相違：テニス肘の場合

テニス肘を例にとると、3つの医学概念（正統医学、オステオパシー、FDM）の相違が分かりやすい[13] p.24。例えば、ある患者が右前腕に（肘を原因とする）痛みを抱えて受診したとする。まず、**正統医学**では、これはテニス肘と診断される。そして、炎症があるとみなされ、抗炎症薬の投与や包帯による固定が行われる。

オステオパシーにおいても、おそらく患者の痛みはテニス肘とみなされる。ただし、原因は必ずしも上肢にあるとは限らず、別の場所にあるかもしれないとされ、その場所を見つけるため触診が行われる。つまり、全く別の場所を起源とする機能障害が、最終的にテニス肘となって表れると考えられる。オステオパスは、患者の全身を診察し、ある場所で機能障害を特定し、これを治療する。

FDMでは、患者の説明やボディランゲージが、痛みの場所と強さの手がかりとなる。治療家は、患者が指し示した場所に筋膜ディストーションが存在すると推定し、治療を行う。治療家は、自らの推定の正しさを確認するため、治療中は絶えず患者とコミュニケーションを取り、治療直後は成果を検証する検査を行う。この例の患者の右前腕の痛みは、FDMでは、筋膜の捻れとされる。すなわち、長期にわたる痛みであれば、筋膜が癒着し、短縮し、牽引を通じて他の筋膜にも捻れが生じていると推定される。筋膜の癒着を解消し捻れをなくせば、組織の正常な走行が回復しうる。また、治療後すぐに、痛みはなくなる。

19.6 健康とは何か

ここでは、本書で取り上げる最後のテーマとして、健康について考察する。というのも、治療の目的は、病気を治すことだけでなく、健康の回復だからである。

FDMは、患者の症状は筋膜ディストーションを引き金として生じるという前提に立つモデルである。このモデルからどのような健康の理解が可能なのかを明らかにしたい。

多くの医学概念は、病因論（pathogenesis）を中心に形成されている。すなわち、病気の本質、発生、経過などに重きが置かれている。これに対し、FDMは、健康に資するシステムとして筋膜を理解し、筋膜というシステムを通じてわれわれは健康でいられることを示す。これはFDMの強みの1つである。

19.6.1 適応および修復のシステムとしての筋膜

地球上の生命は、生存環境の変化に絶えず適応することにより、進化し発達してきた。解剖学者で発生学者のヤープ・ファン＝デル＝ヴァルは、人間はその中でも最もよく適応してきた生物であると述べている。筆者も、日々の診療で、人間の身体は絶えず適応と修復の過程の中にあることを目の当たりにしている。この適応と修復の過程の根底にあるのが筋膜である。FDMの治療家の役割は、身体の修復の能力を回復させることである。

筋膜システムは、修復を行うシステムであるという点で、健康に資するシステムと見ることができる。筋膜システムの異変により、何らかの制限が生じ、ひいては病気が発生することもある。とはいえ、筋膜の歪み（筋膜ディストーション）は、生きているがゆえに発生するものであり、事故だけでなく、通常の適応の過程においても発生する。われわれは筋膜ディストーションと折り合いながら生きざるを得ず、基本的にそれは可能である。

19.6.2 健康とは何か：マイキルヒ・モデルと健康生成論

健康とは何かを的確に述べたものとして、医療社会学者であるヨハネス・ビルヒャーとカール・H・ヴェーカンプが提唱したマイキルヒ・モデルがある。このモデルの中心をなす概念は、ポテンシャル（潜在能力）である。これは誰もが有するものである。このモデルでは、健康は次のように定義されている[10] p.53。

> 「健康とは、動的な状態、すなわち生物心理社会的なポテンシャルにより生み出される良好な状態（well-being）である。ポテンシャルは、個人が年齢や文化に応じた人生の様々な要求を自主性をもって充足しうることである。病気とは、これらの要求を充足するためのポテンシャルが十分ではない状態である」

人間のポテンシャル

人間が有するポテンシャルのうち、**先天的に与えられた生物学的なポテンシャル**は、加齢に伴い低下する。すなわち、外的刺激（妨害など）に対して反応しにくくなり、時間がかかるようになる。とはいえ、高齢になっても、身体の自己修復の能力は維持される（これは自然の摂理、すなわちスティルの言葉で言えば、筋膜が生涯にわたり維持する外的刺激に適応する能力による）。

他方、**個人が後天的に獲得するポテンシャル**は、習得される能力や知識であり、個人の責任に委ねられている。このポテンシャルは加齢に伴い増大する。このため、高齢になっても健康であることは可能である。すなわち、人生で起こりうる様々な可能性と調和し折り合うことができる。このように高齢であっても健康であるといいうるのは、健康とは、病理や機能障害などが存在しない状態ではなく、自らの能力により得られる良好な状態（well-being）であり調和した状態だからである。

生物学的に与えられる能力は、個人差が大きく、したがって人間の能力には個人差がある。これは特にスポーツで顕著である。トレーニングの量や強度に関わりなく、特定のスポーツに秀でた人間はいる。

このような生物学的な能力の個人差は、筋膜にも認められる。ティパルドスは、どの種類の筋膜を有するかにより、優れた身体的能力を発揮できると述べている[114] p.10。例えば、重量挙げの選手は、強大な力を生じさせるために、多くのバンド状の筋膜が必要である。バレリーナは、高い柔軟性を求められるため、フォールディング筋膜が必要である。ジャンプの多い競技（バスケットボールなど）の選手は、特にシリンダー筋膜が重要である。

自主性と健康生成論

健康は、**自主性**とも関連している。この場合の自主性とは、自分の身体の症状について理解できることを意味する。FDM以外の医学概念は、病気について複雑で分かりにくい説明を行い、患者から自主性（症状についての理解）を奪っている（しかもしばしば健康についても何も語らない）。これに対し、FDMでは、理解可能な分かりやすい説明を行う。すなわち、筋膜の組織は身体の修復システムであり、身体のポテンシャル（適応や修復）を支えていることを伝える。

理解可能であることやポテンシャルなどの考え方は、アーロン・アントノフスキーが1970年代から提唱した**健康生成論**にも取り入れられている。このモデルは、正統医学の病因論的なものの見方に異議を唱えるものであり、何によって病気になるかではなく、何によって健康を維持し回復しうるかに目を向けるものである。

FDMにおいて健康とは何か

FDMが目指すのは、人間の健康であり、病理の解明ではない。このため、FDMでは、治療の開始にあたり、治療目的について合意するため、患者に「どんな状態になれば健康の回復と考えるか」「どのようにしてそれを判断するか」「健康を回復したら何をしたいか」などを尋ねる。また、患者に「基本的に身体には自己回復の力があり、治療は、存在すると考えられる筋膜ディストーションを直すことを通じて、自己回復を促す足がかりを作るものである」と伝える。これに加えて、「身体が機能するには、身体を使わなければならない」という考え方も重要である。身体を使わなければ、身体のポテンシャルを維持することはできない。

健康が成り立つのは、身体において要求とポテンシャルがうまく一致する場合である。身体において要求されることは、個人により異なる。例えば、80歳代の人は、スポーツに打ち込む20歳代半ばの若者とは異なり、マラソンを走るようなことは要求されないが、体力の低下や身体の硬直性などに耐えることを求められる。健康とは、静的な状態ではなく、個別的なものである。身体において要求されることは、個人の身体の能力により異なる。治療者の役割は、患者のポテンシャル（能力）を回復させることである。健康とは、身体における要求とポテンシャルを一致させるバランス機能の獲得である。治療者は、患者にこのバランス機能を獲得させるとともに、自身もこれを獲得しなければならない。誰もが自主性をもって自分の生を営むことにより、健康は成立する。

20　FDMの将来

FDMを説明するためのキーワードは様々ある。「速やかで明らかな成果」、「静ではなく動」（固定ではなく運動）、「（願望や希望や期待を有する個人としての）患者を中心に」などである。これらの多くは、現代の医療において望まれ求められているものとも一致する。したがって、基本的にFDMの前途は明るい。

FDMの治療家自身はFDMの将来をどう見ているのか？　これは、2015年5月にミュンヘンで行われたFDMのインストラクターの会議でも議論になり、様々な意見が出された。そこから考えるに、FDMの将来についての見方は主に次の3つに分けられる。

- まず、FDMの将来を懸念するものとして、FDMの輪郭がぼやけ、筋膜テクニックの1つとして内科や整形外科の診療に取り込まれるのではないかという見方がある。すなわち、FDMは臨床において様々なものと融合し、ティパルドスの理念から遠ざかるという見方である。
- FDMの将来に希望を持つものとして、FDMは着実に発展を遂げるという見方もある。そのためには、ティパルドス法の作用メカニズムの解明や、ボディランゲージの理解を深めるため行動科学的なアプローチが必要であるとされる。
- さらに、FDMは固有の医学モデルであることを主張し、FDMの診療を専門とする医師・オステオパス・理学治療家が集まり、グループ診療などを行うのが望ましいという見方もある（筆者はこれに賛同する）。このような専門家が集まる中核的な研究拠点は、患者だけでなく、医療従事者（治療家や医師）やFDMに関心を持つ人々からも求められている。

筆者が考えるに、FDMが存在感を発揮しうるのは、人間の身体についての独自の見方を堅持することによってである。すなわち、FDMでは、症状の原因は、画像検査や臨床検査の所見によってではなく、患者が我々に伝えるものにより示されるとされる。

FDMが提示するものの見方の転換が広まっていくのかは分からない。というのも、この転換は、パラダイムの転換のようなものだからである。科学哲学者のトーマス・クーンが提唱したパラダイムの転換は、科学革命という形でのみ起こるとされる。クーンによれば、科学者はパラダイムの中での問題の解決をいわば義務づけられている。また、パラダイムは科学者たちを結び付け、それにより科学が形成されるとされる。

しかし、科学者にも分からない不可解な現象（アノマリー）が現れた時、パラダイムは危機にさらされる。例えば、「MRIが示す椎間板変性を異常所見とすることできない、なぜなら重度の椎間板変性があるのに痛みが全くない人が多くいるからである」という知見もその一つである。ただし、パラダイムが強力である場合、反証が示されても、パラダイムは廃棄されない。むしろ、パラダイムを維持したまま、新たな（異常な）知見を説明する試みがなされる。例えば、「全ての白鳥は白い」という命題は、黒鳥が見つかっても、直ちに廃棄されず、黒鳥は白鳥ではない（黒鳥は例外である）とすることにより、この命題が置かれている枠組み（パラダイム）はそのままにされる[48] p.109。ただし、矛盾した事例が相次ぎ、パラダイムにおいて全ての問題を解決できるとはいえなくなった時、新しいパラダイムの模索が始まる。そして、矛盾した事例を解決できる新しいパラダイムが創出されると、多くの科学者がこの新しい枠組みの中で活動するようになる（科学革命）。

現代の医学や医療産業は強大であり、これらにおいてパラダイムの転換が起こる可能性は低い。これまでも医学においてパラダイムの転換が起こることはまれだった。例えば、瀉血のような危険で無用な治療法が何百年も行われていた（瀉血に耐えることのできた強靭な患者が成功例とされ治療法として生きながらえてきた）。この場合も、当時のパラダイム（血液が過剰でありこれにより病気が生じるという考え）が強力であったため、（健康や病気についての新しい見方に基づく）新しい治療法は広まらな

かった。

　FDMについて言えば、おそらくFDMによる症状の説明は単純すぎるとして科学においてほとんど取り上げられないか、あるいは病院や診療所などの臨床で実践しうる程度の科学的体系を持つものとされるのが関の山かもしれない。また、現在、病院は、経営危機に陥らないためにも、稼働率を上げるなど経済性を優先した思考や行動をとらざるをえない。手術や入院により収益を上げるなどの誤ったインセンティブが存在する限り、大きな変化は起きないだろう。

　また、医療におけるものの見方の転換には、患者側の変化も必要である。例えば、主治医の整形外科医がMRI画像の骨の状態を指して「壊滅的」と表現しても、患者は勇気を持ち自分の身体を信頼し、FDMの治療家を受診しその治療を受けてもらいたい（筆者が最近治療した女性患者はこのように言われたが、FDMの治療を受けたことで、通常の負荷での活動を再開できている）。しかし、多くの患者は、画像検査や臨床検査の所見は正しいと信じ、医師の技量に疑問の余地はないと思っている。このような思い込みはきわめて根強い。

　とはいえ、どこで誰からどんな治療を受けるかは、最終的には個人の自由な決定に委ねられている。誰もが即効性のあるFDMの治療を望むわけではない。むしろ、多くの人は入院や在宅で受ける手厚い治療を心地よいと感じ、それを休息の期間として享受している。

　おそらくFDMがさらに広まるとすれば、それはやはり患者によってだろう。実際、FDMの誕生には、女性患者たちが大きく寄与した。患者が治療成果について判断しこれを周囲の人に伝えることが、どんな解説書にもまして力を持つはずである。

　先にも述べた通り、ティパルドスの強みの一つは、妥協しない粘り強さにあった。彼は恐れず従来の慣習に異を唱えた。アラスカで開かれたFDMの第2回の会議でティパルドスが述べた次の言葉は、筆者の仕事の座右の銘になっている。

「FDMは心地よいものではない」
（FDM is not comfortable）

　確立されたものに異議を唱えることは容易ではない。広く認められていることに従う方がはるかに楽である。とはいえ、新しい構想が生み出されたのであれば、それはまず広く知られる必要がある。FDMも例外ではない。筆者は日々の診療でFDMの治療成果を目の当たりにし、これによりFDMが（筆者にとって）正しい道であることを教えられている。FDMの治療を行うことを通じてFDMの普及に寄与することには大きな報いがある。FDMの治療を行い成果を上げることは、大きな喜びであり楽しみでもあるからである。ティパルドスも同様の見方をしていた。

「楽しんでやること。そうすれば成功する」（Have fun and enjoy your successes）

第5部

付録

21　略語 296

22　参考文献 297

21 略語

A./Aa	動脈	IMS	筋間中隔
AACD	足首の前部のコンテニアムディストーション	IOM	骨間膜
		IQWiG	ドイツ医療品質・効率性研究機構
AAO	アメリカン・アカデミー・オブ・オステオパシー	ISG	仙腸関節
		L	腰椎
ACG	肩鎖関節	M.D.	医学博士, メディカル・ドクター
AFDMA	アメリカFDM協会	MRI	磁気共鳴断層撮影法
ASIS	上前腸骨棘	N./Nn.	神経
C	頸椎	PAOD	末梢閉塞性動脈疾患
CD	コンテニアムディストーション	PRT	神経根周囲療法
CMD	頭蓋下顎障害	PSIS	上後腸骨棘上
CRI	累積反復性外傷	PWCD	手首の後部のコンテニアムディストーション
CT	コンピューター断層撮影		
CTLS	擬似手根管症候群	rFD	リフォールディングディストーション
CyD	シリンダーディストーション	RLS	レストレスレッグス症候群
DGBF	ドイツ結合組織研究学会	SAMDF	アフリカFDM協会
D.O.	ドクター・オブ・オステオパシー	SCG	胸鎖関節
eCD	エバーテッド・コンテニアムディストーション	SCHTP	鎖骨上ヘルニアトリガーポイント
		TB	トリガーバンド
EFDMA	欧州FDM協会	TCTS	真性手根管症候群
FAA	FDMアジアンアソシエーション	TF	テクトニックフィクセーション
FCAT	国際解剖学会連合の用語委員会	Th	胸椎
		THA	人工股関節全置換術
FD	フォールディングディストーション	uFD	アンフォールディングディストーション
FDM	筋膜ディストーションモデル	V./Vv.	静脈
HTP	ヘルニアトリガーポイント		
iCD	インバーテッド・コンテニアムディストーション		

22　参考文献

[1] AFDMA – American Fascial Distortion Model Association. Founder Stephen Typaldos, D.O. Im Internet: http://afdma.com/founder/; Stand: 05.11.2015

[2] Albrecht B. Gene im Lebenswandel. STERN Gesund leben, Oktober 2008. Im Internet: http://www.bernhard-albrecht.de/img/01_Stern_Epigenetik.pdf; Stand: 05.11.2015

[3] Anker S. Interrater-Reliabilität bei der Beurteilung der Körpersprache nach dem Fasziendistorsionsmodell (FDM). Master Thesis zur Erlangung des Grades Master of Science in Osteopathie an der Donau Universität Krems – Zentrum für chin. Medizin & Komplementärmedizin, niedergelegt an der Wiener Schule für Osteopathie; 2011

[4] Arbuckle B. The selected writings of Beryl Arbuckle, D.O., F.A.C.O.P. 2. Aufl., Indianapolis, IN: American Academy of Osteopathy; 1994

[5] Barral J-P. „Nur das Gewebe weiß Bescheid." Interview. Osteopathische Medizin 2011; 12(4): 23–27

[6] Becker RF. The meaning of fascia and fascial continuity. Osteopathic Annals 1975; 35–47

[7] Becker W. Elektronenmikroskopische Untersuchung der Insertion von Sehnen am Knochen. Arch Orthop Unfallchir 1971, 69(4): 315–329

[8] Beppler D. Heilung ohne OP. Das Kreuzbandwunder? Begleittext zur Sendung, odysso, Wissen im SWR, 16.07.2015. Im Internet: http://www.swr.de/odysso/das-kreuzbandwunder/-/id=1046894/did=15632930/nid=1046894/1b4gz4w/; Stand: 05.11.2015

[9] Bichat X. Abhandlungen der Häute im allgemeinen und über die verschiedenen Häute insbesondere. Tübingen: Jakob Friedrich Heerbrandt; 1802

[10] Bircher J, Wehkamp K-H. Das ungenutzte Potential der Medizin – Analyse von Gesundheit und Krankheit zu Beginn des 21. Jahrhunderts. Zürich: Rüffer & Rub; 2006

[11] Brinjikji W, Luetmer PH, Comstock B et al. Systematic Literature Review of Imaging Features of Spinal Degeneration in Asymptomatic Populations. AJNR Am J Neuroradiol 2015; 36(4): 811–816

[12] Buttersack F. Latente Erkrankungen des Grundgewebes, insbesondere der serösen Häute. Stuttgart: Enke; 1912

[13] Capistrant TA. Why does it hurt? The fascial distortion model: A new paradigm for pain relief and restored movement. Edina, MN: Beaver's Pond Press; 2014

[14] Cathie A. Papers selected from the writings and lectures of Angus Cathie. Year book of the American Academy of Osteopathy. Indianapolis, IN: American Academy of Osteopathy; 1974

[15] Cooper GC. Some clinical considerations on fascia in diagnosis and treatment. J Am Osteopath Assoc 1979; 78(5): 336–347

[16] Crow T. The effects of manipulation on ligaments and fascia from a fluids model perspective. AAO Journal 2006; 13–19

[17] de Bordeu T. Recherches sur le tissu muqueux: ou, L'organe cellulaire, et sur quelques maladies de la poitrine. Paris: Didot le Jeune; 1767

[18] Dietel M, Suttorp N, Zeitz M, Hrsg. Harrisons Innere Medizin. 18. Aufl. Berlin: ABW Wissenschaftsverlag; 2012

[19] Dolgo-Saburoff B. Über Ursprung und Insertion der Skelettmuskeln. Anatomischer Anzeiger 1929; 68: 80–87

[20] Eiff MP, Smith AT, Smith GE. Early mobilization versus immobilization in the treatment of lateral ankle sprains. Am J Sports Med 1994; 22(1): 83–88

[21] Eisenhart AW, Gaeta TJ, Yens DP. Osteopathic manipulative treatment in the emergency department for patients with acute ankle injuries. J Am Osteopath Assoc 2003; 103(9): 417–421

[22] Findley TW, Schleip R, eds. Fascia Research – Basic science and implications for conventional and complementary health care. München: Urban & Fischer/Elsevier; 2007

[23] Findley TW, Shalwala M. Fascia Research Congress Evidence from the 100 year perspective of Andrew Taylor Still. J Bodyw Mov Ther 2013; 17(3): 356–364

[24] Finzen A. Warum werden unsere Kranken eigentlich wieder gesund? – Wenn nicht, warum nicht, und was kann man dagegen tun? Vortrag beim Landestreffen 2009 des Landesverbandes Bayern der Angehörigen psychisch Kranker e. V. in Veitshöchheim, 26.09.2009. Im Internet: http://www.finzen.de/pdf-dateien/warum_wieder_gesund.pdf; Stand: 05.11.2015

[25] Fischer T. FDM Blog: Fasziendistorsionsmodell nach Typaldos. 25.05.2011. Im Internet: http://osteopathie-blog.blogspot.dk/2011/05/unterschied-fasziendistorsionsmodell.html; Stand: 05.11.2015

[26] Fossum C, Ciranna-Raab C, Och V. Die osteopathische Diagnosefindung. In: Liem T, Dobler T, Hrsg.

Leitfaden Osteopathie. 3. Aufl. München: Urban & Fischer/Elsevier; 2010: 70–108

[27] Fricke U. Operationen – ignoriertes Risiko. Bild der Wissenschaft online, Ausgabe 12/2004: 28. Im Internet: http://bild-der-wissenschaft.de/bdw/bdw-live/heftarchiv/index2.php?object_id = 30 274 472; Stand: 05.11.2015

[28] Frobell RB, Roos EM, Roos HP et al. A randomized trial of treatment for acute anterior cruciate ligament tears. N Engl J Med 2010; 363(4): 331–342

[29] Gerlach U-J, Lierse W. Functional construction of the superficial and deep fascia system of the lower limb in man. Acta Anat (Basel) 1990; 139(1): 11–25

[30] Häbler C. Physikalisch-Chemische Probleme in der Chirurgie. Berlin: Julius Springer; 1930

[31] Hanisch B. Einfluss der Faszien auf den muskuloskelettalen Schmerz. Review. Masterthesis. fhg – Zentrum für Gesundheitsberufe Tirol GmbH Lehrgang zur Weiterbildung § 14a FHStG Osteopathie. Innsbruck; 2012

[32] Harrer G. Fasziendistorsionsmodell. In: Liem T, Dobler T, Hrsg. Leitfaden Osteopathie. 3. Aufl. München: Urban & Fischer/Elsevier; 2010: 773–800

[33] Hartmann C. Das große Still-Kompendium: Autobiografie, Philosophie der Osteopathie, Philosophie und mechanische Prinzipien der Osteopathie, Forschung und Praxis. Pähl: Jolandos; 2005

[34] Hartmann C, Pöttner M. Neubewertung der klassischen osteopathischen Feldtheorie am Beispiel von Perzeption und Wahrnehmung. Osteopathische Medizin 2011; 3(12): 8–12

[35] Hestbaek L, Leboeuf-Yde C, Manniche C. Low back pain: What is the long-term course? A review of studies of general patient populations. Eur Spine J 2003; 12(2): 149–165

[36] Hoheisel U, Taguchi T, Mense S. Nozizeption – die Fascia thoracolumbalis als sensorisches Organ. In: Schleip R, Findley TW, Chaitow L, Huijing PA, Hrsg. Lehrbuch Faszien. Grundlagen – Forschung – Behandlung. München: Urban & Fischer/Elsevier; 2014: 69–74

[37] Hoover MA. Some studies in osteopathy. Yearbook Academy Applied Osteopathy 1951; 55–72

[38] Huijing PA. Kraftübertragung und Muskelmechanik. In: Schleip R, Findley TW, Chaitow L, Huijing PA, Hrsg. Lehrbuch Faszien. Grundlagen – Forschung – Behandlung. München: Urban & Fischer/Elsevier; 2014: 82 f.

[39] Hryekewicz E. Anatomic and historic perspectives on triggerband, continuum, and fascial distortion model. In: Typaldos S. Notebook. Zusammengestellt im Oktober 1994 (mit zum Teil unveröffentlichten Texten). Fort Worth, Texas: Manual Medical Center; 1994

[40] IQWiG – Institut für Qualität und Wirtschaftlichkeit im Gesundheitswesen. Arthroskopie des Kniegelenks bei Arthrose: kein Nutzen erkennbar. Pressemitteilung vom 12.05.2014. Im Internet: https://www.iqwig.de/de/presse/pressemitteilungen/pressemitteilungen/arthroskopie-des-kniegelenks-bei-arthrose-kein-nutzen-erkennbar.6 108.html; Stand: 05.11.2015

[41] Järvinen TA, Józsa L, Kannus P et al. Organization and distribution of intramuscular connective tissue in normal and immobilized skeletal muscles. An immunohistochemical, polarization and scanning electron microscopic study. J Muscle Res Cell Motil 2002; 23(3): 245–254

[42] Jealous J. Heilung und die Welt der Natur. Jim Jealous D.O. im Interview mit Bonnie Horrigan. Alternative Therapien 1997; 3 (1). Deutsche Übersetzung von Tom Esser M.Sc. D.O.M.R.O. Im Internet: http://www.osteopathie1.de/medien/pubs/heilung-und-die-welt-der-natur.html; Stand: 05.11.2015

[43] Jensen MC, Brant-Zawadzki MN, Obuchowski N et al. Magnetic resonance imaging of the lumbar spine in people without back pain. N Engl J Med 1994; 331(2): 69–73

[44] Kaschowitz G. Das Prinzip des Dialogischen in der Osteopathie. In: Liem T, Sommerfeld P, Wührl P, Hrsg. Theorien osteopathischen Denkens und Handelns. Stuttgart: Hippokrates; 2008: 92–99

[45] Kasten MH. History of the FDM. Unveröffentlicher Beitrag. Maine, USA: Marjorie H. Kasten; 2006

[46] Kasten MH. Which Way is Up when you are upside down? Maine, USA: Marjorie H. Kasten; 2010

[47] Kelly DE, Wood RL, Enders AC, eds. Bailey's Textbook of Microscopic Anatomy. 18. ed. Philadelphia: Lippincott Williams & Wilkins; 1984

[48] Kiene H. Komplementäre Methodenlehre der klinischen Forschung. Cognition-based Medicine. Heidelberg, Berlin: Springer; 2001

[49] Kienle GS. Gibt es Gründe für pluralistische Evaluationsmodelle? Limitationen der randomisierten klinischen Studie. Z Evid Fortbild Qual Gesundhwes 2005; 99: 289–294

[50] Kochen MM. Duale Reihe Allgemeinmedizin und Familienmedizin. 4. Aufl. Stuttgart: Thieme; 2012

[51] Korell M. Methoden der Adhäsionsprophylaxe – Pro und Kontra. J Gynäkol Endokrinol 2010; 4(2): 6–13

[52] Kuchera WA, Kuchera ML. Osteopathic principles in practice. 2nd ed. Columbus, OH: Greyden Press; 1994

[53] Kumka M, Bonar J. Fascia: a morphological description and classification system based on a literature review. J Can Chiropr Assoc 2012; 56(3): 179–191

[54] Lehrer J. Trials and Errors: Why Science Is Failing Us. Artikel vom 16.12.2011. Im Internet: http://www.wired.com/2011/12/ff_causation/; Stand: 05.11.2015

[55] Levin SM, Martin D. Biotensegrität – die Faszienmechanik. In: Schleip R, Findley TW, Chaitow L, Huijing PA, Hrsg. Lehrbuch Faszien. Grundlagen – Forschung – Behandlung. München: Urban & Fischer/Elsevier; 2014: 101–105

[56] Liem T. Entwicklungsdynamische und ganzheitliche Prinzipien und ihre Bedeutung für die Osteopathie. In: Liem T, Sommerfeld P, Wührl P, Hrsg. Theorien osteopathischen Denkens und Handelns. Stuttgart: Hippokrates; 2008: 7–28

[57] Liem T. Kraniosakrale Osteopathie: Ein praktisches Lehrbuch. 5. Aufl. Stuttgart: Hippokrates; 2010

[58] Liem T. Palpatorische Fallstricke – oder was Cola, Gorillas und Christen mit Palpation zu tun haben? Im Internet: http://www.osteopathie-schule.de/pdfs/ori/publikationen/Artikel-PALPATION.pdf; Stand: 05.11.2015

[59] Magoun HI. Fascia in the writings of A. T. Still. AOA Yearbook; 1970: 159–168

[60] McKone WL. Wissen und Wahrheit in der Osteopathie. In: Liem T, Sommerfeld P, Wührl P, Hrsg. Theorien osteopathischen Denkens und Handelns. Stuttgart: Hippokrates; 2008: 110–130

[61] Mena JER. Anamnese in der Osteopathie – Theorie und Praxis. Master Thesis Donau Universität Krems; 2012

[62] Myers T. Kraftübertragung über Anatomische Zuglinien. In: Schleip R, Findley TW, Chaitow L, Huijing PA, Hrsg. Lehrbuch Faszien. Grundlagen – Forschung – Behandlung. München: Urban & Fischer/Elsevier; 2014: 96–100

[63] Nagel M. Kopfschmerzen: Behandlung nach dem Fasziendistorsionsmodell. DO 2012; 10(02): 22–27

[64] Nagel M. Osteopathie – Therapiemethode oder Medizinkonzept? Eine Standortbestimmung. unveröffentlichte Abschlussarbeit zur Erlangung des Titels: Master of Science, Osteopathie Schule Deutschland, Hamburg; 2014

[65] Nebel R, Bjarnason-Wehrens B. Neue Horizonte der Bewegungstherapie in der kardiologischen Rehabilitation – High intensity interval training (HIIT). Herzmedizin 2014; 6: 25–31

[66] Ney M. Subjektive Krankheitskonzepte von Patienten mit somatoformen Symptomen und ihre Veränderung im Rahmen der hausärztlichen Behandlung. Dissertation, Albert-Ludwigs-Universität Freiburg im Breisgau; 2004

[67] NVL – Nationale VersorgungsLeitlinie. Kreuzschmerz. Langfassung. Programm für Nationale VersorgungsLeitlinien. Träger: Bundesärztekammer, Kassenärztliche Bundesvereinigung, Arbeitsgemeinschaft der Wissenschaftlichen Medizinischen Fachgesellschaften. Version 4, November 2010; zuletzt geändert: August 2013

[68] Ofner ME. Die Khalifa-Therapie: Eine komplementäre Methode bei rupturierten Kreuzbändern. Preliminäre Ergebnisse einer klinischen prospektiven Studie. Diplomarbeit zur Erlangung des akademischen Grades Doktor der gesamten Heilkunde (Dr. med. univ.) an der Medizinischen Universität Graz ausgeführt am Institut/Klinik für Anästhesie und Intensivmedizin. Graz; 2009

[69] Oschman JL. Die Faszie als körperweites Kommunikationssystem. In: Schleip R, Findley TW, Chaitow L, Huijing PA, Hrsg. Lehrbuch Faszien. Grundlagen – Forschung – Behandlung. München: Urban & Fischer/Elsevier; 2014: 74–80

[70] Page LE. The role of the fascia in the maintenance of structural integrity. Newark: Academy of Applied Osteopathy Year Book; 1952

[71] Pischinger A. Das System der Grundregulation. Grundlagen einer ganzheitsbiologischen Medizin. 10. Aufl. Stuttgart: Haug; 2004

[72] Reichert CB. Vergleichende Beobachtungen über das Bindegewebe und die verwandten Gebilde. Dorpat; 1845

[73] Rossmy C. Der Effekt des Fasziendistorsionsmodells (FDM) auf die schmerzhaft eingeschränkte Abduktion der Schulter. Wissenschaftliche Arbeit zur Erlangung des „D.O.-DROM" des Deutschen Registers Osteopathischer Medizin. College für angewandte Osteopathie, Bitburg; 2002

[74] Rothschuh KE. Konzept der Medizin in Vergangenheit und Gegenwart. Stuttgart: Hippokrates; 1978

[75] Schade H. Die physikalische Chemie in der inneren Medizin. 3. Aufl. Dresden, Leipzig: Theodor Steinkopf; 1912

[76] Schiebler TH. Anatomie. 9. Aufl. Heidelberg: Springer; 2005

[77] Schleim S. Autoritäre Wissenschaft und das Recht auf Placebo-Medizin. Artikel vom 15.09.2011. Im

Internet: http://www.heise.de/tp/artikel/35/35 498/1.html; Stand: 05.11.2015

[78] Schleip R. Faszien und Nervensystem. Osteopathische Medizin 2003; 4(1): 20–28

[79] Schleip R. Die Bedeutung der Faszien in der manuellen Therapie. DO 2004; 1: 10–16

[80] Schleip R, Vleeming A, Lehmann-Horn F et al. Letter to the Editor concerning „A hypothesis of chronic back pain: ligament subfailure injuries lead to muscle control dysfunction" (M. Panjabi). Eur Spine J 2007; 16(10): 1733–1735

[81] Schleip R, Klingler W, Lehmann-Horn F. Faszien besitzen eine der glatten Muskulatur vergleichbare Kontraktionsfähigkeit und können so die muskuloskelettale Mechanik beeinflussen. Osteopathische Medizin 2008; 4: 19–21

[82] Schleip R, Jäger H, Klingler W. What is 'fascia'? A review of different nomenclatures. J Bodyw Mov Ther 2012; 16(4): 496–502

[83] Schleip R, Müller D. Faszien Teil I: Faszienforschung. Medicalsportsnetwork 2013; 5: 26–28

[84] Schleip R. Das Fasziennetzwerk. In: Schleip R, Findley TW, Chaitow L, Huijing PA, Hrsg. Lehrbuch Faszien. Grundlagen – Forschung – Behandlung. München: Urban & Fischer/Elsevier; 2014: 56–57

[85] Schleip R, Findley TW, Chaitow L, Huijing PA, Hrsg. Lehrbuch Faszien. Grundlagen – Forschung – Behandlung. München: Urban & Fischer/Elsevier; 2014

[86] Schleip R, Jäger H, Klingler W. Die Faszie lebt: wie Faszientonus und -struktur von Zellen moduliert werden. In: Schleip R, Findley TW, Chaitow L, Huijing PA, Hrsg. Lehrbuch Faszien. Grundlagen – Forschung – Behandlung. München: Urban & Fischer/Elsevier; 2014: 115–120

[87] Schleip R, Bayer J. Faszienfitness. Vital, elastisch, dynamisch in Alltag und Sport. 4. Aufl. München: riva; 2015

[88] Schmidt K, Liem T. Interview mit Jaap van der Wal über die Embryologie und ihre Bedeutung für die Osteopathie. Osteopathische Medizin 2012; 12(2): 13–17

[89] Sharpey W, Ellis G. Elements of anatomy. 6th ed. London: James Walton; 1856

[90] Siegenthaler W. Siegenthalers Differenzialdiagnose. Innere Krankheiten – vom Symptom zur Diagnose. 19. Aufl. Stuttgart: Thieme; 2005

[91] Siegmund-Schultze N. Immobilisation: Wenn Bettruhe krank macht. Dtsch Arztebl 2008; 105(4): A-146/B-131/C-131

[92] Sihvonen R, Paavola M, Malmivaara A et al. Arthroscopic partial meniscectomy versus sham surgery for a degenerative meniscal tear. N Engl J Med 2013; 369(26): 2515–2524

[93] Singer E. Fascia of the human body and their relations to the organs they envelope. Baltimore: Williams & Wilkins; 1935

[94] Snyder GE. Fascia – Applied Anatomy and Physiology. In: American Academy of Osteopathy, ed. Yearbook. Indianapolis, IN: American Academy of Osteopathy; 1956: 65–75

[95] Sommerfeld P. Diagnose der Diagnose – Ansatz zu einer Strukturanalyse. In: Liem T, Sommerfeld P, Wührl P, Hrsg. Theorien osteopathischen Denkens und Handelns. Stuttgart: Hippokrates; 2008: 69–83

[96] Stark J. Stills Faszienkonzepte. Eine Studie. 2. Aufl. Pähl: Jolandos; 2007

[97] Stark JE. An historical perspective on principles of osteopathy. Int J Osteopath Med 2013; 16: 3–10

[98] Stechmann K. Diagnostik im Faszien Distorsions Modell (FDM): Intertester-Reliabilität anhand der körpersprachlichen Schmerzbeschreibung nach der Methode von S. Typaldos. Saarbrücken: AV Akademikerverlag; 2014

[99] Stein C. Untersuchung der Wirksamkeit einer manuellen Behandlungstechnik nach dem Faszien-Distorsions-Modell bei schmerzhaft eingeschränkter Schulterbeweglichkeit. Eine explorativ-prospektive, randomisierte und kontrollierte klinische Studie. Dissertation zur Erlangung des Doktorgrades der Medizin in der Medizinischen Hochschule Hannover; 2008

[100] Still AT. Philosophy of Osteopathy. Kirksville: Still; 1899. Im Internet: http://www.gutenberg.org/ebooks/25 864; Stand: 05.11.2015

[101] Still AT. Philosophy and mechanical principles of osteopathy. Kansas City, MO: Hudson-Kimberly; 1902

[102] Still AT. Osteopathy, research and practice. Kirksville: Still; 1910

[103] Taitz C, Arensburg B. Vertebral artery tortuosity with concomitant erosion of the foramen of the transverse process of the axis. Acta Anat (Basel) 1991; 141: 104–108

[104] Travell JG, Simons DG. Myofascial pain and dysfunction: The trigger point manual. Baltimore: Williams & Wilkins; 1983

[105] Typaldos S. The Fascial Continuum Model. A new philosophical and practical approach for enhancement of athletic performance and treatment of musculo-skeletal dysfunction and pain. Zusammengestellt im August 1992, Version vom 19. Oktober

1992. Im Internet: https://www.fascialdistortion.com/the-fascial-continuum-model/; Stand: 05.11.2015

[106] Typaldos S. In Perspective … Physicians, Reality, and Medical Models. Zusammengestellt im Juli 1994 (Notebook). Fort Worth, Texas: Manual Medical Center; 1994

[107] Typaldos S. Introducing the fascial distortion model. AAO Journal 1994; 4(2): 14–18, 30–36. Im Internet: http://fdm-europe.com/fdm/publikationen/; Stand: 05.11.2015

[108] Typaldos S. Notebook. Zusammengestellt im Oktober 1994 (mit zum Teil unveröffentlichten Texten). Fort Worth, Texas: Manual Medical Center; 1994

[109] Typaldos S. Triggerband technique. AAO Journal 1994; 4(4): 15–18, 30–33

[110] Typaldos S. Continuum technique. AAO Journal 1995; 5(2), 15–19. Im Internet: http://fdm-europe.com/fdm/publikationen/; Stand: 05.11.2015

[111] Typaldos S. Introducing the fascial distortion model. Osteopath 1995; 1(2): 18–28

[112] Typaldos S, Meddeb G. Orthopathische Medizin. Die Verbindung von Orthopädie und Osteopathie durch das Fasziendistorsionsmodell. Kötzing/Bayerischer Wald: Verlag für Ganzheitliche Medizin Wühr; 1997

[113] Typaldos S. Orthopathic medicine: The unification of orthopedics with osteopathy through the fascial distortion model. 3rd ed. Brewer, ME: Orthopathic Global Health Publications; 1999

[114] Typaldos S. FDM: Clinical and theoretical application of the fascial distortion model. Within the practice of medicine and surgery. 4th ed. Brewer, ME: Orthopathic Global Health Publications; 2002

[115] Typaldos S, Bräuer D, Ammon-Römer S. FDM. Klinische und theoretische Anwendung des Fasziendistorsionsmodells in der medizinischen und chirurgischen Praxis. Brewer, ME: Typaldos Publications; 2011

[116] van der Wal JC. Propriozeption. In: Schleip R, Findley TW, Chaitow L, Huijing PA, Hrsg. Lehrbuch Faszien. Grundlagen – Forschung – Behandlung. München: Urban & Fischer/Elsevier; 2014: 58–63

[117] Ward RC, Hrsg. Foundations for Osteopathic Medicine. Philadelphia: Lippincott Williams & Wilkins; 2003

[118] Wartolowska K, Judge A, Hopewell S et al. Use of placebo controls in the evaluation of surgery: systematic review. BMJ 2014; 348: g3 253

[119] Wieland W. Diagnose. Überlegungen zur Medizintheorie. 2. Aufl. Warendorf: Hoof, JG; 2004

[120] Wiesing U. Wer heilt, hat Recht? Über Pragmatik und Pluralität in der Medizin. Stuttgart: Schattauer; 2004

[121] Wild S. Ist die Magnetresonanztomographie ein zuverlässiges Verfahren in der Diagnostik von Kniegelenksschäden? Ein Vergleich zur Arthroskopie aus dem klinischen Routinebetrieb. Dissertation zum Erwerb des Doktorgrades der Medizin an der Medizinischen Fakultät der Ludwig-Maximilians-Universität zu München; 2009. Im Internet: http://edoc.ub.uni-muenchen.de/9889/1/Wild_Stefan.pdf; Stand: 11.08.2015

[122] Woloshin S, Schwartz LM. Giving legs to restless legs: a case study of how the media helps make people sick. PLoS Med. 2006; 3(4): e170

[123] Wühr E. Systemische Medizin. Auf der Suche nach einer besseren Medizin. 2. Aufl. Kötzting: Verlag Systemische Medizin AG; 2011

[124] Yahia LH, Pigeon P, DesRosiers EA. Viscoelastic properties of the human lumbodorsal fascia. J Biomed Eng 1993; 15(9): 425–429

[125] Zilberter T. Reflexo-therapy From Kuznetsov's Applicator to Shakti Mat: Forty year-long success story. Bloomington, IN: Xlibris Corporation; 2010

索引

AACD 271-272
AFDMA 20
ASIS 230, 236, 246
CCV 107-108, 151, 172, 177, 188, 250, 268
CMD 129
CRI 173
CTLS 178
C字サイン 103, 216
EFDMA 20-22, 62, 68
FAA 20
FDM 290
FDMアジアンアソシエーション 20
HTP 43, 70
HTPテクニック 66, 70, 84-85, 160, 210, 238, 247
IMS 175, 177-178, 247, 265, 267-268
Invertrac® 138, 198, 270
IOM 173, 175-178, 265-266
MET 49
MFR 49
MFT 49
MRI 11, 260-261
PWCD 180
PSIS 211, 218
RLS 269
SCHTP 15, 57, 84, 123, 125, 136, 139, 141, 146, 155, 194

あ

アイスマッサージ 123, 126-127
アイフ，M.P. 275
アウラ 125
アキレス腱 38, 265, 269
アキレス腱断裂 269
アキレス腱痛 269
顎の痛み 125

顎の症状 123
足首 12, 271-274
足首の骨折 276
足首の前部のコンテニアムディストーション（AACD） 271-272
足首の捻挫 23, 36, 51-53, 275
足の捻挫 281
亜脱臼 146
圧縮 66, 70, 94, 98-99, 102, 115, 124, 147, 150, 153, 258
圧縮スラスト 95, 99, 149, 171, 181, 216, 258
圧縮の別法 107-108
圧痛 63, 70, 77
圧に対する安定性 53, 86
圧の強度 80
圧の方向 80
アナトミー・トレイン 47
アナロジー
　―牛舎 85
　―サイバーロックス 101
　―スリンキー 100
　―地図 95
　―水、シャーベット状、氷（または水、雪解け、雪） 87
アーバックル，ベリル 34
アプレー・スクラッチテスト 158, 163-164
アメリカ 18, 20-21, 203
アラスカ 19
アンカー，ステファン 63
アンカレッジ・ツイスト 160, 162
アンドリューセン，ディミル 18
アンドリューセン，レイ 20
アンフォールディング 70
アンフォールディングディストーション（uFD） 94, 87-98, 138, 147, 169, 182, 194, 214, 219, 239
アンフォールディング・テクニック 98
移行部 38, 86, 88, 90, 92

萎縮　51, 178, 269
異常感覚　70, 100, 117, 137, 173, 175, 177-178, 202, 206, 219, 221, 269-270, 281
痛み
　―ジャンピングペイン　102
　―びまん性の　116
　―放散　129, 271
　―慢性　36, 53, 105, 116-117
イタリア　20, 26
溢血点　110
遺伝学的研究　14
イワタ,コウヘイ　20
因果関係　7, 11, 16, 220
インディアン・バーン　66, 70, 107-108, 165, 172, 177, 275
インバージョンセラピー　219
インバージョンテーブル　69, 98-99, 138, 214, 238
インピンジメント症候群　141, 156, 158
インフルエンザ　44
ウイルス　13, 44
ウェアラブルデバイス　54
ウォール・テクニック　196
ウォロシン, S.　270
運動　25, 45, 51-52, 54, 63, 293
液,間質　113
X線画像　17, 276, 281
エビデンスに基づく医学　10-11
炎症　12, 34, 125, 129, 156, 290
欧州FDM協会　20-21, 62, 68
横靱帯　167, 265
悪心　68, 124
オステオパシー　2, 4, 7, 12, 29, 116, 226, 284, 266, 269-270
オステオパシーの原理　31
オーストリア　20
オーソパシー　9
オピエート　104, 116
オフナー,ミヒャエル　261
オランダ　20
温度受容器　48
温熱パッド　105
温熱療法　74, 105

か

窩
　―鎖骨上　136
　―膝　254-255, 262
　―肘　77, 168-169
回外　166, 173, 179, 182, 273
外果や内果　273
回旋　84, 116, 133, 140, 151, 160, 191, 194, 204, 207, 212-213, 217, 227, 236, 255, 259
外旋　142, 236
回旋筋腱板断裂　156
回旋スラスト,Dr.ブライネスルによる　163, 249
階段昇降　251
外転　84, 142, 236
回内　89, 273-274
外反母趾　282
解剖学　3, 5, 7, 14, 26, 46, 86
カイロプラクティック　18, 116
下顎　126
化学受容器　48
顎関節　49, 127-128, 130
カークスビル・カレッジ・オブ・オステオパシック・アンド・サージェリー　31
カークスビル・クランチ　194, 203
隔膜　99
確率的反復性損傷（PRI）　173
下項線　134
過伸展　256
カーステン,ジョン　20
カーステン,マジョリー　20, 99, 205
画像検査　3, 9-10, 16, 156, 238
可塑性　46
下腿　264
肩車のテクニック　199
肩脱臼　155
滑液　113, 115, 241

滑液包炎　141, 156, 158
カッピング　128, 202, 216, 250, 259, 269
カッピング・テクニック　109
カッピングと運動の併用（cupping with movement）　151, 202, 216, 250
カップ　109
滑膜　113
下背部の痛み　207
髪　124
下腰三角のHTP　210-211
過用症候群　173
カルシウム含有量　34
癌　11, 13-14, 69
缶切りのテクニック　65
幹細胞　15, 261
患者本位　25, 55
関節　43, 47-48, 93, 98, 113
関節鏡検査　260
関節症　17, 58, 74, 129, 158, 189, 242, 264
関節の滑液　113
関節包　45
関節円板転移　129
感染症　30, 222
顔面　128
顔面の痛み　125
寒冷療法　91
関連痛　271
キウイ吸引装置　67, 111
既往歴　62-63, 70
機械受容器　46, 48
器官　47
擬似坐骨神経痛　219
擬似手根管症候群（CTLS）　178
基礎組織　28
ぎっくり腰　221, 235
機能障害
　―筋膜　34
　―体性　35, 286
　―頭蓋下顎　129
帰納的推論　37
ギプス包帯　54

逆方向の回旋　116, 160-161, 218, 233, 247-248
キャシー, アンガス　34
キャピストラント, トッド　16, 20, 83
吸引圧（陰圧）ポンプ　67
吸引分娩　110
臼蓋形成不全　243
救急医療　21, 60
胸郭　191
胸骨　191
胸鎖関節　136, 150
矯正音　98
胸椎　145, 191, 193
強度　63, 80
強皮症　68
胸部　191, 193-194
胸膜　45
胸腰筋膜　49
挙上　275
筋　34-35, 38, 41, 45-46, 52, 71
　―棘上　158
　―三角　35, 146, 160, 165
　―上腕二頭　169
　―僧帽　136
　―直
　　―大腿　246
　　―腹　224
　―腓腹　268
　―縫工　246
筋萎縮　51, 178, 269
筋エネルギー法（MET）　49
筋間中隔（IMS）　175, 177-178, 247, 265, 267-268
禁忌　68
緊急　58, 211, 284
筋硬直　68, 190, 251
筋挫傷　244, 269
筋線維芽細胞　47, 49
金属製コーム　67, 111
筋損傷　38
筋痛　44

索引

筋電図検査　28
筋トレ　71
筋の筋膜　26
筋の筋膜テクニック(MFT)　49
筋の筋膜トリガーポイント　32
筋の筋膜の経路　47
筋の筋膜リリース(MFR)　33, 41
筋の筋膜リリーステクニック(MFR)　41, 49
筋の痩せ　51
筋膜
筋膜　22, 25, 34, 41
　―円滑性　43, 82, 113
　―円筒形　43
　―深　45
　―浅　44-45
　―バンド状の　43, 71, 86
　―フォールディング　43
筋膜研究　26, 42, 44, 49
筋膜研究, 現代の最新の　28
筋膜コンティニアム　19, 32-33, 37, 39, 42, 50, 72, 88
筋膜ストレッチ　2, 49
筋膜の可塑性　46
筋膜の機能　43
筋膜の緊張　40
筋膜のトレーニング　26
筋膜のネットワーク　29, 44, 46
筋膜バンド　39, 44, 50, 71, 77-78, 80
くしゃみ　82
クズネツォフ・イプリケーター　111
クズネツォフ, イワン　111
屈曲　133, 151, 173, 191, 207, 220, 236, 245, 255, 258
屈筋　174, 189
屈筋支帯　105, 178
クーパー, ジェラルド　34
クラッキング　189
クランプ　67, 110, 165
クランプ・テクニック　110
クリック音　99
クルツ, ヴィルヘルム　140

クロスバンド　35, 72, 78, 193, 230
クロスリンク　71-74, 104
経過観察　13, 207, 260
脛骨内側痛症候群(シンスプリント)　269
頸椎捻挫　141
頸部　133
痙攣　103, 189, 202, 206
外科的治療　85, 160, 222-223, 251, 261
血圧　207
血液　45, 47, 261, 286, 293
血管狭窄　270
血管疾患　68
血管収縮　131, 178
結合組織　3, 15, 22, 26-28, 34, 44-45
結合組織のマッサージ　49
血腫　68, 109-110, 128-129
血栓塞栓症　51
ゲルラッハ, ウルフ=ヨアヒム　41
肩　133, 141
腱　45, 71
牽引　66, 70, 102, 124, 147, 150
腱炎　38, 41
肩関節　133, 147, 151-152
肩関節(肩甲上腕関節)　147, 149, 151
肩甲骨　145
健康生成論　291-292
肩鎖関節　146, 155-156
肩鎖関節の損傷　156
検査値　56, 284
腱鞘炎　173, 189
肩―上肢のトリガーバンド
　―外側部　144, 146
　―後部　134, 144-145, 160, 167, 193
　―前部　144, 160, 167
腱断裂　38, 269
限定的成果　85, 91
肩―乳様突起のトリガーバンド　122, 132, 135
腱膜　42, 45
腱膜　45
抗生物質　12, 129
酵素　41, 121

硬直性　53, 113-114, 130, 156, 188, 217, 241, 259, 281
後頭部　137
項部　133
項部痛　74
項部の緊張　59
硬膜　34, 49
後弯　207
股関節　236
股関節症　242, 243
股関節の屈曲　227, 236
股関節の伸展　227, 236
国際筋膜研究会議　28
骨　34-35, 38, 41-42, 45, 50
骨化　35
骨間膜(IOM)　173, 175-178, 265-266
骨吸収　34, 41
骨形成　34
骨疾患　68
骨髄炎　68
骨折　12, 21, 33, 41, 54, 86, 155, 177, 234, 276, 284
骨折, FDMから見た　54
骨接合術　54, 276
骨粗鬆症　33, 40-41, 54, 68
骨軟骨症　244
骨盤　227
骨盤底　228, 230-232, 236
骨盤の傾斜　56, 244
固定　25, 51, 75, 141, 151, 156, 182-183, 188, 244, 259, 263, 275, 281, 290, 293
コーム・テクニック　111, 202, 217
固有感覚　43, 48-49, 63, 76, 131, 229, 232, 236, 262
ゴルジ腱器官　48
コルチゾン　92, 235, 244
ゴルフ肘　172
コンテニアム　34
コンテニアムディストーション　66, 70, 86, 169, 194
　―インバーテッド　88, 89, 194, 211
　―エバーテッド　88, 90-91
　―膝窩の　254
　―足底の　279
コンテニアム・テクニック　66, 70, 90, 194, 232
コンテニアム理論　41, 53, 86

さ

座位　51-52, 71, 222, 234-235, 270
細菌　13, 44
再形成　34
再生　251, 261
再発　85, 160, 247
細胞間液　113
鎖骨　136, 144, 146, 156
鎖骨上ヘルニアトリガーポイント(SCHTP)　15, 57, 84, 123, 125, 136, 139, 141, 146, 155, 194
坐骨神経痛　213, 219
鎖骨の損傷　155
鎖骨のトリガーバンド　134, 144, 146
サザーランド, ウイリアム　34
挫傷　244, 250-251, 269
サッカー　56, 263
さらに詳しく
　―FDMと疼痛治療　116
　―FDMにおける慢性化　73
　―医学における因果関係　11
　―過用症候群という診断　173
　―筋間中隔の治療：逆方向の回旋の作用原理　161
　―形態と機能の関係　45
　―骨盤底　232
　―手術によるトリガーバンド治療　79
　―人工股関節全置換術　242
　―心身医学とFDM　59
　―腎疝痛　211
　―スポーツ後の再生　251
　―正統医学における診断　285
　―セラピーボールを使った治療　205
　―椎間板ヘルニア　220

―ティパルドスによる肩の症状の診断法　155
　　―内臓オステオパシー　226
　　―なぜ筋膜ディストーションは発生するのか？　44
　　―3つの医学概念の相違：テニス肘の場合　290
三叉神経痛　129
サンタクロースのテクニック　257
指　183
肢
　　―下　245
　　―上　159
シェア,アン　20
シェリントン、チャールズ　48
塩粒　65, 122, 126
歯科　121, 125
磁気共鳴断層撮影法（MRI）　11, 260-261
ジクロフェナク　235
自己治癒　5, 8, 13, 25, 31, 52, 55, 74, 261
自己治療　99, 128, 188, 202, 217, 241, 258
自己免疫疾患　68
シザーズ・テクニック　211-213, 217-218, 232-233
自主性　292
耳小骨　130
磁性学　29
事前の緊張　80-81, 98-99
膝　12, 251
膝蓋腱　253, 263
膝蓋腱炎　263
膝蓋骨　252, 260
失神　68
湿疹　68
ジップロックのジッパー　78
シーネ　52, 74, 181-182, 276
4の字徴候　236
耳鼻咽喉科　121, 125
しびれ　100, 150, 178, 270
脂肪組織　45
耳鳴　129, 131
シモンズ,デビッド　34

しゃがみ位　251
尺骨　173
尺骨神経溝症候群　173
斜頸　141
瀉血　29, 293
シャーデ,ハインリッヒ　27
蛇腹　93
シャーピー,ウィリアム　38
シャーピー線維　38-39
ジャンプ　189, 227, 239, 245, 262-264, 271, 276-277
　　―片脚　276
手　183
充血　75, 105
収縮性　46
修復システム　48, 291-292
手関節　173, 179
手根管症候群　178
　　―真性　178
手術　22, 31, 53, 79, 156, 178, 242
シュタイン,クリスチャン　141
腫脹　97, 103, 271-273, 279
出血　284
シュヴァルツ,L.M.　270
腫瘍　2, 22
受容器,間質の　48
シュライプ,ロバート　28
上顎炎　172
掌屈　179
衝撃波発生装置　67
猩紅熱　12, 30, 288
踵骨棘　88, 281
上斜筋滑車　123
床上安静　11, 51-52
静脈　39
静脈炎　68
上腰三角　210
上腰三角のHTP　210-211
症例
　　―症例A　びまん性の頭痛とめまい（56歳女性）　131

―症例B　肩鎖関節の損傷（35歳女性トライアスリート）　156
―症例C　肩の痛みと重度の運動制限（75歳女性）　158
―症例D　肩と上腕の症状（42歳女性）　166
―症例E　手首捻挫後の痛みと運動制限（52歳男性）　182
―症例F　両手のばね指（27歳女性）　189
―症例G　中背部の痛み（82歳女性）　206
―症例H　重度の腰痛とびまん性の異常感覚（54歳男性）　221
―症例I　反復性腹痛（8歳女児）　225
―症例J　尾骨痛（40歳男性）　235
―症例K　突発性の夜間頻尿（12歳男児）　236
―症例L　腰痛と股関節痛（55歳女性）　244
―症例M　十字靭帯断裂（39歳男性）　261
―症例N　オスグッド・シュラッター病と診断された膝症状（15歳男子学生）　263
―症例O　両下腿のしびれ（24歳男性）　270
―症例P　足首の捻挫（49歳男性）　275
上腕　159
上腕骨上顆炎
　―外側　172
　―内側　172
上腕骨頭　151, 155
上腕骨の骨折　155
除去　260
触診　77
食道裂孔　224
自律神経系　48
圧縮シリンダー・バリアント（CCV）　107-108, 151, 172, 177, 188, 250, 268
シリンダー筋膜　43, 66-67, 100-102, 104, 286
シリンダーディストーション　43, 66-67, 70, 100, 104, 128, 155, 216
　―癒着を伴う　104
シリンダー・テクニック　66, 106, 219
侵害受容感覚　48-49
侵害受容器　36
シンガー，エドワード　36

伸筋　174
心筋梗塞　33, 39, 41-42, 52
深筋膜マッサージテクニック（DMT）　49
神経　34, 41, 37
神経
　―坐骨　219, 230
　―三叉　127, 129
　―尺骨　173
　―正中　178
神経科　104, 125
神経根周囲療法（PRT）　221
神経の圧迫　219, 282
心血管疾患　52, 69
人工股関節全置換術（THA）　242, 244
診察　62-63, 70
心疾患　60
心身医学　59
真性手根管症候群（TCTS）　178
腎疝痛　210-211
心臓　42, 52, 191
靭帯　42, 45, 50, 86
身体言語　62, 284
靭帯損傷　259
診断　285
伸展　133, 173, 191, 207
真皮　45
深部感覚　48
心膜　45
膵炎　222, 225
スイス　20
髄膜　45
髄膜炎　29
スイマーのポジション　201
スクイージー・テクニック　66, 70, 106, 108, 128, 139, 151, 165, 177, 181, 202, 216, 233, 250, 259, 268, 275
スター・トリガーバンド　122, 134, 193, 195, 199, 201
頭痛　15, 60, 121, 122, 125, 131
ステヒマン，クラース　63
ステロイド　4, 92

索引

ストレス　35, 46, 59, 121, 236
ストレス・バンド　34-35
スナイダー,ジョージ　34
スポーツ　2, 49, 58-59, 74, 244, 251, 261-263, 269
スポーツ医学　28, 261
スラスト・テクニック　70, 88, 90-92, 140, 161, 194, 232
スラスト・マニピュレーション　116
スラスト・モビリゼーション・　116
スリンキー　100
スリングショット・テクニック　98, 148, 151, 153, 170, 180, 182, 239, 255
スロー・テクニック・ポンプ　115, 188, 241
精確さ　64
生活の質　52, 58, 104
整形外科　3, 7, 17, 52
精緻さ　64, 84
正統医学　3-4, 10, 51, 284, 290
脊椎すべり症　220
石灰沈着性腱板炎　156
線維芽細胞　52, 75
線維筋痛症　17, 117
線維裂傷　38, 250
全か無の法則　91, 147
洗浄　260
喘息　30
全体性　5, 31, 287
剪断力　71, 102
仙腸関節　232, 234
仙腸関節症候群　234
疝痛　21, 210, 223, 225
前庭覚　48
前腕　173
前腕のトリガーバンド
　―外側部　167
　―内側部　167-168
相関関係　11, 16
装具　261, 275
創傷　52, 68, 76, 83, 284
創傷治癒　35, 52, 73, 75-76, 96

僧帽筋のトリガーバンド　135
足　276
足趾　276
足趾の捻挫　281
足底　49, 276, 278
足底筋膜　278
足底筋膜炎　281
側腹部のHTP　210-211
側腹部のトリガーバンド　209-210
側弯症　56, 221
鼠径部のトリガーバンド　228, 230
鼠径部痛　244
鼠径部痛症候群　244
鼠径部のHTP　238-239
鼠径ヘルニア　85, 239
組織学　27, 35
側屈　207, 227
損傷　156

た

体幹　191
体幹の屈曲　212, 227, 236
体幹の伸展　227, 236
代謝　44
体性感覚　48
大腿　245
大腿骨頭壊死　244
大腿のトリガーバンド
　―外側部　209, 228, 237, 246
　―後部　209, 228-229, 237, 246
　―前部　246
　―内側部　246
大転子　237, 239
大動脈　45
タイトロープ固定術　156
脱臼　98, 155
脱力感　76
タナカ,ケイスケ　20, 175
ダ・ヴィンチ,レオナルド　26
ダンス　49, 262

胆疝痛　222
弾力性　46, 100, 221
チェア・テクニック　194, 197, 204, 212, 215, 217, 220
力(brawn)　64, 84
力の伝達　47
力のベクトル　64, 66, 90-91, 99
チキソトロピー　46
チキン・ウィング・テクニック　160-161
チクチクする感覚　100, 103-104, 150, 238
地図　95
チャイトー, レオン　28
肘　166, 173
虫垂炎　222, 224-225
中枢神経系　49
腸骨棘
　―上後(PSIS)　211, 228
　―上前(ASIS)　230, 236, 246
張力ネットワーク　46
治療法に対して中立　4, 64, 79, 85, 226, 242, 289
治療本位　59, 101
鎮痛薬　22, 116, 206, 211, 221, 235, 244
椎間板　11, 49, 219, 293
椎間板ヘルニア　17, 213, 220, 244, 285
椎骨　194
椎体骨折　207
痛覚　48
つま先歩行　264
つまむ　109
ディアロ, アルナ　20
THA　242, 248
DMT　49
TCTS　178
Teeter®　214
ティネル徴候　178
ティパルドス, スティーブン・フィリップ　2, 18, 32
ティパルドス法　4, 64, 73, 79, 289
適応力　52, 54, 57, 59, 100
テキサス・オステオパシー医科大学　19, 33, 35
テクニック　53

テクニックフィクセーション　43, 70, 113
テクニック・ポンプ　70, 115, 140, 152, 172, 182, 188, 259
手首捻挫　182
手首の後部のコンテニアムディストーション（PWCD）　180
手全体によるテクニック　66
テトラゼパム　235
テニス肘　172
デルナー, クリスチャン・フリードリッヒ　27
デルマトーム(皮膚分節)　104, 219
電気理論　29
テンセグリティ　46
伝統中国医学　7
殿部のHTP　244
ドイツ結合組織研究会（DGBF）　28
ドイツにおける腰痛の診療ガイドライン　52
ドイツマトリックス生物学会　28
頭位　84
同意　69, 117, 232
凍結肩　141, 156
橈骨　169, 173-175, 180
橈骨骨折　177
橈骨手根関節　182
疼痛研究　28
疼痛治療, マルチモーダル　116
頭部　121
動物実験　47, 49
動脈　39
動脈
　―頸　136
　―大腿　238
動脈硬化　39, 41-42, 60, 68
動脈瘤　68
徒手療法　4, 47-48, 166
ドッグ・テクニック　194, 203
Tossy分類　156
ド・ボルドゥ, テオフィル　26
トラヴェル, ジャネット　34
トリガーバンド　34, 43, 70-71
　―膝蓋骨周囲の　253

—腰椎の脊柱周囲の　209
トリガーバンドの治療　79, 81, 173, 185, 278
トリガーバンド・テクニック　65, 70, 77
トリガーバンド母指　190
トリガーポイント　32, 34
ドルゴ＝サブロフ，B.　38
トレーニングの休止　2, 23, 244

な

内科学　52
内視鏡検査　9, 261
内受容感覚　48-49
内旋　84, 142
内臓オステオパシー　226
内転　142, 242
内転筋挫傷　251
内反の圧力　259
波　65, 78
軟骨　34-35, 45, 260
軟骨—骨移行部　35
難聴　131
日本　19-21
乳児疝痛　225
人間工学的な手法　65
妊娠　69, 234
熱　74, 105
熱傷　68
捻挫　21, 33, 69, 75, 86, 155, 180
脳　12, 42, 48, 88
脳硬膜　27, 45
脳卒中　69

は

肺　45, 191
肺炎　12, 29-30
背屈, 足の　271-272
背屈, 手の　168, 180, 182
胚の発育　34
バイパス手術　39, 52

背部
　　—下　207
　　—中　191
パーキンス, バイロン　20
パチニ小体　48
ハニッシュ, ベルゲ　49
ばね指　189
ハムストリング　245
ハーラー, ギヨーク　6, 19-20, 110
バランス　77, 229, 292
ハリーファ, モハメド　15, 261
鍼マット　67, 111, 202, 217
鍼治療　26, 111
ハレルヤ・テクニック　195
ハンガリー　20
半月板　260
半月板損傷　259
反射性交感神経性ジストロフィー　178
バーンズ, ルイザ　34
反復使用性損傷　173
PRI　173
PRT　221
PAOD　270
皮下組織　45
光過敏性　123
尾骨　230, 234, 246
尾骨痛　234-235
微細運動　77
膝の捻挫　259
ビシャ, マリ・フランソワ・グザビエ　27
脾臓　45
ヒット・バイ・ザ・トラック現象　68
非徒手治療　109
ピーナッツ型セラピーボール　205
皮膚　45
皮膚疾患　68
ヒポクラテス法による肩脱臼整復　98, 155
びまん性の症状　117, 132, 150
ひも状の靱帯(band)　45
病
　　—オスグッド・シュラッター　263

―ズデック　178
―デュピュイトラン　190, 281
―レダーホース　190, 281
病気喧伝　13, 270
病気の概念　286
評価者間信頼性　63
標本　47
病理　3, 7, 9, 33, 39, 243, 251, 284, 291
疲労骨折　281
ピンチ・テクニック　108, 139, 151, 172, 202, 216, 250, 269
不安定感　276
ファン=デル=ヴァル, ヤープ　45, 291
フィクセーション, テクニック　43, 70, 113
フィットネスアプリ　54
ヴィルト, ステファン　260
フィンドリー, トーマス　28, 31
フェルト状　67
フォールディング筋膜　23, 43, 93-94, 286, 292
フォールディングディストーション（FD）　23, 43, 70, 93-94
フォールディングディストーションの治療　99, 138, 160, 164-165, 175, 177, 186, 247-249, 267-268, 279-280
フォールディング・テクニック　66
不活動　51, 53, 71, 73, 79
副作用　68
腹痛　35, 60, 191, 222, 225
腹部　222
腹部深部のマッサージ　226
腹部の手術　79
腹膜　45
舞台背景　84-85
プッシュアウト・テクニック　149
プッシュイン・テクニック　149
ブッターザック, フェリクス　27
不動　51
ブライネスル, マルカス　64, 164
プラセボ効果　261
プラセボ手術　261
プラセボ対照試験　10

プランジャー　67, 116, 203, 205, 217, 219
フランス　20
フリェケウィッツ, エリー　34
ブリーミング, アンドリー　28
ブルキナファソ　20
ブルズアイのHTP　221, 231
ブルート・フォース・テクニック　115, 151-152
ブレンネッスル・テクニック　66, 70, 107-108, 165, 172, 177, 275
フロッグレッグ・テクニック　116, 154, 170, 172, 175, 241, 259
フロベル, R.B.　260
ベイカー嚢腫　262
平衡感覚　48
ペイジ, レオン・E.　34
並進　194
ベクトル　64, 66, 84, 91
ベッカー, W.　38
ベッカー, R. フレデリック　34
ヘッドライト効果　78, 168
ヘブラー, カール　28
ベヤード, C. ヴァーミリヤ　18
ベル, チャールズ　48
ベルトのHTP　210-211
ヘルニアトリガーポイント　43, 70, 82
ヘルニア門　66, 82-85
片脚立位　229, 262
変形性関節症　33, 39-41
片頭痛　2, 125
膀胱　45, 232, 236
膀胱の機能障害　236
包帯　183, 276, 290
保護　51-53, 73, 75, 151, 156, 263, 269, 275
母指球　178
母指手根中手関節症　189
母指テクニック　65
母指の指腹　64
母指の指先　64-66, 90, 272
ボディランゲージ　2, 8, 62, 70
ホメオパシー　7

ポーランド　20
ポンプ・テクニック　115-116, 140, 152

ま

マイキルヒ・モデル　291
マイヤース,トーマス　47
膜　99
　―滑　113
　―骨間　43
マグーン,ハロルド　34
マッサージ　16, 75, 222
マッサージ機　67
末梢閉塞性動脈疾患（PAOD）　270
摩耗　156
マルチモーダル疼痛治療　116
慢性化　73, 105
ミオトーム（筋分節）104, 219
耳の痛み　123
耳の症状　129
ミルキング　85
ムチのテクニック　98-99, 148
目　128
目の乾燥感　129
めまい　68, 124, 129, 131, 137
免疫系　48
免疫細胞　47
モートン神経腫　282

や

夜間頻尿　236
薬物療法　4, 13, 31, 63, 92, 104
誘発　77, 103, 143, 147, 159, 166, 183, 207, 236
癒着　53, 73-74, 78-79, 104
癒着剥離術　74, 78
指の骨折　189
指の爪　65
指の捻挫　189
指のマッサージリング　188

要介護　51
腰椎　49
腰痛　11, 49, 52, 74, 207, 221
　―慢性の非特異的　49, 51-52, 220
羊皮紙様皮膚　68
横方向の線維　71-72
予防　52

ら

RICE処置　275
ライヒェルト,カール・B.　27
ラセーグテスト　219
らせん骨折　54
らせん状の巻き構造　102, 104
ランジュバン,エレーヌ・M　28
ランバー・ロール　217-218
リエルセ,ウェルナー　42
理学療法　2, 22, 47, 115, 156
力学　29
リバース・フロッグレッグ・テクニック　116, 154, 170-172, 175, 241, 259
リハビリテーション　47, 51, 275
リフォールディング　70
リフォールディングディストーション（rFD）　95, 97-98, 124, 138, 171, 182, 190, 194, 215, 233, 239, 257, 274, 281
リフォールディング・テクニック　99
両豆状骨テクニック　204
両母指テクニック　66, 77, 105, 107, 124, 139, 151, 172, 184, 202, 216, 224, 259, 275, 281
緑内障　69
リリース　45, 85, 90
リンパ　47
リンパ節　45
涙骨　123
涙骨のHTP　123
累積反復性損傷（CRI）　173
ルフィニ小体　48
霊魂　30-31

レストレスレッグス症候群（RLS） 269
レナード, ジーン 20
連続性 34
レントゲン 28
ロシア（旧ソ連） 111
ロスミー, クリストフ 20, 141
肋間神経痛 206
Rockwood分類 156
肋骨 191, 194
肋骨の骨折 186
肋骨の挫傷 186
ロードブロック効果 156
ロルフィング 2, 16, 26, 47

わ

腕橈関節 171

著者：

マルカス・ナーゲル, MSc (Markus Nagel)

1965年生。ハイルプラクティカー、オステオパス、理学療法士。英ウェールズ大学でオステオパシーを学び（オステオパシー学士号）、さらにドレスデン国際大学オステオパシー科で修士号を取得（2009年から同大学で講師）。オステオパシー学習中からFDMに熱心に取り組み、国際セミナーのため米国や日本を訪れ、ギョーク・ハーラー博士（ウィーン在住）の助手も務めた。2011年、欧州FDM協会（EFDMA）が認証するFDMインストラクターとなり、欧州各地でセミナーを行い、国際会議で講義も行っている。また専門書や専門誌でFDMやオステオパシーに関する論文を発表している。

監修者：

田中啓介, FDM.O. (たなか けいすけ)

2000年 FDM普及の中核メンバーとして選出され渡米。創業者のクリニックで臨床、代診を行う。
2002年 FDMアジアンアソシエーション設立。
2005年 ギョーク・ハーラー, MD.と二人、最初のFDMインストラクターとなる。
2014年 FDM国際試験の試験管。
2017年 FDM国際連合初代代表就任。

翻訳者：

吉水 淳子 (よしみず じゅんこ)

奈良女子大学文学部社会学科哲学専攻を卒業後、大阪府立大学大学院綜合科学研究科文化学専攻を修了。医薬翻訳者として、独語および英語の翻訳を手掛ける。訳書に、『整形外科における理学療法』『エビデンスに基づく高齢者の作業療法』『シュロス法による側弯症治療』『クラニオセイクラル・オステオパシー』『カイロプラクティックテクニック教本』『筋骨格系のオステオパシー』（いずれもガイアブックス）など。

QRコードよりアクセスし、
ぜひ「**あなたの声**」をお聞かせください。
ご登録いただくと、イベントなど最新情報をいち早くお届けいたします。
https://www.gaiajapan.co.jp/news/info/7071/

Fasziendistororsionsmodell
Ein medizinisches Konzept - Praxiswissen kompakt

筋膜ディストーションモデル
その医学的コンセプト — 実践の知識をコンパクトに

発　　　行　2018年5月20日
第　2　刷　2025年4月1日
発　行　者　吉田　初音
発　行　所　株式会社ガイアブックス
　　　　　　〒107-0052 東京都港区赤坂1-1-16 細川ビル
　　　　　　TEL.03 (3585) 2214　FAX.03 (3585) 1090
　　　　　　https://www.gaiajapan.co.jp

Copyright for the Japanese edition GAIABOOKS INC. JAPAN2025
ISBN978-4-88282-002-3 C3047

本書は細部まで著作権が保護されています。著作権法の定める範囲を超えた本書の利用は、出版社の同意がない限り、禁止されており違法です。特に、複写、翻訳、マイクロフィルム化、電子機器によるデータの取込み・加工などが該当します。

落丁本・乱丁本に関しては、下記URLよりお問い合わせ下さい。
https://www.gaiajapan.co.jp/news/info/7233

Printed and bound in Japan